Holger Siekmann

Stefan Klima (Hrsg.)

Operationsberichte Orthopädie

Reihenherausgeber:

Holger Siekmann

Operationsberichte

Holger Siekmann
Stefan Klima (Hrsg.)

Operationsberichte Orthopädie

Mit speziellen unfallchirurgisch-orthopädischen Eingriffen

Springer

Dr. med. Holger Siekmann
Universitätsklinikum Halle (Saale)
Universitätsklinik und Poliklinik für Unfall- und Wiederherstellungschirurgie
Ernst-Grube-Str. 40
06120 Halle (Saale)

Priv.-Doz. Dr. med. Stefan Klima
Evangelische Elisabeth-Klinik
Abteilung für Orthopädie und Unfallchirurgie
Lützowstraße 24–26
10785 Berlin

ISBN 978-3-642-20789-1 eISBN 978-3-642-20790-7
DOI 10.1007/978-3-642-20790-7

Bibliografische Information der Deutschen Nationalbibliothek
Die Deutsche Nationalbibliothek verzeichnet diese Publikation in der Deutschen Nationalbibliografie; detaillierte bibliografische Daten sind im Internet über http://dnb.d-nb.de abrufbar.

Springer Medizin
Springer-Verlag GmbH
Ein Unternehmen von Springer Science+Business Media
springer.com

Planung: Büro f. Wissensvermittlung Kathrin Nühse, Mannheim; Dr. Fritz Kraemer, Heidelberg
Projektmanagement: Willi Bischoff, Heidelberg
Copy-Editing: Dr. Brigitte Dahmen-Roscher, Hamburg
Projektkoordination: Michael Barton, Heidelberg
Fotonachweis Coverbild: © deblik Berlin
Cover-Design: deblik Berlin
Satz und Digitalisierung der Abbildungen: TypoStudio Tobias Schaedla, Heidelberg
SPIN: 80061583

Gedruckt auf säurefreiem Papier

Inhaltsverzeichnis

III Nachbehandlungsschemata

IV Anhang

Autorenverzeichnis

Prof. Dr. med. Karl Stefan Delank
Universitätsklinikum Halle (Saale)
Universitätsklinik und Poliklinik für Orthopädie
Magdeburger Straße 22
06112 Halle (Saale)

Stefan Glasmacher
Universitätsklinikum Leipzig AöR
Klinik für Unfall-, Wiederherstellungs- und
Plastische Chirurgie
Liebigstr. 20
04103 Leipzig

Prof. Dr. med. Jendrik Hardes
Universitätsklinikum Münster
Klinik für Allgemeine Orthopädie und Tumororthopädie
Albert-Schweitzer-Campus 1, Gebäude A1
(ehemals: Albert-Schweitzer-Straße 33)
48149 Münster

RA Matthias Hein
Kanzlei Stephan und Hein
Karl-Heine-Str. 25b
04229 Leipzig

Dr. med. Martina Henniger
AGAPLESION FRANKFURTER DIAKONIE KLINIKEN gGmbH
Agaplesion Markus Krankenhaus
Klinik für Orthopädie und Unfallchirurgie
Wilhelm-Epstein-Str. 4
60431 Frankfurt (Main)

PD Dr. med. Pierre Hepp
Universitätsklinikum Leipzig AöR
Klinik für Unfall-, Wiederherstellungs- und
Plastische Chirurgie
Liebigstr. 20
04103 Leipzig

Dr. med. Maria Huschak
Universitätsklinikum Halle (Saale)
Universität und Poliklinik für Unfall- und
Wiederherstellungschirurgie
Ernst-Grube-Str. 40
06120 Halle (Saale)

Dr. med. Lars. Irlenbusch
Universitätsklinikum Halle (Saale)
Universität und Poliklinik für Unfall- und
Wiederherstellungschirurgie
Ernst-Grube-Str. 40
06120 Halle (Saale)

Dr. med. Jan-Sven Jarvers
Universitätsklinikum Leipzig AöR
Klinik für Unfall-, Wiederherstellungs- und
Plastische Chirurgie
Liebigstr. 20
04103 Leipzig

Prof. Dr. med. Christoph Josten
Universitätsklinikum Leipzig AöR
Klinik für Unfall-, Wiederherstellungs- und
Plastische Chirurgie
Liebigstr. 20
04103 Leipzig

PD Dr. med. Stefan Klima
Evangelische Elisabeth Klinik
Lützowstr. 24-26
10785 Berlin

Dr. med. Rüdiger Neef
Universitätsklinikum Halle (Saale)
Universität und Poliklinik für Unfall- und
Wiederherstellungschirurgie
Ernst-Grube-Str. 40
06120 Halle (Saale)

Prof. Dr. med. Stefan Rehart
AGAPLESION FRANKFURTER DIAKONIE KLINIKEN gGmbH
Agaplesion Markus Krankenhaus
Klinik für Orthopädie und Unfallchirurgie
Wilhelm-Epstein-Str. 4
60431 Frankfurt (Main)

Dr. med. Kai Schendel
Universitätsklinikum Halle (Saale)
Universität und Poliklinik für Unfall- und
Wiederherstellungschirurgie
Ernst-Grube-Str. 40
06120 Halle (Saale)

Dr. med. Roger Scholz
Universitätsklinikum Leipzig AöR
Klinik und Poliklinik für Orthopädie
Liebigstr. 20
04103 Leipzig

Dr. med. Mathias Schulz
Universitätsklinikum Halle (Saale)
Universität und Poliklinik für Unfall- und
Wiederherstellungschirurgie
Ernst-Grube-Str. 40
06120 Halle (Saale)

Dr. med. Holger Siekmann
Universitätsklinikum Halle (Saale)
Universität und Poliklinik für Unfall- und
Wiederherstellungschirurgie
Ernst-Grube-Str. 40
06120 Halle (Saale)

Dr. med. Arne Streitbürger
Universitätsklinikum Münster
Klinik für Allgemeine Orthopädie und Tumororthopädie
Albert-Schweitzer-Campus 1, Gebäude A1
(ehemals: Albert-Schweitzer-Straße 33)
48149 Münster

Dr. med. Magdalena Wojan
Universitätsklinik Leipzig
Klinik und Poliklinik für Orthopädie
Liebigstr. 20
04103 Leipzig

Abkürzungsverzeichnis

A.	Arterie
ALIF	Anteriore lumbale intercorporelle Fusion
ALRI	anterolaterale Rotationsinstabilität des OSG
anschl.	anschließend
AO	Arbeitsgemeinschaft für Osteosynthesefragen
bds.	beiseits
BG-lich	berufsgenossenschaftlich
BV	Bildverstärker
BW	Bildwandler
BWK	Brustwirbelkörper
CT	Computertomografie
deutl.	deutlich
DRG	Diagnosis Related Groups
entspr.	entsprechend
ex.	entfernen
HWK	Halswirbelkörper
HWS	Halswirbelsäule
g	Gramm
h	Stunde
HWK	Halswirbelkörper
HWS	Halswirbelsäule
i.v.	intravenös
ICD-10	International Statistical Classification of Diseases and Related Health Problems, Tenth Revision
ITS	Intensivstation
K-Draht	Kirschnerdraht
KG	Krankengymnastik
konv.	konventionell
lat.	lateral
li	links
Lig.	Ligamentum
LWK	Lendenwirbelkörper
M.	Musculus
ME	Metallentfernung
MRT	Magnetresonanztomografie
MTP	metatarsophalangeal
N.	Nervus
NFA	Notfallambulanz
OA	Oberarzt
OATS	osteochondral autologous transfer system
OPS	Operationen- und Prozedurenschlüssel
OS	Oberschenkel
OSG	oberes Sprunggelenk
Pat.	Patient
PLIF	Posteriore lumbale intercorporelle Fusion
PT	Physiotherapie
Reha	Rehabilitation
Rö.	Röntgen
s.c.	subkutan
seitl.	seitlich
TB	Teilbelastung
u.	und
US	Unterschenkel
USG	unteres Sprunggelenk
TFCC	triangulärer fibrokartilaginärer Komplex
TLIF	Transforaminale lumbale intercorporelle Fusion
V.	Vene
zw.	zwischen

I Grundlagen

Einleitung

S. Klima, H. Siekmann

Während der Unfallchirurg (siehe Band 1 dieser Reihe) bei seiner Therapieentscheidung häufig nur auf eine beschränkte Datenlage zurückgreifen kann, ist es dem orthopädisch tätigen Chirurgen oft vergönnt, vor seiner Entscheidung zum operativen vs. konservativen Vorgehen umfangreiche Untersuchungen zu veranlassen, die ihm die Entscheidung zur weiteren Therapie erleichtern. Aus dieser Situation ergibt sich aber auch die Notwendigkeit, diese Diagnostik und Planung, die dann letztlich ggf. in einer operativen Therapie mündet, zu dokumentieren. Hierbei spielen nicht nur innerklinische diagnostische Maßnahmen eine Rolle, sondern auch vor der stationären Aufnahme im ambulanten Bereich durchgeführte Untersuchungen. Im Weiteren spielt der präoperative Behandlungsverlauf eine entscheidende Rolle bei der Wahl des späteren operativen Vorgehens bzw. für die schließlich favorisierte operative Maßnahme. Da in Zeiten knapper Personalressourcen wenig Zeit für die Dokumentation bleibt und Eingangsuntersuchungen zuweilen auch von unerfahrenen Assistenzärzten durchgeführt werden, sollte das Augenmerk des Operateurs auf der fundierten Indikationsstellung seiner Operation liegen. Eine entsprechende Niederschrift des Entscheidungswegs zur Operation einschließlich der präoperativen Planung des Eingriffs, zumindest in Stichworten, ist sinnvoll. Der Bericht über den operativen Eingriff selbst ist dann in der Regel von einem standardisierten Ablauf geprägt, intraoperative Entscheidungswechsel sind selten. Während in der Unfallchirurgie die Akutsituation entscheidend ist und sich aus der Verletzung das zeitnahe operative Vorgehen ergibt (Bisswunden, offene Frakturen, Fehlstellungen, Gefäß-Nerven-Läsionen, Kompartmentsyndrom, Polytrauma usw.) sind auf orthopädischer Seite eher der langjährige frustrane konservative Behandlungsverlauf und das über Jahre dauernde Beschwerdebild entscheidend. Zudem müssen mögliche Alternativdiagnosen als Ursache der Beschwerden sicher ausgeschlossen sein.

Der Weg zu dieser Entscheidung muss für Dritte (Patient, Gutachter, Juristen) sicher nachvollziehbar sein. Der Operateur sollte diesen Entscheidungsweg in seinem Operationsbericht zweifelsfrei belegen, indem er die Wertung der präoperativen Untersuchungen darlegt.

Der Bericht sollte im direkten Anschluss zur Operation diktiert bzw. geschrieben werden, wenn der Operateur noch unter dem Eindruck der durchgeführten Maßnahmen steht. Wird der Bericht erst später erstellt, gehen oftmals wichtige Details verloren, die für die Beschreibung des individuellen Falls von Bedeutung sind.

Die Notwendigkeit zur dezidierten Dokumentation des Operationsberichts tritt in Zeiten kontinuierlich steigender Arzthaftpflichtprozesse zunehmend in den Fokus. Die Zahl entsprechender Klagen zu ärztlichen Behandlungsfehlern bei den Schlichtungsstellen für Arzthaftpflichtfragen der Ärztekammern hat im Zeitraum von 2001–2010 im Vergleich zu 1991–2000 um 33 % zugenommen, von ca. 30.000 auf knapp 40.000 Fälle.[1]. Hierbei sind die Anstrengungen des Patienten und seiner Anwälte oft nicht mit der Aktivierung der Gutachtenstelle oder des Medizinischen Dienstes der Krankenkassen beendet, darüber hinaus gelangen viele dieser Bestrebungen vor Amts- und Landgerichte. Eine umfangreiche und detaillierte Dokumentation schützt entsprechend nicht nur den jeweiligen Arbeitgeber, sondern auch die eigene Person vor unnötigen Regressansprüchen.

Da gerade jungen Kollegen bei der Erstellung ihrer OP-Berichte ausführliche Vorlagen zur Orientierung fehlen, wurde mit diesem 2. Band die Idee, eine entsprechende Vorlage zu schaffen, fortgesetzt. Hierbei spielt die Erfahrung eines Autors, der in den letzten 10 Jahren mehr als 300 Schlichtungsstellen- und Gerichtsgutachten bearbeitet hat, eine weitere entscheidende Rolle.

Das vorliegende Buch soll dazu beitragen, jungen Kollegen die Erstellung von Operationsberichten zu erleichtern und zugleich Formulierungen anzubieten, die das eigene operative Vorgehen absichern und nachvollziehbar erklären. Unabhängig davon bleibt die notwendige individuelle Niederschrift jedes einzelnen Berichts.

1 Angaben des Geschäftsführers der Norddeutschen Schlichtungsstelle auf entsprechende Anfrage des Autors.

Einleitung

Gliederung eines Operationsberichts

H. Siekmann, S. Klima

2.1 Basisdaten

Üblicherweise enthält der »Kopf« eines Operationsberichts, neben der Angabe der Patienten- und der Fall-Nr. sowie Hinweisen zur behandelnden Klinik und Station, die üblichen Identifikationsmerkmale des Patienten (Name, Geschlecht und Alter sowie Geburtsdatum). Weitere Daten, wie der Operationssaal und das Operationsdatum sowie die Schnitt-/Nahtzeit, sollten registriert werden, ebenso die Namen des Operateurs, der Assistenten, der Anästhesisten und des Pflegepersonals. Auch die Angabe mehrerer Operateure sollte immer in Betracht gezogen werden. Zum einen besteht die Möglichkeit paralleler Operationsteams bei Mehrfachverletzungen (z. B. distale Radiusfraktur bds.) oder die Beteiligung mehrerer Fachdisziplinen bei Komplexverletzungen (Gefäß-, Neuro- und Unfallchirurg). Zum anderen kann auf diese Weise auch die aktive und unterstützende Beteiligung des Facharztes unterstrichen werden, der dem jungen und noch unerfahrenen Kollegen eine Operation »aktiv« assistiert. Die Verantwortung am Tisch obliegt im Normalfall dem Facharzt. Teilweise lässt sich das Aktivitätsausmaß bei der Operation zwischen Operateur und 1. Assistenten kaum trennen. So benötigen z. B. rekonstruktive Extremitäteneingriffe oder palliative Nagelungen langer Röhrenknochen bei Metastasenleiden während der Osteosynthese häufig sehr aktiv beteiligte Assistenten, die die Fraktur teils offen reponieren und retinieren müssen.

Im Weiteren sei darauf hingewiesen, dass der Operateur speziell auf die Dauer der Schnitt-/Nahtzeit achtet, da über diese Zeitangabe durch den erfahrenen Beobachter ggf. Rückschlüsse auf den operativen Ablauf gewonnen werden können. Der in seiner Form diktierte Operationsbericht sollte die angegebene Zeitspanne zwischen Schnitt und Nahtende auch erklären. Die Implantation einer Hüftprothese ohne wesentliche Auffälligkeiten bei der Operation erklärt z. B. keine OP-Zeit von 120 min und mehr. Wünschenswert ist hier die Angabe des Ausbildungsstandes bzw. die Angabe der Funktion der Operateure und Assistenten (Assistenzarzt, Facharzt, subspezialisierter Facharzt, Ober- oder Chefarzt), da dies zum einen etwas verlängerte Operationszeiten erklärt und zum zweiten den Zweck hat, die »Kompetenz am Tisch« zu dokumentieren.

2.2 Vorgeschichte

Die Angaben zur Vorgeschichte bzw. auch die Indikationsangabe zur Operation legen dar, ob sich der Operateur umfassend mit der präoperativen Situation des Patienten, für dessen Wohl er Verantwortung trägt, auseinandergesetzt hat. Soweit vorhanden, sollte sich die Vorgeschichte mit folgenden Fragen auseinandersetzen:

- Voroperationen,
- Medikamente,
- Unfallhergang/Krankheitsverlauf,
- Lokalbefund,
- Aufklärung,
- Therapiealternativen,
- präoperative Planung.

2.2.1 Voroperationen, Nebenerkrankungen und Degenerationen

Gerade mit steigendem Patientenalter treffen wir zunehmend auf Patienten, die im Bereich der Operationslokalisation schon Voroperationen, sei es ein Knochenbruch oder ein Weichteileingriff, erlitten haben. Hier sei z. B. speziell auf die hohe Zahl von pertrochantären Femurfrakturen oder Schenkelhalsbrüchen verwiesen, bei denen es sich um einen der häufigsten Knochenbrüche des älteren Menschen handelt. Entsprechende Brüche können entscheidend das operative Vorgehen beeinflussen. Hier können sich sowohl Einflüsse auf die Wahl des Zugangs als auch auf die Entscheidung, ob ein- oder zweizeitig operiert wird, ergeben. Ähnlich verhält es sich mit vorbestehenden Degenerationen v. a. bei gelenknahen Frakturen oder solchen mit Gelenkbeteiligung. Vorhandene Degenerationen sollten hier Erwähnung finden, da sie einerseits die Operation erschweren bzw. Einfluss auf das Operationsergebnis haben können, sie zudem in ihrer Ausprägung Einfluss auf die Art der Operation ausüben können (Versorgung proximaler Femurfrakturen durch Osteosynthese vs. Prothese). Hinweise auf eine vorhandene Osteoporose sollten ebenso wenig fehlen. Diesbezüglich sei davor gewarnt, Wirbelfrakturen des älteren Menschen grundsätzlich als »osteoporotische Sinterungsfrakturen« zu beschreiben und eventuell aus dieser Entscheidung heraus immer mit einer Kyphoplastie zu behandeln. Bei Vorliegen eines Unfallereignisses, und sei es nur ein Bagatellsturz auf das Gesäß, muss bedacht werden, dass dieses mitursächlich an der Frakturausprägung beteiligt war. Neben versicherungsrechtlichen Fragen ist im Zusammenhang mit einem Unfallereignis auch immer zu bedenken, dass auch im Alter eine höhergradige unfallabhängige Fraktur vom Typ B oder C vorliegen kann. Hier ist es sicher sinnvoller, die Fraktur zu beschreiben und im Weiteren auf die zusätzlich bestehende Osteoporose hinzuweisen. Da auch die ältere Generation zunehmend über eine private Unfallversicherung verfügt, kann man sich auf diesem Weg auch unnötige Korrespondenzen mit den Unfall- und Haftpflichtversicherungen ersparen. An typischen Nebenerkrankungen, die häufig Einfluss auf die operative Vorgehensweise und meist einen negativen Einfluss auf das angestrebte Operationsereignis haben, seien exemplarisch die nachfolgenden Krankheiten genannt:

- Diabetes mellitus,
- chronisch obstruktive Lungenerkrankungen,
- periphere Verschlusskrankheit,
- chronische Niereninsuffizienz,
- dementielle Erkrankungen,
- Osteoporose,
- chronischer C_2H_5OH-Abusus.

2.2.2 Medikamente und Allergien

Hinweise zur präoperativen Medikamenteneinnahme des Patienten sind immer sinnvoll, wenn diese einen Einfluss auf die Operation bzw. das Operationsergebnis erwarten lassen. Hierbei sei besonders auf osteoaktive Medikamente wie Cortison oder auf mögliche Störungen der Gerinnung, z. B. durch Acetylsalizylsäure oder Marcumar, verwiesen. Bei der geplanten Nutzung von Chrom-Nickel-Implantaten (z. B. begleitende Cerclagen bei einem Prothesenwechsel) ist ein Hinweis auf Überempfindlichkeiten des Patienten angezeigt. Die nachfolgenden Tabellen (◘ Tab. 2.1, ◘ Tab. 2.2) spiegeln ohne Anspruch auf Vollständigkeit ein breites Spektrum möglicher Medikamente wider, die im Zusammenhang mit einer Operation einen wesentlichen Einfluss auf diese direkt oder im postoperativen Verlauf haben können.

2.2.3 Unfallhergang/Krankheitsverlauf

Kurze Angaben zum Krankheitsgeschehen sind, wenn möglich, in der Vorgeschichte niederzulegen. Handelt es sich um ein rein degeneratives oder, im Falle einer vormaligen Unfallanamnese, um ein posttraumatisches Leiden? Zweit-

◘ Tab. 2.2 Osteoaktive Medikamente

Osteoklastenhemmer	SERM (Raloxifen), Calcitonin (Karil), Bisphosphonate (Alendronat, Etidronat, Risedronat, Strontiumranelat)
Osteoblastenstimulanzien	Teriparatid, BMP-7, TGF-ß
Vitamin D_3	
Kalzium	
Prednisolon	
Parathormon	

◘ Tab. 2.1 Gerinnungsaktive Medikamente

Thrombozytenaggregationshemmer	
COX-Inhibitoren	ASS, Aloxiprin
Glykoprotein IIb/IIIa-Inhibitoren	Abciximab, Eptifibatide, Tirofiban
ADP-Rezeptor-Inhibitoren	Clopidogrel, Ticlopidin, Prasugrel
Prostaglandinanaloga	Prostacyclin, Iloprost, Treprostinil
Sonstige	Ditazol, Dipyridamol, Cilostazol
Antikoagulantien	
Vitamin-K-Antagonisten	Phenprocoumon, Warfarin u. a.
Heparine	Unfrakt. Heparin, LMWH (Enoxaparin, Dalteparin, Certoparin), Heparinoide (Danaparoid, Sulodexide)
Faktor Xa–Inhibitoren	Rivaroxaban, Fondaparinux, Apixaban
Direkte Thrombin–Inhibitoren	Melagatran, Hirudin, Argatroban u. a.
Plasminogen-Aktivatoren	
TPA	Alteplase, Reteplase
UPA	Urokinase, Saruplase
Streptokinase	

genannter Fall hat dann z. B. im Rahmen einer posttraumatischen Arthrose nach einem Arbeitsunfall wiederum einen Einfluss auf die versicherungsrechtliche Situation im Verlauf. Die Erhebung der Krankheitsvorgeschichte erklärt ggf. in sich schon das folgende operative Vorgehen, so möglicherweise das operative Vorgehen bei einer Wirbelsäulenoperation (minimalinvasive Verfahren vs. umfangreichere offene Eingriffe). Handelt es sich möglicherweise um einen 2. oder 3. Revisionseingriff, war hier evtl. ein minimalinvasives Vorgehen überhaupt nicht möglich? Wurde schon beim jüngeren Patienten eine zementierte Prothese gewählt, da bei chronischem C_2H_5OH-Abusus eine altersuntypische Osteoporose vorgelegen hat oder dem Patienten die Compliance fehlt, ein den unzementierten Prothesen entsprechendes Nachbehandlungsschema zu befolgen?

2.2.4 Lokalbefund

In gleicher Weise wie beim Unfallhergang ist die kurze Beschreibung des Lokalbefundes wünschenswert, da auch diese Angaben Nachbegutachtern das operative Vorgehen nachvollziehbar machen. Eingezogene oder mit zunehmendem Alter verschobene/verrutschte Narben nach Gewichtszunahme rechtfertigen eine Abweichung vom vormaligen Zugang. Lokale Narbenplatten oder freie Muskel-/Weichteillappen machen evtl. atypische Zugänge notwendig, um die Durchblutung der gegebenen Lappen nicht zu gefährden.

2.2.5 Aufklärung

Schriftliche Hinweise zu einem stattgehabten Aufklärungsgespräch einschließlich der Hinweise auf alternative Therapieverfahren belegen nochmals das präoperativ mit dem Patienten geführte Gespräch. Sie sind selbst in der Orthopädie in akuten Notfallsituationen des möglicherweise noch nicht intubierten Patienten denkbar und möglicherweise einziger Hinweis auf das zumindest noch kurz geführte präoperative Gespräch (z. B. beim akuten Querschnittsyndrom bei massivem Bandscheibenprolaps).

Bei zunehmend fachübergreifenden Dienstsituationen zwischen Orthopädie und Unfallchirurgie können sie einziger Beleg dafür sein, dass eine Aufklärung des schon vor oder während der stationärer Aufnahme intubierten oder sedierten Patienten nicht mehr möglich war (intubierter wirbelverletzter Patient).

2.2.6 Therapiealternativen

Die Auseinandersetzung mit alternativen Therapieoptionen sollte bei jedem elektiven Eingriff kurz noch einmal durch den Operateur in seinem Operationsbericht Erwähnung finden. Dies gilt v. a. dann, wenn konservative oder auch operative Alternativverfahren gleichberechtigt neben der anvisierten operativen Maßnahme stehen oder bei Erkrankungen, bei denen in manchen Fällen auch mit einer konservativen Therapie zumindest ein akzeptables Ausheilungsergebnis zu erwarten ist. Ebenso kann eine Erwähnung von Behandlungsalternativen in der Form, dass diese schon präoperativ ausgeschöpft wurden, die Wahl des operativen Vorgehens unterstreichen.

2.2.7 Präoperative Planung

Präoperative Planungen am Modell bzw. mit präoperativen Schemazeichnungen werden in der Praxis in der Orthopädie häufig genutzt. In der elektiven Prothetik sollte der Operateur zumindest anhand der Röntgenbilder unter Nutzung entsprechender Schablonen präoperativ die Prothesendimension (z. B. bei medialen Schenkelhalsfrakturen) abschätzen und dieses Vorgehen dann auch dokumentieren. Hier stehen zudem zunehmend Computerprogramme zur Verfügung, die das entsprechende Ausmessen der Prothesendimension erleichtern. Eine Operationsplanung gilt ebenso für sekundär rekonstruktive Eingriffe wie der Planung von Arthrodesen oder bei Sekundäreingriffen infolge von Pseudarthrosen oder Fehlheilungen. Da entsprechende Schemazeichnungen nicht selten im Weiteren verlorengehen, ist zumindest ein kurzer Eintrag im Operationsbericht sinnvoll, der eine entsprechende Auseinandersetzung des Operateurs mit dem geplanten Eingriff dokumentiert.

2.3 Diagnose

Auf die dezidierte Angabe der Diagnose sollte im Zentraldokument der unfallchirurgischen Patientenakte besonderer Wert gelegt werden. Die genaue Diagnose an sich stellt in der Regel schon die nachvollziehbare Indikation zur Operation dar. In Zeiten von ICD und ICPM verwischen hingegen sinnvolle Diagnosen zunehmend. Nachbeurteilenden Gutachten bieten sich häufig Diagnosen, die die Frage rechtfertigen, ob der Operateur wirklich wusste, was er gerade operiert. Nachstehend sei hier auf einige ICD-Beispiele verwiesen, die in dieser Form sicher in einem adäquaten Operationsbericht nur zwecks der Abrechnung etwas zu suchen haben:

- M16.9: Koxarthrose, nicht näher bezeichnet,
- M21.80-7: sonstige näher bezeichnete erworbene Deformität der Extremitäten,
- M24.80-5: sonstige näher bezeichnete Gelenkbeschädigung, andernorts nicht klassifiziert,
- M84.9: Veränderungen der Knochenkontinuität, nicht näher bezeichnet.

Im günstigsten Fall können die ICD-Nr. belassen, der Text aber geändert werden, ansonsten sollte vom Operateur noch zusätzlich eine dezidierte Diagnose dokumentiert werden.

Eine gute Diagnose erklärt deskriptiv das Erkrankungsbild; sie setzt sich zusammen

- aus dem Zustand der Weichteile (derbe, eingezogene oder reizlose Narben, lokale Entzündungszeichen) und
- der Knochensituation (liegende Implantate, posttraumatische Veränderungen u. a.).

Sie wird ggf. ergänzt durch eine sinnvolle, wenn möglich schon das operative Vorgehen erklärende Klassifikation (z. B. Vancouver-Klassifikation bei periprothetischen Frakturen, Skoliosewinkel nach Cobb, Skolioseausmaß nach King u. ä.). Exemplarisch seien hier noch einmal einige Diagnosen genannt:

- periprothetische Femurschaftquerfraktur rechts bei liegender unzementierter Hüfttotalendoprothese (Vancouver III),
- langstreckige juvenile Thoracalskoliose (King IV),
- anlagebedingte Spondylolisthese LWK IV/V (Meyerding III) mit beginnendem sensiblem Defizit.

Die hier genannten Klassifikationen erheben nicht den Anspruch auf Vollständigkeit. Es handelt sich jedoch um gängige Klassifikationen, die sich aufgrund ihrer guten Struktur, ihrer Nachvollziehbarkeit und teils auch wegen ihres Einflusses auf die Wahl des operativen Vorgehens bewährt haben.

2.4 Operation

Wie für die Diagnose gilt auch für die Beschreibung der eigentlichen Operation, dass mit diesen Angaben schon kurz, aber nachvollziehbar das operative Vorgehen dargestellt werden soll. Die wesentlichen Maßnahmen sollten Erwähnung finden. Hier sei verwiesen auf die blutige (offene) oder geschlossene Reposition, evtl. den Vorgang der Markraumerweiterung (aufgebohrt), das benutzte Implantat sowie die wesentlichen Angaben zum Hersteller und der Dimension. Die Angaben zum Hersteller sind aus unserer Sicht immer sinnvoll, da sie später unnötigen Schriftverkehr bei Folgeoperationen vermeiden oder zumindest einschränken. In Form des Prothesenpasses postoperativ sind sie nahezu essenziell, Hersteller und Dimension des Implantats/der Prothese sollten jedoch auch schon dezidiert Erwähnung im Operationsbericht finden. Herstellerangaben haben in der eigentlichen operativen Maßnahme hingegen nichts zu suchen. So sind Operationen im Sinne einer »Sirusnagelung, Expertnagelung oder LISS-Verplattung« nicht zu akzeptieren. Hinweise auf eine Spongiosaentnahme oder die Nutzung von Knochenersatzstoffen sollten ebenso Erwähnung finden wie Hinweise auf eine Histologie- oder eine Abstrichentnahme. Auch der Einsatz der Navigation ist zu dokumentieren. Im Folgenden sei exemplarisch auf einige Operationen verwiesen:

- Arthroskopie, arthroskopisch gestützte Semitendinosus- u. Gracilisersatzplastik (Transfix), 10er i. a.-Redondrainage,
- Implantation einer Hüfttotalendoprothese links (Variall Schraubpfanne 58 mm, Inlay PE 10° überhöht dorsolateral, Kopf 32/M metall, zementierter Müller-Geradschaft, Größe 11,5, C-Plug Größe 14, Fa. Zimmer), 12er Redondrainage i. a.,
- Fibulaosteotomie rechts, Debridement und Entknorpelung der talaren und tibialen Gelenkfläche, 3-fache Zugschraubenosteosynthese mit Kompressionsarthrodese des OSG, Spongiosaplastik (Fibularesektat sowie Entnahme am vorderen Beckenkamm rechts), lokale Drainagen.

2.5 Bericht (zum operativen Vorgehen)

2.5.1 Ablauf

Der eigentlich Vorgang bzw. die Durchführung der Operation soll in gutem und verständlichem Deutsch mit den wesentlichen, auch für den späteren Leser nachvollziehbaren Schritten niedergeschrieben werden. Hierbei ist es günstig, wenn sich die Individualität der Operation anhand intraoperativer »landmarks« von selbst erklärt (Beschreibungen von individuellen Fragmentstellungen, Schraubenlagen, Gefäßclips o. ä., Beschreibung des Lokalbefundes identisch zum präoperativen Röntgenbefund?). Die einzelnen Schritte der Operation müssen nachvollziehbar sein, ebenso intraoperative Probleme, z. B. bei der Präparation des Lagers für die Hüftprothesenpfanne oder intraoperative Fissuren/Frakturen bei Markraumpräparation für den Prothesenschaft. So belegt z. B. ein einfacher unkomplizierter Eingriff infolge einer Koxarthrose bei einem normalgewichtigen Patienten, selbst durch einen Ausbildungsassistenten, keine Operationszeit von 120 min und mehr. Der niedergeschriebene Operationsablauf muss die Operationszeit erklären.

Auf Formulierungen zur postoperativen Stellung der Extremität oder der Wirbelsäule sollte ebenso geachtet werden wie auf die Beschreibung der Lage der Implantate. Konnte eine komplett anatomische oder nur eine angenäherte Reposition der Spondylolisthese erreicht werden? Genügen die Implantate bekannten biomechanischen Ansprüchen (z. B. jeweils 3, besser 4 bikortikale Schrauben im kranialen sowie kaudalen Fragment einer Schaftpseudarthrose oder längerstreckige Implantation eines Fix. interne an der Wirbelsäule bei Stressfraktur bei M. Bechterew)? Gründe für ein abweichendes Verhalten vom üblichen operativen Standard bei

Tab. 2.3 Nahttechniken

Sehnennähte	
Beuge-/Strecksehnen Hand	4/0 nichtresorbierbare Kernnaht, monofil
	6/0 (nicht)resorbierbare umlaufende Naht, monofil
	4/0 doppelt armiert für Ausziehdrahtnaht
Beuge-/Strecksehnen Fuß	3/0–4/0 nichtresorbierbare Kernnaht, monofil
	5/0 (nicht)resorbierbare umlaufende Naht, monofil
Unterarm / Unterschenkel	3/0 nichtresorbierbare Kernnaht, monofil
	4/0–5/0 (nicht)resorbierbare umlaufende Naht, monofil
Schulter	0 nichtresorbierbar für RM-Rekonstruktion
Achilles-/Quadrizeps-/Patellarsehne	1 nichtresorbierbare Kernnaht, monofil
	3/0 (nicht)resorbierbare umlaufende Naht
Nervennähte	
Große Nerven stammnah	7/0 nichtresorbierbar, monofil
Kleine Nerven peripher	10/0 nichtresorbier, monofil
Gefäßnähte	
Große Gefäße	6/0 nichtresorbierbar, monofil (Erwachsene)
Kleine Gefäße	8/0 nichtresorbierbar, monofil (Kinder)
	8/0–10/0 nichtresorbierbar, monofil
Knochenanker	
Rotatorenmanschette	3,5 oder 5 mm Durchmesser, Faden 0 oder 2
Distale Bizepssehne	3,5 mm Durchmesser, Faden 0
Finger und Fuß	Z. B. 2,5 mm Minianker

klassischen Osteosynthesen sollten sich dem Betrachter aus dem Operationsbericht erschließen. Die Lage von im Zugangsbereich befindlichen Nerven mit Ende der Operation sollte dem Operationsbericht zu entnehmen sein (z. B.: »der N. radialis kreuzt das 2. Plattenloch von kranial«).

Die Gabe eines Antibiotikums und somit auch die Angabe im Operationsbericht sind bei Materialentfernungen nicht notwendig. Bei Osteosynthesen und Prothesen sollte verständlicherweise in Orientierung an der Allergieanamnese des Patienten ein knochengängiges Antibiotikum verabreicht werden.

Für die Nähte sollten die Nahttechnik (z. B. Kirchmayr, Bunnell, Kessler) und das Material genannt werden (Tab. 2.3).

2.6 Nachbehandlung/Procedere

Angaben zum Procedere sind essenziell, da eigentlich nur der Operateur die Stabilität seiner Prothesenimplantation, seiner Osteosynthese bzw. Stabilisierung einschätzen kann. In der Regel sind hier gerade in der Prothetik und bei arthroskopischen Eingriffen klinikinterne oder allgemeingültige Standards vorgegeben. Auch diese oder speziell Abweichungen von diesen sowie die Gründe für ein evtl. nicht standardisiertes Vorgehen sollten angemerkt werden. Für die Zeit im Aufwachraum mögen entsprechende Festlegungen noch nicht so wichtig sein, da die operativ versorgte Extremität häufig mit externen Hilfsmitteln (Gilchrist-Verband, Gipsschiene, Orthese) temporär versorgt ist. Spätestens mit Rücktransport auf die Station jedoch sollte das weitere Procedere schriftlich festgelegt worden sein. Daher wird der Operationsbericht im eigenen Vorgehen üblicherweise noch am Operationstag schriftlich niedergelegt. Angaben zum Procedere durch den Operateur sollten Hinweise zu folgenden Fragen enthalten:

- Analgesie und Thromboseprophylaxe,
- Datum Röntgenkontrollen,
- Belastungs- und Mobilisationsgrad,
- Notwendigkeit weiterer Operationen,
- stattgehabte Histologie u. Abstrich,
- Empfehlung ggf. weiterer diagnostischer Maßnahmen.

Die zu ausgesuchten Operationen am Ende des Buches ausgeführten Nachbehandlungsschemata sind hier nur als Empfehlungen zu sehen, nicht umfassend und nicht allgemein gültig. Kollegen anderer Kliniken haben natürlich hierzu differente Vorgaben und Erfahrungen gemacht, sodass sich ihre postoperativen Empfehlungen an anderen Realitäten orientieren. Auch diese Nachbehandlungsschemata werden sich in der Praxis bewährt haben. Zielführend bei Operationen in der Orthopädie wie auch der Unfallchirurgie sind jedoch neben achsgerechten Einrichtungen der Knochen, Gelenke und der Wirbelsäule das Erreichen einer übungsstabilen Osteosynthese, sodass auf ruhigstellende Mittel postoperativ, wenn möglich, verzichtet werden kann.

2.7 Datum und Unterschrift

Die zeitnahe Angabe zum Erstellungsdatum des Operationsberichtes sowie die Unterschrift, mit der der Operateur sein Handeln abzeichnet, verstehen sich von selbst. Hierbei wird in der eigenen Klinik darauf geachtet, dass der Zeitraum zwischen der Operation und dem Gegenzeichnen des Operationsberichtes 5 Arbeitstage nicht überschreiten soll. Im günstigsten Fall wird der Operationsbericht vom Operateur selbst noch im Operationssaal, zumindest am Operationstag, erstellt. Dies gilt auch, wenn in den Sekretariaten Zeitengpässe bestehen, die eine zeitnahe Niederschrift des Operationsberichtes verhindern. Hierdurch wird weitestmöglich gewährleistet, dass auch Details und besondere Schwierigkeiten während der Operation nicht vergessen werden. Im Rahmen möglicher späterer Auseinandersetzungen kann so auch nicht der Vorwurf einer Verfälschung des Operationsberichtes in der Kenntnis eines folgenden komplizierten Verlaufs erhoben werden.

Besonderheiten eines orthopädischen Operationsberichts

S. Klima

Operationen auf orthopädischem Gebiet stehen meist am Ende einer langen konservativen Behandlung. Während der Unfallchirurg in der Regel seine operativen Maßnahmen darauf konzentriert, die vor dem Unfall bestandenen Verhältnisse wieder herzustellen bzw. den Weg für eine natürliche Heilung zu ermöglichen, hat der Orthopäde das Ziel, bestehende Pathologien des Stütz- und Bewegungssystems zu korrigieren. Der orthopädische Chirurg hat daher die Möglichkeit, seinen operativen Eingriff ohne wesentlichen Zeitdruck abzuwägen und vorzubereiten. Planbar sind sowohl der Zeitpunkt der Operation als auch der Zugangsweg und die zur Anwendung kommenden Prothesen und Implantate. Sogar die Anfertigung individueller Implantate ist möglich. Das Auftreten von Komplikationen während und nach der Operation kann so minimiert werden. Akutes Handeln ist selten verlangt und die Indikation zur Operation muss die individuelle Situation des Patienten (Alter, Allgemeinzustand, Nebenerkrankungen, Ansprüche etc.) und die persönliche operative Erfahrung und Fertigkeit des Arztes berücksichtigen.

Die elektive Chirurgie am Stütz- und Bewegungssystem ist weitaus seltener der individuellen Patientensituation ausgesetzt als bei unfallchirurgischen Eingriffen, bei denen Zusatzverletzungen (Weichteilschäden, Kontaminationen im Operationsgebiet, bedrohlicher Allgemeinzustand des Patienten) das operative Vorgehen wesentlich beeinflussen können. Diese Situation gestattet dem orthopädischen Chirurgen in der Regel ein weitgehend standardisiertes Vorgehen. Allerdings haben sich in den vergangenen Jahren neue Operationsverfahren etabliert, die das Behandlungsspektrum deutlich erweitern (minimalinvasive Techniken, arthroskopische Verfahren usw.). So erklärt sich auch in der Orthopädie die zunehmende Spezialisierung auf bestimmte Gelenke und Körperregionen (gelenkerhaltende und gelenkersetzende Chirurgie, Fußchirurgie, Rheumachirurgie). Dieser Umstand macht es notwendig, sich dezidiert mit der Dokumentation des Operationsberichts auseinanderzusetzen, um auch dem Nicht-Spezialisten das individuelle operative Vorgehen nachvollziehbar zu machen.

Hieraus ergibt sich in der orthopädischen Chirurgie die zentrale Stellung des Operationsberichts in der Dokumentation des ärztlichen Handelns. Intraoperative Probleme und Komplikationen wie auch, glücklicherweise selten notwendige, akute intraoperative Entscheidungswechsel sind nicht zu verschweigen, vielmehr sollten sie im Operationsbericht dokumentiert werden, da sie die inhaltliche Auseinandersetzung des Operateurs mit seiner Operation widerspiegeln. Zudem begründen sie möglicherweise prolongierte Operationszeiten. Der Operationsbericht soll hierbei Schritt für Schritt das operative Vorgehen nachvollziehbar machen. Nicht optimale Einstellungen der Knochen und Gelenke sowie vom Standard abweichende Implantatpositionen sollten im Operationsbericht Erwähnung finden und ggf. begründet werden. Die ausschließliche Erwähnung der BV-Kontrolle ohne eine intraoperative Auswertung zur Gelenkstellung und zur Implantatlage reicht hingegen nicht aus, sich für später auffällige Fehlstellungen zu rechtfertigen. Wichtig ist die Beschreibung der verwendeten Implantate, um künftigen Operateuren bei späteren Revisionen, Materialentfernungen und Prothesenwechseln die Planung zu erleichtern. Auch intraoperative Wechsel des Operationsteams, z. B. das Hinzurufen weiterer ärztlicher Kollegen, sollten im Sinne einer lückenlosen Dokumentation der Operation niedergeschrieben werden.

Aus dieser Situation heraus muss von einer reinen Übernahme nachstehend aufgeführter Operationsberichte abgeraten werden. Diese können einzig als Orientierung bei der Erstellung der eigenen Dokumentation dienen. Jeder Operationsbericht muss individuell die jeweils einzigartige Situation bei der betreffenden Operation widerspiegeln. Eine gute Dokumentation des operativen Eingriffs sichert das eigene Handeln ab.

Ökonomische Bedeutung von Operationsberichten

R. Neef

4.1 Notwendigkeit detaillierter Dokumentation

Von einem Operationsbericht werden die exakte Reihenfolge der operativen Schritte und die detaillierte Schilderung des Operationsgebiets erwartet. Alle Veränderungen an den einzelnen Gewebeschichten sind zu dokumentieren, wie z. B.:
- Inzision,
- Exzision,
- Resektion,
- Amputation,
- Adaption durch Naht,
- Implantation,
- Explantation,
- Reposition,
- Retention durch Implantate,
- endoprothetischer und jeder andere Gewebeersatz,
- Art des Wundverschlusses.

Der Operationsbericht stellt damit einen essentiellen Bestandteil der Krankenakte dar und muss die medizinischen Sachverhalte nachvollziehbar beschreiben.

Gleichzeitig ist er ein Dokument von großer juristischer Bedeutung, stellt doch jede Operation per se eine Körperverletzung dar.

4.2 Bedeutung für die Vergütung

Spätestens seit der Einführung der DRG (Diagnosis Related Groups) in Deutschland (2003) dient der Operationsbericht als Beleg für die korrekte Kodierung der operativen Prozeduren im OPS (Operationen- und Prozedurenschlüssel – Internationale Klassifikation der Prozeduren in der Medizin) und damit der monetären Rechnungsstellung gegenüber den Kostenträgern wie den gesetzlichen und privaten Krankenkassen, den gewerblichen Berufsgenossenschaften sowie Versorgungseinrichtungen wie den Sozialämtern und der freien Heilfürsorge.

Die ursprünglich als verdachtsabhängige Einzelfallprüfung durch den MDK (Medizinischen Dienst der Krankenkassen) gedachte Überprüfung der Krankenhausrechnungen hat sich zu einer flächendeckenden Hinterfragung im Abrechnungssystem entwickelt. Je nach Fachgebiet und regionalen Gegebenheiten werden bis zu einem Drittel der stationären Fälle einer kritischen Prüfprozedur unterzogen. Bei gegenteiligen Standpunkten von Leistungserbringer und Kostenträger können sich Widerspruchsverfahren Monate bis Jahre hinziehen.

Neben gegensätzlichen Auffassungen zu Haupt- und Nebendiagnosen sowie der stationären Verweildauer ist die Kodierung der Prozeduren das dritte große Streitthema. Dabei kommt der exakten Beschreibung entscheidender Operationsdetails im ursprünglich zeitnah angefertigten Operationsbericht die allergrößte Bedeutung zu.

Generell gilt auch bei der Leistungserbringung die Dokumentationspflicht. Jede nicht oder nur mangelhaft dokumentierte Leistung wird nicht vergütet. Die Kostenintensität steht hierbei völlig außer Acht. Röntgendichte orthopädische Implantate können vielleicht ersatzweise durch intra- oder postoperative Aufnahmen noch glaubhaft nachgewiesen werden; es gilt aber, dass bei Weichteiloperationen einzig der Operationsbericht das beweisende Dokument darstellt.

Da sich die über die Höhe des Entgelts entscheidende DRG aus einer Kombination von Haupt- sowie Nebendiagnosen und den operativen Prozeduren ermittelt, müssen beide Faktoren hinlänglich und nachvollziehbar beschrieben werden.

4.2.1 Endoprothetik

Eine der Hauptdomänen der operativen Orthopädie ist die endoprothetische Versorgung des Hüftgelenks. Entsprechend der Vielzahl an unterschiedlichen Eingriffen und Prothesenmodellen existieren detaillierte Kodierungsmöglichkeiten. Prinzipiell ist die Unterscheidung in zementierte, unzementierte und kombinierte (Hybrid-) Systeme vorzunehmen. Die verwendeten Modelle sind wie in den Vorjahren vorrangig den folgenden Gruppen zugeordnet:
- Totalendoprothese
- Sonderprothese (einschl. Langschaft-, Tumor- und CAD-CAM-Prothese)
- Femurkopfprothese
- Duokopfprothese
- Gelenkpfannenstützschale
- Gelenkschnapp-Pfanne

- Oberflächenersatzprothese
- Kurzschaft-Femurkopfprothese

Bei der Verwendung von Revisions- oder Sonderprothesen, insbesondere modularer Endoprothesen, ist auf die Möglichkeit der Abrechnung von hausspezifischen Zusatzentgelten zu achten, wenn sie mit den regionalen Kostenträgern verhandelt wurden. Im Gegensatz zu bundeseinheitlichen Zusatzentgelten werden diese nicht automatisch über die kommerziell erhältlichen Grouper ermittelt, sondern müssen bei Rechnungslegung gesondert ausgewiesen werden. An dieser Stelle verbirgt sich ein mögliches Verlustpotenzial!

Wichtig, weil erlössteigernd, sind zusätzliche operative Schritte wie die Pfannendach-, Pfannenboden- und Spongiosaplastik. Hierfür sind spezielle Prozedurenschlüssel vorhanden.

Zusätzlich kann die Anwendung eines OP-Roboters oder eines Navigationssystems angegeben werden. Dies dokumentiert den geleisteten Mehraufwand, es resultiert jedoch kein Zusatzerlös.

Analog gilt dies auch für den alloplastischen Ersatz aller anderen großen Gelenke.

4.2.2 Periprothetische Frakturen

Bedingt durch die große Anzahl der in den vergangenen Jahrzehnten implantierten Endoprothesen und das deutlich zunehmende Durchschnittsalter in der Bevölkerung, ist eine steigende Tendenz der periprothetischen Frakturen zu beobachten. Begünstigend kommen die weitere Abnahme der Knochenqualität durch die zunehmende Osteoporose und das »stress shielding« auf der einen und die erhöhte Sturzneigung des geriatrischen Patienten auf der anderen Seite hinzu. Die kumulative Spitze dieser Entwicklung ist noch nicht abzusehen.

Die Klassifikation der periprothetischen Frakturen (Vancouver, Lewis-Rorabeck u. a.) orientiert sich an der Höhe der Fraktur im Verhältnis zum Implantat und der Frage, ob die Endoprothese noch einen festen intraossären Sitz aufweist oder gelockert ist. Bei der Kodierung ist diejenige der betroffenen frakturierten Knochen anzugeben, z. B. S72.3 – Fraktur des Femurschafts. Ist wegen der instabilen Prothese ein Wechsel auf eine Revisionsendoprothese notwendig, wird zusätzlich der wichtige Code M96.6 – Knochenfraktur nach Einsetzen eines orthopädischen Implantates, einer Gelenkprothese oder einer Knochenplatte – angegeben. Dies führt in höherwertige DRGs. Dies ist die begründete Auffassung des »Fachausschusses für ordnungsgemäße Kodierung und Abrechnung« (FoKA) der Deutschen Gesellschaft für Medizincontrolling. Ein Kommentar der SEG-4 (Sozialmedizinische Expertengruppe der MDK-Gemeinschaft »Vergütung und Abrechnung«) steht aktuell noch aus. Die Prozeduren werden dann entsprechend der operativen Einzelschritte angegeben und beinhalten im Regelfall den Wechsel der bisherigen Prothese auf das Modell der Revisionsprothese und einen möglichen Knochenaufbau durch Transplantation von autologem oder allogenem Knochen. Ist das künstliche Gelenk durch die Fraktur nicht gelockert und soll eine Plattenosteosynthese die Fraktur stabilisieren, ist die zusätzliche Angabe des Codes M96.6 ebenfalls nicht eindeutig festgelegt.

Die Erfahrung zeigt, dass der MDK trotz der oft schwierigen intraoperativen Situation (Fixierung der Platte auf Prothesenhöhe) meist nur die Angabe der Fraktur (z. B. S72.3) anerkennt.

Nunmehr werden durch die Industrie jedoch spezielle Platten für diese Verletzungsentitäten angeboten, wie z. B. die periprothetischen Platten der Firma Zimmer. Diese zeichnen sich durch ein verstärktes und anatomisch vorgeformtes Plattendesign, polyaxiale Winkelstabilität und die Verwendungsmöglichkeit verschiedener Schraubendurchmesser aus. Diese innovative Implantatgeneration hat aber auch einen entsprechend höheren Preis. In einem solchen Fall erscheint die Angabe des Codes M96.6 in Analogie zum frakturbedingten Prothesenwechsel gerechtfertigt. Hierfür existieren aber aktualitätsbedingt noch keine Äußerungen von SEG-4 oder FoKA. Somit ist diese Abrechnung gegenwärtig noch eine individuelle Entscheidung zwischen Leistungserbringer und MDK. An dieser Stelle muss das DRG-System kontinuierlich weiter entwickelt werden.

4.2.3 Wirbelsäulenoperationen

Die operativen Prozeduren an der Wirbelsäule sind vielfältig. Regelhaft wird vom MDK die Kyphoplastie geprüft. Hier besteht eine strenge Abgrenzung zur Vertebroplastie ohne instrumentelle Aufrichtung des Wirbelkörpers. Ferner spielt die korrekte Angabe der Anzahl der versorgten Wirbelkörper eine wichtige Rolle für die richtige DRG-Ermittlung.

Ein häufig praktizierter Fehler ist die Kodierung einer Vertebroplastie bei der zementbasierten Stabilisierung von Pedikelschrauben im osteoporotischen Knochen. Dabei entsteht ein Upgrading der DRG. Korrekterweise wird der hierfür vorgesehene Zusatzkode 5-83w.0 – Zementaugmentation des Schraubenlagers – verwendet. Dieser ist jedoch nicht erlössteigernd.

In den vergangenen Jahren war bei der dorsalen Versorgung von Wirbelsäulenfrakturen die Differenzierung zwischen einem Fixateur interne und einem Schrauben-Stab-System oft Streitthema. Im klinischen Sprachgebrauch wird allgemein bei Implantaten, bestehend aus Pedikelschrauben und paravertebralen Längsträgern, der Begriff »Fixateur interne« benutzt. Der Unterschied zwischen beiden

Implantatgruppen besteht darin, dass beim Schrauben-Stab-System der Längsträger direkt im Kopf der Pedikelschraube fixiert wird, beim Fixateur interne aber eine Überwurfbacke oder eine spezielle Hülse die Verbindung zwischen Pedikelschraube und Längsträger herstellt. Dies führte bislang in unterschiedliche DRGs, wobei diejenige mittels Fixateur interne höher bewertet war. Mit Inkrafttreten des OPS-Kataloges für 2012 ist nunmehr einheitlich die Codierung 5-83b.5 – Dynamische Stabilisierung durch Schrauben-Stab-System – zu verwenden. Der Begriff des Fixateur interne wurde komplett gestrichen.

Bei Wirbelkörperersatzoperationen ist die korrekte Angabe der Anzahl der durch Implantate ersetzten Wirbelkörper notwendig, da pro Wirbelkörper ein nicht unerhebliches bundeseinheitliches Zusatzentgelt abgerechnet wird. Jeder nicht kodierte Wirbelkörper führt bei hohen Implantatkosten zu einem erlösseitigen Defizit.

4.3 Fazit

Zur kostendeckenden Erlössicherung ist in operativen Fächern ein umfassender und exakt formulierter Operationsbericht notwendig. Dieser muss alle wichtigen Details zur nachvollziehbaren Diagnose enthalten. Die Prozeduren sind in Einzelschritten darzustellen und alle verwendeten Implantate aufzuführen. Besondere Beachtung gilt den bundeseinheitlichen und hausspezifischen Zusatzentgelten.

Juristische Aspekte bei der Erstellung eines Operationsberichts

M. Hein

Die Kenntnis der rechtlichen Anforderungen und der Folgen von Verstößen ist von Vorteil, wenn der Operateur in der Praxis unter Zeitdruck entscheiden muss, in welchem Umfang er dokumentiert. Die wesentlichen Gesichtspunkte ergeben sich aus dem ärztlichen Berufsrecht und der Rechtsprechung im Arzthaftungsrecht. Eine unvollständige und/oder unzutreffende Dokumentation führt regelmäßig zu Beweisnachteilen im Zivilprozess, kann aber auch strafrechtliche Konsequenzen haben.

5.1 Rechtliche Anforderungen an die Erstellung des Operationsberichts

Gemäß § 10 Abs. 1 Musterberufsordnung Ärzte sind über die »gemachten Feststellungen und getroffenen Maßnahmen die erforderlichen Aufzeichnungen zu machen«. Bei operativen Eingriffen beinhaltet dies die Fertigung eines Operationsberichts durch den Arzt. Als »erforderlich« in diesem Sinne werden diejenigen Aufzeichnungen gewertet, die aus medizinischen Gründen zu dokumentieren sind.

5.1.1 Zweck des Operationsberichts

Zweck der ärztlichen Dokumentation ist die Sicherung der Therapie und nicht die Schaffung von Beweisen für einen denkbaren Arzthaftungsprozess. Maßgebliches Kriterium ist damit die Nachvollziehbarkeit der getroffenen Maßnahmen aus ärztlicher Sicht, so etwa die Verständlichkeit für einen Nachbehandler.

Dementsprechend zielt der Operationsbericht nicht auf die Abwehr oder Erleichterung von Arzthaftungsprozessen (OLG Koblenz, Urteil vom 27.07.2006 – 5 U 212/99 – im Internet im Volltext abrufbar über Juris). Dessen Inhalt ist ausreichend, wenn sich einem Mediziner der jeweiligen Fachrichtung hinreichend erschließt, wie der Operateur vorgegangen ist und welche Besonderheiten dabei aufgetreten sind (OLG Koblenz a.a.O.).

5.1.2 Standardisiertes Vorgehen und Abkürzungen

Hierbei ist zu berücksichtigen, dass selbst bei schwierigsten Operationen der Weg bis zum eigentlichen Operationsfeld häufig standardisiert ist. Solchenfalls ist nicht zu beanstanden, wenn der operierende Arzt sich auf den Hinweis beschränkt, der Zugang sei typischerweise erfolgt (OLG Koblenz a.a.O.).

Wenn – wie die Kläger fordern – auch standardisierte Vorgehensweisen als mögliche Fehlerquellen im Einzelnen zu beschreiben wären, würden Operationsberichte bei komplexen und lang dauernden Eingriffen zu Rechtfertigungsschriften ausufern, ohne damit einen Informationsgewinn zu verschaffen (OLG Koblenz a.a.O.).

So kann es auch ausreichend sein, die Lagerung des Patientin auf dem Operationstisch in dem Operationsbericht technisch schlagwortartig als »SSL« (Steinschnittlage) zu bezeichnen, wodurch für den Fachmann erkennbar ist, nach welcher Methode die Klägerin während Operation gelagert worden ist (OLG Hamm, Beschluss vom 05.01.2011 – 3 U 64/10 – im Internet im Volltext abrufbar über Juris).

5.1.3 Medizinische Sachverständige

Die gerichtliche Beweisaufnahme erfolgt regelmäßig durch Beauftragung medizinischer Sachverständiger. Diese haben sich dann zu der Nachvollziehbarkeit des konkret streitgegenständlichen Operationsberichts zu äußern. In dem Fall, über welchen das OLG Koblenz (a.a.O.) zu entscheiden hatte, kamen zwei medizinische Sachverständige zu dem Ergebnis, der Operationsbericht schildere den Operationsverlauf »noch hinreichend deutlich und nachvollziehbar«.

5.1.4 Zeitpunkt der Berichtserstellung

Der Arzt ist verpflichtet, den Operationsbericht »zeitnah« zu erstellen (OLG Koblenz a.a.O.). Bei einem schwierigen und lange andauernden Eingriff kann es – auch angesichts der mannigfachen anderen Aufgaben eines Oberarztes in einer großen Universitätsklinik – nicht zu beanstanden sein, den Operationsbericht erst am Folgetag zu fertigen und eine Zusammenfassung mit einem am Folgetag erforderlichen Revisionseingriff vorzunehmen (OLG Koblenz a.a.O.). Insbesondere ergäbe sich kein Informationsgewinn, wären über beide Eingriffe zwei getrennte Berichte gefertigt worden.

5.1.5 Keine Dokumentation von medizinischen Selbstverständlichkeiten

Nach der zivilgerichtlichen Rechtsprechung ist es nicht erforderlich, im Operationsbericht medizinische Selbstverständlichkeiten wiederzugeben, wie z. B. eine spannungsfreie Verknotung der Anastomosennähte bei einer Prostatektomie (OLG Oldenburg, Urteil vom 30.01.2008 – 5 U 92/06 – im Internet abrufbar über Juris). Der Operationsbericht muss dagegen eine stichwortartige Beschreibung der jeweiligen Eingriffe und Angaben über die hierbei angewandte Technik enthalten (OLG Oldenburg a.a.O.).

Das dem Urteil des OLG Oldenburg vorausgegangene Verfahren zeigt, dass die im Urteil getroffenen eindeutigen Feststellungen zum Inhalt des Operationsberichts aus Sicht der zugezogenen medizinischen Sachverständigen umstritten waren. Ein von dem Landgericht (der Vorinstanz) zugezogener Sachverständiger hatte aufgrund der ärztlichen Übung in einer Universitätsklinik den streitgegenständlichen Operationsbericht in seinem Umfang kritisiert und gefordert zu dokumentieren, an welcher Stelle die Knoten der Anastomosennaht platziert worden sind. Ein Privatgutachter der Beklagtenseite und der später in 2. Instanz beauftragte Sachverständige waren anderer Auffassung. Der Knoten müsse in der Weise gesetzt werden, dass das Nahtmaterial nicht straff ist, um zu vermeiden, dass umliegendes Gewebe zerschnitten wird. Dies sei eine absolute Selbstverständlichkeit.

Somit zeigt der Verfahrensverlauf den Einfluss der Wertungen der zugezogenen medizinischen Sachverständigen auf die Urteile der Zivilgerichte. In 1. Instanz war der Klage stattgegeben worden, erst nach Einbringung des Privatgutachtens und Auswahl eines weiteren Sachverständigen in 2. Instanz konnte die Arztseite obsiegen.

5.1.6 Dokumentation von Schutzmaßnahmen

Im Operationsbericht dokumentationspflichtig sind erforderliche Schutzmaßnahmen (OLG Koblenz, Urteil vom 12.02.2009 – 5 U 927/06 – im Internet im Volltext abrufbar über Juris). Dem Urteil liegt der Fall einer Umstellungsosteotomie zugrunde, bei welcher es zur Schädigung des Nervus peroneus kam. Sachverständig beraten kam das OLG Koblenz aufgrund der Erkenntnis, dass der Peroneusschaden eine der häufigsten und schwerwiegendsten Komplikationen ist, zu dem Ergebnis, dass die zu seinem Schutz erforderlichen intraoperativen Maßnahmen erheblichen Informationswert für nachbehandelnde Ärzte haben, falls nach dem Eingriff neurologische Beschwerden oder gar Ausfälle auftreten (OLG Koblenz a.a.O.). Die Arztseite hatte sich auch hier mit dem Argument zu verteidigen versucht, derartige Selbstverständlichkeiten seien nicht dokumentationspflichtig.

5.1.7 Dokumentation von Abweichungen von Standardvorgängen

Im Operationsbericht dokumentationspflichtig sind zudem Abweichungen von Standardvorgängen, etwa angetroffene anatomische Abweichungen und Komplikationen (Brandenburgisches Oberlandesgericht, Urteil vom 29.05.2008 – 12 U 81/06 – im Internet im Volltext abrufbar über Juris m.w.N.).

Dagegen ist der Operateur grundsätzlich nicht verpflichtet, eine Abweichung von durchschnittlichen Operationszeit zu begründen, sofern sie nicht auf Komplikationen beruht, die für die Nach- und Weiterbehandlung von Bedeutung sind (OLG München, Urteil vom 15.07.2010 – 1 U 5309/09 – im Internet im Volltext abrufbar über Juris).

5.2 Rechtliche Bedeutung des Operationsberichts

Einen hohen Stellenwert bei rechtlichen Auseinandersetzungen hat die ärztliche Dokumentation – so auch der Operationsbericht – bei der Abwehr von (behaupteten) Arzthaftpflichtansprüchen des Patienten durch den Arzt. Die in zivilrechtlichen Arzthaftpflichtprozessen beschriebene rechtliche Wirkung bestimmt maßgeblich auch das außergerichtliche Regulierungsverhalten der Arzthaftpflichtversicherer.

Grundsätzlich gilt Folgendes:
Die ordnungsgemäße Dokumentation hat zugunsten der Behandlungsseite Indizwirkung (OLG Zweibrücken, Urteil vom 27.07.2004 – 5 U 15/02 – im Internet im Volltext abrufbar über Juris). Das entscheidende Gericht hat demnach bei der Beurteilung der Frage, ob ein Behandlungsfehler vorliegt, den dokumentierten Behandlungsverlauf zugrunde zu legen, soweit keine konkreten Anhaltspunkte für Zweifel an der Zuverlässigkeit bestehen und dieser äußerlich ordnungsgemäß ist (OLG Düsseldorf, Urteil vom 17.03.2005 – 8 U 56/04 – im Internet im Volltext abrufbar über Juris; OLG Oldenburg, Urteil vom 18.02.2007 – 5 U 147/05 – im Internet abrufbar über Juris).

Der unterzeichnete Operationsbericht ist Privaturkunde im Rechtssinne und begründet demnach die Vermutung der Richtigkeit und Vollständigkeit. Allerdings geht diese Vermutung lediglich dahin, dass der Unterzeichner die Erklärung zum angegebenen Datum so abgegeben hat. Nicht vermutet wird dagegen, dass der Inhalt auch (sachlich) zutreffend ist.

Die rechtliche Qualität des Operationsberichtes wird nicht dadurch (maßgeblich) beeinträchtigt, dass eine EDV-Dokumentation erfolgt.

Diesbezüglich bedarf es gemäß § 10 Abs. 5 Musterberufsordnung Ärzte besonderer Sicherungs- und Schutzmaßnahmen, um deren Veränderung, Vernichtung oder unrechtmäßige Verwendung zu verhindern.

Davon unabhängig hat die zivilgerichtliche Rechtsprechung bisher auch die ungesicherte EDV-Dokumentation genügen lassen. Nach einer Entscheidung des OLG Hamm wird der Beweiswert einer ärztlichen Behandlungsdokumentation nicht dadurch gemindert, dass ein EDV-Programm verwendet wird, dass nicht gegen nachträgliche Veränderbarkeit gesichert ist, wenn der beklagte Arzt plausibel darlegen kann, dass seine Eintragung richtig ist und dies aus medizinischen Gesichtspunkten schlüssig erscheint (OLG Hamm, Urteil vom 26.01.2005 – 3 U 161/04 – im Internet im Volltext abrufbar über Juris). Aus Sicht des Gerichts hatte der beklagte Arzt glaubhaft versichert, die Dokumentation nicht nachträglich verändert zu haben. Auch der gerichtliche Sachverständige hat bei seiner Anhörung im Gerichtstermin die Dokumentation als medizinisch plausibel angesehen, eine solche Dokumentation würde er auch in seiner Klinik erwarten.

5.3 Rechtliche Folgen von Dokumentationspflichtverletzungen

Steht für das Zivilgericht in einem Arzthaftpflichtprozess (sachverständig beraten) fest, dass eine aus medizinischen Gesichtspunkten gebotene Dokumentation nicht oder nicht ausreichend vorgenommen wurde, wird vermutet, dass eine solche dokumentationspflichtige Maßnahme tatsächlich unterblieben ist. Der Arztseite obliegt dann der Beweis, dass dennoch lege artis – wie nicht dokumentiert – vorgegangen wurde.

Die unterbliebene oder fehlerhafte Dokumentation ist damit nicht einem Behandlungsfehler gleichgestellt. Erst, wenn das Unterbleiben einer dokumentationspflichtigen Maßnahme/Vorgehensweise einen Behandlungsfehler darstellt, trifft auch das entscheidende Gericht eine entsprechende Wertung. Dies gilt allerdings nicht für das Tatbestandsmerkmal der Kausalität für einen eingetretenen Schaden. Insoweit tritt erst dann eine Umkehr der Beweislast ein, wenn ein zu unterstellender Behandlungsfehler nach objektiven Kriterien völlig unverständlich, mithin »grob« im Sinne der höchstrichterlichen Rechtsprechung ist.

Wird im Operationsbericht eine erforderliche Schutzmaßnahme zur Vermeidung eines Nervschadens nicht dokumentiert, obwohl diese Medikation medizinische Bedeutung hat, wäre zu unterstellen, dass eine solche Schutzmaßnahme tatsächlich unterblieben ist.

Der Arztseite bleibt dann die Möglichkeit, das Gericht von der tatsächlichen Durchführung dieser Schutzmaßnahme zu überzeugen. Dies ist naturgemäß schwierig, weil geeignete Zeugen, die die konkrete Vorgehensweise Jahre später für den Einzelfall aus der Erinnerung beschreiben können, regelmäßig nicht zur Verfügung stehen. Dennoch hat das OLG Koblenz (Urteil vom 12.02.2009 – 5 U 927/06 – im Internet im Volltext abrufbar über Juris) hinsichtlich der zur Vermeidung einer Schädigung des Nervus peroneus bei einer Umstellungsosteotomie durchzuführenden Schutzmaßnahmen aufgrund der Befragung der beklagten Ärzte im Verhandlungstermin die Überzeugung gewonnen, solche Schutzmaßnahmen seien getroffen worden. Damit war für das Gericht die Lücke des Operationsberichts geschlossen.

Allerdings kam es für die Entscheidung des Gerichts auf diesen Umstand nicht an, weil eine Verurteilung der Ärzte aus Aufklärungsgesichtspunkten erfolgte.

Sind anatomische Abweichungen im Operationsbericht nicht dokumentiert, ist zu vermuten, dass diese nicht vorgelegen haben (Brandenburgisches Oberlandesgericht, Urteil vom 29.05.2008 – 12 U 81/06 – im Internet im Volltext abrufbar über Juris). Auch diese Vermutung kann die Beklagtenseite widerlegen, wenn aufgrund anderer Umstände der Beweis gelingt, dass die anatomischen Abweichungen tatsächlich bestanden (Brandenburgisches Oberlandesgericht a.a.O.).

Rechtlich noch nicht abschließend geklärt ist die Frage, wie zu verfahren ist, wenn die Vermutung, eine dokumentationspflichtige Maßnahme sei unterblieben, nicht weiterhilft. Dies ist immer dann der Fall, wenn feststeht, dass eine konkrete Maßnahme durchgeführt wurde, ein Fehler in der Dokumentation aber offen lässt, ob dies tatsächlich lege artis war. Es besteht das Risiko, dass damit befasste Gerichte die durch den Dokumentationsfehler begründete Unsicherheit nicht zu Lasten des Patienten berücksichtigen wollen und damit im Ergebnis einen Behandlungsfehler vermuten.

Abzugrenzen ist die rechtliche Situation im Zivilprozess von Strafverfahren, die ebenfalls den Vorwurf ärztlicher Behandlungsfehler zum Gegenstand haben können. Der Vorwurf gegen den Arzt ist solchenfalls regelmäßig eine fahrlässige Tötung und/oder fahrlässige Körperverletzung. In solchen Strafverfahren gelten die oben genannten Beweiserleichterungen aufgrund von Dokumentationsmängeln nicht. Vielmehr wären auch bei unvollständiger oder fehlerhafter Dokumentation dem Arzt der Behandlungsfehler und die Kausalität (diese mit an Sicherheit grenzender Wahrscheinlichkeit) für den eingetretenen Schaden (Körperverletzung/Tod) nachzuweisen.

5.4 Der manipulierte Operationsbericht

Das nachträgliche Verändern eines Operationsberichts kann als Verfälschen einer echten Urkunde i.S.d. §§ 267 Abs. 1, 2. Alt. StGB strafbar sein. Unabhängig von der Frage, ob ein Urkundsdelikt verwirklicht ist, kommt bei nachträglichen Veränderungen der Dokumentation durch den Arzt eine Strafbarkeit wegen versuchten Prozessbetruges gemäß § 263 Abs. 1 StGB in Betracht, wenn die veränderte Krankenunterlage/der veränderte Operationsbericht zur Abwehr von Behandlungsfehlervorwürfen in einem Zivilprozess eingebracht wird.

Neben der drohenden Strafbarkeit besteht das Problem, dass bei nachträglichen Ergänzungen und Abänderungen oder dem nachträglichen Erstellen eines Operationsberichts die Gefahr, enttarnt zu werden, unterschätzt wird. So ist mir aus meiner eigenen anwaltlichen Tätigkeit ein Fall bekannt, in welchem ein Operationsbericht der erstinstanzlichen Entscheidung zugrunde gelegt wurde und erst in der Berufungsinstanz bei näherer Befragung des geladenen Sachverständigen sich herausstellte, dass die Art und Weise des beschriebenen Wundverschlusses sich nicht mit der weiteren Behandlungsdokumentation in Einklang bringen ließ. Der den Operationsbericht fertigende Arzt hatte zuvor versichert, diesen – wie immer – in unmittelbarer zeitlicher Nähe zu dem Eingriff gefertigt zu haben. Das Gericht nahm dies zum Anlass, die Beweiskraft der Dokumentation als erschüttert anzusehen. Der Fall selbst konnte in 2. Instanz durch einen gerichtlichen Vergleich abgeschlossen werden, auch um zu verhindern, dass im Anschluss staatsanwaltschaftliche Ermittlungen gegen den Arzt folgen.

Ergänzend ist darauf zu verweisen, dass der Erlass eines Strafbefehls oder die Erhebung der Anklage regelmäßig die Information der Ärztekammer zur Folge haben und damit zusätzlich noch eine berufsrechtliche Verfolgung droht.

Derartige Risiken sollte der Arzt keinesfalls eingehen. Fällt ihm auf, dass etwas übersehen wurde oder die Erstellung des Operationsberichtes versehentlich unterblieben war, ist stattdessen zu empfehlen, unter dem dann aktuellen Datum die Ergänzung als Nachtrag vorzunehmen oder den Operationsbericht – soweit noch zuverlässig möglich – zu fertigen. Das hat zwar zur Folge, dass die Beweiswirkung der dann dokumentierten Umstände geringer ist als bei zeitgerechter Dokumentation. Andererseits wird der Arzt zu diesem Zeitpunkt oft noch nicht wissen, ob und in welcher Form konkret Vorwürfe gegen ihn erhoben werden. Zudem dürfte die Erinnerung zu einem solchen Zeitpunkt noch wesentlich frischer sein als (möglicherweise Jahre) später bei einer etwaigen Gerichtsverhandlung. Ein gewisser Beweiswert wäre dann auch einer solchen suboptimalen Dokumentation zuzuschreiben. In jedem Fall ist es besser, die Dokumentationslücke und den eingeschränkten Beweiswert in Kauf zu nehmen als das Risiko einer Strafverfolgung einzugehen.

Negativbeispiele

H. Siekmann

Die nachfolgenden Berichte orientieren sich an realen Beispielen, die mir neben vielen weiteren Berichten v. a. im Rahmen meiner gutachterlichen Tätigkeit aufgefallen sind. Eine Fortsetzung dieser Liste wäre problemlos möglich gewesen, hätte jedoch den Rahmen dieses Buchs gesprengt.

6.1 Beispiel 1

- **Kommentar zu Abb. 6.1**

- Keine Hinweise auf eine Aufklärung über konservative Möglichkeiten (obwohl sich die sichere Indikation zur Operation nicht aus dem OP-Bericht erschließen lässt)
- Keine Beschreibung der Fraktursituation
- Fraktur intraoperativ nicht beschrieben, frisch oder alt?
- 11 Zeilen für das eigentliche operative Vorgehen
- Ist das Azetabulum nach kleinen Knochenfragmenten ausgetastet worden? War die Hüftpfanne noch gut mit Knorpel belegt? Bestand möglichweise doch die Indikation zu einer Totalendoprothese?
- Ist am Ende der Operation die regelhafte Stellung des Gelenks und die adäquate Lage der Prothese kontrolliert worden? Was hat der Operateur gesehen?
- Wie stabil zeigte sich intraoperativ die Prothese? Feste Führung, Luxationstendenz, Teleskoping?
- Die Form des Berichts sowie die Rechtschreibung bedürfen keines weiteren Kommentars

Reales Beispiel 1: Implantation einer zementierten Duokopfprothese bei geschlossener dislozierter medialer Schenkelhalsfraktur

OP-Bericht, Klinik für Unfall- und Wiederherstellungschirurgie

Pat.-Nr.: 000000000
Aktuelle Klinik: Unfallchirurgie
Pat.-Name: Ranninger, Elisabeth

Fall-Nr.: 000000000
Station: 3
Geb.-Dat.: 19.03.1932
Geschlecht/Alter: w, 80 J.

OP-Datum: 29.04.2010
OP-Dauer (Schnitt/Naht): 09.40 10.38 Uhr
Saal: B 3

Personal:
Operateur: N. N.
1. Assistent: N. N.

Anästhesist: N. N.
Anästhesieschw./-pfl.: N. N.
OP-Schwester/-pfl.: N. N.
OP-Springer: N. N.

OP-Bericht 1

Diagnose: S72.01 Schenkelhalsfraktur medial, S71.84 Weichteilschaden Grad I bei geschlossener Fraktur oder Luxation Hüfte und Oberschenkel

Therapie: 5-820.41 Implantation Duokopfprothese (Fa. Zimmer) Hüftgelenk zementiert. Links
Bei der Pat. besteht eine mediale Oberschenkelhalsfraktur links, daher ist die Indikation zur OP gegeben. Ein ausführliches Beratungsgespräch wurde geführt, eine schriftliche Einwilligung zur Operation liegt vor. Therapie: Implantation Duokopfprothese Sulzer, Stem zementiert Grösse 8, Kopf 52mm, mit kurzer Halslänge

Antibiosemit Cefuroxim. Rückenlage, nach sterilem Abwaschen und Abdecken typischer lateraler Zugang zum Hüftgelenk. Spalten von Haut und subcutis, Fascia latae bzw. des Tensor fascia latae. Einsetzen eines Hohmann-Hebels dorsal des Trochanters. Ventral wird der Ansatzes des Vastus lateralis mit dem Messer eingekerbt, der Ansatz dann mit dem flachen Meisel etwas abgeschlagen. Darstellen des SH durch Präparation in Richtung Acetabulum. Nachdem bis zum Labrum präpariert worden ist, wird die Gelenkkapsel eröffnet und reseziert. Bei Zug und Außenrotation am Bein wird der SH reseziert. Extraktion des Kopfhalsfragmentes. Dann wird mit Raspeln bis Größe 8 aufgerapselt. Palacoszement wird eingebracht und die Prothese der Gr.8 implantiert. Dann warten bis der Palacos ausgehärtet ist, dan Aufsetzen eines Probekopfes mit dem am Originalkopf bestimmten Durchmessers mit kurzem Hals. Problemlose Reposition, die Hüfte wird wieder luxiert und der Duokopf Gr. 52 mit kurzem Halslänge aufgesetzt. Dannproblemlose Reposition. Einlegen einer Drainage, Refix. des Vastus, Verschluß der Fasia latae, Einlegen einer subcut. Redon, einige Subcutan- und -hautnähte.

Weiteres Procedere: Mobilisation mit Vollbelastung.

Gez. N. N.

Abb. 6.1 Reales Beispiel 1: Implantation einer zementierten Duokopfprothese bei geschlossener dislozierter medialer Schenkelhalsfraktur

6.2 Beispiel 2

- **Kommentar zu ◘ Abb. 6.2**
- Keine Hinweise auf die Vorbehandlung, die Dauer und das Ausmaß der Beschwerden und auf eventuelle Vorbehandlungen (z. B konservative Therapie)
- Keine Hinweise auf alternative Therapien
- 9 Zeilen für die Implantation einer Hüfttotalendoprothese
- Gelenksituation intraoperativ nicht beschrieben; bestätigt sich der präoperativ beschriebene Befund und bestätigt somit die Indikation zur Operation?
- Zementstopper eingesetzt?
- Wie stabil war die Prothese geführt? Luxationstendenzen? Teleskoping?
- Bildwandler-Kontrolle wurde durchgeführt, aber was hat der Operateur gesehen? Gelenkstellung? Lage des Implantats? Zementaustritte?
- Die Form des Berichts sowie die Rechtschreibung bedürfen keines weiteren Kommentars

Reales Beispiel 2: zementierte Hüfttotalendoprothese bei Coxarthrose

OP-Bericht, Klinik für Orthopädie

Pat.-Nr.: 000000000
Aktuelle Klinik: Orthopädie
Pat.-Name: Sonich, Rudolf

Fall-Nr.: 000000000
Station: Ortho 3
Geb.-Dat.: 19.03.1942
Geschlecht/Alter: m, 70 J.

OP-Datum: 02.04.2012
OP-Dauer (Schnitt/Naht): 10.13 11.33 Uhr
Saal: 7

Personal:
Operateur: N. N.
1. Assistent: N. N.

Anästhesist: N. N.
Anästhesieschw./-pfl.: N. N.
OP-Schwester/-pfl.: N. N.
OP-Springer: N. N.

OP-Bericht 2

Diagnose: Coxarthrose rechts

Therapie: zementierte Totalendoprothese

Bei dem Pat. besteht eine Coxarthrose mit Beschwerden,daher ist die Indikation zur OP gegeben. Die OP-Risiken wurden erklärt, eine schriftl. Einwilligung liegt vor.

Sobelin 600 mg. Nach hautdesinfektion und sterilem Abdecken typischer lateraler Zugang, Schrittweise Präparation, dann auch am Schenkelhals. Kapselöffnung und Keilosteotomie des Schenkelhalses. Nun wird auch der Kopf extrahirt. Beginnnend mit der 48ger Fräse wird die Pfanne dann bis zur Größe 54 präpariert, am Ende zysten am Acetabulum mit Bohrmehl gefüllt. Einschlag der Pressfitpfanne mit festem Halt. Einsatz des Inlays. Zuwenden zum Schaft in 4er-Position. Beginnend mit Größe 6 wird der Schaft bis Gr. 8 geraspelt, auf die Raspel ein 32er Probekopf aufgesetzt und unkomplizierte Reposition. Bildwandlerkontrolle. Erneute Luxation, Vorbereitung des Zements, Eingabe des Zements und Nachschieben der Prothese bis in die richtige Höhe, Aufsatz des richtigen Kopfes (32er) mit mittlerem Hals. Erneute Reposition. Bildwandlerkontrolle. Spülung. 12-er redon tief, 10er Redon auf der Facie bei schichtwiesem Wundschluss, Hautnaht nach Donati. Steriler Verband.

Procedere: Nachbehandlung nach klinikütblichem Schema

Gez. N. N.

◘ **Abb. 6.2** Reales Beispiel 2: Zementierte Hüfttotalendoprothese bei Coxarthrose

II OP-Berichte nach Lokalisation und Operation

Wirbelsäule

7.1 Halswirbelsäule

H. Siekmann, K. S. Delank, J.-S. Jarvers

7.1.1 Transartikuläre C1/2-Verschraubung (nach Magerl) einschl. Atlasklammern

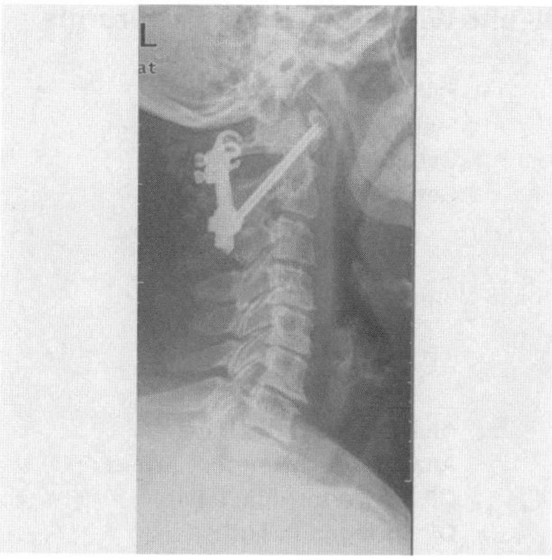

OP-Bericht, Klinik für Orthopädie

Pat.-Nr.: 97491351
Aktuelle Klinik: Orthopädie
Pat.-Name: Bold, Bernadette

Fall-Nr.: B9566723/2011
Station: 1
Geb.-Dat.: 18.08.1957
Geschlecht/Alter: w, 54 J.

OP-Datum: 04.09.2011
OP-Dauer (Schnitt/Naht): 10.38 – 12.42 Uhr
Saal: B 6

Personal:
Operateur: Prof. Dr. Müller
1. Assistent: OA Dr. M. Meier
2. Assistent: E. Schmidt

Anästhesist: Dr. B. Habib
Anästhesieschw./-pfl.: C. Geier
OP-Schwester/-Pfl.: R. Rot
OP-Springer: R. Fuchs

Vorgeschichte/Indikation: Seit 10 Jahren bekannte rheumatoide Arthritis. Bei Zunahme intensiver occipitaler Kopfschmerzen und radiologischem Nachweis einer hochgradigen atlanto-axialen Instabilität mit atlanto-dentalem Abstand 12 mm besteht die Indikation zu u. g. operativer Stabilisierung. Kein neurologisches Defizit präoperativ. Die Pat. hat nach eingehender Risikoaufklärung in das operative Vorgehen eingewilligt.

Diagnose: Hochgradige C1/2-Instabilität bei langjähriger rheumatoider Arthritis

Operation: Navigierte transartikuläre C1/2-Verschraubung nach Magerl mit Atlasklammer (Neon, Fa. Ulrich)

Vorgehen: Ungestörte ITN. Cefuroxim 1,5 g i.v. Bauchlagerung, mit der Mayfield-Carbon-Klemme unter Zug. Reposition C1/2 unter BV-Kontrolle. Ausgiebige Polsterung. Mehrfaches steriles Abwaschen und Abdecken des Halses und des dorsalen Thorax.

Axialer Hautlängsschnitt vom Occiput bis zum Dorn HWK 3. Spalten der Subkutis und Auseinanderdrängen der Muskulatur exakt in der Mittellinie. Eingehen bis auf den Dornfortsatz von HWK 2 und schrittweise Freipräparation scharf am Knochen. Beidseits werden am HWK 2 nur die hinteren Bögen subperiostal freigelegt. Nun Tasten des Atlasbogens und bilaterales Abschieben der Muskulatur ca. 1,5 cm subperiostal. Abstopfen des Situs und Schaffung der beiden hoch thorakalen Portale mittels Hautschnitt und stumpfer Untertunnelung. Einbringen der beiden Trokar-Hülsen. Befestigung der Referenzklemme des Navigationsinstrumentariums (BrainLAB) am HWK 2. Übliche Durchführung des 3D-Scans. Überprüfung der Navigationspräzision mit dem Pointer, was eine ideale Präzision zeigt. Einmessen und Einbringen des Drillguides durch die Trokar-Hülse zunächst auf der linken Seite. Unter Navigationskontrolle Bohren von der Basis des Bogens von HWK 2 in Magerl-Technik bis in die Massa lateralis des HWK 1. Intermittierende Röntgenkontrolle. Zurückziehen des Bohrers und Einschieben eines K-Drahtes. Gleiches Vorgehen auf der Gegenseite. Nun Einbringen der selbstbohrenden und selbstschneidenden 4,0 mm Schrauben in kanülierter Technik. Entfernen der K-Drähte. Durchführen eines Kontroll-Scans, der die korrekte Lage beider Schrauben zeigt. Abbau der Navigation. Ausmessen der Distanz von den beiden Schraubenköpfen bis zum Atlasbogen und entsprechendes Zurechtschneiden der 2 Atlashaken. Einsetzen der Montagestifte in die Schraubenköpfe und Überwurf des Atlashakens mit dem Gegenhalter und der Abstandsmutter. Fixation des Hakens und Kontern mit der Gegenklammer für den Atlashaken. Gleiches Vorgehen auf der Gegenseite. Röntgenkontrolle in 2 Eb., die die gute Implantatlage und die gute Reposition des Wirbelkörpers demonstrieren.

Abdrehen der beiden Montagestifte, Anfrischen des Atlasbogens mit dem Luer, Frakturierung des Axis-Dornfortsatzes mit dem Luer und Anlage im Sinne einer lokalen Spongiosaplastik. Nochmalige Blutstillung und Einziehen einer Drainage durch den linksseitigen Trokar-Kanal. Wundspülung und Desinfektion, Fasziennaht, subkutane Hautnaht, intrakutaner Hautverschluss. Schichtweiser Hautverschluss der beiden hochthorakalen Inzisionen. Steriler Verband.

Procedere: ***Unmittelbar nach Extubation Überprüfung der neurologischen Funktion unauffällig.*** Analgesie und Thromboseprophylaxe nach Schema der Klinik. Schmerzadaptierte Mobilisation möglich. Röntgen nach 2 Tagen nach Drainagenzug sowie nach 2 + 6 Wochen.

Prof. Dr. Müller (Direktor der Klinik)

7.1.2 Densverschraubung bei symptomatischer Pseudarthrose

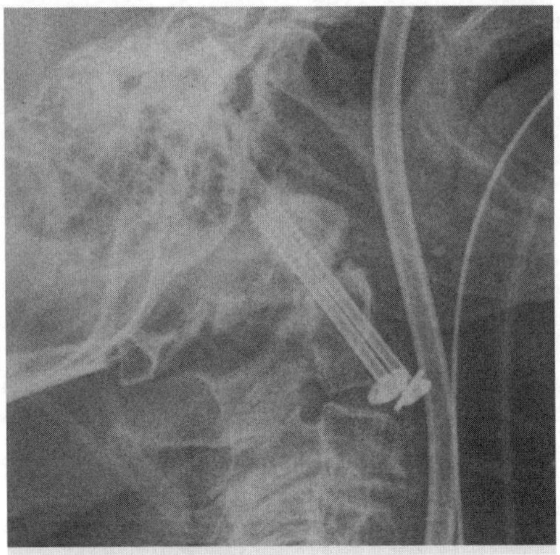

OP-Bericht, Klinik für Unfall- und Wiederherstellungschirurgie

Pat.-Nr.: 97864351
Aktuelle Klinik: Unfallchirurgie
Pat.-Name: Zahnstein, Bernhard

Fall-Nr.: B0986723/2010
Station: 2
Geb.-Dat.: 20.08.1967
Geschlecht/Alter: m, 43 J.

OP-Datum: 04.09.2010
OP-Dauer (Schnitt/Naht): 13.48 – 14.38 Uhr
Saal: B 6

Personal:
Operateur: Dr. H. Siekmann
1. Assistent: Dr. M. Schulz
2. Assistent: A. Eisenkrämer

Anästhesist: Dr. B. Habib
Anästhesieschw./-pfl.: C. Geier
OP-Schwester/-Pfl.: I. Bär
OP-Springer: R. Fuchs

Vorgeschichte/Indikation: Die stationäre Aufnahme des Patienten erfolgt jetzt nach Sturz vor 7½ Monaten. Erstbehandlung in einem auswärtigen Krankenhaus mit klinischer und konventionell radiologischer Abklärung. Im Weiteren bestanden anhaltende HWS-Beschwerden, die über einen niedergelassenen Orthopäden zur CT der HWS führten. Es zeigte sich eine hypertrophe Denspseudarthrose. Es folgten die eingehende Beratung und Aufklärung operativer und konservativer Therapieoptionen. Der Patient hat nach entsprechender Risikoaufklärung in nachfolgendes operatives Vorgehen eingewilligt. Gewählt wird bei dem relativ jungen Patienten sowie eher hypertropher Aktivität das unten genannte operative Vorgehen.

Diagnose: Symptomatische Pseudarthrose des Dens axis (nach Fraktur Typ Anderson II vor > 6 Monaten)

Operation: Geschlossene Reposition, Osteosynthese mittels zweier kanülierter Zugschrauben (40 und 42 mm).

Bericht: Rückenlagerung, Lagerung des Kopfes auf einer entsprechenden Kopfschale. Ungestörte ITN. Cefuroxim 1,5 g i.v. BV-Kontrolle in beiden Ebenen unter Nutzung zweier Bildwandler, regelhaft eingestellter Dens axis. Zugangsmarkierung mittels Stift. Wiederholte Hautdesinfektion und übliches steriles Abdecken.

Nun typischer, leicht diagonaler rechts-lateraler Hautschnitt, dann quere Trennung des Platysmas. Ligatur lokaler Venen und weitere Präparation unter sukzessiver Blutstillung. Über dem M. sternocleidomastoideus wird stumpf spreizend nach kranial und kaudal präpariert. Medial des M. sternocleidomastoideus wird auf die A. carotis zu stumpf spreizend weiterpräpariert. Die Arterie wird mittels Langenbeckhaken nach lateral gehalten. Weitere diagonale Präparation auf die vordere HWS zu, weiterhin überwiegend stumpf spreizend. Nun Darstellung des vorderen Längsbandes. Hierbei werden Ösophagus und Trachea nach links lateral gehalten. BV-Kontrolle. Die Bandscheibe HWK 2/3 wurde exakt erreicht. Unter BV-Kontrolle in beiden Ebenen werden nun nahezu parallel zwei K-Drähte von der Basis auf den Dens axis zu vorgetrieben. ***Die K-Drähte werden zum Weichgewebeschutz über zwei 10 cm lange 12er Redonschlauchstücke manuell geführt.*** Mit den K-Drähten wird das vordere Bandscheibenfach HWK 2/3 gerade tangiert. Hierdurch wird eine ausreichende ventrale Abstützung der Schraubenbasen am HWK 2 erreicht. Die K-Drähte perforieren die Kortikalis der Densspitze marginal. Längenmessung. Dann werden nacheinander die Führungsdrähte überbohrt und die oben genannten Schrauben schrittweise vorgeschraubt. Diese haben einen exzellenten Zug im Knochen, perforieren jeweils gerade die Densspitze ***und werden wechselnd zueinander angezogen.*** Gutes Verklemmen von Schrauben, Dens und HWK 2-Basis aneinander. Das Konstrukt imponiert stabil, die Schrauben haben sehr gut im Knochen gezogen. BV-Kontrolle, bei engem Knochenkontakt gute Kompression der Pseudarthrose, exakte Materiallage. Kontrolle auf Bluttrockenheit, intensive Spülung (500 ml). Einlage einer 10er Redondrainage. Die tiefen Muskelschichten legen sich kulissenartig übereinander. Einzelknopfnaht des Platysmas. Subkutannaht. Hautrückstichnähte. Steriler Verband. Öffnen der Drainage bei regelhaftem Sog. ***Neurologie nach Extubation unauffällig.***

Procedere: Engmaschige Wundkontrollen bis zur zeitgerechten Nahtmaterialentfernung. Röntgen nach Drainagenentfernung in 2 Tagen sowie nach 2 und 6 Wochen postoperativ. CT-Kontrolle in 3 Monaten. Thromboseprophylaxe und Analgesie nach Maßgabe der Stationsärzte. Philadelphiakragen für 6 Wochen. Weiterbehandlung in unserer Wirbelsäulensprechstunde.

Dr. med. H. Siekmann (Komm. Direktor)

7.1.3 Ventrale Spondylodese mit Dekompression bei Spondylodiszitis

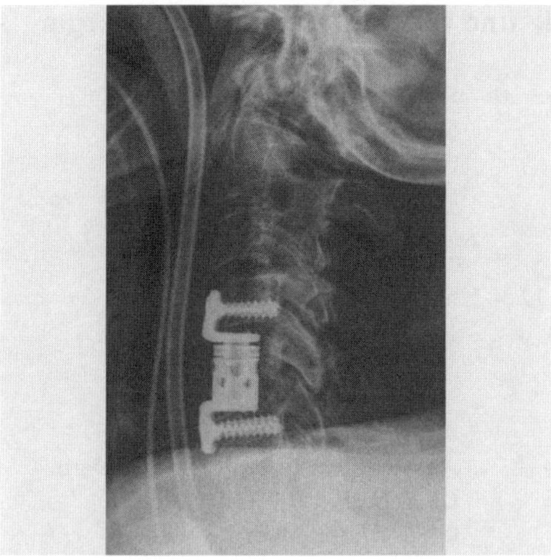

OP-Bericht, Klinik für Unfall- und Wiederherstellungschirurgie

Pat.-Nr.: 54344443
Aktuelle Klinik: Unfallchirurgie
Pat.-Name: Zündler, Elisabetha

Fall-Nr.: B0098453/2010
Station: 1
Geb.-Dat.: 19.11.1937
Geschlecht/Alter: w, 72 J.

OP-Datum: 14.10.2010
OP-Dauer (Schnitt/Naht): 17.48 – 19.26 Uhr
Saal: B 6

Personal:
Operateur: Dr. H. Siekmann
1. Assistent: Dr. K. Schendel
2. Assistent: A. Eisenkrämer

Anästhesist: Fr. Dr. L. Leerlauf
Anästhesieschw./-pfl.: C. Geier
OP-Schwester/-Pfl.: R. Rot
OP-Springer: I. Bär

Vorgeschichte/Indikation: Die Aufnahme der Pat. in einem auswärtigen Krankenhaus erfolgte vor ca. einer Woche. Im stationären Verlauf zunehmende Sepsis mit Intensivpflichtigkeit und Intubation. Vor 2 Tagen folgte die Extubation, wobei im Tagesverlauf mit zunehmender Vigilanz der Pat. eine inkomplette Tetraplegie aufgefallen ist. Im Rahmen einer MRT besteht der dringende Verdacht auf eine Spondylodiszitis HWK 5/6 mit perispinaler Abszedierung dorsal des Corpus HWK 5. Hierauf Verlegung der Patientin in unsere Klinik.

Diagnose: Spondylodiszitis HWK 5/6 mit perispinaler Abszedierung und inkompletter Tetraplegie

Therapie: Partielle Resektion HWK 5 einschl. der angrenzenden Bandscheiben mit spinaler Dekompression und Abszessentfernung, Abstrich, ventrale Spondylodese HWK 4 - 6 (ADDplus-Cage, Fa. Ulrich, lokale Drainage)

Bericht: Ungestörte ITN. Rückenlagerung der Patientin unter Nutzung der Kopfschale. Die Arme werden unter Zug nach kaudal gezogen. Entsprechende Sicherung und umfangreiche Polsterung. Cefuroxim 1,5 g i.v. Unter BV in beiden Ebenen gute Darstellbarkeit der HWS bis hälftig HWK 7. Markierung des Zugangs. Wiederholte Hautdesinfektion und übliches steriles Abdecken.

Typischer Zugang zur HWS von rechts ventral. Leicht diagonaler Hautschnitt. Scharfe Platysmaspaltung. Ligatur lokaler Venen und weitere Präparation unter schrittweiser Blutstillung. Darstellung des M. *sternocleidomastoideus, auf dem kranial und kaudal das Platysma etwas mobilisiert wird. Der Muskel wird rechts lateralisiert, dann weiter auf die A. carotis zu präpariert. Diese wird ebenfall nach rechts lateral gehalten. Nun diagonale Präparation auf die vordere HWS zu, überwiegend stumpf spreizend. Trachea und Ösophagus werden mittels Langenbeckhaken* nach links lateral gehalten, das vordere Längsband der HWS wird mit dem Stielchen freipräpariert. BV-orientiert Markierung des Bandscheibenfaches HWK 5/6 mittels K-Draht, hierbei schon Pusaustritt aus dem Bandscheibenfach. Mit dem Stielchen wird von HWK 4-6 das vordere Längsband dargestellt, dann das Bandscheibenfach HWK 5/6 mit Skalpell unter weiterer Pusentlastung gefenstert. Abstrichentnahme. Nun schrittweise Resektion der Bandscheibenreste nach dorsal. Dann Fensterung des Bandscheibenfachs HWK 4/5 und auch hier Resektion der Bandscheibe, da aufgrund des perispinalen Abszesses eine partielle Korporektomie HWK 5 notwendig ist. Diese erfolgt nun schrittweise mittels Luer und Rongeur bis zur HWK 5-Hinterwand. Unter ***Nutzung der Lupenbrille*** wird nun auch dorsal der Rest der Bandscheibe einschließlich der folgenden Bänder vorsichtig reseziert. Nun ist induriertes perispinales Fettgewebe sichtbar. Mit der Stanze wird die gesamte Hinterwand des HWK 5 reseziert einschließlich der Reste vom Bandscheibenfach HWK 5/6. Vorsichtige Entfernung des indurierten Fetts. Nun liegt auf ganzer Länge der Duralschlauch gut sichtbar, zeigt keine Läsionen. Vorsichtige Spülung. Ausmessen der Cagehöhe und Wahl eines expandierbaren ADDplus-Cages (Höhe 13 mm). Dieser wird vorsichtig und BV-kontrolliert in beiden Ebenen eingebolzt. Mit Erreichen der Ventralflächen von HWK 4 und 6 erfolgt hier die Fixation mit jeweils 2 gut ziehenden Schrauben basisnah am HWK 4 und deckblattnah am HWK 6. Die Schrauben ziehen exzellent im Knochen. Sodann, ebenso BV-kontrolliert im seitlichen Bild, Expansion des Cages und bei regelhaftem HWS-Alignment Arretierung des Cages mittels der Madenschraube. BV-Abschluss, regelhaftes HWS-Alignment, gute Lage des expandierten Cages. Ausgiebige Spülung (500 ml). 10er Redon. Kulissenartig legt sich die Muskulatur der vorderen HWS übereinander. Einzelknopfnähte des Platysmas, dann des Fettgewebes. Hautrückstichnähte. Steriler Verband. Öffnen der Drainage bei regelhaftem Sog. Transport der Patientin intubiert auf die Intensivstation.

Procedere: In Orientierung an den Abstrichen Antibiose i.v. auf der Intensivstation fortsetzen (3 Wochen). Engmaschige neurologische Verlaufskontrollen nach Extubation. Neurologische Frührehabilitation veranlassen. Röntgen der HWS in 2 Tagen nach Entfernung der Redon sowie nach 2 + 6 Wochen. Bei Auffälligkeiten Revision. Thromboseprophylaxe und Analgesie nach Maßgabe der Stationsärzte. Weiterbehandlung in unserer Wirbelsäulenspezialsprechstunde.

Dr. med. H. Siekmann (Komm. Direktor)

7.1.4 Einzeitige dorsoventrale Spondylodese HWS bei hochinstabiler Wirbelkörpermetastase

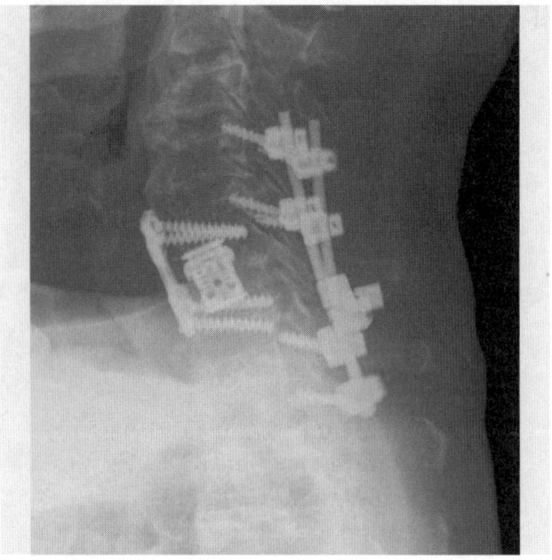

OP-Bericht, Klinik für Unfall- und Wiederherstellungschirurgie

Pat.-Nr.: 97894557
Aktuelle Klinik: Unfallchirurgie
Pat.-Name: Optiker, Paul

Fall-Nr.: B0676563/2010
Station: 2
Geb.-Dat.: 20.04.1966
Geschlecht/Alter: m, 43 J.

OP-Datum: 04.02.2010
OP-Dauer (Schnitt/Naht): 08.48 – 12.38 Uhr
Saal: B 6

Personal:
1. Operateur: Dr. H. Siekmann
2. Operateur: Dr. J.-S. Jarvers
Assistent: U. Rosig (PJ)

Anästhesist: Dr. B. Baudendistel
Anästhesieschw./-pfl.: A. Bergmann
OP-Schwester/-Pfl.:W. Sinn
OP-Springer: U. Erträglich

Vorgeschichte: Die stationäre Aufnahme des Pat. erfolgt bei metastatischer ossärer Destruktion HWK 6 mit progredienter Neurologie und Schmerzsymptomatik bei bekanntem Bronchialkarzinom Radiologisch zeigt sich ein metastatischer Einbruch des Corpus HWK 6 mit Rückenmarkskompression. Der Pat. hat nach entsprechender Risikoaufklärung in die operative Notfallversorgung eingewilligt.

Diagnose: Hochinstabile HWK 6-Metastase mit spinaler Einengung und Wirbelkörperdestruktion bei Bronchialkarzinom

Operation: Einzeitige dorsoventrale Spondylodese mit partieller Korporektomie (Histologie) mit RM-Dekompression HWK 6, ventraler Spondylodese (Cervilift-Cage, Fa. Deltacor, ACP-Platte, Fa. DePuy)) sowie dorsaler Stabilisierung C4/5-C7/T1 (Vertex-Fixateur, Fa. Methronic), lokale Drainagen

Bericht: Dorsaler Beginn. Ungestörte ITN. Cefuroxim 1,5 g i.v. Bauchlagerung mit angelegten Armen mit sorgfältiger Polsterung. Zugangsmarkierung über den Dornen HWK 4–BWK 1 unter BV. Wiederholte Hautdesinfektion, übliches steriles Abdecken.

Hautlängsschnitt vom Dorn HWK 3 ausgehend ca. 10 cm nach kaudal über die Dornfortsätze bis zum Dorn BWK 1. Schichtweise Präparation mit sukzessiver Blutstillung. Nach Darstellen der Faszie werden die Muskulatur mittig gelöst und die gerade Halsmuskulatur mit dem Raspatorium seitlich abgeschoben. Das dorsale Längsband bleibt intakt. Erneute Blutstillung, Kompresseneinlage links und Feinpräparation der Eintrittspunkte rechts an den Halswirbelkörpern mit dem kleinen Raspatorium. Nun sorgfältig Darstellung des Gelenks zwischen C 4/5. rechts. Nun wird unter BV-Kontrolle der Bohrer mit Gewebeschutz vom unteren Gelenkfortsatz C4 leicht schräg nach kranial ansteigendend (10-15°) lateral in die Massa lateralis vorgebohrt. Der Bohrer geht in der a.-p.-Ansicht durch die Gelenkmitte und verletzt weder den Rückenmarkskanal noch die A. vertebralis. ***Beim Rückzug des Bohrers keine auffällige Blutung, kein Liquor.*** Nach Längenmessung wird hier die erste selbstschneidende Schraube eingedreht. In identischer Weise folgt die weitere Schraubenplatzierung in HWK 5 sowie HWK 7 und BWK 1 rechtsseitig (Schraubenlängen 12-14 mm). Anschl. Einlage von Kompressen rechts und Setzen der Schrauben links an HWK 4, 5 und 7 sowie BWK 1 (jeweils 12-14 mm). Alle Schrauben ziehen gut im Knochen, jeweils kein Blut- oder Liquorfluss. Entfernung aller Kompressen. Anpassen der Längsstäbe über die Biegeschablone. Einlage der Längsträger, die sich gut den polyaxialen Schraubenköpfen anpassen, der Längsträger rechts muss etwas nachgebogen werden. Nun unkomplizierte Arretierung der Längsträger über die Kontermuttern an allen 8 Schrauben. Abschließende unkomplizierte Montage eines Querträgers in Höhe HWK 6. BV-Kontrolle und 3 D-Scan, welcher eine regelhafte Schraubenlage zeigt. Blutstillung, ausgiebige Spülung (1000 ml). Einlegen von zwei 10er-Drainagen und schichtweiser Wundverschluss. Öffnen der Drainagen bei regelhaftem Sog. Schichtweiser Zugangsverschluss. Spannungsfreie Hautrückstichnähte. Steriler Verband. Nun vorsichtige Umlagerung des Patienten für den ventralen Eingriff.

Rückenlagerung, Lagerung des Kopfes auf einer entsprechenden Carbon-Kopfschale. Die Arme werden seitlich am Körper unter guter Polsterung mit Lagerungskissen gelagert. Zur besseren seitlichen BV-Einsicht werden zusätzlich die Schultern mit breitem Tape kaudalisiert und fixiert. Schnittmarkierung auf der Haut unter BV. Wiederholte Hautdesinfektion, übliches steriles Abdecken. Leicht diagonaler Hautschnitt an den rechten ventralen Halsweichteilen in den Hautspannungslinien. Schichtweise Präparation, quere Trennung des Platysmas, sukzessive Blutstillung. Zwischen der Halsmuskulatur wird nun überwiegend stumpf spreizend bzw. digital auf die vordere HWS zugegangen. Die A. carotis wird sicher identifiziert, ebenso der Ösophagus/die Trachea. Die anatomischen Strukturen werden mit Zenkerhaken beiseite gehalten. Feinpräparation mit Tupfern. Unter BV in beiden Ebenen wird der HWK 6 identifiziert. Bei ausgedehnten überbrückenden ventralen Spondylophyten müssen diese von HWK 5–7 breit abgetragen werden. Darunter ist schon Tumorgewebe am HWK 6 zu identifizieren. Nun werden die Schrauben für den Casparspreizer am HWK 5 und 7 in üblicher Weise zentral gesetzt. Aufsatz des Spreizers bei milder Distraktion. Mit Luer, Meißel und Fräse wird anschl. der zentrale Corpus HWK 6 schrittweise, teils unter Lupenbrille, reseziert. Die Resektion einschl. der Bandscheiben HWK 5/6 und 6/7 erfolgt zudem unter regelmäßiger BV-Kontrolle und gelingt unkompliziert bis auf das Längsband. Ausgiebige Histologie. BV-kontrolliert Umfahrung der Hinterkanten HWK 5 und 7 mit dem Häkchen, keine Bandscheibensequester.

Einpassen des Cages und angepasste Distraktion nach Lösung des Casparspreizers, in der BV-Kontrolle zeigt sich ein guter Sitz des Implantats bei harmonischer Lordosierung der HWS ohne Stufenbildung. Auflage der o. g. H-Platte und Ausrichtung unter BV. Im Anschluss Fixierung mit je 2 Schrauben im HWK 5 und 7. BV-Kontrolle, gute Schrauben-, Platten- und Cagelage. Abschlusskontrolle auf Bluttrockenheit. Tachosil wird über den Cage gelegt. Spülung. 10er-Redon. Schichtweiser Wundverschluss. Einzelknöpfe des Platysma. Rückstichnähte nach Donati. Öffnen der Drainage bei regelhaftem Sog. Steriler Verband. Anlage einer semirigiden HWS-Orthese. ***Mit Extubation werden alle 4 Extremitäten bewegt.***

Procedere: Engmaschige Labor- und Wundkontrollen. Neurologische Kontrolle auf ITS. Röntgen nach Redonzug nach 48 h sowie nach 2 + 6 Wochen. Thromboseprophylaxe und Analgesie nach Stationsschema. Belassen der Orthese für 6 Wochen mit isometrischen Übungen. Vorstellung des Patienten im interdisziplinären Tumorboard. Nach Entlassung Weiterbehandlung in unserer Wirbelsäulensprechstunde.

Dr. med. H. Siekmann (FA f. Chir., Orthop. u. spez. Unfallchir.), Dr. med. Jan- Sven Jarvers (Assistenzarzt)

7.1.5 Monosegmentale ventrale Spondylodese (Cage u. Platte) bei Degeneration

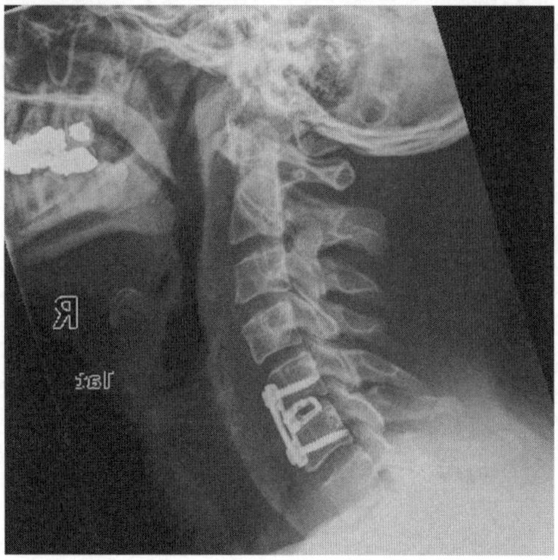

OP-Bericht, Klinik für Unfall- und Wiederherstellungschirurgie

Pat.-Nr.: 76777776
Aktuelle Klinik: Unfallchirurgie
Pat.-Name: Deppenbrock, Heinrich

Fall-Nr.: B7621212/2010
Station: 1
Geb.-Dat.: 30.01.1956
Geschlecht/Alter: m, 54 J.

OP-Datum: 11.02.2010
OP-Dauer (Schnitt/Naht): 08.28 – 10.02 Uhr
Saal: B 3

Personal:
Operateur: OA S. Glasmacher
1. Assistent: Dr. H. Siekmann
2. Assistent: U. Rosig (PJ)

Anästhesist: Fr. Dr. Lohmann
Anästhesieschw./-pfl.: B. Bachmann
OP-Schwester/-Pfl.: R. Gallmeister
OP-Springer: D. Schön

Vorgeschichte/Indikation: Der Pat. beklagt seit ca. 4 Jahren anhaltende HWS-Beschwerden nach körperlicher Belastung, aber auch regelmäßig in Ruhe. Wiederholt sind Phasen von Kribbelparästhesien an bd. Händen aufgetreten. Umfangreiche konservative Therapiemaßnahmen (Rückenschule, KG, PT, Extensionsbehandlung, Rotlicht und medikamentöse Maßnahmen) brachten nur temporäre Besserungen. Konventionell radiologisch sowie MRT-diagnostisch Nachweis einer isoliert monosegmentalen Degeneration HWK 5/6 mit beginnender Sequestrierung der Bandscheibe dorsal Der Patient hat nach entsprechend umfangreicher Aufklärung in das operative Vorgehen eingewilligt.

Diagnose: Symptomatische monosegmentale Degeneration des Segmentes HWK 5/6

Operation: Bandscheibenresektion und ventrale Spondylodese HWK 5/6 (Syncage + Caspar-Platte, Fa. Synthes) lokale Drainage

Bericht: Rückenlagerung des Patienten unter entsprechender Nutzung der Kopfschale. Lagerung der Arme bds. nach kaudal unter leichtem Zug. Entsprechende Sicherung und Polsterung. Lagerung der HWS leicht rekliniert. Cefuroxim 1,5 g i.v. BV-Kontrolle in beiden Ebenen mit Zugangsmarkierung, gute Darstellbarkeit. Wiederholte Hautdesinfektion, übliches steriles Abdecken.

Leicht diagonaler Hautschnitt im Bereich der rechts ventralen Halsweichteile bis zur Mittellinie. Quertrennung des Platysmas und Ligatur lokaler Venen. Mit dem Stielchen Lösen des Gewebes auf dem M. sternocleidomastoideus nach kranial und kaudal. Weitere stumpf-spreizende Präparation medial des M. sternocleidomastoideus auf die A. carotis zu, die mittels Langenbeck lateralisiert wird. Nun diagonal spreizende Präparation auf die vordere HWS zu. Trachea und Ösophagus werden mittels Langenbeck nach links lateral gehalten. Gut sichtbar zeigt sich das vordere Längsband, das Segment HWK 5/6 ist aufgrund ventraler Spondylophyten gut nachvollziehbar. Die BV-Kontrolle im seitlichen Bild bestätigt das entsprechende Segment. Resektion der ventralen Spondylophyten und Eröffnung des Bandscheibenfaches HWK 5/6. Resektion der Bandscheibe mittels Rongeur und Fräse. ***Unter Nutzung der Lupenbrille*** vorsichtige Resektion auch der dorsalen Bandscheibenstrukturen einschl. der Sequestrierung sowie beginnender Retrospondylophyten nach kranial und kaudal mittels Stanze. Das Längsband wird nicht tangiert, bleibt intakt. Mittels des gebogenen Häkchens kann an den Hinterkanten HWK 5/6 kein weiteres Bandscheibengewebe identifiziert werden. Spülung des Bandscheibenfachs. Letzte Anfrischung der Grundplatte HWK 5 sowie der Deckplatte HWK 6 mit der Kürette. Höhenmessung und Einbolzung des o. g. Cages unter BV in beiden Ebenen. Nochmals Entfernung des Cages und Nachpräparation, da der Cage etwas rechts exzentrisch liegt. Erneute Platzierung des Cages, nun zentrale Lage. Auflage einer passend dimensionierten Caspar-Platte unter BV-Orientierung, Fixation mittels K-Draht und Lagekontrolle in beiden Ebenen. Gewünschte Lage. Die Platte wird mit insgesamt 4 sehr gut im Knochen ziehenden Schrauben, jeweils gerade binokortikal, fixiert. BV-Abschluss, regelhafte Ausrichtung der Halswirbelsäule in beiden Ebenen, gewünschte Implantatlage. Kontrolle auf Bluttrockenheit. Ausgiebige Spülung (500 ml). 10er Redon. Die ventrale Halsmuskulatur legt sich kulissenartig übereinander. Einzelknopfnähte des Platysmas. Subkutannaht. Hautrückstichnähte. Steriler Verband. Öffnen der Drainage bei regelhaftem Sog. ***Neurologie nach Extubation unauffällig.***

Procedere: 6 Wochen Tragen einer Schanz'schen Krawatte. Röntgen nach 2 Tagen nach Entfernung der Drainage sowie nach 2 + 6 Wochen. Analgesie und Thromboseprophylaxe nach Maßgabe der Stationsärzte. Neurologische Verlaufskontrolle nach 3 Wochen. Für 6 Wochen nur Isometrie. Weiterbehandlung in unserer Wirbelsäulenspezialsprechstunde.

OA S. Glasmacher (FA f. Orthopädie u. spez. Unfallchirurgie)

7.1.6 Bandscheibenprothese zervikal (bei Degeneration)

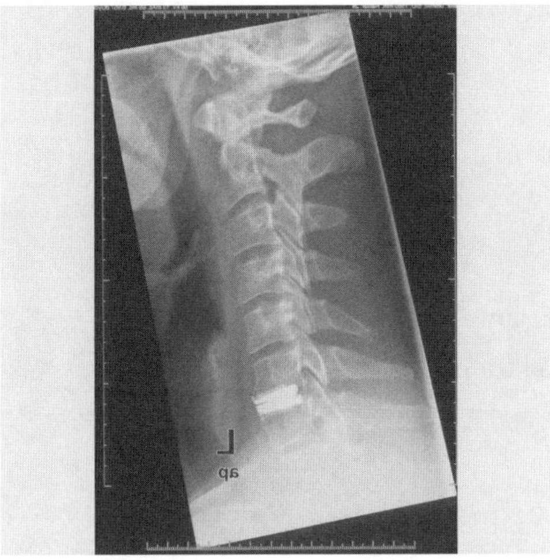

OP-Bericht, Klinik für Orthopädie

Pat.-Nr.: 97413331
Aktuelle Klinik: Orthopädie
Pat.-Name: Mente, Rudi

Fall-Nr.: B9560003/2011
Station: 1
Geb.-Dat.: 22.07.1960
Geschlecht/Alter: m, 41 J.

OP-Datum: 04.09.2011
OP-Dauer (Schnitt/Naht): 08.18 – 10.01 Uhr
Saal: B 6

Personal:
Operateur: Prof. Dr. Müller
1. Assistent: OA Dr. M. Meier
2. Assistent: E. Schmidt

Anästhesist: Dr. B. Habib
Anästhesieschw./-pfl.: C. Geier
OP-Schwester/-Pfl.: I. Bär
OP-Springer: S. Mahlmann

Vorgeschichte/Indikation: Der Pat. leidet seit einer Woche an heftigen Cervicobrachialgien, seit zwei Tagen besteht eine progrediente Kraftminderung der Tricepsmuskulatur rechts (zuletzt KG2). Fachneurologisch wurde ein C7-Syndrom diagnostiziert. Die MRT stellt einen großen nach rechts sequestrierten Bandscheibenvorfall dar. Alternative Behandlungsverfahren wurden mit dem Pat. präoperativ ausführlich diskutiert. Die präoperative Einwilligung zu dem o. g. Eingriff liegt schriftlich vor.

Diagnose: Sequestrierter Bandscheibenprolaps mit progredienten C7-Syndrom rechts.

Operation: Nukleotomie und Sequestrektomie C6/7, Implantation einer Bandscheibenprothese (Prestige, Fa. Medtronic, Größe 6x14 mm)

Vorgehen: Ungestörte ITN. ***Sobelin 600 mg i.v. bei Cephalosporinallergie.*** Rückenlagerung mit Kopfschale. Kaudalisation des Schultergürtels über breitflächige Klebestreifen unter Zug. Umfangreiche Sicherung und Polsterung. Hautmarkierung des Segments C6/7 unter BV. Wiederholte Hautdesinfektion, übliches steriles Abdecken.

Linksseitiger querer Hautschnitt in den Spaltlinien in Höhe des Segmentes C6/7. Scharfe Trenung der Subkutis, Spaltung des Platysmas. Eröffnung der Faszie. Stumpfe Präparation am Vorderrand des M. sternocleidomastoideus in die Tiefe. Koagulation kleiner Venen. Tasten der A. carotis und Lateralisation derselben gemeinsam mit dem M. sternocleidomastoideus mit einem Langenbeckhaken. Stumpfe Präparation in Richtung auf die ventrale HWS. Abhalten des Ösophagus und der Trachea mit einem Langenbeckhaken nach rechts. Darstellen des vorderen Längsbandes und der Bandscheibe. BV-Kontrolle der korrekten Bandscheibenhöhe. Identifikation der Mittellinie durch Darstellung des M. longus colli bds. In den HWK 6 und 7 wird nun jeweils zentral ein Kaspar-Pin unter BV-Kontrolle platziert. Anschl. behutsame Distraktion. Zentrale Fensterung des vorderen Längsbandes und sukzessives Ausräumen der Bandscheibe mit dem Rangeur. Abtragung der ventralen Randwülste und osteophytären Anbauten an den Wirbelkörpern. ***Unter Zuhilfenahme des Operationsmikroskops*** weitere Ausräumung der dorsalen Anteile der Bandscheibe, Darstellung des hinteren Längsbandes. Es stellt sich rechtsseitig perforiert dar. Resektion des Längsbandes sowie dorsaler Randleisten, Darstellung der Dura. Mit dem Mikrohäkchen vorsichtige Mobilisation des rechtsseitig lokalisierten Sequesters. Dies gelingt sehr gut und ermöglicht nach Entfernung des Sequesters die Darstellung des Wurzelabgangs. Dieser ist vollständig entlastet. Aufbereitung des Zwischenwirbelraums durch übliche Entknorpelung der Deck- und Grundplatte. Ausmessen der passenden Prothesengröße unter BV-Kontrolle. Anschließend werden die Rinnen zur Prothesenfixation wie üblich präpariert. Nach abschl. Entfernung des Reamers wird die Originalprothese in das geschaffene Bett eingeschlagen. Kontrolle der Position im seitlichen Strahlengang. Aufhebung der gering applizierten Distraktion über den Kasparspreizer. Die Prothese sitzt unter Sicht und BV-Kontrolle in bd. Ebenen pressfit und exakt. Entfernung der Kaspar Pins und Verschluss der Knochenlöcher mit Wachs. Überprüfung der Hämostase, Spülung des Wundgebietes und Einlage einer 10er-Redon. Subkutannaht. Intrakutane fortlaufende Hautnaht. Steriler Verband.

Procedere: Unmittelbar nach Extubation Überprüfung der neurologischen Funktion, Mobilisation aus dem Bett unter Verwendung der HWS-Orthese für 14 Tage. Rö. nach üblichem Drainagenzug sowie nach 2 + 6 Wochen.

Prof. Dr. Müller (Direktor der Klinik)

7.2 Brustwirbelsäule

K. S. Delank, H. Siekmann, S. Glasmacher

7.2.1 Nukleotomie BWS über eine Costotransversektomie

OP-Bericht, Klinik für Orthopädie und Unfallchirurgie

Pat.-Nr.: 45132901
Aktuelle Klinik: Orthopädie
Pat.-Name: Rosengarten, Jolanda

Fall-Nr.: B8761214/2011
Station: 1
Geb.-Dat.: 01.06.1977
Geschlecht/Alter: w, 34 J.

OP-Datum: 17.09.2011
OP-Dauer (Schnitt/Naht): 11.22 – 12.26 Uhr
Saal: B 6

Personal:
1. Operateur: OA Dr. M. Müller
2. Operateur: OA Dr. L. Ludwig

Anästhesist: Dr. B. Habib
Anästhesieschw./-pfl.: B. Blau
OP-Schwester/-Pfl.: R. Fuchs
OP-Springer: I. Bär

Vorgeschichte/Indikation: Bei der Patientin besteht ein großer rechts mediolateral lokalisierter Bandscheibenvorfall in Höhe Th 8/9. Sie leidet seit 3 Monaten unter heftigsten therapieresistenten Dorsalgien und rechtsseitigen interkostalen Neuralgien. Die Chancen und Risiken des operativen Eingriffs und alternativer Verfahren wurden mit ihr ausführlich besprochen, die schriftliche Einverständniserklärung liegt vor.

Diagnose: Rechts mediolateraler Bandscheibenvorfall Th 8/9

Operation: Nukleotomie Th 8/9 über eine Costrotransversektomie

Vorgehen: Ungestörte ITN. Cefuroxim 1,5 g i.v. Bauchlagerung mit entsprechender Polsterung. Arme nach lateral ausgelagert, Achselhöhle ohne Kompression, HWS nicht überstreckt, Augen frei. Wiederholte Hautdesinfektion, übliches steriles Abdecken. Sichere Höhenlokalisation unter BV-Kontrolle im seitl. und a.-p.-Strahlengang.

Mediolaterale Längsinzision der Haut über den Segmenten Th 7-9. Rechts paraspinöses Ablösen der Faszie und Mobilisation der paravertebralen Muskulatur weit nach lateral. Quere Inzision derselben, sodass die subperiostale Freilegung der 8. Rippe bis etwa 5 cm nach lateral möglich wird. Nun zirkumferente Freilegung der Rippe unter Schonung des kaudalen Gefäß-Nervenbündels von lateral kommend bis zum Costotransversalgelenk. Hier Inzision der Gelenkkapsel. Zirkuläre Freilegung des Proc. Transversus und Abtragung desselben an seiner Basis. Lateralseits Osteotomie der Rippe und Hebung aus ihrem Bett. Mobilisation des Rippenstumpfes bis zum costovertebralen Gelenk unter drehenden Bewegungen und mit Schonung der kaudalen Gefäße. Entfernung der Rippe. Identifikation des Intervertebralraums. Darstellen des Duralsacks sowie der abgehenden Nervenwurzel. Sichtbar wird ein subligamentärer Bandscheibenvorfall, der zu einer deutlichen Verdrängung des Duralsacks führt. Nach Weghalten der Nervenwurzel posterolaterale Inzision der Bandscheibe. Es quillt bereits jetzt spontan BS-Gewebe hervor. Mit dem stumpfen Rangeur folgt die Ausräumung des Zwischenwirbelraums. Mit dem Tasthaken Mobilisation von subligamentären Bandscheibenanteilen und Entfernung. Subtiles wiederholtes Austasten und Ausspülen des Betts ohne Tangierung des Duralsacks. Nun zeigt sich ein vollständig freier Verlauf des Duralsacks und der abgehenden Nervenwurzel. ***Überprüfung der Unversehrtheit der Pleura parietalis durch Überdruckbeatmung.*** Einlage einer 12er-Redondrainage auf Überlauf. Adaptation des durchtrennten Muskelgewebes, der Faszie und der Subkutis. Hautnaht in intrakutan fortlaufender Technik. Steriler Verband.

Mit Extubation in der orientierenden Untersuchung unauffälliger neurologischer Befund.

Procedere: Unmittelbar postoperativ nach Extubation Überprüfung der neurologischen Funktion. Schmerzadaptierte korsettfreie Mobilisation. Analgesie und Thromboseprophylaxe nach Maßgabe der Stationsärzte. Weiterbehandlung nach Entlassung in unserer Wirbelsäulenspezialsprechstunde.

OA Dr. M. Müller (FA f. Orthopädie und Unfallchirurgie)

7.2.2 Dorsoventrale Korrekturspondylodese bei posttraumatischer Kyphose

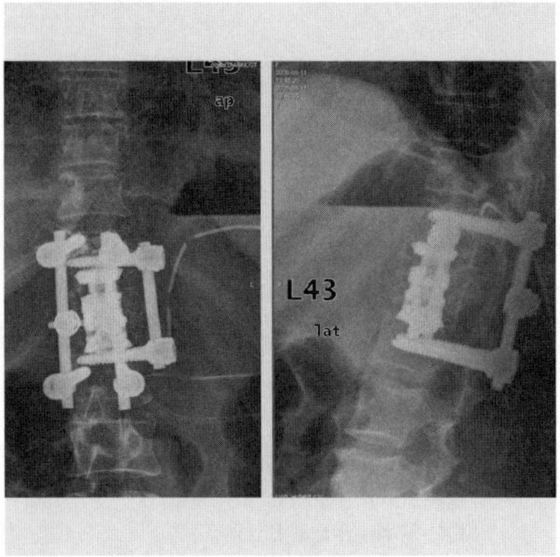

OP-Bericht, Klinik für Unfall- und Wiederherstellungschirurgie

Pat.-Nr.: 45132900
Aktuelle Klinik: Unfallchirurgie
Pat.-Name: Iliaca, Christa

Fall-Nr.: B8744410/2011
Station: 1
Geb.-Dat.: 19.07.1967
Geschlecht/Alter: w, 44 J.

OP-Datum: 27.07.2011
OP-Dauer (Schnitt/Naht): 10.22 – 12.58 Uhr
Saal: B 6

Personal:
1. Operateur: Dr. H. Siekmann
2. Operateur: OA. Dr. L. Jansch
1. Assistent: Dr. M. Schulz
2. Assistent: C. Nettlau

Anästhesist: Dr. K.-W. Brei
Anästhesieschw./-pfl.: B. Blau
OP-Schwester/-Pfl.: R. Fuchs
OP-Springer: I. Bär

Vorgeschichte/Indikation: Bei u. g. Situation und massiven anhaltenden Beschwerden der Pat. nach Voreingriff in einem auswärtigen Haus nach Fraktur des BWK 12 besteht die Indikation zur Revision. Von der Pat. wird ein entsprechender Korrekturwunsch geäußert, da sie aufgrund der Beschwerden kaum in der Lage ist, »über den Tag zu kommen«. Umfangreiche Analgetikaeinnahme. Nach entsprechender Risikoaufklärung hat die Pat. in das genannte operative Vorgehen schriftlich eingewilligt. ***Laut angefordertem auswärtigen OP-Bericht*** betrug das Schraubenkaliber jeweils 5,5 mm.

Diagnose: Knickkyphose (bisegmantaler GDW 28°) und Skoliose nach auswärtig dorsaler Instrumentierung BWK 11 bis LWK 1 einer kompletten BWK 12-Berstungsfraktur (2005) und Materialentfernung (2007)

Operation: Simultan dorsoventrale Korrektur des sagittalen und frontalen Wirbelsäulenprofils mittels:
1. dorsaler Reinstrumentierung mit erhöhter Schraubendimensionierung BWK 11 bis LWK 1 (USS II, 4x7/45 mm, Fa. Synthes) sowie
2. thorakoskopisch assistierter subtotaler Korporektomie BWK 12, Interposition eines expandierbaren bisegmentalen Cages (Obelisk, Fa. Ulrich) und additiver Einstabinstrumentation (USS II, Fa. Synthes).

Bericht: Ungestörte ITN, Bauchlagerung der Patientin unter entsprechender Sicherung und Polsterung. Cefuroxim 1,5 g i.v. Zugangsmarkierung unter BV. Sorgfältige Hautdesinfektion und übliches steriles Abdecken dorsoventral.

Ad 1: (Dorsaler Zugang: OA L. Jansch):
Spindelförmige Exzision der Hautnarbe über BWK 11 – LWK 1. Schichtweise Präparation durch die Narbe, wobei sich die dorsale Faszie gut darstellen lässt. Leichte Mobilisation des Narbengewebes auf der Faszie, dann Durchtrennung der Faszie bilateral neben den entspr. Dornfortsätzen, beginnend links. Die dorsale Rückenmuskulatur wird bis auf die Wirbelrückwand mittels Cobb'schem Raspatorium und elektrokoagulatorisch gelöst, schrittweise Blutstillung. Anschl. keine wesentlichen Blutungen. Die ehemaligen Schraubeneintritte lassen sich jeweils identifizieren. Schonende Kürettage der ehemaligen Schraubenlager, wobei diese sklerosiert imponieren. Nun noch Durchführung eines dorsalen Release mit Lösung lokaler Vernarbungen. Anschließend werden 4 Schrauben des Kalibers 7,2 in angepasster Länge transpedikulär in den BWK 11 und den LWK 1 eingeschraubt. Diese haben einen sehr guten Sitz im Knochen. Einlage von feuchten Kompressen bis zur folgenden simultan ventrodorsalen Aufrichtung der Kyphoskoliose.

Entfernung der Feuchtkompressen. Simultan zur Expansion des intervertebralen Cages (s. u.) wird nun über die locker fixierten Längsträger in üblicher Weise lordosiert und distrahiert, so dass eine Relordosierung auf 0° und somit eine Gesamtkorrektur von knapp 25° erreicht werden kann. Nach festem und sicherem Anzug der Backen/Muttern an den Längsträgern erfolgt die abschließende Querträgermontage. Kontrolle auf Bluttrockenheit. Ausgiebige Spülung (1000 ml). Einlage von zwei 10er-Redondrainagen. Fasziennaht, Subkutannaht und Hautrückstichnähte.

Ad 2: (Ventraler Eingriff: Dr. Siekmann):
Hautschnitt über dem zuvor markierten BWK 12 links thorakal. Interkostales Vorgehen unter schichtweiser Präparation und schrittweiser Blutstillung. Hierbei kann der M. latissimus dorsi ohne Splitting spannungsfrei nach dorsal mobilisiert werden. Über der 10. Rippe Eröffnung der Pleura. Digitale Erweiterung des Zuganges auf ca. 7 cm. Schrittweiser Einsatz des Synframes, der anschl. in üblicher Weise in alle vier Richtungen expandiert wird. Hierbei wird der linke Lungenflügel mittels 2er Streifen und der kranialen Synframe-Backe kranialisiert. Einbringen der Kamera 2 Interkostalräume über dem Zugang über eine Stichinzision, digital geführt. Gute Sicht auf die laterale Corpusseite des BWK 12.

Eher dorsale Längsspaltung der Pleura einschl. einstrahlender Zwerchfellfasern im Sinne eines dezenten Zwerchfellsplittings. Schonende Präparation auf das Segmentgefäß zu, das sodann sicher koaguliert werden kann. Keine auffälligen Blutungen im weiteren Verlauf der Präparation. Thorakoskopisch und BV-gestützt nun Ausräumung der Bandscheibenfächer BWK 11/12 und BWK 12/LWK 1 in üblicher Weise mit folgender Anfrischung der Grundplatte BWK 11 und der Deckplatte LWK 1. Resektion der zentralen Corpusanteile BWK 12 als späteres Cage-Lager. Der erste Versuch der Cage-Implantation misslingt, da das Lager noch nicht ausreichend ausgearbeitet ist. Zur sicheren Aufrichtung wird eine eher ventrale Cagelage gewünscht. Hierauf wird das Cagelager noch nach ventral nachpräpariert. Anschl. gelingt das Einbolzen des Cages BV-kontrolliert in beiden Ebenen exakt in die gewünschte ventrale und aufgrund der Skoliose leicht linksseitige Lage.

Sodann unter simultaner Distraktion dorsal Expansion des Cages unter weitestmöglicher Aufhebung der Kyphoskoliose. Die Expansion erfolgt unter BV-Kontrolle und -Dokumentation. Gewünschte Cagelage, gute Aufrichtung. Arretierung des Cages. Es folgt die Anlagerung der aus der BWK 12 gewonnenen Spongiosa links lateral mit Auflage eines Gelasponschwamms. Sodann werden mittels Ahle in BWK 11 sowie LWK 1 je eine USS II-Schraube platziert und über Muttern und Backen mittels eines Längsträgers verbunden. BV-Abschluss, nahezu komplette Aufhebung der Kyphoskoliose, gewünschte Lage der Implantate. Naht des Zwerchfellsplittings und der Pleura, die über den gesamten Cage sowie den Längsträger gelingt. Nur proximal und distal sind die Schraubenenden gerade sichtbar, werden jedoch auch hier zirkulär von Pleura umschlossen.

Kontrolle auf Bluttrockenheit, intensive Spülung, Einlage einer 24-Charriére-Thoraxdrainage. Schichtweiser Wundschluss an allen Lokalisationen nach Entfernung von Synframe und Kamera. Gut sichtbare Entfaltung des linken Lungenflügels. Annaht der Drainage. Lockere Adaptation des M. latissimus dorsi. Fasziennaht, Subkutannaht, Hautrückstichnähte, steriler Verband. ***Neurologie nach Extubation unauffällig.***

Procedere: Mobilisation frei. Konv. Röntgen (thorakolumbaler Übergang in 2 Eb. + Thorax a.-p.) nach 2 Tagen mit Entfernung der Drainagen sowie nach 2 und 6 Wochen postoperativ. CT nur bei Auffälligkeiten angezeigt. Analgesie und Thromboseprophylaxe nach Maßgabe der Stationsärzte. Neurologische Verlaufskontrolle bei Auffälligkeiten. Stationäre Rehabilitation angezeigt. Weiterbehandlung ambulant in unserer Wirbelsäulenspezialsprechstunde.

Dr. med. H. Siekmann (komm. Direktor), OA Dr. med. L. Jansch (FA f. Orthopädie u. spez. Unfallchirurgie)

7.2.3 Transpedikuläre Entnahme einer Probebiopsie BWK 6

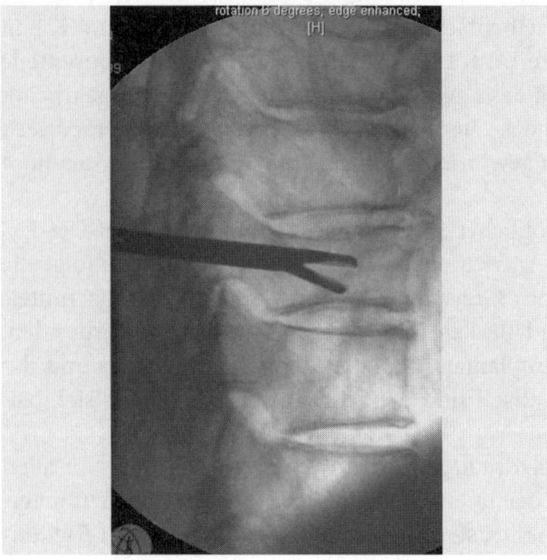

OP-Bericht, Klinik für Orthopädie und Unfallchirurgie

Pat.-Nr.: 45736101
Aktuelle Klinik: Orthopädie
Pat.-Name: Sedlarwik, Else

Fall-Nr.: B0020214/2011
Station: 1
Geb.-Dat.: 02.01.1941
Geschlecht/Alter: w, 70 J.

OP-Datum: 06.02.2011
OP-Dauer (Schnitt/Naht): 14.22 – 14.31 Uhr
Saal: B 6

Personal:
1. Operateur: OA Dr. L. Müller
2. Operateur: OA Dr. M. Ludwig

Anästhesist: Dr. B. Habib
Anästhesieschw./-pfl.: B. Blau
OP-Schwester/-Pfl.: R. Fuchs
OP-Springer: I. Bär

Vorgeschichte/Indikation: Seit 6 Wochen bestehen thorakale Rückenschmerzen unklarer Genese. In der MRT stellt sich eine große tumoröse Raumforderung im 6. Brustwirbelkörper mit erheblichem paraspinalen Weichteilanteil dar. ***Im MRT kein Anhalt für Nierenprimum***. Daher kann auf eine Embolisation verzichtet werden. Ansonsten unauffällige Anamnese, insbesondere keine Tumoranamnese. Die schriftliche Einwilligung zu dem o. g. Eingriff liegt zum Zeitpunkt der Narkoseeinleitung vor.

Diagnose: V. a. Metastase BWK 6 (COUP-Syndrom, DD: primärer maligner Knochentumor)

Operation: Transpedikuläre Biopsie BWK 6 links (Wirbelkörper und paravertebral)

Vorgehen: Ungestörte ITN. Bauchlagerung der Pat. mit entsprechender Polsterung. Arme druck- und dehnungsfrei nach lateral ausgelagert, Achselhöhle ohne Kompression, HWS nicht überstreckt, Augen frei. Wiederholte Hautdesinfektion, übliches steriles Abdecken. Höhenlokalisation unter BV-Kontrolle durch Abzählen der Wirbel von der 12. Rippe kranialwärts. Zudem stellt sich der Pedikel links unter BV-Kontrolle destruiert dar und kann so sicher identifiziert werden. Nun erfolgt in Höhe des Pedikels BWK 6 links die Stichinzision etwa 2-3 Querfinger lateral der Mittellinie. Stichinzision der Faszie. Einführen der Jamshidi-Nadel bis zum Knochen. Lagekontrolle unter BV in beiden Ebenen. Einführen und Vortreiben der Nadel in den Knochen in üblicher Weise mit leichten Hammerschlägen unter BV-Kontrolle in beiden Ebenen. Nun nochmalige BV-Kontrolle. Die Nadel hat noch nicht die mediale Begrenzung des Pedikels überschritten. Herausnahme des Trokars und weiteres Vortreiben der Hülse bis zur Wirbelkörpervorderkante. Unter Durchführung von kreisenden Bewegungen bei gleichzeitigem Sog über eine Spritze (5 ml) Zurückziehen der Nadel. Der gewonnene Stanzzylinder (3 mm Länge) wird zur ***histologischen Aufarbeitung*** abgegeben. Das in der Spritze befindliche Blut wird zur ***mikrobiologischen Untersuchung*** abgegeben. Es folgt das nochmalige Ansetzen der Jamshidi-Nadel und Vortreiben über dasselbe Eintrittloch, jedoch mit einer lateraler ausgerichteten Richtung. Somit kann ein zweiter ebenfalls 3 mm langer paravertebraler Stanzzylinder gewonnen werden. Entfernung der Nadel, Spülung der Wunde, Einzelknopfnaht der Stichinzision. Steriler Verband.

Procedere: Unmittelbar nach Extubation Überprüfung der neurologischen Funktion. Analgesie und Thromboseprophylaxe nach Schema der Klinik, Mobilisation am Nachmittag möglich. Weiteres onkologisches Procedere in Abhängigkeit vom histologischen Befund.

OA Dr. L. Müller (FA f. Orthopädie u. spez. Unfallchirurgie)

7.2.4 Langstreckige Derotation bei juveniler Skoliose (King IV)

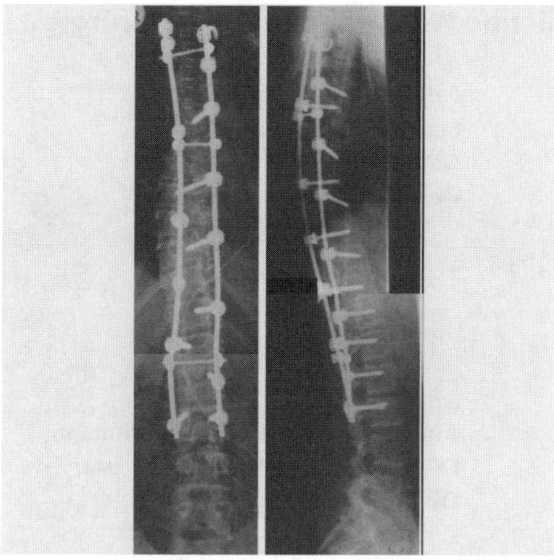

OP-Bericht, Klinik für Orthopädie und Unfallchirurgie

Pat.-Nr.: 45165661
Aktuelle Klinik: Orthopädie
Pat.-Name: Zweigelt, Lisa

Fall-Nr.: B8733814/2011
Station: 2
Geb.-Dat.: 01.06.1996
Geschlecht/Alter: w, 15 J.

OP-Datum: 20.09.2011
OP-Dauer (Schnitt/Naht): 13.09 – 17.36 Uhr
Saal: B 2

Personal:
1. Operateur: Prof. Dr. K. Schmidt
1. Assistent: Dr. P. Knapp
2. Assistent: PJ-Student Michel

Anästhesist: Dr. B. Habib
Anästhesieschw./-pfl.: B. Blau
OP-Schwester/-Pfl.: R. Fuchs
OP-Springer: I. Bär

Vorgeschichte/Indikation: Seit 4 Jahren bekannte rechtskonvexe Skoliose, bislang auswärtig mit einem Korsett versorgt. Bei schlechter Compliance und deutlichem Progress Erstvorstellung in unserer WS-Spezialsprechstunde vor 4 Wochen. Aktuell besteht ein Krümmungsausmaß von 92° nach Cobb (Th4-L1). Skelettreife abgeschlossen (Risser V). Umfangreiche Aufklärung der Operationsrisiken präoperativ mit schriftlicher Einwilligung zur Operation durch die Pat. und die Eltern.

Diagnose: Hochgradige idiopathische rechtskonvexe Thorakalskoliose

Operation: Dorsale langstreckige Aufrichtungsspondylodese Th1-L3

Vorgehen: Ungestörte ITN. Cefuroxim 1,5 g i.v. Bauchlagerung der Pat. mit entsprechender Polsterung. Arme nach lateral ausgelagert, Achselhöhlen ohne Kompression, HWS nicht überstreckt, Augen frei. Wiederholte Hautdesinfektion, übliches steriles Abdecken.

Medianer Hautschnitt über der Dornfortsatzreihe Th1-L3. Scharfe Durchtrennung der Subkutis. Bilateral paraspinöses Ablösen der Faszie und subperiostale Mobilisation der paravertebralen Muskulatur nach lateral mit dem Raspatorium. Freilegung bis weit nach lateral, so dass im Scheitelbereich alle Wirbelbogengelenke erreicht werden können. Schritt- und zeitweises Einsetzen von Wundspreizern. Koagulation mehrerer Muskelgefäße bis eine ausreichende Hämostase erreicht ist. Nun zunächst Eröffnung sämtlicher Wirbelbogengelenke konkavseitig im Scheitel (Th5-11). Es wird hier ein ausführliches Release durchgeführt. Nun folgt die Instrumentation beginnend kaudal mit L3. Eröffnung der Pedikel mit dem Pfriem und Aufbohren desselben unter BV-Kontrolle zunächst mit dem 3,2-mm-Bohrer. Austasten des Pedikels und bei einer sicher intraossären Lage Erweiterung der Pedikeleingangsebene mit dem 4,5 mm-Bohrer. Platzieren der 6 mm-Pedikelschraube. Auf diese Weise erfolgt die Besetzung der Pedikel L3 bds., konkavseitig L2, Th12, Th10, Th8, Th5 sowie konvexseitig Th11, Th9, Th6. Konkavseitig werden nun am kranialen Ende ein nach kranial gerichteter Pedikelhaken und ein nach kaudal gerichteter Transversushaken platziert. Ausmessen und Anschränken des Stabes. Einlegen in die Stabaufnahmen und Rotation desselben unter gleichzeitiger mäßiger Distraktion. Kompression der beiden Haken gegeneinander. Sukzessive Applikation translatorischer Kräfte durch Aufschrauben der Madenschrauben. Auf diese Weise lässt sich eine hervorragende Reposition der Skoliose erzielen. Verriegelung des Stabes.

Nun Zuwendung zur Konvexseite. Hier ebenfalls Verankerung eines Pedikel- und eines Transversushakens wie auf der Gegenseite. Einlage des Längsträgers konvexseitig und Fixation unter Kompression. Zu diesem Zeitpunkt positiver Aufwachtest. Anbringung von 3 Querträgern nach entspr. Untertunnelung des Lig. supraspinosum. BV-Kontrolle, gute Lage der Implantate, sehr gute Ein-/Aufrichtung der Wirbelsäulenachse. Ausgiebige Spülung des OP-Situs und nochmalige Überprüfung der Hämostase. Frakturierung sämtlicher Dornfortsätze im Fusionsbereich, sorgfältige Anfrischung aller Wirbelbögen und Facettengelenke, zusätzliche Auflagerung von homologer Spongiosa. Einlage von zwei 14er-Redondrainagen bds. paraspinös. Adaptation der Faszie mit Einzelknopfnähten. Subkutane Einzelknopfnaht und Verschluss der Haut in spannungsfreier Rückstichtechnik. Steriler Verband.

Procedere: Unmittelbar nach Extubation Überprüfung der Neurologie, Ausreichend hochdosierte Analgesie, schmerzadaptierte Mobilisation ohne Korsett möglich. Röntgen nach üblichem Drainagenzug sowie nach 2 + 6 Wochen in der WS-Spezialsprechstunde.

Prof. Dr. K. Schmidt (FA f. Orthopädie und Unfallchirurgie)

7.2.5 Dorsale Stabilisierung mit Laminektomie (bei Nierenzellkarzinom)

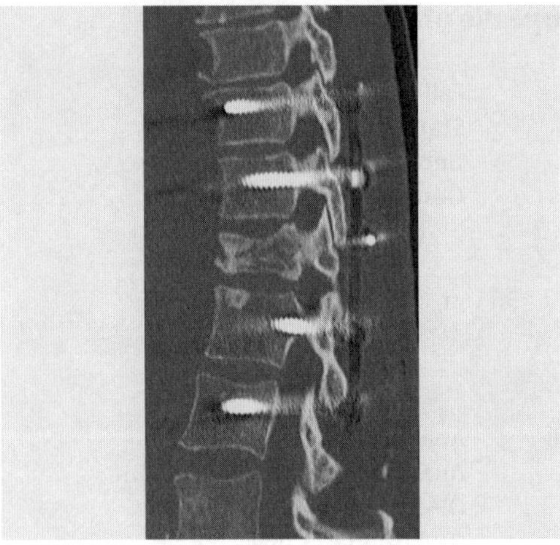

OP-Bericht, Klinik für Unfall- und Wiederherstellungschirurgie

Pat.-Nr.: 33113324
Aktuelle Klinik: Unfallchirurgie
Pat.-Name: Costa, Angela

Fall-Nr.: B5521212/2011
Station: 2
Geb.-Dat.: 19.07.1957
Geschlecht/Alter: w, 54 J.

OP-Datum: 25.08.2011
OP-Dauer (Schnitt/Naht): 08.25 – 10.08 Uhr
Saal: B 5

Personal:
1. Operateur: Dr. H. Siekmann
2. Operateur: Dr. J.-S. Jarvers

Anästhesist: Fr. Dr. Lohmann
Anästhesieschw./-pfl.: B. Bachmann
OP-Schwester/-Pfl.: R. Gallmeister
OP-Springer: I. Bär

Vorgeschichte/Indikation: Bei der Pat. erfolgte vor einem Jahr eine Nephrektomie links bei Karzinom. Im weiteren Verlauf multiple Metastasierung, überwiegend das Rippenskelett betreffend. Jetzt jedoch auch Nachweis einer frakturierten Metastase BWK 12 mit Beteiligung der Hinterkante. Weitere bis erbsgroße Metastasen disseminiert auf weitere Wirbel an HWS, BWS und LWS verteilt. Keine Neurologie. Nach eingehender Aufklärung hat die Pat. in das operative Vorgehen eingewilligt. ***Am Vortag erfolgte interventionell radiologisch die Embolisation der BWK 12-Metastase.***

Diagnose: Frakturierte Metastase des BWK 12 bei multipel ossär metastasiertem Nierenzellkarzinom (keine Neurologie)

Operation: Partiell navigierte dorsale Stabilisierung BWK 10/11 – LWK 1/2 (USS II, 4x7/40 mm, 4x7/45 mm, Querträger, Fa. Synthes) mit Laminektomie BWK 12, Histologie, lokale Drainagen

Bericht: Ungestörte ITN, Bauchlagerung der Patientin unter entsprechender Sicherung und Polsterung. Cefuroxim 1,5 g i.v. Zugangsmarkierung unter BV. Hautschnitt über den Dornfortsätzen knapp oberhalb von BWK 10 bis knapp unterhalb von LWK 2. Schichtweise Präparation. Sukzessive Blutstillung. Unmittelbar lateral des Ligamentum supraspinosum wird beidseits die Faszie inzidiert. Die gerade Rückenmuskulatur, beginnend rechts, dann links, nach lateral abgedrängt. Die kurze Rückenmuskulatur wird nicht abgelöst. ***Ausschl. unter Einsatz von Langenbeckhaken (Spreizer wird zwecks Weichgewebeprotektion gemieden)*** wird die Höhe der Facettengelenke zunächst digital identifiziert, sodann die Referenzklemme am Dornfortsatz BWK 11 sicher fixiert. Unkomplizierter Scan. Unter Navigation sowie nachfolgender BV-Kontrolle werden die Pedikel BWK 10/11 (relativ dünn) identifiziert und mit der scharfen Ahle eröffnet sowie mit der stumpfen Ahle präpariert. ***Jeweils Kontrolle mit dem Kugeltaststab, allseits knöcherne Abgrenzung.*** Nacheinander werden die Pedikel von BWK 10 und 11 mit Pedikelschrauben besetzt, ihre Lage und Länge im seitlichen Strahlengang noch einmal kontrolliert. Nun ausschl. unter BV-Kontrolle Präparation der Schraubenlager LWK 1/2 mit scharfer und stumpfer Ahle. ***Kontrolle der Schraubenlager mit dem Kugeltaststab, jeweils allseits knöcherne Begrenzung.*** Vortreiben der Pedikelschrauben und unter Bildverstärker Kontrolle von Lage und Länge. Alle Schrauben haben exzellent im Knochen gezogen, sind sicher intraossär platziert.

Nun erfolgt die Laminektomie in üblicher Weise über dem Wirbel BWK 12. Resektion der Dornfortsätze mittels Luer und in dieser Form vorsichtige schrittweise Resektion des weiteren Knochens (mit Histologie) bis zur Darstellung des Ligamentum flavum. Anschließend erfolgt mittels Stanze die weitere Resektion des Ligamentes und der Wirbelrückwand. Es zeigen sich (nach Embolisation) keine wesentlichen Blutungen. Sodann wird noch das Fettgewebe auf der Dura reseziert, die Dura kommt unauffällig zur Darstellung, Infiltrationen der Metastase in das Rückenmark sind nicht nachweisbar. Keine Duraleckage. Gelasponauflage über der Laminektomie. Sodann werden zwei Längsträger der Anatomie entsprechend zugebogen und über die entsprechenden Backen montiert, wobei die Längsstäbe möglichst nah an die Lamina und unter die kurze Rückenmuskulatur untergeschoben werden. Übliche Montage eines Querträgers. Die Wunde wird ausgespült (1000 ml). Zwei 10er-Redondrainagen werden eingelegt. Die Faszie wird seitengetrennt mit Vicrylnähten am Ligamentum supraspinosum refixiert. Subkutannaht, Hautrückstichnähte, steriler Verband. Eröffnen der Drainagen bei regelhaftem Sog. ***Der Pat. wird intubiert auf die ITS gebracht, hier bitte nach Extubation Kontrolle der Neurologie.***

Procedere: Engmaschige Wund- und Laborkontrollen. Mobilisation frei unter moderater Rotation, Vorneigungen sollten 6 Wochen gemieden werden. Analgesie und Thromboseprophylaxe nach Maßgabe der Stationsärzte. Weiterbehandlung in unserer Wirbelsäulenspezialsprechstunde. Röntgen nach Entfernung der Drainagen nach 48 h sowie nach 2 und 6 Wochen.

Dr. med. H. Siekmann (FA. F. Chir., Ortho., spez. UChir.), Dr. med. J.-S. Jarvers (Assistenzarzt)

7.2.6 Dorsoventrale Stabilisierung mit Thorakotomie bei pathologischer Fraktur

OP-Bericht, Klinik für Orthopädie und Unfallchirurgie

Pat.-Nr.: 33336101
Aktuelle Klinik: Orthopädie
Pat.-Name: Nass, Anna

Fall-Nr.: B3720714/2011
Station: 1
Geb.-Dat.: 18.05.1946
Geschlecht/Alter: w, 65 J.

OP-Datum: 07.07.2011
OP-Dauer (Schnitt/Naht): 10.22 – 12.57 Uhr
Saal: B 6

Personal:
1. Operateur: Prof. Dr. Müller
1. Assistent: OA Dr. M. Schulz
2. Assistent: Dr. F. Meyer

Anästhesist: Dr. B. Habib
Anästhesieschw./-pfl.: B. Blau
OP-Schwester/-Pfl.: R. Fuchs
OP-Springer: I. Bär

Vorgeschichte/Indikation: Seit ca. 9 Jahren ist bei der Pat. ein Mammakarzinom bekannt, seit 2 Jahren liegen ossäre Metastasen und eine nicht größenprogrediente Leberfilia vor. Aktuell ist eine Metastase des BWK 9 mit instabiler pathologischer Fraktur aufgetreten. Es bestehen jedoch keine intraspinale Raumforderung und kein neurologisches Defizit. Die Pat. hat nach eingehender Risikoaufklärung in das nachfolgende operative Vorgehen eingewilligt.

Diagnose: Geschlossene instabile pathologische BWK 9-Fraktur (bei Mammakarzinom)

Operation: Dorsal perkutane transpedikuläre Instrumentation BWK 8-10 (Expedium LIS, Fa. DePuy) und transthorakale partielle Korporektomie BWK 9 und Wirbelkörperersatz (Obelisc, Fa. Ulrich)

Vorgehen: Ungestörte ITN. Cefuroxim 1,5 g i.v. Bauchlagerung der Patient mit entsprechender Polsterung. Arme nach lateral gelagert, Achsel ohne Kompression, HWS nicht überstreckt, Augen frei. Umfangreiche Polsterung und Sicherung. Wiederholte Hautdesinfektion, übliches steriles Abdecken. Zugangsmarkierung unter BV.

Zunächst Lokalisation des Pedikeleintrittpunkts BWK 8 linksseitig mit dem BV in 2 Ebenen. Darüber ca. 1,5 cm lange Stichinzision. Aufsetzen des Trokars am kraniolateralen Rand des Pedikels in der a.-p.-Projektion. Vorsichtiges Vortreiben bis ein erster knöcherner Halt gegeben ist. Lagekontrolle in seitlicher Projektion. Nun Vortreiben des Trokars bis kurz vor die Hinterkante des Wirbelkörpers. In a.-p.-Projektion Kontrolle, dass die mediale Pedikelbegrenzung nicht überschritten ist. Nun weiteres Vortreiben bis zur Mitte des Wirbelkörpers. Entfernung des Mandrains und Einsetzen des Führungsdrahts. Entfernung des Trokars. Einbringung der Dilatatoren. Eröffnung des Pedikeleintrittpunkts mit dem Pfriem. Gewindeschneiden des Pedikels über den Führungsdraht. Ablesen der passenden Schraubenlänge. Entfernung des Gewindeschneiders und Einbringung der ersten kanülierten Originalschraube der Länge 45 mm. Entfernung des Führungsdrahts. Identisches und erneut unkompliziertes Vorgehen am Pedikel BWK 10 links. Nach Platzierung der zweiten Schraube erfolgt die Bestimmung der notwendigen Länge des Längsträgers. Einbringen desselben in üblicher Technik über die kaudale Stichinzision nach vorherigem Ausrichten der Stabverlängerungen. Nach Platzierung des Stabs Überprüfung der korrekten Position in den Stabaufnahmen. Nun Setzen der Madenschrauben mit dem dafür vorgesehenen Instrumentarium. Entfernung des Stabeinbringers und der Schraubenverlängerungen nach vorheriger BV-Kontrolle. Es wird anschließend in der gleichen Weise rechtsseitig die Instrumentation, auch hier unkompliziert, vorgenommen. BV-Kontrolle: regelhafte WS-Stellung und adäquate Implantatlage. Intensive Spülung der Stichinzisionen und Verschluss mit Subkutan- und Hauteinzelknopfnähten. Steriler Verband.

Umlagerung der Patientin in die Rechtsseitlage mit entsprechender Polsterung. Erneutes steriles Abwaschen und Abdecken. Nach BV-gestützter Höhenkontrolle linksseitige Thorakotomie am Oberrand der 8. Rippe. Schichtweise Durchtrennung von Subkutangewebe und interkostaler Muskulatur. Darstellung der Pleura parietalis. Eröffnung des Thorax durch Spaltung der Pleura. Einsetzen des Thoraxspreizers. Mit dem Lungenhaken Abhalten des Lungenparenchyms und Darstellung der anterolateralen Zirkumferenz der Wirbelsäule. Identifikation des BWK 9 unter BV-Kontrolle. Längsinzision der Pleura über dem WK und Abschieben derselben. Darstellung der Segmentgefäße und sichere Koagulation. Fensterung der angrenzenden Bandscheiben und Ausräumung derselben in üblicher Weise. Nun wird sukzessive der Wirbelkörper BW 9 mit Fasszangen und dem Luer entfernt. Histologie. Die Vorder- und die Hinterkante des BWK 9 werden belassen. Nach ausreichender partieller Korporektomie und Entknorpelung der Deck- und Grundplatten wird die notwendige Größe des Cages ausgemessen. Das Zentralelement 25-37 mm mit geraden Deckplatten wird als passend ermittelt und mit dem entsprechenden Setzinstrumentarium eingebracht. Nach Lagekontrolle unter BV folgt die behutsame Distraktion des Cages. Überprüfung der Position in 2 Ebenen mit dem BV. Bei zufriedenstellendem Sitz Entfernung des Setzinstrumentariums und Einbringen der Verschlussschraube. Kontrolle der Hämostase, keine wesentlichen Blutungen. Einlage einer Thoraxdrainage (32 Ch), Ausleitung kranial. Annaht derselben und Platzierung einer Tabakbeutelnaht. Blähen der Lungen. Entfernung der Thoraxspreizers. Adaptation der Rippen mit drei kräftigen Fäden unter Abhalten des Lungenparenchyms. Adaptation der Interkostalmuskulatur, Subkutane Naht in Einzelknopftechnik. Spannungsfreie Rückstichnähte der Haut. Anschluss der Thoraxsaugdrainage (Sog 15 mm Hg). Steriler Verband. Mit Extubation orientierend unauffälliger neurologischer Befund.

Procedere: Analgesie und Thromboseprophylaxe nach Schema der Klinik, Entfernung der TSD nach Fördermenge, frühestens am 2. postoperativen Tag. Schmerzadaptierte, korsettfreie Mobilisation möglich. Weiteres onkologisches Procedere in Abhängigkeit vom histologischen Befund.

Prof. Dr. Müller (Direktor der Klinik)

7.2.7 Kyphoplastie bei osteoporotischer Sinterung

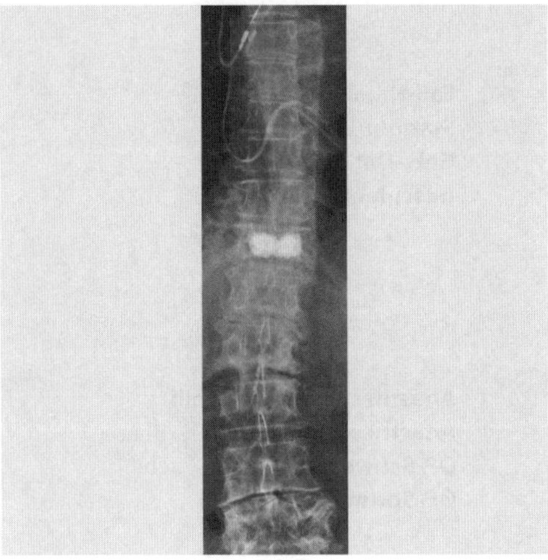

OP-Bericht, Klinik für Unfall- und Wiederherstellungschirurgie

Pat.-Nr.: 33113324
Aktuelle Klinik: Unfallchirurgie
Pat.-Name: Brecht, Franziska

Fall-Nr.: B5521212/2011
Station: 2
Geb.-Dat.: 08.06.1934
Geschlecht/Alter: w, 77 J.

OP-Datum: 15.06.2011
OP-Dauer (Schnitt/Naht): 08.16 – 08.38 Uhr
Saal: B 5

Personal:
Operateur: Dr. J.-S. Jarvers
1. Assistent: Dr. H. Siekmann

Anästhesist: Fr. Dr. Lohmann
Anästhesieschw./-pfl.: B. Bachmann
OP-Schwester/-Pfl.: R. Gallmeister
OP-Springer: D. Schön

Vorgeschichte/Indikation: Die Patientin berichtet über plötzliche Rückenschmerzen, die seit einer Woche bestehen, nachdem sie eine Kiste mit Mineralwasser angehoben habe. Primär habe sie an einen Hexenschuss gedacht, röntgenologisch wurde durch einen niedergelassenen Kollegen jedoch eine Fraktur des 12. BWK nachgewiesen. ***Mit stationärer Aufnahme Durchführung einer MRT von BWS und LWS bei frischer Fraktur BWK 12, gleichzeitig konnten weitere frische Frakturen ausgeschlossen werden.*** Die Patientin wurde über konservative und operative Therapiemöglichkeiten eingehend aufgeklärt und wünscht ein operatives Vorgehen, in das sie schriftlich eingewilligt hat.

Diagnose: Geschlossene, symptomatische Fraktur des BWK 12 (AO Typ A), Osteoporose

Operation: Perkutane bilaterale Ballonkyphoplastie BWK 12 (2x3 ml)

Bericht: Ungestörte ITN. Bauchlagerung und entsprechende Polsterung. Simultane ***Nutzung zweier Bildverstärker a.-p. und seitlich.*** Markierung der Pedikel BWK 12. Sorgfältige Hautdesinfektion und übliches steriles Abdecken.

Hautinzisionen rechts und links jeweils am Lateralrand der Pedikelmarkierungen. Nun werden die Jamshidinadeln in üblicher Weise leicht konvergierend vom Lateralrand der Pedikel dorsal auf den Medialrand der Pedikel ventral zugeschoben und im Knochen vorgetrieben. In selbiger Technik Einbringen zweier Führungsdrähte, über die sodann erneut BV-kontrolliert die Arbeitstrokare, gerade den dorsalen Corpus erreichend, vorgeschoben werden. Aufbohren der Ballonlager und Einführung der Dilatatoren. Aufdilatieren bis auf 3 mm rechts und links, wobei die Ballone auch zentral unter der Deckplatte greifen. Hierbei zeigt sich eine gute Aufrichtung des BWK 12 in beiden Ebenen. Paralleles Anrühren des Zements und Abwarten bis zur korrekten Konsistenz. Nach Entfernung der Ballone wird der Zement unkompliziert bilateral eingebracht (jeweils 3 ml), jeweils mittels Bildwandler in beiden Ebenen kontrolliert. Entfernung der Trokare. Röntgenkontrolle. Gute Aufrichtung des BWK 12, regelhafte Zementverteilung intrakorporell bei vagem Paravasat. Kurze Spülung der Ports. Subkutannaht, Hautrückstichnaht, steriler Verband.

Procedere: Röntgen postoperativ nach 24 h sowie 2 und 6 Wochen. Fadenzug nach 10 Tagen postoperativ. Mobilisation frei. Weiterbehandlung in unserer Wirbelsäulensprechstunde.

Dr. med. J.-S. Jarvers (Assistenzarzt)

7.3 Lendenwirbelsäule

S. K. Delank, H. Siekmann, S. Glasmacher

7.3.1 Dorsale Stabilisierung und Dekompression bei metastasierendem Nierenzellkarzinom

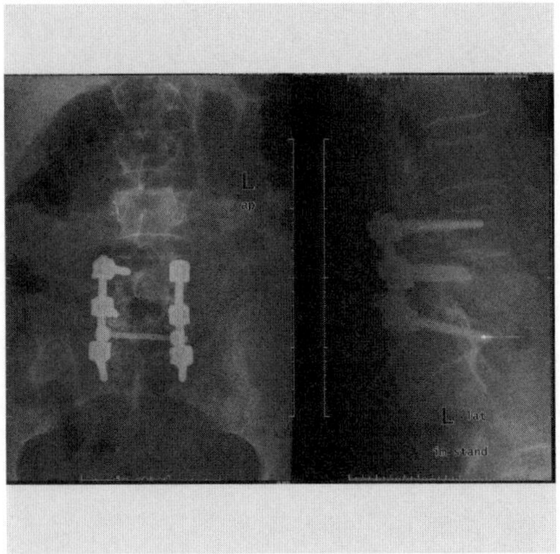

OP-Bericht, Klinik für Orthopädie und Unfallchirurgie

Pat.-Nr.: 23188888
Aktuelle Klinik: Orthopädie
Pat.-Name: Tomi, Anna

Fall-Nr.: B5949492/2010
Station: 1
Geb.-Dat.: 25.05.1956
Geschlecht/Alter: w, 54 J.

OP-Datum: 14.10.2010
OP-Dauer (Schnitt/Naht): 14.48 – 16.37 Uhr
Saal: B 6

Personal:
Operateur: Prof. Dr. L. Meier
1. Assistent: Dr. P. Kaiser

Anästhesist: Fr. Siekel-Wenzmann
Anästhesieschw./-pfl.: C. Geier
OP-Schwester/-Pfl.: I. Bär
OP-Springer: R. Fuchs

Vorgeschichte/Indikation: Bekanntes Nierenzellkarzinom seit 3 Jahren. Seit 3 Monaten zunehmende Schmerzen der unteren LWS, seit 1 Woche progrediente rechtseitige Fußheberparese, zuletzt Kraftgrad 2. Nachweis einer hypervaskularisierten pathologischen LWK 5-Fraktur mit rechtsbetonter intraspinaler Raumforderung und Kompression der Nervenwurzel L5 im MRT. ***Präoperativ erfolgte die komplikationslose angiografische Embolisation der Tumorgefäße.*** Der neurologische Status hat sich nach der Embolisation nicht weiter verschlechtert. Die schriftliche Einwilligung zu dem o.g. Eingriff liegt vor.

Diagnose: Pathologische Fraktur des 5. LWK bei Nierenzellkarzinom mit progredienter Fußheberparese rechts

Operation: Transpedikuläre Spondylodese LWK 4-S1 (ART, Fa. AMT), Laminektomie und Dekompression sowie Facettektomie bds., Biopsie LWK 5

Vorgehen: Ungestörte ITN. Cefuroxim 1,5 g. i.v. Bauchlagerung mit entsprechender Polsterung. Arme lateral ausgelagert, Achselhöhle ohne Kompression, HWS nicht überstreckt, Augen frei. Wiederholte Hautdesinfektion, übliches steriles Abdecken. Zugangsmarkierung unter BV.

Mediane Inzision der Haut von L3/4 bis S1. Scharfe Trennung des subkutanen Fettgewebes, Darstellung der lumbalen Faszie. Bds. paraspinöses Ablösen der Faszie und Mobilisation der paravertebralen Muskulatur nach lateral mit dem Raspatorium. Nach Freilegung der Facettengelenke L3/4, L4/5, L5/S1 bds. Einsatz des dorsalen Retraktors. Subtile Blutstillung. Beginnend in Höhe L4 links Aufsuchen des Pedikeleintrittpunktes unter BV-Kontrolle und Eröffnung mit dem Pfriem. Sodann niedrigtouriges Aufbohren des Pedikels, zunächst mit dem 3,5 mm-Bohrer unter BV-Kontrolle im seitlichen Strahlengang. Austasten des Pedikels, Längenmessung. Bei gesicherter intraossärer Lage Erweiterung des Eintritts mit dem 4,5 mm-Bohrer. Eindrehen der 6,5 mm-Schraube mit einer Länge von 50 mm. Selbiges Vorgehen links sowie folgend in gleicher Weise an den Pedikeln L5. In Höhe L5 Verwendung von Schrauben der Länge 35 mm. In Höhe S1 wird nach dem Aufbohren des Pedikels die ventrale Kortikalis vorsichtig perforiert. Es erfolgt die bikortikale Verankerung der Schrauben mit einer Länge von 45 mm. Es folgt die Dekompression. Identifikation des Dornfortsatzes LWK 5, Durchtrennung des supra- und interspinösen Bandes nach kranial und kaudal. Mit dem Luer Abtragung der Dornfortsatzes. Beginnend im interlaminären Fenster L5/S1 Abtragung des Ligamentum flavum und Darstellung der Dura. Hier zeigt sich bereits eine hochgradige Stenose mit Pelottierung der Dura. Sukzessives Abtragen der kompletten Lamina LWK 5 und Entfernung der medialen Anteile der Facettengelenke. Darstellung der abgehenden Nervenwurzeln L5 bds. und Dekompression im Sinne einer Foraminotomie bis zum Austritt aus dem Spinalkanal. Nach vorsichtiger Mobilisation des Duralsacks nach medial wird rechtsseitig aus den von ventral hervorquellenden Tumoranteilen mit dem Rangeur eine Biopsie entnommen und zur histologischen Aufarbeitung abgegeben. Wesentliche Blutungen treten nicht auf. Das Biopsiebett wird mit einem Hämostyptikum ausgekleidet. Nach subtiler epiduraler Blutstillung werden die lordotisch angepassten Längsträger in den Pedikelschrauben verankert. Montage des Querträgers in Höhe L5/S1. BV-Abschluss, gute LWS-Stellung, regelhafte Lage der Implantate. Einlage einer Redondrainage ohne Sog und Fixation mit einer Naht. Mehrfaches Spülen des gesamten Wundgebietes, Adaptation der Faszie mit Einzelknopfnähten. Naht der Subkutis, Hautrückstichnähte. Steriler Verband.

Procedere: Unmittelbar nach Extubation Überprüfung der neurologischen Funktion, rasche schmerzadaptierte Mobilisation. Nach Eingang des histologischen Befunds Besprechung im interdisziplinären Tumorboard und Festlegung der weiteren onkologischen Therapie. Röntgen nach Entfernung der Drainage sowie nach 2 + 6 Wochen. WV in unserer Wirbelsäulensprechstunde.

Prof. Dr. Meier (Direktor der Klinik)

7.3.2 Implantation einer Bandscheibenprothese lumbal

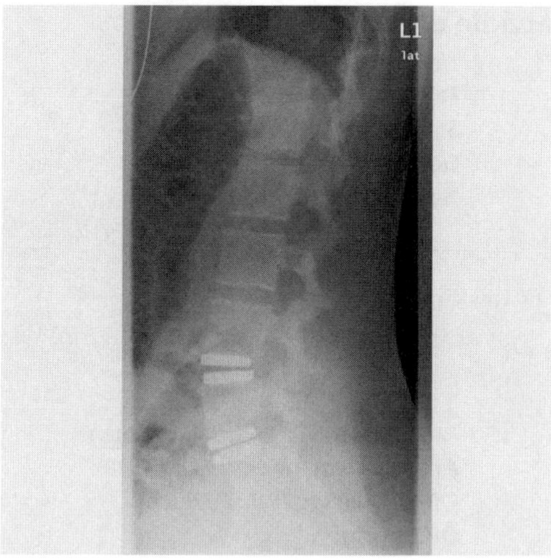

OP-Bericht, Klinik für Orthopädie und Unfallchirurgie

Pat.-Nr.: 65644003
Aktuelle Klinik: Orthopädie
Pat.-Name: Blaumann, Alma

Fall-Nr.: B5696119/2010
Station: 1
Geb.-Dat.: 12.07.1950
Geschlecht/Alter: w, 51 J.

OP-Datum: 24.08.2011
OP-Dauer (Schnitt/Naht): 08.21 – 11.32 Uhr
Saal: B 4

Personal:
Operateur: Prof. Schnake
1. Assistent: Dr. U. Ludwig
2. Assistenz: PJ Günther

Anästhesist: Dr. B. Habib
Anästhesieschw./-pfl.: U. Schönborn
OP-Schwester/-Pfl.: R. Samstag
OP-Springer: L. Lund

Vorgeschichte/Indikation: Die Pat. leidet seit Jahren unter intensiven Lumbalgien. Eine Kryodenervierung der Facettengelenke bds. brachte keine Besserung. Im MRT zeigt sich eine »black disc« der Bandscheiben L4/5 + L5/S1 bei angrenzenden knöchernen Veränderungen im Sinne von Zeichen nach Modic II. Es bestehen keine relevanten Facettengelenksarthrosen. Kein Bandscheibenvorfall. ***Alternative Behandlungsverfahren wurden mit der Patientin präoperativ ausführlich diskutiert.*** Die schriftliche Einwilligung zu dem o. g. Eingriff liegt vor.

Diagnose: Degeneration der Bandscheiben L4/5 und L5/S1 mit chronischem lumbalen Schmerzsyndrom

Operation: Implantation von Bandscheibenprothesen L4/5 und L5/S1 (M6, 10 mm, 6°, Medium)

Vorgehen: Ungestörte ITN. Cefuroxim 1,5 g i.v. Rückenlagerung in Da Vinci-Position. Unter BV-Kontrolle im a.-p.-Strahlengang korrektes Ausrichten der Patientin in der a.-p.-Ebene. Steriles Abwaschen und Abdecken nach Klinikregime.

Hautschnitt im Verlauf der Unterbauchmittellinie. Durchtrennung der kräftigen Subkutis und Darstellung der Muskelfaszie. Durchtrennung des vorderen Blatts der Rektusscheide. Darstellung des M. rectus, Mobilisation und Weghalten nach medial. Aufsuchen der Umschlagfalte und Inzision des hinteren Blatts der Rektusscheide. Mobilisation des Peritonealsacks nach medial, ohne diesen zu verletzen. Darstellung des M. psoas. Identifizierung des Ureters. Einsetzen eines Bauchhakens, damit Weghalten des gesamten Peritonealsacks nach medial. Präparation der A. und V. sacralis mediana und Ligatur derselben. Aufsuchen des Bandscheibenfachs L5/S1, Darstellung und Abpräparation des vorderen Längsbandes. Einbringen eines Pins zur exakten Mittellinienbestimmung im BV-Bild. Markierung mit dem Elektrokauter. Nun Einbringung der selbsthaltenden Endoringhaken, die mittels der Pins in den Wirbelkörpern L5 und S1 fixiert werden. Ausräumen des Bandscheibenfachs mittels Rangeur, Entknorpelung der Deck- und Grundplatten mit der Kürette. Aufdilatieren des Bandscheibenfachs. ***Unter Zuhilfenahme der Lupenbrille*** Entfernung der dorsalen Anteile des Anulus fibrosus. Darstellung des hinteren Längsbandes. Ausmessen der Bandscheibengröße unter BV-Kontrolle seitlich. Einbringen des Setzinstrumentariums, Schlagen der beiden Kiele unter BV-Kontrolle. Nochmaliges Spülen des Bandscheibenfachs und Entfernung letzter Faseranteile. Einbringung der original Bandscheibenprothese M6, 6°, Medium unter BV-Kontrolle exakt mittig in a.-p. und seitlichem Strahlengang. Überprüfung der Hämostase.

Zuwendung zum Segment L4/5. Entlang der linksseitigen A. und V. iliaca Aufsuchen des Bandscheibenfachs. Da die Vene direkt über dem Bandscheibenfach liegt, muss die Vena lumbalis ascendens ligiert werden, um eine Mobilisation des Gefäßbandes zu ermöglichen. Nach erfolgreicher Freilegung des Bandscheibenfachs ebenfalls Markierung der Mittellinie und Einbringen des selbsthaltenden Endorings. Ausräumung, Entknorpelung und Mobilisation des Bandscheibenfachs. Auch hier wird die Größe Medium 6° als pressfit passend identifiziert. Schlagen der Kiele. Einbringung der Originalprothese (M6, 6°, Medium) unter BV-Kontrolle. Entfernung des Endorings, Überprüfung der Hämostase. Ausgiebiges Spülen. Einlage einer retroperitonealen Robinson-Drainage und Fixation mit Naht. Verschluss des hinteren Blatts der Rectusscheide mittels fortlaufender Naht und des vorderen Blatts mittels Einzelknopfnaht. Subkutane 10er Redon, Subkutannaht, intrakutan fortlaufende Hautnaht. Steriler Verband. BV-Kontrolle in 2 Ebenen, gute Stellung der LWS, regelhafte Lage der Prothesen.

Procedere: Unmittelbar nach Extubation Überprüfung der neurologischen Funktion, schmerzadaptierte Mobilisation mit Lumboloc-Orthese. Röntgen im Verlauf nach 2 Tagen sowie nach 2 + 6 Wochen. Analgesie und Thromboseprophylaxe nach Maßgabe der Stationsärzte. Stationäre Reha anmelden.

Prof. Schnake (FA f. Orthopädie und Unfallchirurgie)

7.3.3 Posteriore lumbale intercorporelle Fusion (PLIF)

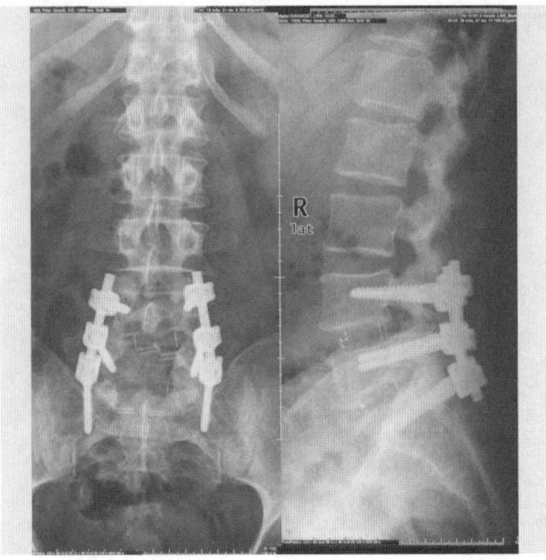

OP-Bericht, Klinik für Orthopädie und Unfallchirurgie

Pat.-Nr.: 54399063
Aktuelle Klinik: Orthopädie
Pat.-Name: Grabenheinrich, Bert

Fall-Nr.: B0177453/2010
Station: 1
Geb.-Dat.: 14.01.1938
Geschlecht/Alter: m, 63 J.

OP-Datum: 28.01.2011
OP-Dauer (Schnitt/Naht): 10.48 – 12.16 Uhr
Saal: B 6

Personal:
Operateur: Prof. Dr. Müller
1. Assistent: Dr. U. Ludwig
2. Assistent: U. Stephanek (PJ)

Anästhesist: Fr. Siekel-Wenzmann
Anästhesieschw./-pfl.: C. Geier
OP-Schwester/-Pfl.: R. Fuchs
OP-Springer: I. Bär

Vorgeschichte/Indikation: 61-jähriger rüstiger Patient mit konservativ therapieresistenten tiefen belastungsabhängigen und nächtlichen Rückenschmerzen. Typische Claudicatio intermittens spinalis. Gehstrecke < 100 m. Stattgehabte Nukleotomie L4/5 8/2001 und L5/S1 7/2005. Präop. Fußheberparese rechts. Kraftgrad 3 nach Janda. Der Pat. hat nach entsprechender umfangreicher Aufklärung über konservative und operative Möglichkeiten einschl. ihrer Risiken schriftlich in das operative Vorgehen eingewilligt.

Diagnose: Bisegmentale multidirektionale Instabilität L4-S1 mit absoluter Spinalkanalstenose L5/S1

Operation: Beidseitige Hemilaminektomie L5 und unterschneidende Dekompression mit Foraminotomie L5 + S1 bds., transpedikuläre Repositionsspondylodese L4-S1 (ART, Fa. AMT) und intercorporelle Fusion mit 2 PEEK-Cages (Wave, Fa. AMT)

Vorgehen: Ungestörte ITN. Cefuroxim 1,5 g i.v. Schöllner-Lagerung des Patienten mit entspr. Polsterung. Arme nach kranial ausgelagert, Achselhöhle ohne Kompression, HWS nicht überstreckt, Augen frei. Einfahren des BV im seitl. Strahlengang. 3-malige Hautdesinfektion, steriles Abdecken.

In Höhe der Segmente L4-S1 mediane Längsinzision der Haut, scharfe Durchtrennung des subkutanen Fettgewebes. Beidseits paraspinöses Ablösen der Faszie mit dem scharfen Messer. Mithilfe des Raspatoriums Mobilisation der paravertebralen Muskulatur nach lateral. Beidseits paraspinöse Einlage eines Bauchtuchs unter Kompression. Blutstillung im subkutanen Fettgewebe u. nach Entfernung der Bauchtücher u. schrittweisem Einsatz von Langenbeckhaken in die paravertebrale Muskulatur subfasziale Blutstillung. Nun ***ausschl. über Langenbeckhaken (zwecks Schonung des Weichgewebes)*** Darstellung der Facettengelenke L3/4, L4/5 und L5/S1 bds. Beginn der Instrumentation am Wirbel L4 links. Mit dem Pfriem Eröffnung der Pedikeleingangsebene unter BV-Kontrolle im parallel eingestellten seitlichen Strahlengang. Mit dem 3,2 mm-Bohrer nun niedrigtouriges Aufbohren der Pedikel u. Vortreiben der Bohrer bis in den Wirbelkörper. Nach Entfernung des Bohrers Austasten des Pedikels mit dem Kugeltaststab. Bei einer gesicherten intraossären Lage ohne Pedikelperforation erfolgt das Erweitern des Pedikeleingangs mit dem 4,5 mm-Bohrer. Nochmaliges Austasten des Pedikels und Messung der notwendigen Schraubenlänge. Dann Eindrehen einer 6x50 mm-Repositionsschraube und Platzierung unter BV-Kontrolle. Die weiteren Pedikel L4 + L5 werden in der gleichen Technik aufgebohrt ausgetastet und mit 6x50 mm-Schrauben besetzt. Die Pedikel S1 werden beidseits bikortikal aufgebohrt und mit 7x45 mm-Schrauben besetzt.

Nun Zuwendung zur Hemilaminektomie. Flavektomie interlaminär L5/S1, beginnend links. Darstellung der Dura. Es finden sich teilweise erhebliche narbige Adhäsionen, welche sukzessive gelöst werden. Nun Hemilaminektomie mit der Stanze. Darstellung der abgehenden Wurzeln S1 und dann weiter kranial L5. Abtragung der medialen Facette des Gelenks L5/S1. Im Verlauf der Wurzel Entdachung derselben (Foraminotomie) bis zu ihrem Austritt aus dem Spinalkanal. Mit dem Tasthaken Überprüfung der medialen Pedikelwand hinsichtlich einer fehlenden Schraubenperforation. Nun wird nach kranial der Wirbelbogen L4 soweit unterschnitten, bis sich keine Kompression der Dura mehr darstellt. Selbiges Vorgehen auf der rechten Seite. Es folgt die Exposition und Ausräumung der Bandscheiben, beginnend im Segment L5/S1. Vorsichtige Mobilisation der Dura nach medial und Retraktion mit dem Love-Haken. Mit der Bipolarpinzette Koagulation epiduraler Venen und nachfolgend Inzision der Bandscheibe. Mit dem geraden und dem gebogenen Rangeur gründliche Ausräumung des Intervertebralraums und Entknorpelung der Deck- und Grundplatten mit der Kürette. Nun Einführen der Probecage in aufsteigender Reihenfolge. Mit diesen wird der ventrale Intervertebralraum ausgiebig mobilisiert. Die Größe 10 zeigt einen festen Sitz. Selbiges Vorgehen im Segment L4/5. Hier ist die Größe 11 passend. Unter Belassen der Probecage werden nun die zuvor ausgemessenen Längsträger in die Stabaufnahmen der Pedikelschrauben eingelegt. Es erfolgt die schrittweise Reposition unter Applikationen einer leichten Distraktion. Zunächst vorübergehende Fixation der Längsträger mit den Madenschrauben. Nun Austausch der Probecages gegen die Originalcages. Diese können problemlos eingebracht werden. Zum Abschluss wird nochmals eine leichte Kompression auf das jeweilige Segment über die Längsträger appliziert. Dokumentation mit dem BV, physiol. Ausrichtung der LWS, regelhafte Lage der Implantate. Ausgiebige Spülung des gesamten Wundgebiets (800 ml), die Hämostase nochmals überprüft. Einlage von 2 10er-Redondrainagen. Einzelknopfnaht der Faszie u. des subkutanen Gewebes. Fortlaufende Intrakutannaht. Steriler Verband. Öffnen der Drainage ohne Sog.

Procedere: ***2 h nach Extubation Überprüfung der neurologischen Funktion***. Analgesie und Thromboseprophylaxe nach Schema der Klinik, Mobilisation ab dem 1. und Drainageentfernung am 2. postoperativen Tag. Röntgen nach 24 h sowie nach 2 + 6 Wochen. Weiterbehandlung in unserer Wirbelsäulensprechstunde.

Prof. Dr. med. Müller (Direktor der Klinik)

7.3.4 Transforaminale lumbale intercorporelle Fusion (TLIF)

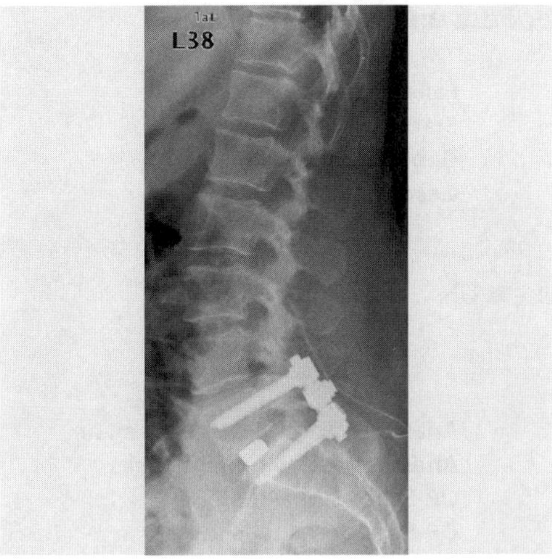

OP-Bericht, Klinik für Unfall- und Wiederherstellungschirurgie

Pat.-Nr.: 23131415
Aktuelle Klinik: Unfallchirurgie
Pat.-Name: Mahlzahl, Matthias

Fall-Nr.: B5642132/2010
Station: 1
Geb.-Dat.: 25.05.1966
Geschlecht/Alter: m, 44 J.

OP-Datum: 14.01.2010
OP-Dauer (Schnitt/Naht): 14.48 – 16.37 Uhr
Saal: B 6

Personal:
Operateur: Dr. H. Siekmann
1. Assistent: S. Glasmacher
2. Assistent: Dr. J.-S. Jarvers

Anästhesist: Fr. Dr. Lohmann
Anästhesieschw./-pfl.: B. Bachmann
OP-Schwester/-Pfl.: D. Schön
OP-Springer: R. Gallmeister

Vorgeschichte/Indikation: Bei anhaltenden konservativ therapierefraktären Beschwerden seit jetzt 5 Jahren ergibt sich aus unten genannter Indikation die nachfolgende Operation. Der Patient hat nach entsprechender umfangreicher Risikoaufklärung und nochmaliger Darlegung konservativer und operativer Therapiemaßnahmen in das genannte operative Vorgehen eingewilligt.

Diagnose: Chronische Lumboischialgien mit Spondylolisthese Meyerding I LWK 5/SWK 1.

Operation: Dorsoventrale Spondylodese LWK 5/SWK 1 (USS II, 2x7/45 mm, 2x7/50 mm, Fa. Synthes) plus TLIF (transforaminale lumbale intervertebrale Fusion (Tantal-Cage, Fa. Zimmer, 9 mm)

Bericht: Ungestörte ITN, Cefuroxim 1,5 g i.v. Bauchlagerung des Patienten unter entsprechend umfangreicher Polsterung und Sicherung. Unter BV Markierung der lokalen Anatomie. Wiederholte Hautdesinfektion und übliches steriles Abdecken.

Hautschnitt über den Dornfortsätzen knapp oberhalb von LWK 5 bis unterhalb von SWK 1. Schichtweise Präparation, sukzessive Blutstillung. Darstellung der Rückenfaszie und mittels Stielchen leichte Mobilisation von Haut-Subkutanlefzen nach lateral. Unmittelbar lateral des Lig. supraspinosum wird beidseits die Faszie längs inzidiert, die gerade Rückenmuskulatur jeweils nach links und rechts abgedrängt. Die kurze Rückenmuskulatur wird weitestgehend geschont, die Höhe der Facettengelenke wird jeweils digital identifiziert. Die Pedikeleintritte LWK 5 und SWK 1 werden zunächst in a.-p.-Ebene identifiziert und mittels Luer angefrischt. Sodann werden die Pedikel mit den entsprechenden Aalen eröffnet. Die gewählten Pedikelschrauben werden ca. 2 cm in den LWK 5 und den SWK 1, zueinander konvergierend, eingeschraubt. Sodann lateral Projektion unter Bildwandler und weiteres achsausgerichtetes Vorschrauben jeweils unter den Deckplatten der Wirbel. Die Schrauben ziehen exzellent im Knochen. Zwei Längsstäbe werden der Anatomie entsprechend zugebogen, rechtsseitig wird der erste Längsträger montiert, das Segment mittels Distraktor distrahiert, mittels Kappen/Muttern fixiert.

Nun Resektion des linksseitigen Facettengelenks unter behutsamer Präparation der Dura und der Nervenwurzel L 5. Unter behutsamem Einsatz von Haken zeigt sich die deutlich vorgewölbte Bandscheibe LWK 5/SWK 1. Rechteckige Inzision des Bandscheibenfaches und behutsames Ausräumen der Bandscheibe. Anfrischen von Grund- und Deckplatte mittels Kürette. Sodann Insertion eines 9 mm Probecages, der sich klinisch und BV-orientiert gut einpasst. Dieser Cage rekonstruiert die Bandscheibenhöhe anatomisch. Nach erneuter Spülung Insertion des 9 mm TM 300-Cages. Lagekontrolle in beiden Ebenen, der Cage kommt jeweils zentral zu liegen. Die zweite vorgebogene Längsstange wird nach Aufgabe der Distraktion nun auch linksseitig montiert und beide Stangen werden unter Kompression bilateral in üblicher Weise mittels Backen/Muttern fixiert. Abschl. Querträgermontage. Die Wunde wird gut ausgespült (500 ml). Zwei 10er-Drainagen werden subfaszial eingelegt, die Faszie seitengetrennt mit Vicrylnähten am Lig. supraspinosum refixiert. Subkutannähte. Hautrückstichnähte. Steriler Verband. Öffnen der Drainagen bei regelhaftem Sog. ***Der neurologischeStatus ist nach Extubation unauffällig.***

Procedere: Postoperatives Röntgen nach Entfernung der Drainagen nach 48 h sowie nach 2 + 6 Wochen. Zeitgerechte Nahtmaterialentfernung. Mobilisation unter Vollbelastung. Analgesie und Thromboseprophylaxe nach Vorgabe der Stationsärzte. Weiterbehandlung in unserer Wirbelsäulenspezialsprechstunde.

Dr. med. H. Siekmann (Komm. Direktor)

7.3.5 Anteriore lumbale intercorporelle Fusion (ALIF)

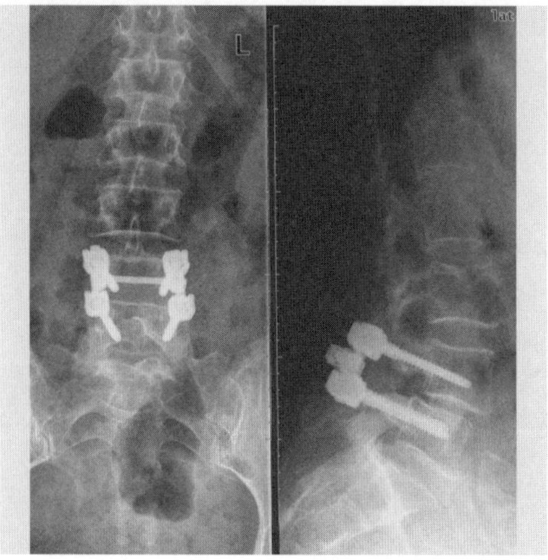

OP-Bericht, Klinik für Orthopädie und Unfallchirurgie

Pat.-Nr.: 23182441
Aktuelle Klinik: Orthopädie
Pat.-Name: Mundhaar, Monika

Fall-Nr.: B7749492/2010
Station: 2
Geb.-Dat.: 22.04.1955
Geschlecht/Alter: w, 56 J.

OP-Datum: 10.09.2011
OP-Dauer (Schnitt/Naht): 14.38 – 15.57 Uhr
Saal: B 6

Personal:
Operateur: Prof. Dr. Müller
1. Assistent: A. Ludwig

Anästhesist: Fr. Siekel-Wenzmann
Anästhesieschw./-pfl.: C. Geier
OP-Schwester/-Pfl.: I. Bär
OP-Springer: R. Fuchs

Vorgeschichte/Indikation: Bei der Patientin besteht eine degenerative Spondylolisthese L4/5, es erfolgte die dorsale Repositionsspondylodese in diesem Segment. Auf Grund stärkster epiduraler Vernarbungen ist die posteriore intercorporelle Fusion nicht möglich gewesen, sodass nun die Indikation für eine ventrale Abstützung besteht. Die schriftliche Einwilligung zu dem o. g. Eingriff liegt zum Zeitpunkt der Narkoseeinleitung vor.

Diagnose: Degenerative Spondylolisthese L4/5 nach dorsaler Repositionsspondylodese

Operation:
1) Anteriore lumbale intercorporelle Fusion (ALIF) mittels trikortikalem Beckenkammspan
2) Entnahme eines trikortikalen Beckenkammspans links

Vorgehen: Ungestörte ITN. Cefuroxim 1,5 g i.v. Rechtsseitlage auf dem Knicktisch. Entsprechende Polsterung und Sicherung. Der linke Arm ist ohne Überstreckung und Kompression des Plexus hängend in einer Armschale ausgelagert. Die Beine sind in der Hüfte leicht gebeugt und das linke Bein auf einem Tunnel gelagert. Markierung der Segmenthöhe unter BV. Wiederholte Hautdesinfektion, übliche sterile Abdeckung.

Links pararektaler Bauchschnitt. Nach Durchtrennung der Subkutis erfolgt die Spaltung der Bauchdeckenmuskulatur in Wechselschnitttechnik. Nach Sichtung des retroperitonealen Fettgewebes erfolgt die stumpfe Darstellung des M. psoas mit zwei Kugeltupfern. Im weiteren Verlauf Darstellung der A. und V. iliaca communis und stumpfe Mobilisation derselben. Lateral der Gefäße nun breitflächige Freilegung des anterolateralen Zwischenwirbelraums L4/5. Radiologische Höhendokumentation. Gründliche Ausräumung des Bandscheibenfachs mit dem Rangeur und Entknorpelung der Deck- und Grundplatte mit der Kürette. Mit dem Meißel wird eine kastenförmige Nut in die Wirbelkörper L4/5 eingeschlagen. Größenbestimmung der Nut.

Zuwendung zum Beckenkamm. Hautinzision etwas lateral des Beckenkamms. Verziehung des Subkutangewebes direkt über den Beckenkamm, Eröffnung der Faszie und Durchtrennung des Muskelansatzes mit dem elektrischen Messer. Subperiostale Freilegung des Beckenkamms etwa 3 Querfinger dorsal der Spina iliaca posterior superior. Setzen von zwei spitzen Hohmannhaken an der medialen und lateralen Wand der Beckenschaufel nach Freilegung derselben mit dem Raspatorium. Entsprechend der benötigten Breite des Knochenspans wird nun ein trikortikaler Span mit der Säge und dem gebogenen Meißel entnommen. Spülung der Entnahmestelle, Kontrolle der Hämostase, 10er-Redon lokal und Adaptation von Muskulatur, Faszie und Subkutis. Fortlaufende Intrakutannaht. Steriles Pflaster.

Feinpräparation des gewonnenen Spans in der benötigten Größe. Einsetzen des Spans und Einbolzen, wobei der Span vollständig in seinem Lager versenkt werden kann. Ausgiebige Spülung des Situs, Überprüfung der Hämostase, Einlage einer Robinsondrainage. Adaptierende Nähte der Bauchdeckenmuskulatur, subkutane Gewebsadaptation und abschließende Hautnaht in intrakutan fortlaufender Technik.

Procedere: ***Nach Extubation Überprüfung der neurologischen Funktion.*** Analgesie und Thromboseprophylaxe nach Klinikschema, Drainage ex. am 2. Tag postoperativ, Mobilisation ab 1. Tag postoperativ. Kostaufbau erst nach erfolgreichen abführenden Maßnahmen gemäß Schema. Röntgen nach 2 Tagen sowie 2 + 6 Wochen.

Prof. Dr. Müller (Direktor der Klinik)

7.3.6 Mikroskopisch assistierte lumbale Nukleotomie

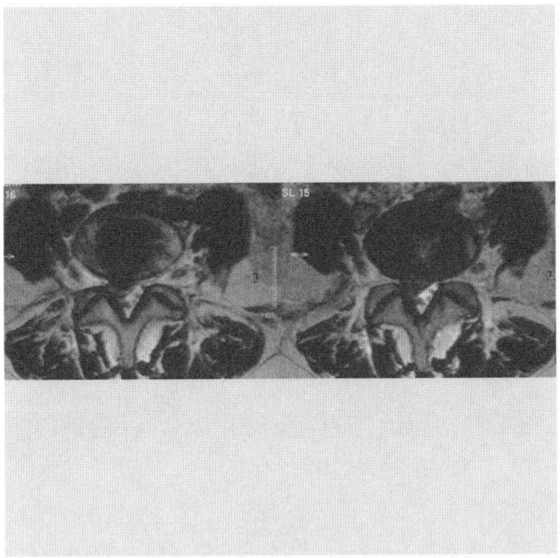

OP-Bericht, Klinik für Orthopädie und Unfallchirurgie

Pat.-Nr.: 65676663
Aktuelle Klinik: Orthopädie
Pat.-Name: Unbenannt, Gerd

Fall-Nr.: B5699999/2010
Station: 2
Geb.-Dat.: 23.04.1950
Geschlecht/Alter: m, 50 J.

OP-Datum: 04.01.2011
OP-Dauer (Schnitt/Naht): 09.00 – 09.50 Uhr
Saal: B 4

Personal:
Operateur: Prof. Dr. Müller
1. Assistent: Dr. U. Ludwig

Anästhesist: Fr. Siekel-Wenzmann
Anästhesieschw./-pfl.: C. Geier
OP-Schwester/-Pfl.: D. Schön
OP-Springer: R. Gallmeister

Vorgeschichte/Indikation: Starke linksseitige Lumboischialgie mit Schmerzausstrahlung in das Segment L5. Kernspintomografisch nachgewiesener sequestrierter Bandscheibenvorfall L4/5 links mit akut aufgetretener Fußheberschwäche links vor 2 Tagen. Vorgeschichtlich kein Unfallereignis bekannt. In Absprache mit dem Pat. erfolgt bei im MRT deutl. Kompression der Nervenwurzel u. g. operatives Vorgehen.

Diagnose: Degenerativer sequestrierter Bandscheibenvorfall L4/5 links

Operation: Minimalinvasive, mikroskopisch assistierte Sequestrektomie und Nukleotomie L4/5 links

Vorgehen: Ungestörte ITN. Schöllner-Lagerung des Patienten mit entsprechender Polsterung. Arme nach kranial ausgelagert, Achselhöhle ohne Kompression, HWS nicht überstreckt, Augen frei. 3-malige Hautdesinfektion, übliches steriles Abdecken.

Tasten des Segmentes L4/5, hierüber Einführen einer Nadel bis auf das Facettengelenk. Steriles Abdecktuch über das Operationsgebiet, Einfahren des BV im seitlichen Strahlengang und Höhenkontrolle. Nach Entfernung des Abdecktuches nun kurze Längsinzision der Haut über dem Fenster L4/5 links. Scharfe Durchtrennung der Faszie, Mobilisation der Muskulatur nach lateral. Überprüfung der Hämostase. Einsetzen des Spekulums und Darstellung des interlaminären Fensters. Einfahren des Operationsmikroskops und Ausrichtung desselben. Mit dem Tasthaken wird der Unterrand des Wirbelbogens L4 aufgesucht. Mit der Stanze Erweiterung des Fensters nach kranial, soweit, bis das Lig. flavum seine ossäre Anheftung an der Lamina L4 verliert. Sodann mit dem Tasthaken Anheben des Lig. flavums und Abtragung desselben mit der Stanze. Darstellung der Dura. Diese stellt sich bereits stark nach dorsal vorgewölbt dar. Nach Komplettierung der Flavektomie vorsichtige Mobilisation der Dura nach medial mit dem kleinen Raspatorium. Darstellung der abgehenden Wurzel L5. Etwas kranial davon drängt sich nun bereits lateral Sequestergewebe an der Dura vorbei. Dieses wird zunächst mit dem langen Tasthaken liberiert und kann sodann mit dem Rangeur extrahiert werden. Einsetzen des Love-Hakens nach vorheriger Mobilisation des Duralsacks nach medial. Darstellung der Bandscheibe. Es zeigt sich ein breites Perforationsloch im hinteren Längsband. Über dieses nun Eingehen in die Bandscheibe und Ausräumung mit dem geraden und dem gebogenen Rangeur. Mit der Knopfkanüle intensives Ausspülen des Zwischenwirbelraums. Abschl. gründliches Austasten des Epiduralraums mit dem langen Tasthaken. Es lässt sich kein weiteres freies Bandscheibengewebe mobilisieren, die Dura und die abgehende Wurzel L5 verlaufen ohne Kompression. Entfernung des Mikroskops und des Spekulums. Spülung des OP-Situs, Einlage einer 10er-Redondrainage (auf Überlauf), Adaptation der Faszie und des Subkutangewebes mit jeweils zwei Einzelknopfnähten. Fortlaufende Hautnaht. Steriler Verband. ***Direkt nach Extubation, soweit beurteilbar, noch keine Änderung der Neurologie.***

Procedere: Überprüfung der neurologischen Funktion in 2 h. Analgesie und Thromboseprophylaxe nach Schema der Klinik, Drainageentfernung am 1. postoperativen Tag, Mobilisation am Nachmittag möglich.

Prof. Dr. med. Müller (Direktor der Klinik)

Prothetik

8.1 Schulter

L. Irlenbusch

8.1.1 Anatomische Schultertotalendoprothese (Kurzschaft)

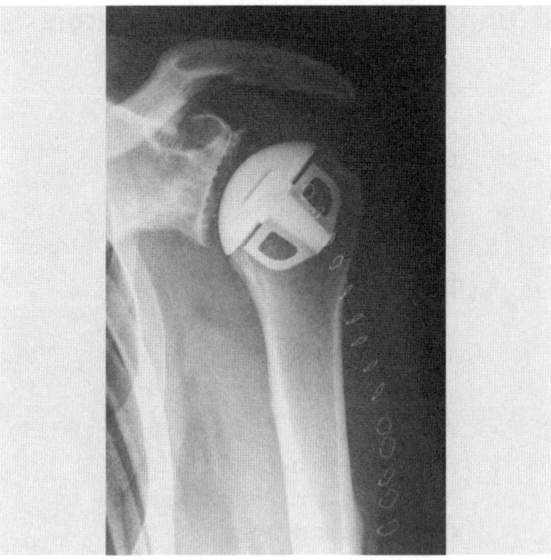

OP-Bericht, Klinik für Unfall- und Wiederherstellungschirurgie

Pat.-Nr.: 150578032
Aktuelle Klinik: Unfallchirurgie
Pat.-Name: Gänzlich, Jürgen

Fall-Nr.: A3334532/2012
Station: B2-1
Geb.-Dat.: 18.06.61
Geschlecht/Alter: m, 49 J.

OP-Datum: 04.04.2012
OP-Dauer (Schnitt/Naht): 12.34 – 14.02 Uhr
Saal: B 2

Personal:
Operateur: OA Dr. L. Irlenbusch
1. Assistent: Dr. M. Schulz
2. Assistent: C. Nettlau

Anästhesist: Fr. Dr. Lohmann
Anästhesieschw./-pfl.: B. Blau
OP-Schwester/-Pfl.: D. Rameloh
OP-Springer: S. Mahlmann

Vorgeschichte/Indikation: Der Patient klagt seit mehreren Jahren über progrediente Schultergelenksbeschwerden rechts. Linksseitig ist aufgrund einer identischen Symptomatik schon vor 2 Jahren die Implantation einer Schulterprothese erfolgt. Bei hier guter Funktion und nahezu Beschwerdefreiheit hat sich der Pat. nun dazu entschieden, auch rechtsseitig eine Prothese implantieren zu lassen. Röntgenologisch zeigt sich eine primäre Omarthrose Grad II-III. Eine eingehende Risikoaufklärung ist präoperativ erfolgt.

Diagnose: Primäre Omarthrose Schultergelenk rechts

Operation: Implantation einer Schultergelenksendoprothese (Fa. Mathys, Affinis short, Kopf 45/15/2, Schaft Größe 3, Glenoid Größe 2, zementiert) Schultergelenk rechts

Bericht: Ungestörte ITN. Cefuroxim 1,5 g i.v. Beach-Chair-Position. Wiederholte Hautdesinfektion und steriles Abdecken in üblicher Weise.

Deltoideopectoraler Zugang. Darstellung des Sulcus und der V. cephalica. Präparation der coracobrachialen Muskelgruppe. Diese wird von lateral her ca. 1 cm weit eingekerbt. Anschließend Armieren mit 2 nicht resorbierbaren Fäden. Nun Darstellung der Rotatorenmanschette. Eingehen in das Gelenk im Rotatorenintervall bis zum Coracoid. Darstellen der Bizepssehne. Tenotomie der Bizepssehne und Tenodese weichteilig. Anschließend wird mittels des elektrochirurgischem Messers eine Tenotomie der Sehne des M. subscapularis in Außenrotation durchgeführt. Armierung der Sehne mittels dreier FiberWire-Fäden, welche vorgelegt werden. Nun Darstellung des Gelenks über entsprechenden Hakeneinsatz. Rotation des Kopfes in maximale Außenrotations- und Adduktionsstellung. Entfernung aller sichtbarer Osteophyten. Dann Beginn der humeralen Resektion. Hierzu Anbringen des Schnittblocks von lateral über den Taster. Besetzen des Schnittblocks mit 2 Pins. Danach Ausrichtungskontrolle des Schnittblocks, welcher sich exakt auf den anatomischen Hals projiziert. Resektion des Humeruskopfes über den Schnittblock. Nach Entfernung aller Sägehilfen Erlangen eines exakten Schnittes entlang des anatomischen Halses. Ausmessen der Größe des Resektats. Wir entscheiden uns für die Größe 45 mm. Hierfür Aufbringen der Positionsscheibe der Größe 45 mm. Ausrichtung der Lasermarkierung. Danach Fixation der Positionsscheibe. Einschlagen des Vorimpaktors mittels des Setzinstruments in üblicher Weise. Auswahl der Schaftgröße mittels umgekehrten Impaktors. Wir entscheiden uns für eine Größe 2. Nun Einschlagen der gewählten Impaktorgröße mit dem Setzinstrument. Abschrauben der Positionsschraube. Der Impaktor wird belassen. Aufbringen einer Coverdisc auf den Humerus.

Nun Zuwendung zum Glenoid. Zunächst ausgiebige juxtaglenoidale Mobilisation. Entfernung des Labrums und der Osteophyten. Danach Markierung des Zentrums des Glenoid. Einbringen eines Kirschnerdrahtes. Auffräsen des Glenoids bis zur Größe 44 mm. Dann Aufbringen der Glenoidbohrbüchse über den Draht. Bohren des ersten Verankerungslochs. Einsetzen eines Fixationszapfens. Danach Bohren des 2. Lochs. Entfernung allen Metalls. Auswahl und Einsetzen des Testglenoids der Größe 2. Dieses passt perfekt. Daher Anrühren von Zement und Aufbringen von Zement auf die Rückfläche des Originalglenoids sowie in die beiden Verankerungslöcher. Aufbringen des Glenoids und Aushärten des Zements. Vorgängig Entfernung von überschüssigem Zement.

Erneutes Hinzuwenden zum Schaft. Aufschrauben des Testkonus auf den liegenden Probeschaft. Einbringen eines Probekopfes der Größe 45 mm. Dieser passt perfekt. Nun vollständiges Entfernen jeglichen Metalls. Danach Einschlagen des Originalimplantats der Größe 45 mm auf gut 2/3 Höhe und Aufbringen des Kopfes. Anschließend endgültiges Einschlagen des Schaftes über den definitiven Prothesenkopf mittels Einschläger. Hierbei kommt es zu einer sehr schönen anatomischen Reposition. Anschließend Reposition des Gelenks. Regelrechte Artikulation und Sitz bei funktioneller Prüfung. Keine Luxationstendenzen. Ausgiebiges Spülen des Gelenks (500 ml). Transossäre Refixation des M. subscapularis. Sodann wird die coracobrachiale Muskelgruppe am Coracoid transossär refixiert. Nochmalige Spülung. Kontrolle auf Bluttrockenheit. Einlage einer 10er-Redondrainage. Schichtweiser Wundverschluss. Steriler Verband. Abduktionskissen.

Procedere: Nachbehandlung nach »Standardschema Schulterendoprothese«. Analgesie nach Maßgabe der Stationsärzte. Röntgen nach Drainagenzug nach 2 Tagen sowie nach 2 + 6 Wochen.

OA Dr. med. L. Irlenbusch (FA f. Orthopädie u. spez. Unfallchirurgie)

8.1.2 Anatomische Totalendoprothese (bei Omarthrose)

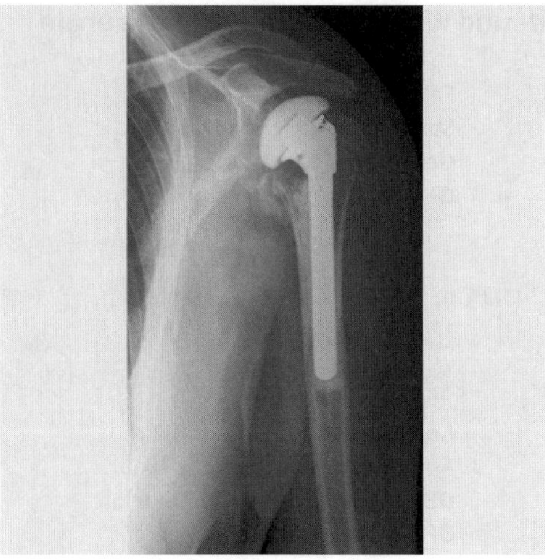

OP-Bericht, Klinik für Unfall- und Wiederherstellungschirurgie

Pat.-Nr.: 150578801
Aktuelle Klinik: Unfallchirurgie
Pat.-Name: Rasmussen, Gunnar

Fall-Nr.: A33345601/2012
Station: B2-1
Geb.-Dat.: 09.08.52
Geschlecht/Alter: m, 59 J.

OP-Datum: 01.06.2012
OP-Dauer (Schnitt/Naht): 10.46 – 12.22 Uhr
Saal: B 3

Personal:
1. Operateur: OA Dr. L. Irlenbusch
2. Operateur: Dr. M. Schulz
Assistent: P. Derst

Anästhesist: Fr. C. Rippenstiel-Beyerlein
Anästhesieschw./-pfl.: B. Bach
OP-Schwester/-Pfl.: D. Rameloh
OP-Springer: F. Fahrig

Vorgeschichte/Indikation: Herr Rasmussen klagt seit ca. 4 Jahren über zunehmende Beschwerden im Schultergelenk rechts. In einer auswärtigen Klinik ist 2009 ein arthroskopisches Debridement erfolgt, das laut Pat. für ca. 2 Jahre zu einer Linderung der Beschwerden geführt hat. Schon bei diesem Eingriff wurde ihm die Prothesenimplantation empfohlen. Die Beweglichkeit ist mit einer Abduktion/Elevation von je 110-120° ausreichend. Radiologisch Omarthrose Grad III. Die Indikation zur Implantation einer Schultertotalendoprothese wurde gestellt, der Pat. hat nach entspr. umfangreicher Risikoaufklärung schriftlich eingewilligt.

Diagnose: Primäre Omarthrose Schultergelenk rechts

Operation: Implantation einer Schultertotalendoprothese (Typ Affinis, Fa. Mathys, Schaft 9 mm zementiert, Kopf Größe 45, Glenoid Größe 2)

Bericht: Ungestörte ITN. Cefuroxim 1,5 g i.v. Beach-Chair-Position, entspr. Sicherung und Polsterung. Wiederholte Hautdesinfektion und steriles Abdecken in üblicher Weise.

Typischer deltoideopectoraler Zugang unter entspr. schichtweiser Präparation. Vertikale Inzision der Faszie clavicopectoralis. Danach Mobilisation der coracobrachialen Muskelgruppe. Nun Spaltung der Rotatorenmanschette im Intervall bis an die Basis des Coracoid. Darstellen der Bizepssehne und Tenotomie derselbigen. Der intraartikuläre Stumpf wird reseziert. Tenodese der Sehne am prox. Humerusschaft. Nun Tenotomie der kranialen 2/3 der Subscapularissehne knochennah. Armierung der Sehne mit 3 nicht resorbierbaren Fäden. Nun weitere Exposition des Humeruskopfes in maximaler Außenrotation. Eröffnung des Markraumes mittels Pfriem etwas ventrolateral des Zentrums. Eindrehen des Markraumbohrers bis zur Größe 9 mm. Aufsetzen der Resektionslehre. Grobeinstellung der Retrotorsion auf den Unterarm. Anschließend nochmalige Feinjustierung mittels der Sichel. Danach temporäre Fixierung des Sägeblockes mit 2 Pins. Entfernung des Stabsystems. Resektion des Humeruskopfes über die Resektionslehre. Eine Nachresektion ist nicht notwendig. Kopfgrößenbestimmung durch vergleichendes Messen des resezierten Humeruskopfes. Entscheid für die Kopfgröße 45 mm. Anschließend Markierung der Retrotorsionslage durch Einbringen eines medialen und lateralen Schlitzes. Schrittweises Aufraspeln der Markhöhle unter Einhaltung der Retrotorsion bis zur Größe 9 mm. Abschrauben des Setzinstruments und Aufbringen einer Coverdisc.

Zuwendung zum Glenoid. Dieses wird zunächst ausgiebig mobilisiert. Hierzu Entfernung von Labrum und Osteophyten. Exposition des Glenoids. Zentrales Setzen eines Kirschnerdrahtes. Anfräsen des Glenoids mit der entspr. Fräse über den K-Draht. Das Fräsen erfolgt bis auf den Knochen. Aufsetzen der Glenoidbohrlehre über den Kirschnerdraht und korrekte Ausrichtung. Bohren des ersten Verankerungslochs mit dem Glenoidbohrer. Einbringen eines Fixationszapfens in dieses Loch. Dann Setzen des zweiten Lochs. Entfernung der Bohrlehre und des Drahts. Einsatz des Glenoids der Größe 2. Dieses passt perfekt. Nun Füllen der vorgefrästen Kavitäten mit Knochenzement. Einsetzen der Glenoidkomponente und vorsichtiges Einschlagen. Aushärtung des Zements.

Erneutes Zuwenden zum Humerusschaft. Entfernung der Coverdisc. Aufbringen der Kopfeinstellscheibe. Bestimmen des medialen und des posterioren Offsets. Arretierung der Exzenterposition in 11 Uhr-Position sowie des Konus zum Schaft +1. Anschließend Aufsetzen des Manipulierkopfes auf den Konus mit den entsprechenden Exzenterpositionen und Reposition des Gelenks. Hierbei haben wir eine sehr gute Beweglichkeit und gute Gelenkspannung. Reluxation des Kopfes. Entfernung des Probekopfes, Übertragen der Exzenterposition auf das Originalimplantat ex situ. Verblockung der Prothese in der gewünschten Position. Aufbringen des Kopfes. Nochmalige Kontrolle. Exzenterposition 11 Uhr Konus/Schaft +1. Spülung des Markraums. Einbringen eines Markraumstoppers. Auffüllen mit Palacos. Einbringen des Originalimplantats. Entfernung überschüssigen Zements. Nach Aushärtung Reposition des Gelenks. Sehr gute Spannung und Beweglichkeit, stabile Gelenkführung bei Funktionsprüfung. Unter BV-Kontrolle liegt anatomisch regelrechter Prothesensitz vor.

Ausgiebige Gelenkspülung (500 ml). Transossäre Refixation des M. subscapularis mit 3 nichtresorbierbaren Fäden. Nochmals Spülung. Kontrolle auf Bluttrockenheit. Einlage einer 10er-Redon. Schichtweiser Wundverschluss. Spannungsfreie Hautrückstichnähte. Steriler Verband. Gilchristverband.

Procedere: Nachbehandlung nach »Standardschema Schulterendoprothese«. Analgesie nach Maßgabe der Stationsärzte. Röntgen nach Drainagenzug nach 2 Tagen sowie nach 2 + 6 Wochen.

OA Dr. med. L. Irlenbusch (FA f. Orthopädie u. spez. Unfallchirurgie), Dr. med. M. Schulz (Assistenzarzt)

8.1.3 Inverse Schulterendoprothese (bei zusätzl. Rotatorenmanschettendefekt)

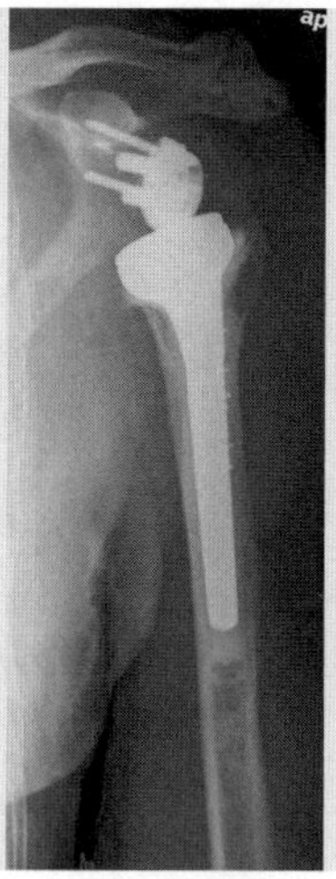

OP-Bericht, Klinik für Unfall- und Wiederherstellungschirurgie

Pat.-Nr.: 150574424
Aktuelle Klinik: Unfallchirurgie
Pat.-Name: Hasch, Franz-Josef

Fall-Nr.: A3334524/2012
Station: B2-1
Geb.-Dat.: 06.01.40
Geschlecht/Alter: m, 72 J.

OP-Datum: 14.08.2012
OP-Dauer (Schnitt/Naht): 08.19 – 09.50 Uhr
Saal: B 1

Personal:
Operateur: OA Dr. L. Irlenbusch
1. Assistent: OA Dr. R. Neef
2. Assistent: A. Eisenkrämer

Anästhesist: Fr. C. Rippenstiel-Beyerlein
Anästhesieschw./-pfl.: B. Bach
OP-Schwester/-Pfl.: D. Rameloh
OP-Springer: F. Fahrig

Vorgeschichte/Indikation: Bei Hrn. Hasch besteht eine Defektarthropathie Grad Hamada III. Die aktive Beweglichkeit im rechten Arm ist auf jeweils ca. 40° Abduktion/Elevation limitiert. Es besteht eine ausgeprägte Schmerzhaftigkeit. Die Indikation zur operativen Intervention ist gegeben. Der Pat. hat nach umfangreicher Aufklärung über Operationsrisiken und alternative Therapieoptionen in das u. g. Vorgehen schriftl. eingewilligt.

Diagnose: Defektarthropathie Schultergelenk rechts (Hamada III)

Operation: Implantation einer inversen Schulterendoprothese Schultergelenk rechts (Affinis invers, Fa. Mathys, Schaft 9 mm zementiert, Inlay 39 mm+3, Glenosphäre 39 mm)

Bericht: Ungestörte ITN. Cefuroxim 1,5 g i.v. Beach-Chair-Position, entspr. Sicherung und Polsterung. Wiederholte Hautdesinfektion, übliches steriles Abdecken.

Typ. deltoideopectoraler Zugang. Darstellung des Gelenks, welches nach Auseinanderhalten von M. deltoideus und M. pectoralis sofort exponiert ist. Die Sehnen von Mm. supra- und infraspinatus sind nicht mehr vorhanden. Wenige Fasern des M. subscapularis sind noch existent. Die Bizepssehne ist rupturiert, das kaudale Ende nicht sichtbar. Zunächst sukzessives Mobilisieren des Humeruskopfes. Nach ausreichender Mobilisation Außenrotation des Arms. Eröffnung des Markraums mittels Pfriem vom höchsten Punkt aus auf die Schaftachse zentriert. Eindrehen des Markraumbohrers, beginnend mit einem 6 mm Bohrer bis zu einer Größe von 9 mm. Danach Aufbau der Resektionslehre für die rechte Seite. Einstellen der Retrotorsion von ca. 30°. Aufbringen des Sägeblocks und Fixierung mit 2 Pins. Entfernung des Stabsystems. Resektion des Kopfes über die Resektionslehre. Nochmalige Kontrolle der Höhe. Diese ist korrekt. Entfernung aller Instrumente. Einsetzen der Retrotorsionslage und Markierung der korrekten Ausrichtung. Nun Beginn der Humeruspräparation. Hierzu schrittweises Aufraspeln mit der kleinsten Raspel entsprechend der Retrotorsion. Aufraspeln bis zu der bekannten Größe von 9 mm. Nun Belassen der Raspel im Humerus. Aufschrauben des Führungsbolzens auf die Raspel und Aufbohren der metaphysären Markhöhle mittels Humerusfräse 1. Aufbringen einer Coverdisc und Zuwendung zum Glenoid.

Hier zunächst Entfernung des Labrums und angrenzender Osteophyten, bis ein sauberer Rand vorhanden ist. Einbringen der Bohrlehre und Ausrichten am Unterrand des Glenoids. Dann Einbringen eines K-Drahtes zentral im Glenoid. Anfräsen des Glenoids mit der Glenoidfräse 28 über den K-Draht. Wir erreichen die subchondrale Knochenschicht. Anschließend wird die 42er-Glenoidfräse noch zur Entfernung überstehender Knochenstrukturen am Glenoid verwendet. Nochmals Einbringen der Bohrlehre. Ausrichtung derselben. Nun Bohren des oberen Verankerungslochs und Einbringen eines Fixierungszapfens. Dann Bohren des unteren Lochs und Einbringen des Fixierzapfens. Entfernung jeglichen Metalls. Anschließend Einschlagen der Metaglene. Diese wird nun zunächst mittels 2 Zugschrauben fixiert. Wir beginnen hierbei bei der posterioren Zugschraube, welche eine Länge von 32 mm hat. Die anteriore Zugschraube hat eine Länge von 24 mm. Beide Schrauben werden abwechselnd angezogen. Wir erreichen eine sichere Fixation. Zum Abschluss wird das superiore Schraubenloch mittels einer winkelstabilen Schraube, mit einer Länge von 36 mm, fixiert. Nun definitiver Sitz der Metaglene. Entfernung der Fixierpins. Jetzt Aufbringen der 39 mm-Originalglenosphäre. Diese wird über die Montagestange aufgeschoben und mittels des Sicherungsstifts fixiert. Nun wieder Hinwendung zum Schaft. Entfernung der Coverdisc. Entfernung der Raspel. Weiteres Aufbohren der metaphysären Höhle mit der Humerusfräse 2. Spülen des Markraums. Einbringen eines Zementstoppers. Danach Einbringen von 40 g Palacos. Einsatz des definitiven Schafts der Größe 9. Entfernung von überstehendem Zement. Aushärten. Anschließend Einbringen eines Testinlays der Größe 39+0. Reposition des Gelenks. Hierbei erhalten wir ein stabiles Gelenk mit jedoch leicht verminderter Spannung. Aufgrund dessen Entschluss für ein definitives Inlay der Größe 39+3. Reposition des Gelenks. Korrekte Gelenkspannung. Korrekte Bewegungsausmaße ohne Scapulanotching, stabiles Gelenkspiel. BV-Kontrolle, regelhafter Prothesensitz. Ausgiebiges Spülen des Gelenks (500 ml). Einlage einer 10er-Redon. Schichtweiser Wundverschluss. Hautklammernaht. Steriler Verband. Abduktionskissen.

Procedere: Nachbehandlung nach Hausschema »Schulterprothese«. Analgesie nach Maßgabe der Stationsärzte. Röntgen nach Drainagenzug nach 2 Tagen sowie nach 2 + 6 Wochen.

OA Dr. med. L. Irlenbusch (FA f. Orthopädie u. Unfallchirurgie)

8.2 Ellenbogen

S. Rehart

8.2.1 Gekoppelte Ellenbogengelenksprothese

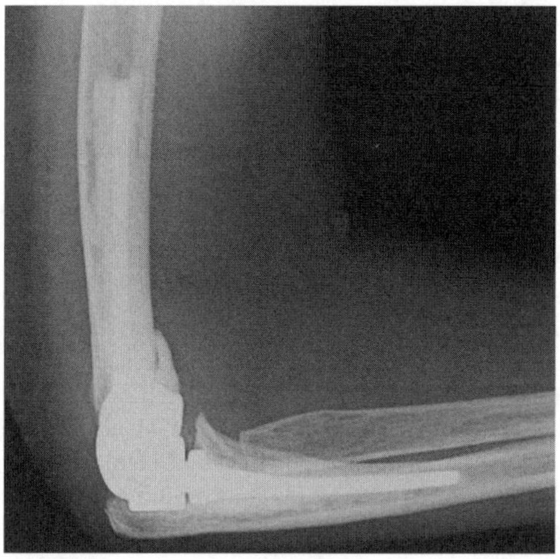

OP-Bericht, Klinik für Orthopädie und Unfallchirurgie

Pat.-Nr.: 864241
Aktuelle Klinik: Orthopädie u. Unfallchirurgie
Pat.-Name: Tausendschön, Gerlinde

Fall-Nr.: B06626/2011
Station: 2
Geb.-Dat.: 14.06.1948
Geschlecht/Alter: w, 73 J.

OP-Datum: 04.09.2011
OP-Dauer (Schnitt/Naht): 14.29 – 16.26 Uhr
Saal: 2b

Personal:
Operateur: Prof. Dr. St. Rehart
1. Assistent: OÄ Dr. M. Henniger
2. Assistent: U. Reulsinger (PJ)

Anästhesist: Fr. Dr. S. Zipfel
Anästhesieschw./-pfl.: U. Schweins
OP-Schwester/-Pfl.: B. Haupt
OP-Springer: W. Kammer

Vorgeschichte: Rheumatoide Arthritis seit 15 Jahren. Schwere Synovialitis mit knöcherner in situ-Destruktion des Ellenbogengelenks und fortgeschrittener Bewegungseinschränkung im Larsen-Stadium V. Perioperatives Absetzen der TNF-α-Blocker-Therapie, jedoch kontinuierliche weitere Einnahme von Methotrexat. Präoperativ ist die schriftl. Aufklärung der Patientin über die OP-Risiken und Komplikationsmöglichkeiten erfolgt.

Diagnose: Rheumatoide Arthritis, hochfloride Synovialitis Ellenbogengelenk im Larsen-Stadium V (»stiff-type«)

Operation: Offene Synovialektomie Ellenbogengelenk und Implantation einer gekoppelten Endoprothese (GSB 3, Größe 76 humeral, Größe 12/61 ulnar)

Vorgehen: Cefuroxim 1,5 g i.v. Nach Einleiten der Intubationsnarkose Drehen der Patientin in Bauchlage und Auslagern des Armes auf dem kleinen Seitentisch. Übliches handchirurgisches steriles Abwaschen und Abdecken des Arms. Auswickeln der Extremität und Schließen der Blutleeremanschette am Oberarm mit 250 mm Hg. Anzeichnen des Hautschnittes 10 cm zentral über dem M. trizeps am Humerus beginnend und nach proximal weitergeführt über dem Olecranon nach radial geschwungen, bis ca. 7 cm distal parallel zur Ulna. Schichtweise Präparation in die Tiefe auf die Trizepsfaszie, hier wird ein 8 cm langer und 2 cm breiter Sehnenstreifen proximal beginnend entnommen, der soweit präpariert wird, bis dieser am Olecranon gestielt verbleibt. Einhüllen desselben in feuchte Kompressen. Jetzt Weiterführen des Schnittes zur Darstellung der proximalen Ulna, indem radial und ulnar derselben ***(Die dezidierte Darstellung des N. ulnaris ist nicht in jedem Fall erforderlich, wenn dieser im Weichteilkonvolut sicher und geschützt beiseite gehalten werden kann)*** die Präparation so weitergeführt wird, dass an der Ulna Gewebeschichten zum späteren Refixieren der Weichteile verbleiben. Gelenkeröffnung, es zeigt sich eine hochfloride Synovialitis bei massiv destruierten Knorpel-Knochenoberflächen. Die weitere Präparation des Humerus erfolgt so, dass zuletzt mit dem Einsatz von Langenbeck-Haken die gesamte Muskulatur nach beiden Seiten weggehalten werden kann und die Epikondylen ausreichend weit freigelegt werden. Auf der palmaren Seite wird, unter sicherem Schutz der extrakapsulären Weichteilstrukturen (N. medianus!), die Präparation der ventralen Kapsel am Humerus so weit vorgenommen, dass dieser gut exponiert wird. Nunmehr mit der oszillierenden Säge Absetzen der proximalen Olecranonspitze unmittelbar ventral der Insertion der Trizepsaponeurose am Olecranon. Sodann Darstellen des Radiusköpfchens, welches sparsam subkapital mit dem Raspatorium umfahren wird. Einsetzen von 2 Müller-Hebeln und Absetzen des Radiusköpfchens mit der oszillierenden Säge. Ausgiebige Spülung. Abtragen aller osteophytären Anbauten an den Epikondylen und dem proximalen Ulnaende. Nach Abschieben der Seitenbänder ist der Processus coronoideus ausreichend gut demonstrierbar. Jetzt Vorlegen eines Humerus-Steinmann-Nagels in den Humerus, nachdem mit dem Lüer in der Mitte der Humerusgelenkrolle ein Eingang präformiert wurde. Dann Aufsetzen der Kondylenschnittlehre entsprechend der OP-Anleitung über den Steinmann-Nagel. Einbringen der Pins und Markieren der Humerusgröße an den vorgegebenen Eintrittsstellen für die Endoprothese der Größe 76. Absetzen der überstehenden Kondylenanteile mit der oszillierenden Säge. Jetzt werden die 1. Sägelehre entfernt und die Humeruskastenlehre über die vorgebohrten und eingebrachten Pins aufgesetzt. Mit der oszillierenden Säge Entfernen des interkondylären Knochenblocks zwischen der Kastenlehre. Dabei wird ventral unter Sicht (Hohmann-Haken) jede sensible Struktur geschützt. Dann Einbringen des Dorns der Humerusbohrlehre in das Bohrloch des Humerus-Steinmann-Nagels und Überprüfen der suffizienten Entfernung aller interkondylären Knochenanteile, damit die Bohrlehre sauber und sicher und ohne Frakturgefahr für die Kondylen eingebracht werden kann. Durch die vorgegebenen Bohrlöcher in der Humerusbohrlehre mit Dorn werden jetzt die Begrenzungslöcher für die Prothese im Humerus vorgebohrt. Dies gelingt ausgezeichnet. Eine Perforation des Humerus ist zu keinem Zeitpunkt vorhanden. Die Epikondylen sind sicher intakt. Anschließend Auffräsen des Markraumes mit den entsprechenden Fräsen, auch hier definitiv ohne Perforation. Nunmehr Aufraspeln des Markraumes mit der Markraumraspel Größe 76. Hier kommt es zum festen bündigen Sitz. Abtragen des knöchernen Überstands ventral und dorsal, um einen kontinuierlichen Übergang von den Rundungen der Prothese zu den Knochenanteilen in direkter Umgebung zu gewährleisten. Solider Sitz der Humerusraspel der Größe 76. Beachtet wird die dorsale Ausrichtung der Raspel an der dorsalen Kortikalis des Humerus für den späteren orthograden Sitz der Prothese. Einbringen der Probeprothese und klinische wie radiologische Kontrolle.

Eröffnen des Markraumes der Ulna mit einem Pfriem. Sehr sparsames Absetzen des destruierten proximalen Ulnaendes im Bereich des Proc. coronoideus mit der oszillierenden Säge. Nach Einbringen eines Steinmann-Nagels kann die Ausrichtung des Markraums der Ulna radiologisch verifiziert werden. Einbringen der Ulnafräsen in aufsteigender Größe und stufenweise Erweiterung des Markraums. Überprüfung der sicheren Vermeidung einer Perforation mit einer stumpfen Sonde. Aufraspeln des Markraums mit der Ulnaraspel unter Beachtung der Längsachse der Ulna. Ausgiebige Spülung der beiden Markräume und Einbringen der Probeprothesen 12/61 an der Ulna und 76 am Humerus. Hiermit lassen sich die Probereposition und die Verbindung zwischen dem Stift der Ulnaprothese und der Hülse des Humerusanteils einwandfrei vornehmen. Bei der Prüfung der Beweglichkeit ergibt sich eine Extension/Flexion von 0-0-140° bei freier Pro- und Supination. Eine ungewöhnliche Spannung auf den Bandapparat entsteht nicht. Entfernung der Probeprothesen und ausgiebige Spülung. Einbringen von einem Markraumstopper proximal ca. 2 cm oberhalb der Länge der Humerusprothese. Im Bereich der Ulna wird mit dem gewonnenen Knochenmaterial ebenfalls 2 cm distal der Länge des Ulnaprothesenanteils eine knöcherne Markraumstoppersituation geschaffen. Einbringen von Zement in den Humerus und in üblicher Weise Einbringen der endgültigen Prothesengröße 76. Abtragen des übertretenden Zements und Aushärten der Prothese in der zuvor bestimmten Position. Nun Einbringen des Zements in die Ulna und Nachschieben der Ulnaprothese Größe 12/61. Übergetretener Zement wird abgetragen. Nach Aushärten wird vorsichtig unter Spannung die Reposition mit der Repositionshilfe zwischen Ulnastift proximal und Hülse der Humerusprothese durchgeführt. Zuletzt sitzt die Prothese solide und fest, eine Luxationstendenz ist nicht vorhanden. Abschließende BV-Kontrolle, regelhafte Gelenkstellung, guter Prothesensitz. Die Extension/Flexion beträgt weiterhin 0-0-140°. Jetzt Vervollständigung der Synovektomie in allen Gelenkanteilen. Einlage einer 10er-Redon-Drainage. Schichtweiser Wundschluss und Rekonstruktion der Faszien. Hautverschluss in Einzelknopftechnik. Steriler Verband nach Grassolind-Auflage. Elastokompressive Wicklung. Einlage des Armes in die präoperativ gefertigte Gipsschale in 30° Flexion des Ellenbogengelenks bei neutraler Pro-/Supination.

Procedere: 1. Verbandswechsel, Drainagezug und Röntgen am 2. postoperativen Tag. Beüben der Extension/Flexion aktiv und passiv in vollem Bewegungsausmaß 6 x täglich für 30 min aus der Schale. Belassen der Schale bis zur definitiven Wundheilung, Entfernung des Hautnahtmaterials frühestens nach 14 Tagen. Nach gesicherter Wundheilung ggf. Wiederaufnahme der TNF-alpha-Blocker-Therapie. Dauerhaft keine Belastung des Ellenbogengelenks über 2 bis maximal 5 kg. Röntgen im Verlauf nach 6 Wochen.

Prof. Dr. med. St. Rehart (Chefarzt)

8.3 Hüfte

S. Klima

8.3.1 Oberflächenersatz Hüftgelenk

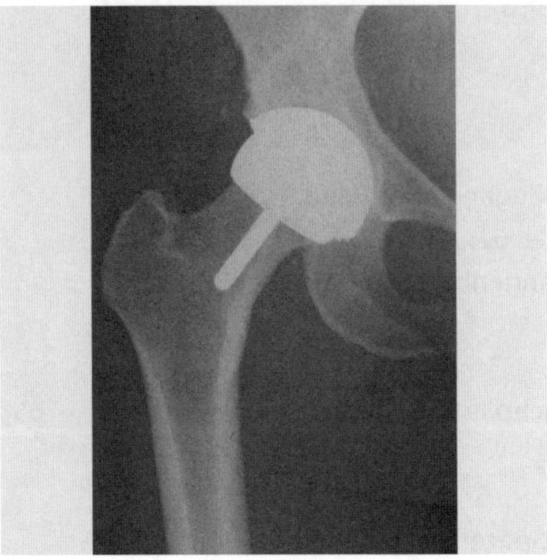

OP-Bericht, Klinik für Unfallchirurgie und Orthopädie

Pat.-Nr.: 97864661
Aktuelle Klinik: Orthopädie
Pat.-Name: Rasputin, Annemarie

Fall-Nr.: B0986744/2011
Station: 3
Geb.-Dat.: 20.04.1964
Geschlecht/Alter: w, 47 J.

OP-Datum: 04.09.2011
OP-Dauer (Schnitt/Naht): 12.21 – 13.24 Uhr
Saal: B 5

Personal:
Operateur: PD Dr. S. Klima
1. Assistent: Dr. B. Marquass
2. Assistent: M. Jah (PJ)

Anästhesist: Dr. Brandt
Anästhesieschw./-pfl.: C. Salzelmen
OP-Schwester/-Pfl.: W. Sinn
OP-Springer: D. D. Beier

Vorgeschichte: Bei der Pat. ist seit etwa 4 Jahren eine rechtsseitige Coxarthrose mit Ruhe- und Belastungsschmerzen bekannt. Trotz medikamentöser Therapie kommt es seit 3 Monaten zu einer Schmerzprogredienz mit Bewegungseinschränkungen. Auf Grund des jungen Alters und auf ausdrücklichen Wunsch der Pat. wird nach entspr. Risikoaufklärung ein Oberflächen-Gelenkersatz geplant.

Diagnose: Ausgeprägte Coxarthrose rechts

Operation: Implantation eines Oberflächenersatzes des rechten Hüftgelenks (Implantate Fa. Zimmer: Durom azetabuläre Komponente DM 52 mm, femorale Komponente 46 mm)

Vorgehen: Seitenlagerung der Patientin auf dem Operationstisch. Der Zugang zum Hüftgelenk wird als typischer Kocher-Langenbeck-Zugang vorgenommen. Nach Spaltung der Fasern des M. glutaeus maximus und dessen partieller Ablösung an der Linea aspera wird der N. ischiadicus aufgesucht und gezügelt. Die Außenrotatoren werden nahe ihrem femoralen Ansatz durchtrennt. Die Piriformissehne separat und auch die übrigen Außenrotatoren werden durchflochten und gezügelt. Nun Darstellung der Gelenkkapsel, die dorsokranial zunächst semizirkulär gespalten und teilweise reseziert wird. Der Femurkopf wird luxiert und durch wechselseitiges Beugen und Strecken des innenrotierten Beines wird die Kapsulotomie nahe am Azetabulum nach inferior und ventral fortgesetzt. Freipräparieren des Kopf-Hals-Übergangs und Abtragen von Osteophyten. Ausmessen des Schenkelhalses und Bestimmen der kleinstmöglichen femoralen Komponente (46 mm). Einsetzen mehrerer gebogener Hohmann-Hebel, wodurch der Hüftkopf ohne weitere Muskelschädigung unter Außenrotation des gestreckten Beines nach kranioventral verlagert und so das Azetabulum gut zugänglich wird. Mit den Formfräsen wird nun das Azetabulumbett präpariert, ohne dieses wesentlich zu vertiefen. Bei der Verwendung der 54 mm-Fräse ist spongiöser Knochen in der Tiefe erreicht, peripher ist teilweise die subchondrale Sklerosezone bereits durchbrochen. Eine kleine kraniale Zyste wird ausgeräumt und mit Knochenmehl aus dem letzten Fräsvorgang aufgefüllt. Die 54er-Testpfanne findet einen guten Griff im Knochen. Überstehende Osteophyten werden vom azetabulären Rand abgemeißelt. Nun Umlagern des Beines in Innenrotation und Flexion, wodurch der Hüftkopf zur Bearbeitung freigegeben wird. Der Führungsdraht wird nun etwas dezentriert von der Kopfmitte zentral in den Schenkelhals vorangetrieben. Zunächst wird der Kopf plan geschliffen und hier ein reichlich halber Zentimeter Knochen reseziert. Aufsetzen und Festschlagen der Grundplatte, an der dann das Zielinstrumentarium befestigt wird. Der Kirschnerdraht wird nun in leichter Valgisierung zum CCD-Winkel im Schenkelhals vorangetrieben. Das aufgesetzte Zielinstrument wird nach Abtasten des Kopf-Hals-Übergangs in der korrekten Position fixiert. Über die Hülse wird anschließend der lange Führungsdraht eingebracht und bis in die laterale Kortikalis vorangetrieben. Überbohren des Drahts und Einstecken des Führungsbolzens, über den dann mit den Zylinderfräsen der Femurkopf abgetragen wird. Die letzte Fräse präpariert nahe am Schenkelhals, kerbt diesen jedoch nicht. Abschließendes Präparieren des Kopfes, Setzen von Verankerungslöchern im sklerotischen Anteil und Aufzementieren der Femurkomponente. Nach Aushärtung des Zements Umlagern des Beines und Einschlagen der Pfanne, die mit wenig Anteversion eine optimale Überdachung findet. Spülung und Reposition, Durchbewegen des Beines, es findet sich kein Impingement bei umfangreicher Beweglichkeit. Spülung, Drainage und schichtweiser Wundverschluss nach Reinsertion der kleinen Außenrotatoren, Subkutan- und Hautklammerung, Desinfektion, Verband.

Procedere: Entfernung der Drainage nach maximal 24 h! Es besteht volle Belastungsfähigkeit des rechten Beines. Aufstehen heute Abend! Heparin low-dose lt. Standardprotokoll! Röntgen nach Redonzug sowie nach 2 + 6 Wochen.

PD Dr. med. Stefan Klima (FA f. Orthopädie, FA f. Chirurgie und Unfallchirurgie)

8.3.2 Implantation einer zementfreien Hüft-Totalendoprothese, anterolat. Zugang nach Bauer

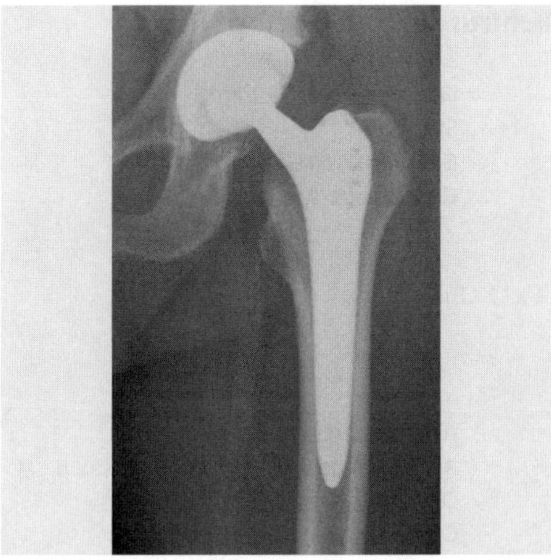

OP-Bericht, Klinik für Unfallchirurgie und Orthopädie

Pat.-Nr.: 97864662
Aktuelle Klinik: Orthopädie
Pat.-Name: Gollum, Fred

Fall-Nr.: B0986745/2011
Station: 2
Geb.-Dat.: 16.03.1970
Geschlecht/Alter: m, 51 J.

OP-Datum: 04.09.2011
OP-Dauer (Schnitt/Naht): 13.47 – 14.37 Uhr
Saal: B 3

Personal:
Operateur: PD Dr. S. Klima
1. Assistent: Dr. J.-S. Jarvers
2. Assistent: M. Jha (PJ)

Anästhesist: Fr. Siekel-Wenzmann
Anästhesieschw./-pfl.: C. Geier
OP-Schwester/-Pfl.: R. Fuchs
OP-Springer: I. Bär

Vorgeschichte: Bei dem Patienten besteht eine linksseitige Femurkopfnekrose (ARCO IV) bei Langzeit-Kortisoneinnahme auf Grund einer COPD. Röntgenologisch und im MRT stellt sich der Femurkopf nekrotisch dar, im Bereich der Hauptbelastungszone ist der Knorpel eingebrochen. Ansonsten bestehen anatomisch regelrechte Verhältnisse ohne Hinweise auf ein wesentliche Osteoporose. Der Pat. hat nach der entspr. Risikoaufklärung schriftl. in das operative Vorgehen eingewilligt.

Diagnose: Fortgeschrittene Femurkopfnekrose links bei Langzeit-Kortisoneinnahme

Operation: Implantation einer zementfreien Hüft-Totalendoprothese links, (Implantate Fa. Zimmer: Pfanne Allofit Größe 54 mm, Inlay Durasul 32 mm, Schaft Alloclassic Größe 4, Kopf Sulox Größe 32 mm/M)

Vorgehen: Ungestörte Spinalanästhesie, Cefuroxim 1,5 g i.v. Wiederholte Hautdesinfektion, übliches steriles Abdecken.

Rückenlagerung, entspr. Polsterung. Anterolateraler Standardzugang nach Bauer. 9 cm langer lateraler Hautschnitt, subkutane Längstrennung. Präparation bis auf den Tractus iliotibialis unter sukzessiver Blutstillung. Längsspaltung des Tractus und stumpfe Inzision des M. glutaeus medius im Faserverlauf bis auf die Sehnenplatte am Trochantermassiv. Auf die Anwendung des monopolaren Messers wird verzichtet, um den N. glutaeus superior zu schonen. Alsdann wird scharf die Sehnenplatte am Tuberculum bis 2 cm in die Faszie des M. vastus lateralis hinein inzidiert und nach ventral vom Knochen abpräpariert. Abschieben von Muskelfasern vom ventralen Trochantermassiv und Einstellen des Schenkelhalses mit Hohmann-Hebeln sowie T-förmige Inzision und Resektion der Gelenkkapsel. Die zarte A. circumflexa lateralis wird ligiert und durchtrennt. Einsetzen des Luxationslöffels zwischen Azetabulum und Femurkopf, danach lässt sich der Femurkopf problemlos luxieren. Mit der oszillierenden Säge erfolgt die Schenkelhalsosteotomie. Der entfernte Kopf zeigt auch makroskopisch typische Zeichen einer Knochennekrose mit scholliger Ablösung des kaum arthrotischen Gelenkknorpels. Einstellen des Azetabulums mit Hohmann-Hebeln und Auffräsen, beginnend mit der 48 mm-Fräse bis zum Durchmesser 54 mm. Mit diesem Fräsvorgang ist medial der spongiöse Knochen erreicht und äquatorial der Knorpelbelag komplett abgetragen. Einschlagen der Allofit-Pfanne 54 mm in etwa 45° Inklination zur Beckenquerachse. Die Anteversion wird mit 20° relativ hoch gewählt, um dem zumeist sitzenden Patienten beim Aufstehen aus dem tiefen Sitz eine hohe Protektion der hinteren Stabilität zu geben. Die Pfanne findet einen sehr guten Pressfit-Halt im Knochen. Einsetzen des Standard-crosslinked-Inlays Umlagern des Beines in Außenrotation und Adduktion (Viererposition) und Darstellung des Schenkelhalses. Mit dem Kastenmeißel wird zunächst in den spongiösen Knochen weit dorsal eingegangen und danach die Trochanterregion mit den Raspeln in aufsteigender Größe bearbeitet. Unter Verwendung des pneumatischen Raspeleinschlägers (Specht) wird das Bett für den Prothesenschaft präpariert. Anschließend wird die Probereposition mit dieser Raspel und einem Probekopf der Halslänge M durchgeführt. Es zeigen sich stabile Artikulationsverhältnisse. Nach der Luxation des Probesystems erfolgen die Entfernung der Raspel und das Einschlagen des Prothesenschafts, der einen stabilen Halt findet. Aufsetzen des Keramikkopfes auf den gereinigten und getrockneten Konus und leichtes Anschlagen. Reposition der Prothese und umfassendes Durchbewegen des Beines. Es zeigen sich stabile Gelenkverhältnisse in allen Richtungen, auch in Extremstellungen. Spülen des OP-Wundgebiets mit Kochsalzlösung, Einlage einer 10 Ch.-Redondrainage und Muskel- sowie Fasziennähte, wobei 3 Fäden transossär durch das Trochantermassiv geführt werden. Subkutane Drainage, Subkutannähte und Klammerung der Haut. Hautdesinfektion, Verband. Kochsalzlösung, Einlage einer 10er-Redondrainage und Muskel- sowie Fasziennähte, wobei 3 Fäden transossär durch das Trochantermassiv geführt werden. Subkutane Drainage, Subkutannähte und Klammerung der Haut. Hautdesinfektion, Verband.

Procedere: Entfernung der Drainage nach maximal 24 h! Es besteht volle Belastungsfähigkeit des linken Beines. Aufstehen heute Abend! Heparin low-dose lt. Standardprotokoll! Röntgen nach 48 h sowie 6 Wochen. Stationäre AHB einleiten.

PD Dr. med. Stefan Klima (FA f. Orthopädie, FA f. Chirurgie und Unfallchirurgie)

8.3.3 Zementfreier Kurzschaft mit Pressfitpfanne, anterolat. MIS-Zugang

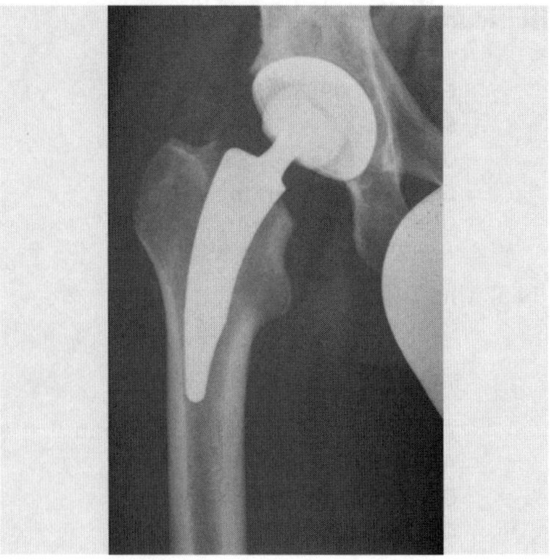

OP-Bericht, Klinik für Unfallchirurgie und Orthopädie

Pat.-Nr.: 97864660
Aktuelle Klinik: Orthopädie
Pat.-Name: Berg, Christa

Fall-Nr.: B0980543/2011
Station: 2
Geb.-Dat.: 20.04.1960
Geschlecht/Alter: w, 51 J.

OP-Datum: 04.09.2011
OP-Dauer (Schnitt/Naht): 13.47 – 14.37 Uhr
Saal: B 3

Personal:
Operateur: PD Dr. S. Klima
1. Assistent: Dr. J. Theopold
2. Assistent: M. Jha (PJ)

Anästhesist: Dr. Brandt
Anästhesieschw./-pfl.: C. Salzelmen
OP-Schwester/-Pfl.: D. D. Beier
OP-Springer: W. Sinn

Vorgeschichte: Die Pat. leidet seit Jahren an einer Coxarthrose rechts mit Ruhe- und Belastungsschmerzen sowie zunehmenden Bewegungseinschränkungen des Hüftgelenks. Radiologisch zeigen sich typische arthrotische Veränderungen der rechten Hüfte bei anatomisch regelrechten Verhältnissen, keine Hinweise für eine Osteoporose. Nach entspr. Risikoaufklärung hat die Pat. schriftl. in das operative Vorgehen eingewilligt.

Diagnose: Fortgeschrittene Coxarthrose rechts

Operation: Minimalinvasive Implantation einer zementfreien Kurzschaft-Totalendoprothese rechts (Implantate Fa. Zimmer: Pfanne Allofit Größe 60 mm, Inlay Durasul 36 mm, Fa. Smith & Nephew Schaft Nanos Größe 6, Kopf Deltakeramik Größe 36 mm/S)

Vorgehen: Ungestörte ITN. Cefuroxim 1,5 g i.v. Seitlagerung, entspr. Sicherung und Polsterung. Wiederholte Hautdesinfektion, übliches steriles Abdecken.

Der 6 cm lange Hautschnitt wird in einer gedachten Linie von der Spina iliaca ant. sup. zur Spitze des Troch. major angelegt. Präparation bis auf die Faszie unter subkutaner Blutstillung. Spaltung der Faszie an ihrem Rand zum M. tensor fasciae latae. Dann wird stumpf zwischen diesem Muskel und dem M. glutaeus medius direkt bis auf den Schenkelhals vorgegangen. Einstellen des Schenkelhalses mit gebogenen Hohmann-Hebeln und T-förmige Inzision sowie Resektion der Gelenkkapsel. Die A. circumflexa lateralis wird ligiert und durchtrennt. Nun werden die Hohmann-Hebel um den Schenkelhals intrakapsulär positioniert. Kraniale Osteophyten werden vom Pfannendach abgetragen. Mit der oszillierenden Säge wird nun zunächst die Schenkelhalsosteotomie durchgeführt und ein Keil aus dem Schenkelhals entnommen, worauf infolge des gewonnenen Platzes die Entfernung des Kopfes leicht fällt. Erwartungsgemäß zeigt sich ein Kopf, der zu großen Anteilen vom Knorpelbelag befreit ist. Die A. capitis femoris ist obliteriert. Einstellen des Azetabulums mit Hohmann-Hebeln und Auffräsen, beginnend mit der 56 mm-Fräse bis zum Durchmesser 60 mm. Mit diesem Fräsvorgang ist medial der spongiöse Knochen erreicht und äquatorial die Sklerosezone erhalten. Eine kraniale Knochenzyste wird ausgeräumt, angebohrt und mit autologer Spongiosa aufgefüllt. Einschlagen der Prothesen-Pfanne in etwa 45° Inklination zur Beckenquerachse und 15° Anteversion , wobei die Pfanneneingangsebene und das Lig. transversum acetabuli als Leitstruktur dienen. Die Pfanne findet einen sehr guten Pressfit-Halt im Knochen. Einsetzen des Standard-Durasulinlays. Umlagern des Beines in Außenrotation, Hyperextension und Adduktion und Darstellung des Schenkelhalses. Mit der Starterraspel wird zunächst in den spongiösen Knochen eingegangen und danach die Trochanterregion mit den Raspeln in aufsteigender Größe bearbeitet. Unter Verdichtung der Spongiosa bis zur Raspelgröße 6 wird das Bett für den Prothesenschaft präpariert. Anschließend erfolgt die Probereposition mit dieser Raspel und einem Probekopf der Halslänge S. Es zeigen sich stabile Artikulationsverhältnisse. Nun Luxation des Probesystems, Entfernung der Raspel und Einschlagen des Prothesenschafts, der ebenso einen stabilen Pressfit-Halt findet. Aufsetzen des Keramikkopfes auf den gereinigten und getrockneten Konus und leichtes Anschlagen. Reposition der Prothese und Durchbewegen des Beines. Wiederum herrschen stabile Gelenkverhältnisse in allen Richtungen, auch in Extremstellungen. Spülen des OP-Wundgebiets mit Kochsalzlösung, Einlage einer 10 Ch.-Redondrainage und adaptierende Fasziennähte. Auf eine subkutane Drainage wird verzichtet. Subkutannähte und Intrakutannaht. Hautdesinfektion, Verband.

Procedere: Entfernung der Drainage nach maximal 24 h! Es besteht volle Belastungsfähigkeit des rechten Beines. Aufstehen heute Abend! Heparin low-dose lt. Standardprotokoll! Röntgen nach 48 h sowie 6 Wochen. Stationäre AHB einleiten.

PD Dr. med. Stefan Klima (FA f. Orthopädie, FA f. Chirurgie und Unfallchirurgie)

8.3.4 Zementfreie Kurzschaftprothese, posteriorer Zugang nach Kocher-Langenbeck (nach Azetabulumfraktur)

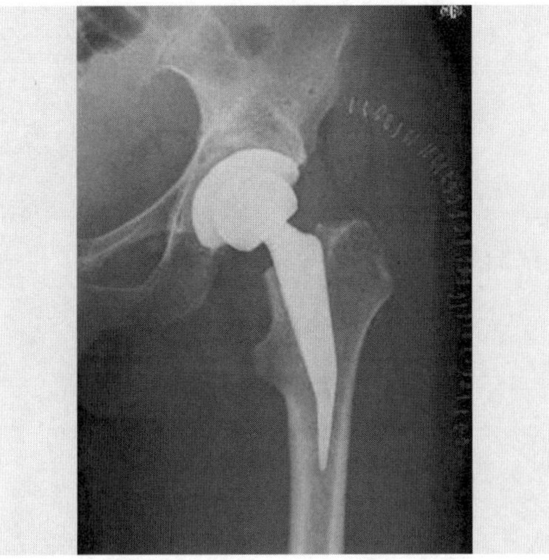

OP-Bericht, Klinik für Unfallchirurgie und Orthopädie

Pat.-Nr.: 97864661
Aktuelle Klinik: Orthopädie
Pat.-Name: Gläsel, Reiner

Fall-Nr.: B0986744/2011
Station: 2
Geb.-Dat.: 18.04.1962
Geschlecht/Alter: m, 49 J.

OP-Datum: 09.03.2011
OP-Dauer (Schnitt/Naht): 13.30 – 15.19 Uhr
Saal: B 3

Personal:
Operateur: PD Dr. S. Klima
1. Assistent: OA St. Glasmacher
2. Assistent: M. Jha (PJ)

Anästhesist: Dr. Brandt
Anästhesieschw./-pfl.: C. Salzelmen
OP-Schwester/-pfl.: D. D. Beier
OP-Springer: W. Sinn

Vorgeschichte: Bei Hrn. Gläsel besteht eine sekundäre Coxarthrose links nach Stabilisierung einer Azetabulumfraktur (hintere Pfeilerfraktur) vor 3 Jahren (BG-lich). Röntgenologisch zeigt sich eine massive Arthrose, es bestehen keine Lockerungszeichen der implantierten Titanplatte; es zeigt sich aber eine deutliche Protrusion des Kopfes in die Pfanne. Der Patient besteht auf einer einzeitigen Versorgung und hat nach entspr. umfangreicher Risikoaufklärung in die Operation eingewilligt.

Diagnose: Posttraumatische Coxarthrose links nach operativ stabilisierter Azetabulumfraktur

Operation: Metallentfernung, autologer Pfannenbodenaufbau und Implantation einer zementfreien Hüft-Totalendoprothese links, (Implantate Fa. Zimmer: Pfanne Allofit Größe 54 mm, Inlay Durasul 32 mm, Schaft Schaft Mayo Größe M+, Kopf Sulox Größe 36 mm/S)

Vorgehen: Ungestörte ITN. Rechtsseitlage, entspr. Sicherung und Polsternung. Wiederholte Hautdesinfektion, übliches steriles Abdecken.

Seitenlagerung des Patienten auf dem Operationstisch. Die vorbestehende geschwungene Narbe wird ausgeschnitten. Posteriorer Standardzugang nach Kocher-Langenbeck und Präparation bis auf den Tractus iliotibialis und die Faszie des M. glutaeus maximus unter subkutaner Blutstillung. Scharfe Längsspaltung des Tractus und stumpfe Inzision des M. glutaeus maximus, dessen dorsaler Anteil mit einem Roux-Haken gehalten wird. Resektion einer entzündeten Bursa trochanterica und Darstellung der Außenrotatoren, die stark vernarbt sind. Der N. ischiadicus wird weiter dorsal aufgesucht und kurzstreckig aus dem Narbengewebe gelöst. Abtrennen der Außenrotatoren, wobei ein etwa 1 cm langer, sehnig-narbiger Streifen am Knochen belassen wird. Die Muskeln werden »im Paket« mit einem Haltefaden versehen und nach dorsal weggehalten. Nun Eröffnung der dorsalen Gelenkkapsel, klarer, seröser Gelenkerguss wird abgesaugt. Ein Teil gelangt – gemeinsam mit Anteilen der synovialen Kapsel - zur mikrobiologischen Untersuchung. Die Titanplatte entlang dem dorsalen Azetabulumrand wird aus der Narbe freipräpariert und mitsamt den Schrauben komplett entfernt. Auskratzen des Plattenbetts und Einschicken von Gewebe zur mikrobiologischen Untersuchung. Erst jetzt werden durch die Anästhesie 1500 mg Cefuroxim intravenös verabreicht. Nun Luxation des Kopfes und Schenkelhalsosteotomie mit der oszillierenden Säge. Einstellen des Azetabulums mit Hohmann-Hebeln und Auffräsen, beginnend mit der 50 mm-Fräse bis zum Durchmesser 54 mm. Mit diesem Fräsvorgang wird medial der sklerotische Knochen erreicht und äquatorial der Knorpelbelag komplett abgetragen. Aus dem abgesägten Kopf wird nun eine spongiöse Knochenscheibe gewonnen, danach mit der 56 mm-Fräse bearbeitet und damit der Pfannenboden aufgebaut. Zusätzlich Impaktion von autologen Spongiosachips aus dem Kopf, die durch Fräsen gewonnen wurden. Alsdann Einschlagen der Allofit-Pfanne 54 mm in etwa 45° Inklination/20° Anteversion. Die Pfanne findet einen sehr guten Pressfit-Halt im Knochen. Einsetzen des Standard-Durasulinlays. Umlagern des Beines in Flexion und Innenrotation und Darstellung des Schenkelhalses. Mit der Ahle wird zunächst in den spongiösen Knochen eingegangen und danach die Trochanterregion mit den Formraspeln unter Verwendung des MIS-Handgriffs in aufsteigender Größe bearbeitet. Nach erfolgreicher formgebender Spongiosaverdichtung erfolgen die Entfernung der Raspel und das Einschlagen des Prothesenschafts Mayo M+, der einen stabilen Halt findet. Aufsetzen des Keramikkopfes auf den gereinigten und getrockneten Konus und leichtes Anschlagen. Reposition der Prothese und erfolgreicher Stabilitätstest. Intensives Spülen des OP-Wundgebiets mit Kochsalzlösung, Einlage einer 10 Ch.-Redondrainage und Muskel- sowie Fasziennähte, wobei mit 3 Fäden die Außenrotatoren refixiert werden. Subkutane Drainage, Subkutannähte und Klammerung der Haut. Hautdesinfektion, Verband.

Procedere: Entfernung der Drainage nach maximal 24 h! Vollbelastung erlaubt! Aufstehen heute Abend! Heparin low-dose lt. Standardprotokoll! Antibiotika nur bei positiver Bakteriologie! Röntgen nach 48 h sowie 6 Wochen. BGSW beantragen, im Anschluss ambulant BG-liche Weiterbehandlung bei uns.

PD Dr. med. Stefan Klima (FA f. Orthopädie, FA f. Chirurgie und Unfallchirurgie)

8.3.5 Hybridprothese bei Osteoporose

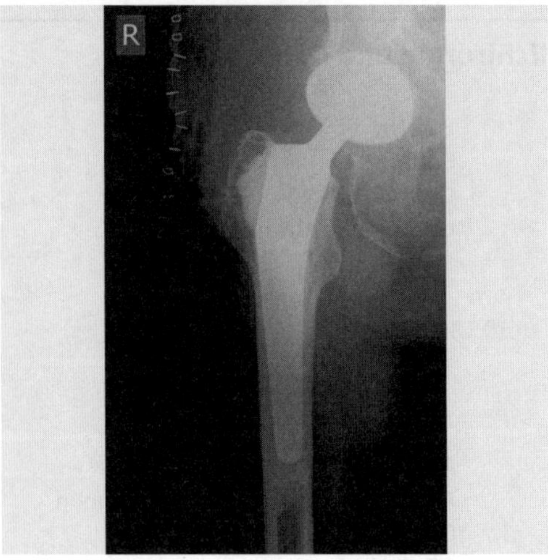

OP-Bericht, Klinik für Unfallchirurgie und Orthopädie

Pat.-Nr.: 97864666
Aktuelle Klinik: Orthopädie
Pat.-Name: Harringer, Edeltraud

Fall-Nr.: B0980549/2011
Station: 3
Geb.-Dat.: 30.06.1945
Geschlecht/Alter: w, 66 J.

OP-Datum: 26.08.2011
OP-Dauer (Schnitt/Naht): 10.17 – 11.34 Uhr
Saal: B 3

Personal:
Operateur: PD Dr. S. Klima
1. Assistent: Dr. J.-S. Jarvers
2. Assistent: M. Jha (PJ)

Anästhesist: Dr. Kohler
Anästhesieschw./-pfl.: C. Salzelmen
OP-Schwester/-Pfl.: R. Rudolf
OP-Springer: D. D. Beier

Vorgeschichte: Bei der Patientin besteht eine deutliche Coxarthrose mit vollständig aufgebrauchtem Gelenkspalt im Bereich der Hauptbelastungszone. Kranial zeigen sich zwei kleinere Granulationszysten. Eine mäßige Osteoporose wurde im Dexa-Scan nachgewiesen. Die Pat. hat schriftl. in u. g. Operation eingewilligt.

Diagnose: Diagnose: Coxarthrose rechts bei nachgewiesener Osteoporose

Operation: Implantation einer teilzementierten Hüft-Totalendoprothese rechts, (Implantate Fa. Zimmer: Pfanne Allofit 52 mm, Inlay Durasul 32 mm, Fa. Merete: Geradschaft zementpflichtig Größe 11,25, Kopf Chrom/Kobalt Größe 32 mm/M)

Vorgehen: Ungestörte ITN. Linksseitenlage, entspr. Sicherung und Polsterung. Gabe von 1,5 g Cefuroxim. Wiederholte Hautdesinfektion, übliches steriles Abdecken.

Seitenlagerung der Patientin auf dem Operationstisch. Anterolateraler Standardzugang nach Watson-Jones über einen gerade verlaufenden Hautschnitt. Präparation bis auf den Tractus iliotibialis mit subkutaner Blutstillung. Spaltung der Faszie zwischen dem M. glutaeus medius und dem M. tensor fasciae latae im Faserverlauf bis auf die gemeinsame Sehnenplatte mit dem M. vastus lateralis am Trochantermassiv. Ablösen der Sehnenplatte nach ventral und Abschieben einiger Muskelfasern vom ventralen Trochantermassiv mit dem Raspatorium. Anschließend Einstellen des Schenkelhalses mit Hohmann-Hebeln und T-förmige Inzision sowie Resektion der ventralen Gelenkkapsel. Blutstillung durch Elektrokoagulation. Die A. circumflexa lateralis ist nicht auszumachen. Es folgt die in situ-Schenkelhalsosteotomie mit der oszillierenden Säge. Nun lässt sich der Femurkopf mithilfe des Korkenzieherinstruments und des Luxationslöffels luxieren. Einstellen des Azetabulums mit Hohmann-Hebeln und Blutstillung im Bereich der Fossa acetabuli. Auffräsen des Azetabulums, beginnend mit der 48 mm-Fräse bis zum Durchmesser 52 mm. Mit diesem Fräsvorgang ist über die gesamte mediale Fläche spongiöser Knochen erreicht, in der Zirkumferenz besteht die subchondrale feste Sklerose vollständig und gestattet eine zementfreie Pressfit-Verankerung. Die beiden kranialen Osteolysen werden ausgeräumt, die Zystenwand wird mit dem Bohrer durchbrochen und die Zysten werden dann mit autologer Spongiosa aus dem Femurkopf aufgefüllt. Einschlagen der Allofit-Pfanne 52 mm in etwa 45° Inklination zur Beckenquerachse und 15° Anteversion. Weiteres Abmeißeln von Osteophyten im Bereich des ventralen und dorsalen Azetabulums, die zu einem Impingement mit dem Prothesenhals führen würden. Einsetzen und Festschlagen des PE-Inlays. Umlagern des Beines in Außenrotation und Adduktion (Viererposition) und Exploration des proximalen Femurs. Der großporig-spongiöse Knochen weist deutliche Zeichen einer Osteoporose auf. Eindringen in das proximale Femur mit der Führungsfräse und dann schrittweises Aufraspeln des proximalen Femurs mit den systemeigenen Raspeln bis zur Größe 11,25. Am lateralen Trochantermassiv wird noch spongiöser Knochen mit dem scharfen Löffel entfernt, um Platz für den Zement zu bieten. Vorbereiten des intramedullären Raumes mit der Jetlavage und nach Austrocknung und Einbringen des Markraumstoppers retrogrades Auffüllen mit 40 g PMMA-Zement (Palacos). Eindrücken des Prothesenschafts, der unter leichtem Druck gehalten wird. Unter Kühlung mit Kochsalzlösung härtet der Zement aus. Aufsetzen des Keramikkopfes auf den gereinigten und getrockneten Konus und leichtes Anschlagen. Ausspülen der Prothesenpfanne und Reposition sowie Durchbewegen des Kunstgelenks ohne Luxationstendenz, es zeigen sich stabile Artikulationsverhältnisse. Ausgiebiges Spülen des OP-Wundgebiets mit der Jetlavage, Einlage einer 10 Ch.-Redondrainage und Muskel- sowie Fasziennähte, wobei 4 Fäden transossär durch das Trochantermassiv geführt werden können. Subkutane Drainage, Subkutannähte und Klammerung der Haut. Hautdesinfektion, Verband.

Procedere: Es besteht volle Belastungsfähigkeit! Lagerung des rechten Beines in Abduktionsstellung! Thromboseprophylaxe und Analgesie nach Maßgabe der Stationsärzte. Röntgen nach Drainagenzug nach 48 h sowie nach 6 Wochen.

PD Dr. med. Stefan Klima (FA f. Orthopädie, FA f. Chirurgie und Unfallchirurgie)

8.3.6 Zementfreier Schaft mit Pressfit-Pfanne bei Dysplasie mit Pfannendachplastik u. Adduktorentenotomie

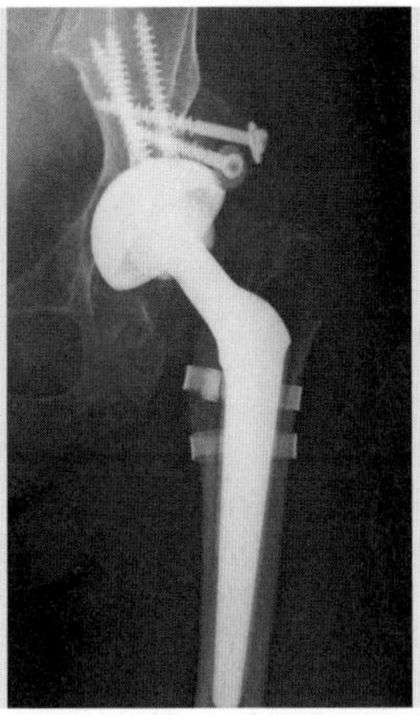

OP-Bericht, Klinik für Unfallchirurgie und Orthopädie

Pat.-Nr.: 97864670
Aktuelle Klinik: Orthopädie
Pat.-Name: Notnagel, Gertrud

Fall-Nr.: B0986751/2011
Station: 3
Geb.-Dat.: 30.06.1952
Geschlecht/Alter: w, 59 J.

OP-Datum: 28.07.2011
OP-Dauer (Schnitt/Naht): 13.02 – 14.35 Uhr
Saal: B 5

Personal:
Operateur: PD Dr. S. Klima
1. Assistent: Dr. J.-S. Jarvers
2. Assistent: M. Jha (PJ)

Anästhesist: Dr. Brandt
Anästhesieschw./-pfl.: C. Salzelmen
OP-Schwester/-Pfl.: W. Sinn
OP-Springer: D. D. Beier

Vorgeschichte: Bei der Patientin besteht eine ausgeprägte Coxarthrose mit Abflachung des Femurkopfes bei dysplastischer Hüftpfanne. Radiologisch zeigt sich eine starke Antetorsion des Schenkelhalses mit abgeflachtem CCD-Winkel. Sie hat schriftl. in u. g. Operation eingewilligt.

Diagnose: Sekundäre Coxarthrose bei Hüftdysplasie links

Operation: Pfannendachplastik nach Harris, Implantation einer zementfreien Hüft-Totalendoprothese links (Implantate Fa. Zimmer: Pfanne Trilogy Größe 54 mm, Inlay Longevity 32 mm, Schaft Konus Größe 15, Kopf Sulox Größe 32 mm/M), Adduktorentenotomie

Vorgehen: Ungestörte Spinalanästhesie. Rückenlagerung, entspr. Polsterung. Bei Cephalosporinallergie Gabe von 600 mg Clindamycin i.v. Wiederholte Hautdesinfektion, übliches steriles Abdecken.

Axialer Hautschnitt für den anterolateraler Standardzugang nach Bauer. Präparation bis auf den Tractus iliotibialis, Längsspaltung des Tractus und stumpfes Vorgehen im Sinne einer Spaltung der Fasern des M. glutaeus medius im Faserverlauf bis auf die Sehnenplatte am Trochantermassiv. Das monopolare Messer wird nicht benutzt, um den N. glutaeus superior zu schonen. Im weiteren Verlauf nach distal wird die Sehnenplatte am Trochanter bis kurz in die Faszie des M. vastus lateralis hinein inzidiert und nach ventral vom Knochen abpräpariert. Muskelfasern werden vom ventralen Trochantermassiv stumpf mit dem Raspatorium abgeschoben und der Schenkelhals mit MIS-Hohmann-Hebeln eingestellt. T-förmige Inzision sowie Resektion der ventralen Gelenkkapsel. Die A. circumflexa lateralis wird nach Ligatur durchtrennt. Danach intrakapsuläre Positionierung der Hebel und problemlose Luxation des antetorsierten Schenkelhalses mit dem deformierten Kopf. Trennung des Schenkelhalses mit der oszillierenden Säge, übliche Bergung des Femurkopfes. Der Kopf wird nun vom Assistenten entknorpelt. Dann Abschieben der Muskulatur über dem abgeflachten Azetabulum und Anfrischen des Knochens, hier mit dem Meißel, ohne den kortikalen Knochen zu zerstören. Anschließend wird ein zugesägtes Stück des Femurkopfes an den vorbereiteten Knochen proximal-lateral angelegt und zunächst mit einer 6,5 mm Spongiosazugschraube fixiert. Anschließend wird mit einer zweiten 6,5 mm-Spongiosaschraube mit durchgehendem Gewinde der Knochenblock endgültig fixiert. Nun lässt sich das Azetabulum problemlos bis 54 mm auffräsen, wobei die Dachplastik in das Knochenlager einbezogen wird. Es folgt das Einschlagen der Allofit-Pfanne, die einen sehr guten Pressfit-Halt findet. Einsetzen und Festschlagen des Inlays und danach Umlagern des Beines in Außenrotation und Adduktion (Viererposition). Mit dem Starterbohrer wird nun in den Femurschaft eingegangen, danach wird das proximale Femur mit den konischen Formbohrern bis zur Größe 15 präpariert. Hier ist distal der kortikale Knochen erreicht. Einsetzen des Konusprobeschafts und Aufsetzen des Probekopfes. Reposition. Es zeigt sich beim Bewegen eine ventrale Instabilität, die sich nach Korrektur der Antetorsion des Schafts nicht mehr nachweisen lässt. Ausrenken der Probeprothese und Markierung der Schaftposition. Einschlagen des definitiven Schafts, der sich hervorragend knöchern verankert. Aufsetzen des Keramikkopfes M und Reposition. Wiederum umfangreiches Gelenkspiel ohne Luxationstendenz, allerdings ist die Abduktion nur bis maximal 20 Grad möglich, da sich die Adduktorensehnen straff anspannen. BV-Kontrolle, regelhafte Stellung der Prothese. Spülung, Drainage und schichtweiser Wundverschluss. Desinfektion, Verband.

Nun wird die Leiste in Höhe der Adduktorensehnen-Insertion am Sitzbein desinfiziert und nochmals steril abgedeckt. Nach Stichinzision der Haut werden mit einem Stilett unter Abduktionszug des Beines die Adduktorensehnen knochennah durchtrennt, was zu einer Abduktionsfähigkeit bis 60 Grad führt. Desinfektion, Hautnaht, Pflasterverband.

Procedere: Es besteht volle Belastungsfähigkeit! Lagerung des linken Beines in Abduktionsstellung! Thromboseprophylaxe und Analgesie nach Maßgabe der Stationsärzte. Röntgen nach Drainagenzug nach 48 h sowie nach 6 Wochen.

PD Dr. med. Stefan Klima (FA f. Orthopädie, FA f. Chirurgie und Unfallchirurgie)

8.3.7 Zementierte Hüft-Totalendoprothese

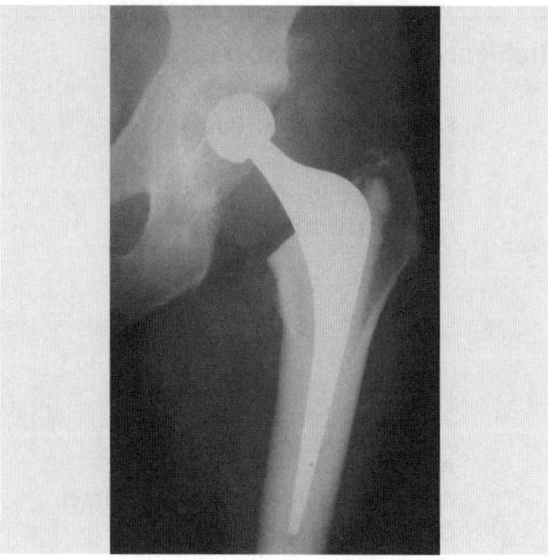

OP-Bericht, Klinik für Unfallchirurgie und Orthopädie

Pat.-Nr.: 97864698
Aktuelle Klinik: Orthopädie
Pat.-Name: Grube, Frederike

Fall-Nr.: B0986797/2011
Station: 3
Geb.-Dat.: 14.05.1935
Geschlecht/Alter: w, 76 J.

OP-Datum: 17.08.2011
OP-Dauer (Schnitt/Naht): 11.47 – 12.36 Uhr
Saal: B 3

Personal:
Operateur: PD Dr. S. Klima
1. Assistent: Dr. B. Marquass
2. Assistent: M. Jha (PJ)

Anästhesist: Dr. Brandt
Anästhesieschw./-pfl.: C. Salzelmen
OP-Schwester/-Pfl.: D. D. Beier
OP-Springer: W. Sinn

Vorgeschichte: Bei der betagten Patientin besteht eine fortgeschrittene Coxarthrose mit radiologisch sichtbaren erheblichen osteophytären Randanbauten und klinisch manifesten Bewegungseinschränkungen mit einer Beugekontraktur von 15 °. Eine Osteoporose wurde im Dexa-Scan nachgewiesen. Die Pat. hat nach entspr. Risikoaufklärung schriftl. in die Operation eingewilligt.

Diagnose: Fortgeschrittene Coxarthrose links bei nachgewiesener Osteoporose

Operation: Implantation einer zementierten Hüft-Totalendoprothese links, (Implantate Fa. Zimmer: Pfanne Müller Größe 54 mm, Inlay Durasul 32 mm, Schaft Stryker: Exeter Größe 3/44 mm Offset, Kopf Cr/Co Größe 32 mm/M)

Vorgehen: Ungestörte ITN. Cefuroxim 1,5 g i.v. Rückenlage, entspr. Polsterung. Wiederholte Hautdesinfektion, übliches steriles Abdecken nach hauseigenem Schema.

Lateraler Standardzugang nach Hardinge über einen gerade verlaufenden Hautschnitt. Präparation bis auf den Tractus iliotibialis unter subkutaner Blutstillung. Längsspaltung des Tractus und stumpfe Inzision des M. glutaeus medius im Faserverlauf bis auf die gemeinsame Sehnenplatte mit dem M. vastus lateralis am Trochantermassiv. Ablösen der Sehnenplatte nach ventral, wobei die Inzision ca. 2 cm in den M. vastus lateralis hinein verlängert wird. Entfernen der entzündeten Bursa trochanterica. Abschieben der Muskelfasern vom ventralen Trochantermassiv mit dem Raspatorium und Einstellen des Schenkelhalses mit Hohmann-Hebeln und T-förmige Inzision sowie Resektion der ventralen Gelenkkapsel. Die zarte A. circumflexa lateralis ist als anatomische Struktur nicht auszumachen. Entfernung von massiven osteophytären Randanbauten des kranialen und ventralen Azetabulums und in situ-Schenkelhalsosteotomie mit der oszillierenden Säge. Nun lässt sich der Femurkopf problemlos mit Hilfe des Korkenzieherinstruments luxieren. Einstellen des Azetabulums mit Hohmann-Hebeln und weiteres Abmeißeln von Osteophyten. Auffräsen des Azetabulums beginnend mit der 48 mm-Fräse bis zum Durchmesser 54 mm. Mit diesem Fräsvorgang ist über die gesamte Fläche der spongiöse Knochen erreicht. Insgesamt werden 4 Verankerungslöcher für den Zement mit einem 4,5 mm-Bohrer eingebracht. Vorbereiten des Pfannenbetts mit der Jetlavage und nach Austrocknung Einlegen von 20 g PMMA-Zement (Palacos). Nun wird die 50 mm-PE-Pfanne eingelegt und in den Knochenzement gedrückt. Unter leichtem Dauerdruck auf die Pfanne polymerisiert der Zement aus. Die Position der Pfanne wurde in etwa 45° Inklination zur Beckenquerachse und 20° Anteversion gehalten. Umlagern des Beines in Außenrotation und Adduktion (Viererposition) und Darstellung des Schenkelhalses. Der spongiöse Knochen ist sehr grobporig und weist typische Zeichen einer Osteoporose auf. Eindringen in das proximale Femur mit der Führungsfräse und dann schrittweises Aufraspeln des proximalen Femurs mit den systemeigenen Raspeln bis Gr. 3. Am lateralen Trochantermassiv wird noch spongiöser Knochen mit dem scharfen Löffel entfernt, um Platz für den Zement zu bieten. Einbringen des Markraumstoppers und Vorbereiten des intramedullären Raumes mit der Jetlavage. Nach Austrocknung retrogrades Auffüllen mit 40 g PMMA-Zement (Palacos). Eindrücken des Prothesenschafts, der mit einem distalen Centralizer versehen wurde. Unter leichtem Druck auf den Schaft und Kühlung mit Kochsalzlösung härtet der Zement aus. Aufsetzen des Metallkopfes auf den gereinigten und getrockneten Konus und Anschlagen. Reposition und Durchbewegen des Kunstgelenks ohne Luxationstendenz, es zeigen sich stabile Artikulationsverhältnisse. Spülen des OP-Wundgebiets mit Kochsalzlösung, Einlage einer 10 Ch.-Redondrainage und Muskel- sowie Fasziennähte, wobei 3 Fäden transossär durch das Trochantermassiv geführt werden. Subkutane Drainage, Subkutannähte und Klammerung der Haut. Hautdesinfektion, Verband.

Procedere: Entfernung der Drainage nach maximal 24 h! Es besteht volle Belastungsfähigkeit des rechten Beines. Aufstehen heute Abend! Heparin low-dose lt. Standardprotokoll! Röntgen nach 48 h sowie nach 6 Wochen. AHB beantragen.

PD Dr. med. Stefan Klima (FA f. Orthopädie, FA f. Chirurgie und Unfallchirurgie)

8.3.8 Frühinfekt nach Hüftprothese – Debridement, Kopf- u. Inlaywechsel

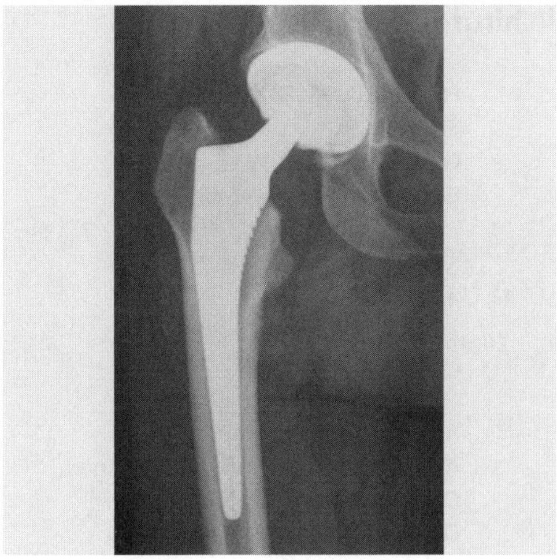

OP-Bericht, Klinik für Unfallchirurgie und Orthopädie

Pat.-Nr.: 97717261
Aktuelle Klinik: Orthopädie
Pat.-Name: Glück, Ingeborg

Fall-Nr.: B1933744/2011
Station: 3
Geb.-Dat.: 12.08.1944
Geschlecht/Alter: w, 66 J.

OP-Datum: 08.06.2011
OP-Dauer (Schnitt/Naht): 17.12 – 17.59 Uhr
Saal: B 3

Personal:
Operateur: PD Dr. S. Klima
1. Assistent: Dr. J. Theopold
2. Assistent: M. Jah (PJ)

Anästhesist: Dr. Brandt
Anästhesieschw./-pfl.: C. Salzelmen
OP-Schwester/-Pfl.: D. D. Beier
OP-Springer: W. Sinn

Vorgeschichte: Bei Fr. Glück bestehen lokale Entzündungszeichen mit Rötung und Schwellung der frischen OP-Narbe sowie zunehmenden Schmerzen im Bereich der rechten Hüfte. Es bestehen keine Anzeichen einer Sepsis. Die Implantation der teilzementierten Hüft-TEP liegt nunmehr 3 Wochen zurück. Die Intervention erfolgt im Einverständnis mit der Patientin unter dem Verdacht auf einen Frühinfekt.

Diagnose: Frühinfekt der rechten Hüfte nach Implantation einer Hüft-TEP

Operation: Intervention mit ausgiebigem Weichteildebridement, mehrfacher Spülung, Kopf- und Inlaywechsel, Probeentnahmen

Vorgehen: Ungestörte ITN. Linksseitenlage, entspr. Sicherung und Polsterung. Auf eine Antibiose wird zunächst verzichtet. Wiederholte Hautdesinfektion, übliches steriles Abdecken.

Wie bei der Primäroperation erfolgt wiederum ein anterolateraler Standardzugang nach Watson-Jones unter Ausschneidung der Narbe und Entfernung aller subkutanen Fäden. Darstellung der Faszie, die komplett geschlossen ist. Mehrere Weichteilproben werden entnommen und zur mikrobiologischen Untersuchung eingeschickt. Danach erfolgt ein Weichteildebridement mit Entfernung einer knapp 1 cm starken Schicht des subkutanen Fettgewebes, das als potenziell infiziert zu beurteilen ist. Einlage von Bauchtüchern, die mit einem Gemisch aus Jod-H_2O_2 (3%ig) getränkt sind. Danach Spülung mit der Jetlavage. Nun Wechsel von Pinzette und Skalpell und Entfernung aller Faszienfäden des Tractus iliotibialis. Es entleert sich trüber Erguss, der abgesaugt wird. Ein Teil davon gelangt mit mehreren Proben von Weichteilgewebe zur mikrobiologischen Untersuchung. Jetzt werden 1,5 g Cefuroxim i.v. verabreicht. Entfernung aller Muskelfäden und ausgiebiges Debridement mit dem Skalpell und dem scharfen Löffel. Erneut werden mehrmals im Wechsel Jod-H_2O_2-Bauchtücher eingelegt und anschließend mit der Jetlavage (Ringerlösung) gespült. Nun Luxation der Prothese, Abschlagen des Keramikkopfes und Entfernung des PE-Inlays. Wieder Debridement und wechselseitiges Einlegen von Jod-H_2O_2-Bauchtüchern und Spülung mit der Jetlavage. Nun kann von sauberen Wundverhältnissen ausgegangen werden. Abschließendes Belassen der Jod-H_2O_2-Bauchtücher und erneute Desinfektion des Wundgebiets. Handschuhwechsel des gesamten OP-Teams und vollständiger Instrumentenwechsel einschl. neuer OP-Tische sowie von Elektrokauter und Sauger. Kleiderwechsel des Operateurs und erneutes steriles Abdecken des OP-Gebiets. Alsdann Entnahme der Bauchtücher aus der Wunde und Spülung mit Kochsalzlösung. Durch die eingepressten Bauchtücher herrscht weitgehende Bluttrockenheit. Nun erneutes Einsetzen des PE-Inlays in die gereinigte Pfanne und Aufsetzen eines Metallkopfes Protasul 32 mm/M. Reposition sowie Bewegungen des Kunstgelenks ohne Luxationstendenz, es zeigen sich stabile Artikulationsverhältnisse. Einlage einer Drainage, Muskelnähte, Naht des Tractus iliotibialis. Subkutane Drainage, Subkutannähte, Hautnähte mit monofilem Fasen (Polene). Hautdesinfektion, Verband.

Procedere: Entfernung der Drainage nach maximal 24 h! Es besteht volle Belastungsfähigkeit des rechten Beines. Aufstehen ab morgen! Heparin low-dose lt. Standardprotokoll! Röntgen nach 48 h. Engmaschige Wund- und Laborkontrollen. Antibiose mit Cefuroxim fortsetzen, ggf. Wechsel nach Abstrich. Operatives Vorgehen in Abhängigkeit von den Abstrichergebnissen.

PD Dr. med. Stefan Klima (FA f. Orthopädie, FA f. Chirurgie und Unfallchirurgie)

8.3.9 Spätinfekt nach Hüftprothese – Ausbau der Prothese, Debridement, Spacer

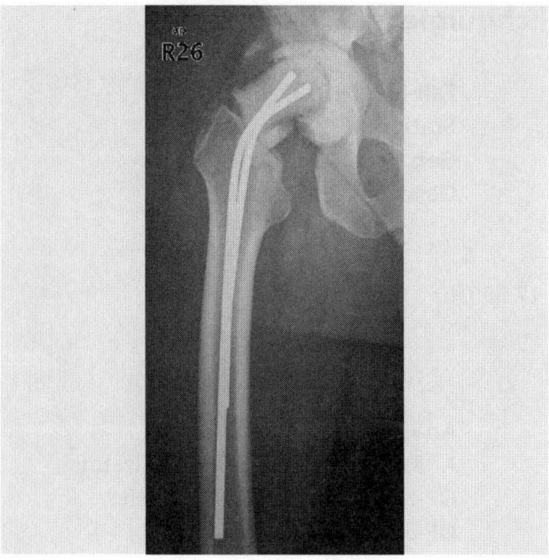

OP-Bericht, Klinik für Unfallchirurgie und Orthopädie

Pat.-Nr.: 97809091
Aktuelle Klinik: Orthopädie
Pat.-Name: Jerx, Bruni

Fall-Nr.: B0986561/2011
Station: 3
Geb.-Dat.: 08.12.1947
Geschlecht/Alter: w, 64 J.

OP-Datum: 16.12.2011
OP-Dauer (Schnitt/Naht): 14.00 – 15.43 Uhr
Saal: B 3

Personal:
Operateur: PD Dr. S. Klima
1. Assistent: Dr. J.-S. Jarvers
2. Assistent: M. Jah (PJ)

Anästhesist: Dr. Brandt
Anästhesieschw./-pfl.: C. Salzelmen
OP-Schwester/-Pfl.: W. Sinn
OP-Springer: D. D. Beier

Vorgeschichte: Bei der Pat. wurde vor 11 Jahren eine Hüfttotalendoprothese in Hybridtechnik implantiert. Es bestehen aktuell eine lokale Rötung und Überwärmung im Bereich der rechten Hüfte. Bei der präoperativen Punktion der Hüfte wurde 20 ml trüber Erguss gewonnen. Paraklinisch bestehen seit mehreren Tagen subfebrile Temperaturen. Das Röntgenbild der rechten Hüfte zeigt eine Kopfdezentrierung in der Prothesenpfanne. Das Interface zwischen Pfanne und Azetabulum ist ein ca. 2 mm breiter Saum, sodass eine Pfannenlockerung im Knochen zu erwarten ist. Die Pat. hat nach eingehender Risikoaufklärung in das nachfolgende operative Vorgehen eingewilligt.

Diagnose: Spätinfekt der rechten Hüfte nach Implantation einer Hüft-TEP, Zeichen einer Pfannenlockerung und Dezentrierung des Inlays

Operation: Weichteil-Debridement, Entfernung des Hüft-Prothesensystems und temporäre Stabilisierung mit einem augmentierten bipolaren Vancomycin-PMMA-Spacer

Vorgehen: Ungestörte ITN. Rückenlagerung, entspr. Polsterung. Präoperativ wird auf eine Antibiose verzichtet, um die mikrobiologische Anzüchtung nicht zu verfälschen. Wiederholte Hautdesinfektion und steriles Abdecken nach hauseigenem Schema.

Ausschneiden der lateralen Narbe und weiteres Vorgehen im Sinne eines lateralen Zuganges entlang der vorgegebenen Vernarbungen. Offenbar wurde seinerzeit nach Hardinge auf das Hüftgelenk zugegangen. Die alten, nichtresorbierbaren Fäden werden mitsamt dem umgebenden Granulationsgewebe entfernt. Beim Eröffnen der Neokapsel tritt trüber Erguss hervor, der abgesaugt wird. Ein Teil davon gelangt mit mehreren Proben aus der synovialen Kapsel zur mikrobiologischen Untersuchung. Ein großer Teil der Kapsel wird reseziert, danach lässt sich die Prothese luxieren. Der Kopf wird abgeschlagen. Nun wird das proximale-mediale Femur von Vernarbungen gelöst. Der polierte Prothesenschaft lässt sich problemlos aus dem Zementköcher ziehen. Danach wird das Azetabulum mit Hohmann-Hebeln eingestellt und das Bein in 30° Flexion gehalten. Die Prothesenpfanne ist tatsächlich gelockert und kann leicht aus dem Knochenlager herausgelöst werden. Unter der Pfanne befindet sich reichlich Granulationsgewebe, das als 2. Probe zur mikrobiologischen Untersuchung eingeschickt wird. Nun werden 1,5 g Cefuroxim und 600 mg Clindamycin i.v. verabreicht. Das Azetabulum wird mit den Formfräsen bis zum Durchmesser 56 mm aufgefräst. Danach wird ein mit Jod-H_2O_2-Gemisch getränktes Bauchtuch impaktiert. Jetzt werden mit Hammer und Meißel, retrograden Meißeln und Korkenzieherinstrument alle Zementanteile aus dem Schaft entfernt und der Schaft dann noch im Sinne eines endostalen Debridements bis 14 mm Durchmesser überbohrt. Dann wird ein Jod-H_2O_2-Streifen impaktiert. Es folgt ein ausgiebiges Weichteildebridement. Entfernung aller Tücher und intensive Spülung mit der Jetlavage und danach Einlage von Jod-H_2O_2-Tüchern. Es folgen die erneute Desinfektion des Wundgebiets, der Handschuhwechsel des OP-Teams und der vollständiger Instrumentenwechsel, der Kleiderwechsel des Operateurs und ein erneutes steriles Abdecken des OP-Gebiets. Nach Entnahme der Bauchtücher aus der Wunde und Spülung mit Kochsalzlösung wird zunächst der azetabuläre Spaceranteil eingebracht. Hierzu werden 40 g PMMA-Zement mit 6 g Vancomycin vermischt und in das Azetabulum gelegt. Mit dem Probekopf 48 mm wird nun unter permanenter Kühlung ein hemisphärisches Lager ausgeformt. Nach Aushärtung wird der femorale Spaceranteil mit gleichem PMMA-Vancomycingemisch vorbereitet. Daraufhin werden 2 vorgebogene 5,5 mm Metallstäbe in das Femur geschoben, in den azetabulären Spacer gestellt und anschließend darüber das Zementgemisch gebracht. Beide Spaceranteile verbinden sich nicht. Nun Drainage und schichtweiser Wundverschluss.

Procedere: Drainagenentfernung nach maximal 48 h! Antibiose mit 3x600 mg Clindamycin i.v .für 21 Tage (evtl. Korrektur), engmaschige CRP-Verlaufskontrollen! Operative Reintervention in Abhängigkeit von klinischem und laborchemischem Verlauf sowie dem Abstrichergebnis. Reimplantation einer TEP bei Infektfreiheit.

PD Dr. med. Stefan Klima (FA f. Orthopädie, FA f. Chirurgie und Unfallchirurgie)

8.3.10 Spätinfekt nach Hüftprothese – Resektionsarthroplastik

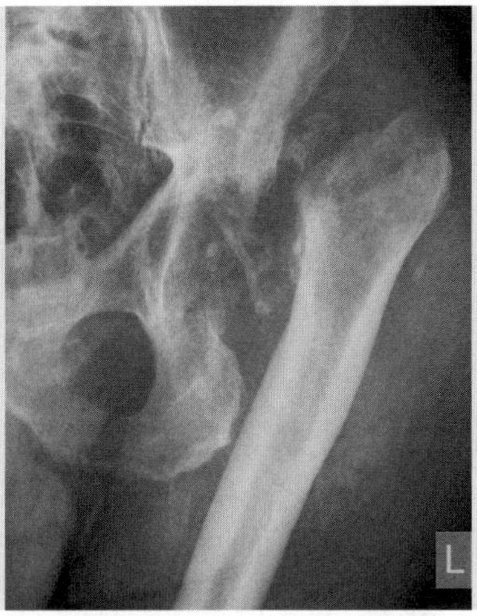

OP-Bericht, Klinik für Unfallchirurgie und Orthopädie

Pat.-Nr.: 97864241
Aktuelle Klinik: Orthopädie
Pat.-Name: Glanz, Christa

Fall-Nr.: B0986626/2011
Station: 2
Geb.-Dat.: 23.04.1929
Geschlecht/Alter: w, 82 J.

OP-Datum: 04.09.2011
OP-Dauer (Schnitt/Naht): 14.29 – 15.35 Uhr
Saal: B 3

Personal:
Operateur: PD Dr. S. Klima
1. Assistent: Dr. J. Theopold
2. Assistent: M. Jha (PJ)

Anästhesist: Dr. Brandt
Anästhesieschw./-pfl.: C. Salzelmen
OP-Schwester/-Pfl.: D. D. Beier
OP-Springer: W. Sinn

Vorgeschichte: Bei der seit mehreren Jahren bettlägerigen und dementen Patientin bestehen mäßige lokale Entzündungszeichen im Bereich der linken Hüfte. Aus dem unteren Narbenpol drainiert sich trüber Erguss. Implantation einer Hüft-TEP vor 16 Jahren. Nach Angaben des Sohnes bestanden schon damals Probleme mit der Wundheilung. Im Röntgenbild zeigt sich eine massiv gelockerte Pfanne mit teilweise zerstörtem Azetabulum. Im Schaftbereich zeigen sich ebenfalls Lockerungszeichen. In der Gelenkpunktion konnte trüber Erguss (in der Gramfärbung Gram-positive Kokken) gewonnen werden. Eine Spezifizierung ist erfolgt. Der Betreuer der Pat. (Sohn) hat in die operativen Maßnahmen nach entspr. Risikoaufklärung schriftlich eingewilligt.

Diagnose: Spät- bzw. chronischer Infekt der linken Hüfte nach Implantation einer Hüft-TEP, deutliche azetabuläre knöcherne Defektsituation bei grober Pfannenlockerung

Operation: Ausgiebiges Debridement, Entfernung des gesamten Hüft-Prothesensystems und Resektionsarthroplastik (Girdlestone-Situation).

Vorgehen: Ungestörte ITN. Seitenlagerung der in beiden Hüft- und Kniegelenken kontrakten Pat., entspr. Sicherung und umfangreiche Polsterung. Perioperativ werden Cefuroxim und Clindamycin verabreicht, um eine Bakteriämie durch die operative Manipulation zu verhindern. Die Fistel am unteren Wundpol lässt sich bis auf die Prothese sondieren.

Wiederholte Hautdesinfektion, übliches steriles Abdecken. Spindelförmiges Ausschneiden der lateralen Narbe einschl. des Fistelporus und weiteres Vorgehen im Sinne eines anterolateralen Standardzugangs nach Bauer. Die Narbe wird komplett ausgeschnitten. Die Fistel am unteren Wundpol lässt sich bis auf die Prothese sondieren. Auch sie wird komplett ausgelöst und bei dieser Präparation wird der Tractus iliotibialis gespalten. Die Muskulatur von M. glutaeus medius, M. tensor fasciae latae und dem proximalen Anteil des M. vastus lateralis ist teilweise nekrotisch, offenbar auf Grund des wahrscheinlich schon lange bestehenden Infekts. Die Prothese lässt sich nach der kompletten Entfernung der Neokapsel problemlos luxieren, und die Prothesenpfanne fällt dabei förmlich aus ihrem destruierten azetabulären Bett. Auch der Schaft ist deutlich gelockert und lässt sich problemlos entfernen. Der T. major bleibt dabei unbeschadet. Danach erfolgt zunächst ein ausgiebiges Weichteildebridement mit Entfernung einer schmalen Schicht des subkutanen Fettgewebes, der Entfernung der nekrotischen Muskelanteile und von potenziell infiziertem Narbengewebe. Einlage von Bauchtüchern, die mit einem Gemisch aus Jod-H_2O_2 (3%ig) getränkt sind. Danach Spülung mit der Jetlavage. Anschließend wird das Azetabulum zunächst mit dem scharfen Löffel, danach mit der hemisphärischen Fräse von Granulationen und Narbengewebe befreit. Entsprechend wird intramedullär am Schaft vorgegangen. Hier ist zunächst der größte Teil der Granulationen mit dem scharfen Löffel zu entfernen. Danach wird über eine Bohrsonde die Femurmarkhöhle bis weit nach distal mit den flexiblen Bohrern ausgebohrt. Erneut werden mehrmals im Wechsel Jod-H_2O_2-Bauchtücher eingelegt und anschließend mit der Jetlavage (Ringerlösung) gespült. Abschließend werden Jod-H_2O_2-Bauchtücher belassen, und es erfolgen die erneute Desinfektion des Wundgebiets, Handschuhwechsel des OP-Teams und vollständiger Instrumentenwechsel einschl. neuer OP-Tische sowie von Elektrokauter und Sauger. Kleiderwechsel des Operateurs und erneutes steriles Abdecken des OP-Gebiets. Entnahme der Bauchtücher aus der Wunde und Spülung mit Kochsalzlösung. Einlage einer Drainage, Muskelnähte, Naht des Tractus iliotibialis. Subkutane Drainage, Subkutannähte, Hautnähte mit monofilem Faden (Polene). Hautdesinfektion, Verband.

Procedere: Entfernung der Drainage nach maximal 48 h! Antibiose mit 3x600 mg Sobelin i.v.für 21 Tage (evtl. Korrektur nach mikrobiolog. Ergebnis), CRP-Verlaufskontrollen! Heparin low-dose laut Standardprotokoll! Je nach Verlauf ggf. operative Revision.

PD Dr. med. Stefan Klima (FA f. Orthopädie, FA f. Chirurgie und Unfallchirurgie)

8.3.11 Prothesenreimplantation nach Infekt u. proximaler Femurresektion (Revisionspfanne, zementfreier Tumorprothesenschaft)

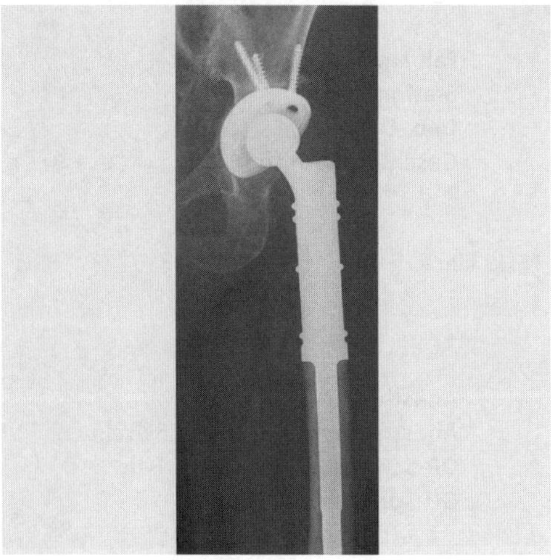

OP-Bericht, Klinik für Unfallchirurgie und Orthopädie

Pat.-Nr.: 97809091
Aktuelle Klinik: Orthopädie
Pat.-Name: Sabbel, Karl

Fall-Nr.: B0000467/2012
Station: 3
Geb.-Dat.: 08.01.1947
Geschlecht/Alter: m, 64 J.

OP-Datum: 02.02.2011
OP-Dauer (Schnitt/Naht): 08.10 – 09.22 Uhr
Saal: B 3

Personal:
Operateur: PD Dr. S. Klima
1. Assistent: Dr. C. Schwarz
2. Assistent: Dr. M. Jha (PJ)

Anästhesist: Dr. Kobler
Anästhesieschw./-pfl.: C. Salzelmen
OP-Schwester/-Pfl.: D. Dran
OP-Springer: W. Sinn

Vorgeschichte: Bei Hrn. Sabbel wurde vor 7 Wochen ein bipolarer Zement-Antibiotikum-Spacer auf Grund eines Spätinfekts nach Hüft-TEP implantiert. Seinerzeit war das komplett destruierte und osteomyelitische proximale Femur reseziert worden. Jetzt besteht klinische und paraklinische Infektfreiheit. Aus 2-maligen Punktionen konnten nach 14-tägiger Bebrütung keine Keime angezüchet werden. Der Pat. hat nach eingehender Risikoaufklärung in das nachfolgende operative Vorgehen eingewilligt.

Diagnose: Infektfreiheit der linken Hüfte nach proximaler Femurresektion und Implantation eines bipolaren PMMA-Vancomycinspacers infolge eines Prothesen-Spätinfekts

Operation: Entfernung der Spacers und zementfreie Prothesen-Reimplantation (Implantate: Pfanne Fa. Zimmer: Allofit 58 mm mit 3 Schrauben, Standardinlay Durasul, Schaft Fa. Implantcast MUTARS zementfrei 17 mm/100 mm proximaler Femurersatz (Silberbeschichtung), Kopf Titannitrit 32 mm M), Abstrich

Vorgehen: Ungestörte ITN. Rückenlage, entspr. Polsterung. Gabe von 1,5 g Cefuroxim. Wiederholte Hautdesinfektion, übliches steriles Abdecken.

Spindelförmige Exzision der alten Hautnarbe. Schichtweiser lateraler Zugang zum Spacer, wobei die bisher unvollständig resorbierten Fäden mit entfernt werden. In jeder Schicht erfolgen ein Weichteil-Debridement und eine Spülung. Makroskopisch besteht kein Infektverdacht. Um den Spacer findet sich nur sehr wenig Erguss, der jedoch mit Gewebeanteilen zur mikrobiologischen Untersuchung gelangt. Ein großer Teil der Narbe wird reseziert, um optimale Bedingungen für eine gute postoperative Beweglichkeit zu schaffen. Mit Hammer und Meißel wird zunächst der femorale Spaceranteil entfernt. Der azetabuläre Teil lässt sich relativ problemlos herausziehen. Das azetabuläre Bett weist keine knöchernen Destruktionen auf. Es erfolgt nun noch ein weiteres oberflächliches Weichteildebridement mit dem scharfen Löffel, danach wird das Azetabulum mit Hohmann-Hebeln eingestellt und das Knochenlager wird bis zum Durchmesser 58 mm angefräst. Spülung mit der Jet-Lavage. Einschlagen der Allofit-Pfanne 58 mm, die sich zwar pressfit verankert, aber wegen des Fehlens der äquatorialen Sklerosezone mit 3 Schrauben augmentiert wird. Einsetzen des Standardinlays und weiteres Vorgehen am Femur. Umlagern des Beines in die Viererposition und Einstellen des Femureinstieges. Der gesamte Trochanter major fehlt, hier werden noch einige Narbenstränge gelöst, danach wird der Markraum mit den flexiblen Bohrern bis 15 mm aufgebohrt. Spülung mit der Jet-Lavage. Anschließend Aufraspeln mit der Formraspel 16 mm, die langstreckig einen festen Griff im Knochen findet. Danach wird ein Probeschaft mit einem 70 mm langen Probebody im Schaft versenkt. Nach Aufsetzen des Probekopfes erfolgt die Reposition. Es zeigen sich stabile Artikulationsverhältnisse. Danach Luxation der Probeprothese und Entfernung des Schafts. Dorsal des Azetabulums werden nun noch unter vorsichtiger Präparation unter Rücksicht auf den N. ischiadicus Narbenstränge gespalten und teilweise reseziert. Nun Spülung des Markraums und Einschlagen des definitiven Schafts 17 mm, der einen sicheren pressfit-Halt im Knochen findet. An diesen Schaft wird ein 100 mm langer Aufsatz mit Silberbeschichtung montiert und mit mittlerem Kopf zu sicheren Artikulationsverhältnissen führt. Nach geringer Korrektur der Antetorsion wird der Body aufgesetzt sowie mit dem Drehmomentschlüssel verankert. Der Kopf wird aufgesetzt, leicht angeschlagen und die Prothese reponiert. Wegen des zurückliegenden Infekts wird auf einen Anbindungsschlauch verzichtet. Die seinerzeit mit einem Faden markierte trochantäre Muskulatur wird mit 2 Fiberwire-Fäden an der proximalen Prothese befestigt. Einlage einer tiefen Drainage und Verschluss der Muskulatur, was auf Grund der Vernarbungen nur unvollständig gelingt. Sicherer Verschluss des Tractus iliotibialis und Einlage eines subkutanen Drains. Subkutan- und Hautnähte. Desinfektion, Verband.

Procedere: Es besteht volle Belastungsfähigkeit. Antibiose mit 3x600 mg Clindamycin für 3 Wochen, dann keine Antibiose unter wöchentlicher CRP-Verlaufskontrolle! Röntgen nach 48 h nach Drainagenzug sowie nach 6 Wochen. Stationäre AHB veranlassen, danach ambulante Weiterbehandlung in unserer septisch-rekonstruktiven Sprechstunde.

PD Dr. med. Stefan Klima (FA f. Orthopädie, FA f. Chirurgie und Unfallchirurgie)

8.3.12 Hüftprothesen-Pfannenwechsel bei aseptischer Lockerung

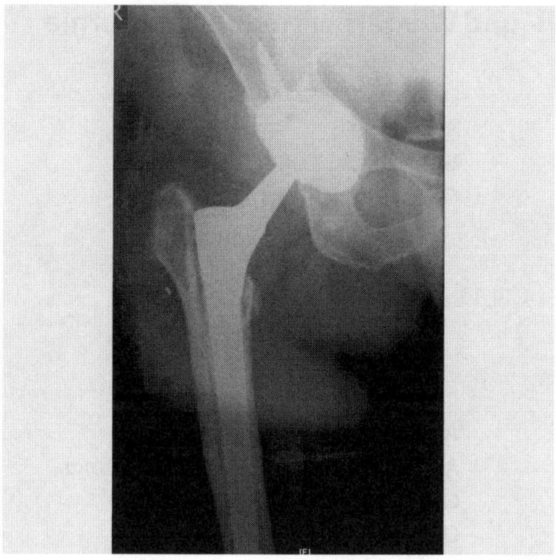

OP-Bericht, Klinik für Unfallchirurgie und Orthopädie

Pat.-Nr.: 97717261
Aktuelle Klinik: Unfallchirurgie
Pat.-Name: Glück, Ingeborg

Fall-Nr.: B1933744/2011
Station: 3
Geb.-Dat.: 12.08.1944
Geschlecht/Alter: w, 66 J.

OP-Datum: 08.06.2011
OP-Dauer (Schnitt/Naht): 17.12 – 18.09 Uhr
Saal: B 3

Personal:
Operateur: PD Dr. S. Klima
1. Assistent: Dr. J. Theopold
2. Assistent: M. Jha (PJ)

Anästhesist: Dr. D. Kobler
Anästhesieschw./-pfl.: C. Salzelmen
OP-Schwester/-Pfl.: D. D. Beier
OP-Springer: W. Sinn

Vorgeschichte: Bei der Patientin besteht ein Zustand nach Implantation einer zementfreien Hüft-TEP mit radiologisch nachgewiesenem Osteolysesaum um die verkippte Prothesenpfanne und Zeichen des Polyethylenabriebs (Inlaydezentrierung). Es bestehen vor allem Bewegungsschmerzen. Die Pat. hat nach eingehender Risikoaufklärung in das nachfolgende operative Vorgehen eingewilligt.

Diagnose: Pfannenlockerung und Polyethylenabrieb nach zementfreier Hüft-TEP rechts

Operation: Pfannen- und Kopfwechsel rechts (Implantate Fa. Zimmer: Trilogy TM Größe 56 mm mit 3-facher Schraubenaugmentation, Inlay Longevity 32 mm, Kopf Protasul Größe 32 mm/L)

Vorgehen: Ungestörte ITN. Cefuroxim 1,5 g i.v. Linksseitenlage, angepasste Polsterung und Sicherung. Wiederholte Hautdesinfektion, übliches steriles Abdecken.

Lateraler Standardzugang nach Hardinge unter Resektion der vorbestehenden Narbe. Präparation bis auf den Tractus iliotibialis mit subkutaner Blutstillung. Längsspaltung des Tractus und stumpfe Inzision des M. glutaeus medius im Faserverlauf bis auf die gemeinsame Sehnenplatte mit dem M. vastus lateralis, die nach ventral vom Knochen abgelöst wird. Die Inzision wird in den M. vastus lateralis hinein verlängert. Abschieben einiger Muskelfasern vom ventralen Trochantermassiv mit dem Raspatorium und Einstellen der Neokapsel mit Hohmann-Hebeln. T-förmige Inzision sowie Resektion der ventralen und kranialen Gelenkkapsel ohne Anwendung des Elektromessers, um den Konus-Halsbereich der Prothese zu schonen. Klarer, seröser Gelenkerguss wird abgesaugt. Ein Teil gelangt – gemeinsam mit Anteilen der synovialen Kapsel – zur mikrobiologischen Untersuchung. Erst jetzt werden durch den Anästhesisten 1500 mg Cefuroxim intravenös verabreicht. Weiteres Ablösen und Entfernen der narbigen Neokapsel. Nun lässt sich der unbeschadete Prothesenkopf problemlos mithilfe des Einzinkerhakens luxieren. Nun wird die Kapsel weiter im Bereich des Calcar femoris vom Knochen gelöst, um hier die Weichteilverhältnisse weiter zu lockern und einen besseren Zugang zum Azetabulum zu bekommen. Alsdann wird der geschwungene zweizinkige Pfannenrandhebel knochennah dicht an der Inzisura azetabuli positioniert und durch den Assistenten unter dem flektierten Bein gehalten, sodass die Spannung reduziert ist. Der Prothesenkonus kommt so dorsolateral des Azetabulums zum Liegen – fernab des N. ischiadicus. Erwartungsgemäß ist die Prothesenpfanne aus ihrer azetabulären Verankerung gelockert, das PE-Inlay ist insbesondere kranial stark aufgebraucht. Mit wenigen Schlägen auf den Pfannenmeißel gelingt es relativ mühelos, die Pfanne komplett zu lösen und zu entfernen. Die azetabuläre Zirkumferenz ist erhalten, kranial findet sich eine etwa kirschgroße Osteolyse. Die Membran wird herausgelöst und die Granulation aus der Osteolysezone entfernt. Auffräsen des Azetabulums mit den Formfräsen bis zur Größe 52 mm. Nun ist weitgehend überall autochthoner Knochen erreicht. Durchbrechen der schmalen kortikalen Lamelle im Bereich der Osteolyse mit dem Bohrer und Auffüllen mit einem zurechtgesägten Allograft aus lyophilisiertem Spender-Femurkopf. Der verbliebene Raum wird wie auch Unebenheiten des Azetabulums mit autologem Knochen aus den Fräsvorgängen aufgefüllt. Einschlagen der Trilogy-Pfanne aus Tantal trabecular metal Größe 56 mm in etwa 45° Inklination zur Beckenquerachse und 15° Anteversion. Augmentation mit 3 Schrauben im Becken. Einsetzen des Longevity-Standardinlays. Freigeben des Schaftes und Reinigung sowie Trocknung des Konus. Aufsetzen des Metallkopfes, Reposition und Durchbewegen des Kunstgelenkes ohne Luxationstendenz, es zeigen sich stabile Artikulationsverhältnisse. Spülen des OP-Wundgebietes mit Kochsalzlösung, Einlage einer 10 Ch.-Redondrainage, Muskel- sowie Fasziennähte. Subkutane Drainage, Subkutannähte und Klammerung der Haut. Hautdesinfektion, Verband.

Procedere: Entfernung der Drainage nach maximal 24 Stunden! Es besteht volle Belastungsfähigkeit des rechten Beines. Aufstehen möglichst heute Abend! Heparin low-dose lt. Standardprotokoll! Röntgen nach Redonzug sowie nach 6 Wochen. Stationäre AHB veranlassen.

PD Dr. med. Stefan Klima (FA f. Orthopädie, FA f. Chirurgie und Unfallchirurgie)

8.3.13 Einzeitiger Hüftprothesenwechsel (Pressfit-Pfanne, zementfreier Revisionsschaft)

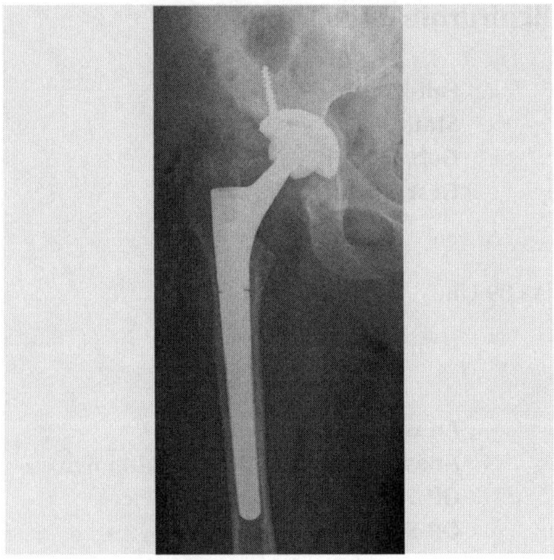

OP-Bericht, Klinik für Unfall- und Wiederherstellungschirurgie

Pat.-Nr.: 9786702
Aktuelle Klinik: Unfallchirurgie
Pat.-Name: Rohlfing, Gunda

Fall-Nr.: B1933744/2011
Station: 3
Geb.-Dat.: 12.08.1944
Geschlecht/Alter: w, 66 J.

OP-Datum: 21.05.2011
OP-Dauer (Schnitt/Naht): 12.01 – 14.11 Uhr
Saal: B 2

Personal:
Operateur: PD Dr. S. Klima
1. Assistent: Dr. J.-S. Glasmacher
2. Assistent: M. Jha (PJ)

Anästhesist: Dr. D. Kobler
Anästhesieschw./-pfl.: C. Salzelmen
OP-Schwester/-Pfl.: D. D. Beier
OP-Springer: W. Sinn

Vorgeschichte: Bei der Patientin besteht ein Zustand nach Implantation einer zementfreien Hüft-TEP mit radiologisch nachgewiesenem Osteolysesaum um die verkippte Prothesenpfanne und Zeichen des Polyethylenabriebs (Inlaydezentrierung). Es werden sowohl Bewegungs- als auch Belastungsschmerzen beklagt. Klinisch und paraklinisch besteht Infektfreiheit. Aus 2-maligen Punktionen konnten nach 14-tägiger Bebrütung keine Keime angezüchet werden.

Diagnose: Aseptische Pfannenlockerung und Polyethylenabrieb nach zementfreier Hüft-TEP rechts

Operation: Einzeitiger Hüftprothesenwechsel (Implantate Fa. Zimmer: Pfanne Allofit 54 mm mit Löchern, Standardinlay Durasul, Schaft Revitan gerade 16/140 mm, zylindrischer Body 65 mm, Kopf Keramik 32 mm S)

Vorgehen: Ungestörte ITN. Linksseitenlage, entspr. Sicherung und Polsterung. Gabe von 1,5 g Cefuroxim. Wiederholte Hautdesinfektion, übliches steriles Abdecken.

Lateraler Zugang zur Prothese. Makroskopisch besteht kein Infektverdacht. Beim Eröffnen der Gelenkkapsel tritt wenig Erguss hervor, der mit periprothetischen Gewebeanteilen zur mikrobiologischen Untersuchung eingeschickt wird. Resektion der ventralen Kapsel und Luxation der Prothese. Abschlagen des Kopfes und Weichteil-Nachresektion in Höhe des stark destruierten Adam'schen Bogens. Zunächst Vorgehen am Femur. Umlagern des Beines in die Viererposition und Einstellen des Femureinstieges. Mit dem schmalen Meißel wird nun im Interface zwischen Schaft und Femur vorgegangen. Trotz mehrerer schonender Versuche gelingt es nicht, den Schaft aus dem Knochen zu schlagen. Da der Knochen unter der Manipulation zu bersten droht, wird der Prothesenschaft über einen kurzen Wagner-Zugang heraus präpariert. Hierzu wird mit einer feinen oszillierenden Säge der Knochen nur kurzstreckig V-förmig nach distal unter permanenter Kühlung sowie Schonung der Adduktorenmuskulatur gespalten und aufgeklappt. Mit den gebogenen Meißeln lässt sich nun der ABG I-Schaft leicht herauslösen. Es erfolgt ein Debridement der Granulationen, alsdann wird der Knochendeckel zugeschlagen und mit 2 Fiberwirecerclagen, die direkt an den Knochen und unter die Muskulatur gelegt werden, fixiert. Nun Einstellen des Acetabulums mit Hohmannhebeln. Entfernung des stark abgeriebenen Inlays und Überprüfung des Pfannensitzes. Es zeigen sich erwartungsgemäß Mikrobewegungen. Die Pfanne lässt sich nach schonender Ummeißelung problemlos entfernen. Die knöcherne Destruktion des Azetabulums focussiert sich auf das Pfannendach, wo sich mehrere Granulationszysten finden, die ausgeräumt werden. Der knöcherne azetabuläre Ring ist komplett erhalten. Auffräsen des Azetabulums auf 54 mm. Die Knochendefekte werden nun mit knöchernem Allograft aus der Knochenbank aufgefüllt. Danach wird die Pfanne pressfit eingeschlagen und noch mit 2 Schrauben augmentiert. Einsetzen des Standardinlays, Umlagern des Beines und weiteres Vorgehen nun wieder am Femur. Im Bereich des Trochanter major werden noch einige Narbenstränge gelöst, danach wird der Markraum mit den flexiblen Bohrern bis 15 mm aufgebohrt. Spülung mit der Jetlavage. Anschließend Aufraspeln mi der Formraspel 16 mm, die langstreckig einen festen Griff im Knochen findet. Danach wird ein Probeschaft mit einem 65 mm langen Probebody im Schaft versenkt. Nach Aufsezten des Probekopfes erfolgt die Reposition. Es zeigen sich stabile Artikulationsverhältnisse. Nach Entfernung des Probeschaftes nun Einschlagen des definitiven Revitan-Schaftes, der einen sicheren Halt im Knochen findet. Der Schaft wird mit einem 65 mm Body versehen und so positioniert, dass er mit einem kurzen Kopf zu sicheren Artikulationsverhältnissen führt. Festziehen des Body mit dem Drehmomentschlüssel und Aufsetzen des Keramikkopfes. Es zeigen sich stabile Artikulationsverhältnisse. Einlage einer tiefen Drainage und schichtweiser WundVerschluss unter Einlage eines subcutanen Drains. Desinfektion, Verband.

Procedere: Es besteht Teilbelastungsfähigkeit für 6 Wochen, danach Vollbelastung nach Röntgenbild! Röntgen nach Drainagenzug nach 48 h sowie nach 6 Wochen. Analgesie und Thromboseprophylaxe nach Maßgabe der Stationsärzte. Stationäre AHB zeitversetzt veranlassen.

PD Dr. med. Stefan Klima (FA f. Orthopädie, FA f. Chirurgie und Unfallchirurgie)

8.3.14 Einzeitiger Hüftprothesenwechsel (Burch-Schneider-Ring, zementfreier Revisionsschaft)

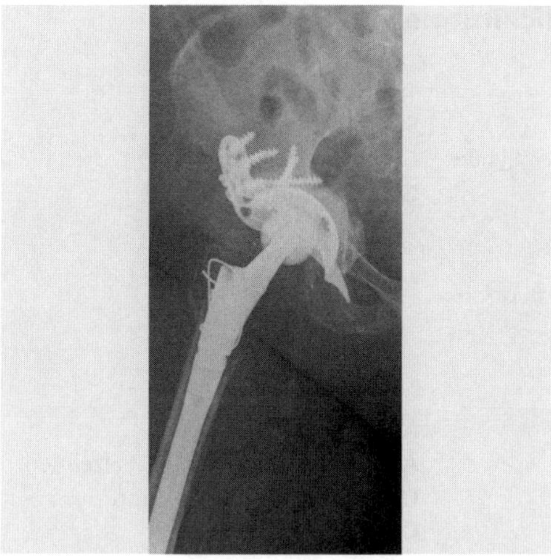

OP-Bericht, Klinik für Unfallchirurgie und Orthopädie

Pat.-Nr.: 97800002
Aktuelle Klinik: Orthopädie
Pat.-Name: Jellow, Rosemarie

Fall-Nr.: B0900002/2011
Station: 3
Geb.-Dat.: 13.11.29
Geschlecht/Alter: w, 82 J.

OP-Datum: 04.12.2011
OP-Dauer (Schnitt/Naht): 09.40 – 11.09 Uhr
Saal: B 4

Personal:
Operateur: PD Dr. S. Klima
1. Assistent: Dr. J.-S. Jarvers
2. Assistent: M. Jha (PJ)

Anästhesist: Dr. D. Kobler
Anästhesieschw./-pfl.: C. Salzelmen
OP-Schwester/-Pfl.: W. Sinn
OP-Springer: D. D. Beier

Vorgeschichte: Bei der Pat. bestehen typische Schmerzen in der rechten Leiste und im proximalen Oberschenkel bei radiologisch sicherer Lockerung beider Komponenten der vor 19 Jahren implantierten Hüftprothese. Es kam vor etwa 4 Monaten zu einem Sturz aus dem Bett, seither lässt sich die Pat. nur noch unter Schmerzen und am Gehwagen mobilisieren. Aus der Punktion konnten nach 14-tägiger Bebrütung keine Keime nachgewiesen werden. Fr. Jellow hat nach entspr. umfangreicher Risikoaufklärung in das nachfolgende operative Vorgehen schriftl. eingewilligt.

Diagnose: Aseptische Prothesenlockerung der linken Hüfte mit Beckendiskontinuität nach Sturz vor etwa 4 Monaten (mit Azetabulumfraktur)

Operation: Einzeitiger Hüftprothesenwechsel (Implantate Fa. Zimmer: Burch-Schneider-Ring 56 mm, Pfanne Müller 52 mm zementiert, Schaft Revitan kurviert 16/200 mm, Body 65 mm, Kopf Keramik 32 mm M)

Vorgehen: Ungestörte ITN. Linksseitenlage, entspr. Sicherung und Polsterung. Gabe von 1,5 g Cefuroxim. Wiederholte Hautdesinfektion und hausübliche sterile Tuchabdeckung.

Spindelförmige Umschneidung der alten Hautnarbe am laterodorsalen Hüftgelenk rechts, schichtweiser posteriorer Zugang zur Prothese nach Kocher-Langenbeck, wobei die Narbe in der Tiefe weiter ausgeschnitten wird. Die Außenrotatoren sind nur noch als schlaffer Narbenstrang vorhanden. Der N. ischiadicus wird identifiziert und geschont. Makroskopisch besteht kein Infektverdacht. Beim Eröffnen der Gelenkkapsel tritt Erguss hervor, der mit Gewebeanteilen zur mikrobiologischen Untersuchung eingeschickt wird. Resektion der dorsalen Kapsel und Luxation der Prothese. Abschlagen des Kopfes und Weichteil-Resektion, um hier spannungsfreie Verhältnisse zum osteoporotischen Knochen zu schaffen. Entfernung der zementierten Pfanne und Überprüfung des Azetabulums. Tatsächlich zeigt sich eine deutliche Beckendiskontinuität, die im Bereich der Fraktur einen Kallus, allerdings ohne Stabilität, aufweist. Auch der ABG-Schaft lässt sich ohne viel Mühe ausschlagen. Für eine sichere Stabilisierung der Pfanne muss ein Burch-Schneider-Ring genutzt werden. Es wird nun das Azetabulum von 52 bis 56 mm aufgefräst. Der Frakturkallus wird abgetragen, bis vitaler Knochen erreicht ist. Alsdann wird autologes Knochenmehl aus den Fräsvorgängen in die Fraktur impaktiert und folgend ein 56 mm-Burch-Schneider-Ring in das Sitzbein eingeschlagen. Proximal wird der Ring mit mehreren Schrauben am Hüftbein fixiert. In den gereinigten Ring hinein wird eine 52er-Müllerschale einzementiert. Spülung und Umlagern des Beines. Zunächst Debridement im Bereich des proximalen Femurs, wobei es zu einer arteriellen Blutung aus einem Muskelgefäß kommt. Die Blutung wird mit 4-0 Prolenefaden umstochen und so sicher ligiert. Danach wird der Markraum mit den flexiblen Bohrern bis 15 mm aufgebohrt. Proximal in den Gruen'schen Zonen 1 und 7 ist die Knochensubstanz auf Grund des Stress-Shieldings minderwertig. Die proximale und mittlere Diaphyse weisen eine feste Kompakta auf. Spülung mit der Jetlavage. Nun Aufraspeln mit der Formraspel 16 mm, die langstreckig einen festen Griff im Knochen findet. Danach wird ein SL-Revisionsprobeschaft im Femurschaft versenkt. Es besteht eine sichere Artikulation mit einem mittleren Probekopf. Die Probeprothese wird wieder luxiert und der definitive SL-Revisionsschaft wird eingeschlagen. Aufsetzen des Keramikkopfes auf den gereinigten und trockenen Konus und Reposition. Wiederum herrscht ein gutes Gelenkspiel ohne Luxationstendenz. Abschließende Spülung. Kontrolle auf Bluttrockenheit. Einlegen einer prothesennahen 10er-Drainage und schichtweiser Wundverschluss unter Einlage eines weiteren subkutanen Drains. Spannungsfreie Hautklammernaht. Desinfektion, Verband.

Procedere: Es besteht volle Belastungsfähigkeit! Röntgenkontrolle am 2. postop. Tag, nach 6 Wochen und einem halben Jahr! Analgesie und Thromboseprophylaxe nach Maßgabe der Stationsärzte. Versuch, eine geriatrische Rehabilitation einzuleiten.

PD Dr. med. Stefan Klima (FA f. Orthopädie, FA f. Chirurgie und Unfallchirurgie)

8.3.15 Pfannenwechsel und Positionskorrektur

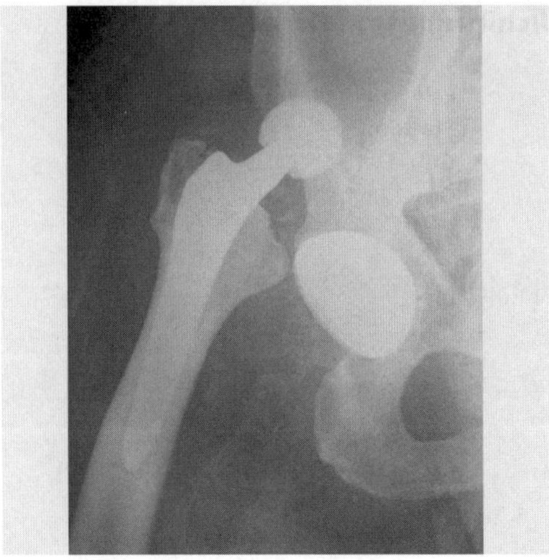

OP-Bericht, Klinik für Unfallchirurgie und Orthopädie

Pat.-Nr.: 07864691
Aktuelle Klinik: Orthopädie
Pat.-Name: Schmitt genannt Krämer, Sybille

Fall-Nr.: B0986744/2011
Station: 2
Geb.-Dat.: 21.06.1942
Geschlecht/Alter: w, 69 J.

OP-Datum: 02.08.2011
OP-Dauer (Schnitt/Naht): 10.00 – 10.57 Uhr
Saal: B 3

Personal:
Operateur: PD Dr. S. Klima
1. Assistent: Dr. A. Ahrberg
2. Assistent: M. Jha (PJ)

Anästhesist: Dr. Kobler
Anästhesieschw./-pfl.: C. Salzelmen
OP-Schwester/-Pfl.: W. Sinn
OP-Springer: D. D. Beier

Vorgeschichte: Bei der Patientin kam es nach Implantation einer zementfreien Hüft-TEP rechts bislang viermal zu einer hinteren Luxation bei Aufstehen aus dem Sitz. Die Prothesenimplantation liegt nunmehr 3 Monate zurück. Röntgenologisch zeigt sich eine zementfreie Prothesenpfanne ohne Anteversion, dem Operationsbericht ist zu entnehmen, dass ein 10° überdachtes Inlay verwendet und die Überdachung nach ventral positioniert wurde. Beide Umstände bedingen ein ventrales Impingement mit dorsaler Luxationsneigung. Die Intervention erfolgt im Einverständnis mit der Patientin zur Pfannenrepositionierung.

Diagnose: Wiederholte Luxationen bei Pfannenfehlposition nach Implantation einer Hüft-TEP rechts

Operation: Pfannenwechsel rechts (Implantat Fa. Zimmer Allofit Größe 54 mm, Standardinlay)

Vorgehen: Ungestörte ITN. Linksseitenlage, entspr. Sicherung und Polsterung. Wiederholte Hautdesinfektion, hausübliche sterile Abdeckung. Seitlagerung der Patientin, entspr. Sicherung und Polsterung. Gabe von 1,5 g Cefuroxim präoperativ.

Wie bei der Primäroperation erfolgt ein anterolateraler Standardzugang nach Watson-Jones, wobei die Narbe ausgeschnitten wird. Darstellung und Spaltung des Tractus iliotibialis, der bis zum M. tensor fasciae latae verfolgt wird. Hier wird zwischen diesem und dem M. glutaeus medius auf die Prothese vorgegangen. Es ergießt Hämatom, das abgesaugt wird. Beim Analysieren der Biomechanik bestätigt sich der Verdacht auf ein ventrales Impingement bereits ab 80° Flexion. Ein alleiniger Inlaywechsel bzw. eine Neupositionierung des Inlays erscheint nicht ausreichend, da die Pfanne auch wenig Anteversion aufweist. Durch Flexion des Beines in der Hüfte auf 60 ° und Zug am Einzinkerhaken, der in den Prothesenschaft nach lateral zieht, gelingt es, die Pfanne einzustellen, ohne den Kopf zu entfernen und den N. ischiadicus zu gefährden. Die 52 mm große, zementfreie Pfanne wird nun vorsichtig mit dem Meißel aus dem Bett gelöst, durch Schläge auf den Pfannenrand rotiert die Pfanne um sich selbst aus dem azetabulären Bett heraus und kann nun entfernt werden. Der Boden des Azetabulums weist keine Defekte auf. Durch Einlegen der 54 mm-Fräse und in situ Ansetzen der Welle wird das Azetabulum knöchern angefrischt. Anschließend wird die Prothesenpfanne Allofit Größe 54 mm eingelegt, der Impaktor wird konnektiert und die Pfanne kann pressfit eingeschlagen werden. Das Standard-Polyethyleninlay wird eingesetzt und festgeschlagen. Anschließend wird der Prothesenkopf in die Pfanne gestellt. Beim Bewegen des Systems besteht kein Impingement mehr, auch bei Flexion bis 120° und gleichzeitiger Innenrotation des Beines luxiert die Prothese nicht. Ausgiebiges Spülen des prothesennahen Wundgebiets, Einlegen einer Drainage und Vernähen der zarten Faszien von M. tensor fasciae latae und M. gluteus medius. Auf die Einlage einer subkutanen Drainage wird verzichtet. Das subkutane Fettgewebe wird großzügig gefasst und vernäht. Hautrückstichnähte, Desinfektion, Verband.

Procedere: Vollbelastung des rechten Beines gestattet. Nachbehandlung nach Schema »zementfreie Hüft-TEP«.

PD Dr. med. Stefan Klima (FA f. Orthopädie, FA f. Chirurgie und Unfallchirurgie)

8.3.16 Weichteilrevision bei Tractusinsuffizienz nach Prothesenimplantation (Coxa saltans)

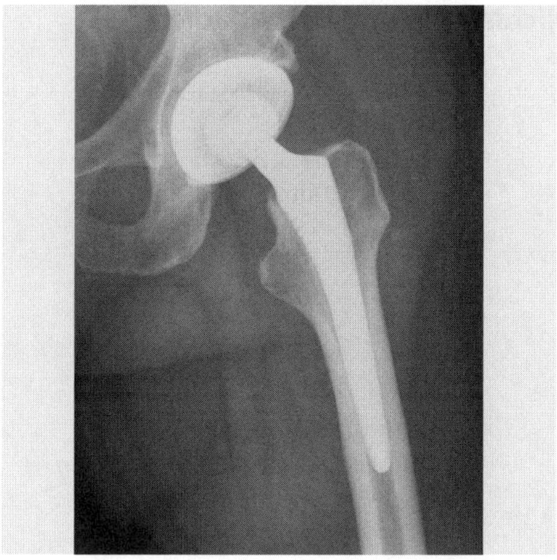

OP-Bericht, Klinik für Unfallchirurgie und Orthopädie

Pat.-Nr.: 97860303
Aktuelle Klinik: Orthopädie
Pat.-Name: Starkbier, Eduard

Fall-Nr.: B0980302/2011
Station: 2
Geb.-Dat.: 20.04.1947
Geschlecht/Alter: m, 64 J.

OP-Datum: 04.09.2011
OP-Dauer (Schnitt/Naht): 10.10 – 10.47 Uhr
Saal: B 6

Personal:
Operateur: PD Dr. S. Klima
1. Assistent: Dr. J.-S. Jarvers
2. Assistent: M. Jha (PJ)

Anästhesist: Dr. Brandt
Anästhesieschw./-pfl.: C. Salzelmen
OP-Schwester/-Pfl.: W. Sinn
OP-Springer: D. D. Beier

Vorgeschichte: Bei dem Patienten besteht eine Instabilität im linken Hüftgelenk nach Implantation einer Totalendoprothese vor 10 Monaten. Das linke Bein kann sowohl beim Gehen als auch beim Stehen nicht stabil als Standbein dienen. Beim Aufstehen aus dem Sitz »springt« der Tractus iliotibialis im Sinne einer Coxa saltans fühlbar über den T. major. Zudem besteht ein lokalisierter Druckschmerz durch eine Faszienlücke auf den T. major zu. Röntgenologisch scheint die zementfrei implantierte Prothese knöchern fest integriert. Der Pat. hat der nachfolgenden Operation schriftl. zugestimmt.

Diagnose: Tractus iliotibialis-Insuffizienz und Bursitis trochanterica nach Prothesenimplantation links

Operation: Fasziendoppelung nach Mayo und Traktopexie, Bursektomie

Vorgehen: Ungestörte ITN. Rechtsseitlage, entspr. Sicherung und Sicherung. Wiederholte Hautdesinfektion, hausübliche sterile Abdeckung.

Ausschneiden der Narbe nach einem lateralen Zugang. Nach subkutaner Präparation gelangt man auf den vernarbten Tractus iliotibialis, dessen Blätter in Höhe des T. major auseinandergewichen und vernarbt sind. Zunächst wird das ventrale Blatt des Tractus bis an den M. tensor fasciae latae frei präpariert. Dorsal wird der Tractus bis weit in die Faszie des M. gluteus maximus frei präpariert. Alsdann wird die Narbe aus dem suffizienten Tractusgewebe herausgelöst. Darunter findet sich erwartungsgemäß eine entzündlich veränderte Bursa trochanterica, die komplett entfernt wird. Nun wird der darunter liegende T. major so frei präpariert, dass eine glatte Fläche von gut durchblutetem Knochen besteht. Hier werden 2 Bohrungen von ventral nach dorsal durch den lateralen Trochanter angelegt und je mit einer Fadenschlinge belegt. Nun wird die Faszie dorsal etwas von der Muskulatur des M. gluteus maximus abgelöst, um sich so besser mobilisieren zu lassen. Auf diese Weise gelingt es, die ausgedünnten freien Tractusränder etwa 3 cm übereinander zu legen und dann in typischer Doppelnahttechnik nach Mayo zu vereinigen. Die Fäden werden zunächst gelegt, aber noch nicht geknüpft. In Höhe des freipräparierten Knochens werden die nicht-resorbierbaren Fäden der ersten Nahtreihe mit Hilfe der Fadenschlinge durch die Knochenbohrungen gezogen. Anschließend werden alle Fäden geknüpft und so eine straffe Nahtreihe und gleichzeitig eine Traktopexie erreicht. Danach wird die zweite Nahtreihe gelegt und geknüpft. Durch diese Dopplung des Nahtlagers wird eine Verstärkung der Faszie erreicht. Ausgiebige Spülung, Einlage einer subkutanen Drainage, subkutane Nähte, Hautklammerung, Desinfektion, Verband.

Procedere: Laufen ohne Belastung mit Bodenkontakt für 6 Wochen, danach Belastungsaufbau bis zur Vollbelastung innerhalb einer Woche. Analgesie und Thromboseprophylaxe nach Plan.

PD Dr. med. Stefan Klima (FA f. Orthopädie, FA f. Chirurgie und Unfallchirurgie)

8.3.17 Abtragung ektoper Ossifikationen nach Hüft-TEP

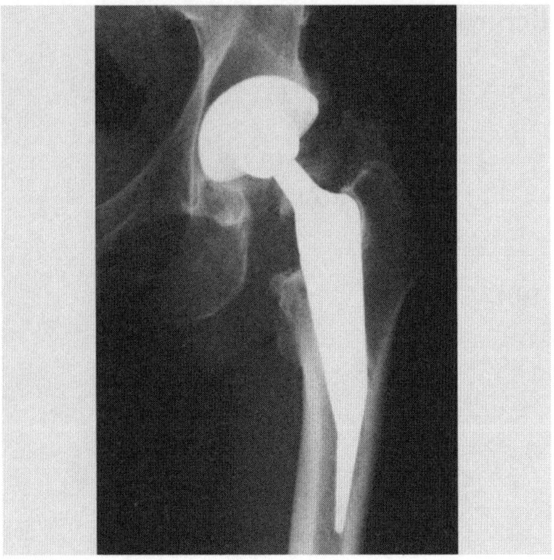

OP-Bericht, Klinik für Unfallchirurgie und Orthopädie

Pat.-Nr.: 97864661
Aktuelle Klinik: Orthopädie
Pat.-Name: Hausver, Walter

Fall-Nr.: B0986744/2011
Station: 2
Geb.-Dat.: 21.03.1950
Geschlecht/Alter: m, 51 J.

OP-Datum: 14.05.2011
OP-Dauer (Schnitt/Naht): 14.02 – 15.28 Uhr
Saal: B 6

Personal:
Operateur: PD Dr. S. Klima
1. Assistent: Dr. J.-S. Jarvers
2. Assistent: M. Jha (PJ)

Anästhesist: Dr. Brandt
Anästhesieschw./-pfl.: C. Salzelmen
OP-Schwester/-Pfl.: W. Sinn
OP-Springer: D. D. Beier

Vorgeschichte: Bei dem Pat. kommt es seit 8 Wochen zu progredienten Bewegungseinschränkungen und bewegungsabhängigen Schmerzen der linken Hüfte nach Prothesenimplantation vor 6 Monaten. Präoperativ wurde ein periprothetischer Infekt ausgeschlossen. Die relative Wirksamkeit einer präoperaiven Radiatio wurde mit dem Patienten besprochen, der diese bei u. g. Situation ablehnt. Die operative Entfernung der Ossifikationen wurde nach Aufklärung der typischen Operationsrisiken einschl. einer möglichen N. ischiadicus-Läsion mit dem Pat. vereinbart.

Diagnose: Zunehmende Bewegungseinschränkungen des linken Hüftgelenks bei ausgeprägten periartikulären Ossifikationen (Brooker 3) nach Implantation einer zementfreien Hüft-TEP (12/2010)

Operation: Entfernung der ektopen Ossifikationen, Weichteilrelease, Kopfwechsel (Fa. Zimmer Deltakeramik mit Revisionskonus 32 mm M)

Vorgehen: Ungestörte ITN. Cefuroxim 1,5 g i.v. Rückenlage, entspr. Polsterung. Wiederholte Hautdesinfektion, übliches steriles Abdecken.

Wie zur Voroperation erfolgt wiederum ein anterolateraler Standardzugang nach Bauer. Präparation bis auf den Tractus iliotibialis, der längs gespalten wird. Stumpfes Vorgehen durch den M. glutaeus medius im Faserverlauf ohne Anwendung des Elektrokauters bis auf die Sehnenplatte am Trochantermassiv. Diese Platte wird omegaförmig über der lateralen Spitze des T. major inzidiert und danach lässt sich ein Muskel-Weichteillappen nach ventral präparieren. Nun liegt die ventrale Neokapsel frei. Sie wird eröffnet, es ergießt wenig klarer Erguss ab. In der Kapsel lassen sich knochenharte Bezirke palpieren, die ohne einen weiteren nennenswerten Weichteilschaden v. a. durch den mit den Hohmann-Hebeln erzeugten Druck herauspräpariert werden. Der Elektrokauter kommt nicht zur Anwendung, um einen Schaden am Konus des Schafts zu vermeiden. Anschließend gelingt es, das Kunstgelenk zu luxieren und den Keramikkopf abzuschlagen, um mehr Handlungsspielraum zu gewinnen. Unter Flexion im Hüftgelenk werden gebogene MIS-Hohmann-Hebel eingesetzt und der Schaftkonus knapp hinter den dorsalen Azetabulumrand gelagert. Nun gelangt man ohne viel Mühe an die verknöcherte inferiore und an Teile der dorsalen Kapsel. Die verknöcherten Anteile werden herauspräpariert. Die Hebel werden nun umgesetzt, um die dorsokraniale Kapsel mit den stärksten Verknöcherungen zu erreichen. Auch hier werden die Verknöcherungen, die zum Teil in die Muskulatur einstrahlen, herauspräpariert. Auf die Anwendung des Elektrokauters wird insbesondere in der Nähe zur Muskulatur verzichtet, um eine Nervenschädigung zu vermeiden. Beim Palpieren der Weichteile lassen sich nun keine Verhärtungen mehr ausmachen. Das gesamte Wundgebiet wird mit der Jetlavage ausgiebig gespült. Bauchtücher werden zur Stillung zahlreicher kleinster Sickerblutungen impaktiert. Anschließend nochmalige Spülung mit der Jetlavage. Schließlich Kontrolle des Inlays, die keine Hinweise für ein bestehendes Impingement liefert. Aufsetzen des Revisionskopfes und Reposition des Prothesensystems. Einlage einer Drainage und Verschluss der Muskulatur. Dabei lässt sich mit 3 Fäden die Sehnenplatte transossär am Trochantermassiv fixieren. Auf die Einlage einer weiteren Drainage wird verzichtet. Verschluss des Tractus iliotibialis, subkutane Nähte, Hautklammerung, Desinfektion, Verband.

Procedere: Entfernung des Drain nach 24 h! Es besteht volle Belastungsfähigkeit des rechten Beines. Aufstehen heute Abend! Heparin low-dose lt. Standardprotokoll! 3x25 mg Indometacin tgl. für 3 Wochen!

PD Dr. med. Stefan Klima (FA f. Orthopädie, FA f. Chirurgie und Unfallchirurgie)

8.4 Knie

S. Klima

8.4.1 Unikondylärer Oberflächenersatz medial

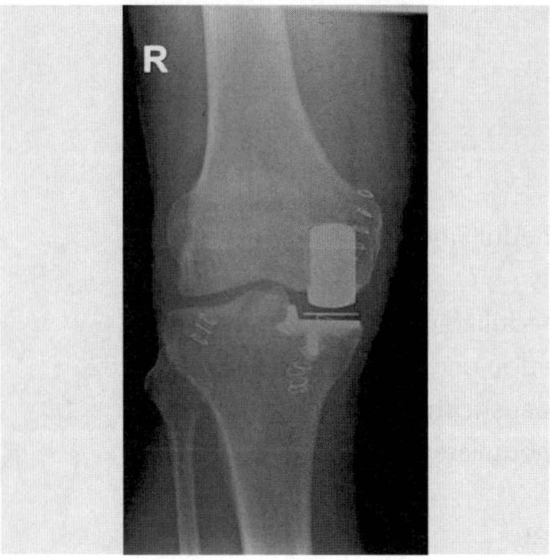

OP-Bericht, Klinik für Unfallchirurgie und Orthopädie

Pat.-Nr.: 98864898
Aktuelle Klinik: Orthopädie
Pat.-Name: Gangbert, Heide

Fall-Nr.: B1986341/2011
Station: 3
Geb.-Dat.: 13.03.1964
Geschlecht/Alter: w, 47 J.

OP-Datum: 14.10.2011
OP-Dauer (Schnitt/Naht): 12.21 – 13.10 Uhr
Saal: B 4

Personal:
Operateur: PD Dr. S. Klima
1. Assistent: Dr. A. Ahrberg
2. Assistent: M. Jha (PJ)

Anästhesist: Dr. Kobler
Anästhesieschw./-pfl.: C. Salzelmen
OP-Schwester/-Pfl.: W. Sinn
OP-Springer: D. D. Sachse

Vorgeschichte: Bei der Patientin liegt bei guter Gelenkbeweglichkeit eine isolierte 4.-gradige Arthrose des medialen Kompartimentes vor. Retropatellar bestehen, arthroskopisch gesichert, nur geringe Knorpelveränderungen. Das Bein zeigt eine Varusdeformität im Kniegelenk von 3°. Aufgrund des jungen Alters und auf ausdrücklichen Wunsch der Pat. wird nach entspr. Risikoaufklärung ein mediale Oberflächen-Gelenkersatz durchgeführt.

Diagnose: Mediale Arthrose des rechten Kniegelenks

Operation: Implantation eines zementierten medialen Oberflächenersatzes rechts (Implantate Fa. Biomet: Oxford 3 Femur Größe M, Tibia Größe C RM, Inlay 5 mm)

Vorgehen: Rückenlagerung der Patientin auf dem OP-Tisch in Oberschenkelblutleere. Bereits zur Narkoseeinleitung wurden 1,5 g Cefuroxim i.v. verabreicht Das Bein ist im mittleren Oberschenkel fixiert und hängt frei. Anteromediale Inzision vom medialen Patellarand bis zum anteromedialen Tibiakopf. Nach Spaltung der Gelenkkapsel lässt sich das Gelenk explorieren. Erwartungsgemäß ist das vordere Kreuzband intakt. Osteophyten werden mit dem Meißel und dem Luer abgetragen und so mehr Platz für die Operation und für das mediale Kollateralband gewonnen. Darstellung der lateralen Gelenkflächen, die vom Knorpelbelag beinahe komplett befreit sind. Der Meniskus ist nach arthroskopischer Teilresektion nur noch im vorderen Anteil als schmaler Streifen erkennbar und wird entfernt. Montage der extramedullären Ausrichtung für die Tibiaresektion. In der Sagittalebene folgt der Ausrichtungsstab der Tibiaschaftachse, sodass der systemimmanente Slope von 7° akzeptiert wird, welcher den präoperativ vermessenen individuellen Verhältnissen entspricht. Nach Fixation des Schnittblocks erfolgt zunächst die vertikale Osteotomie mit der Stichsäge nahe der Eminentia und anschl. des Tibiaplateaus mit der oszillierenden Säge. Entnahme der Knochenscheibe. Die subchondrale Sklerosezone ist nicht komplett reseziert, auf eine Nachresektion wird aber mit dem Ziel des Knochenerhalts verzichtet. Ein Rest des Innenmeniskushinterhorns wird entfernt. Der 4 mm-Spacer hat gutes Spiel im Spalt, daher ist keine Nachresektion erforderlich. In leichter Beugung des Kniegelenks werden nun die Bohrung für die intramedulläre Ausrichtung angelegt und der IM-Stab eingeschoben. Beugung des Kniegelenks auf 90° und exakte Positionierung der femoralen Bohrführung, durch die dann beide Bohrungen angelegt werden. Nach Entfernung der Führung lässt sich die Sägeschablone problemlos in die Führungslöcher einschieben. Unter Protektion der Bänder wird die posteriore Gelenkfläche des Kondylus reseziert. Nun Entfernung der Schablone und Einschieben des primären Distanzhalters bis zum Anschlag. Aufsetzen des Fräsers und Resektion des Knochens. Entfernung von Fräse und Distanzhalter sowie Einsetzen der femoralen Probekomponente. Bestimmung von Beuge- und Streckspalt mit den entsprechenden Spacern. Zur Angleichung des Streckspalts ist es erforderlich, abermals 3 mm femoral zu resezieren. Dazu Aufsetzen des entsprechenden Distanzhalters und Nachresektion. Erneuter Versuch der Beuge-/Streckspaltangleichung. Nochmals ist ein 1 mm Fräsvorgang erforderlich, danach lässt sich das Gelenk sowohl in Beugung als auch in Streckung spannungsfrei führen. Aufsetzen und Fixieren der tibialen Schablone und Präparation des Verankerungskiels. Einsetzen der Probe-Tibiabasisplatte und finale Präparation des Femurs. Alle Osteophyten werden entfernt, danach lassen sich zunächst die Probe-Femurkomponente und anschl. Probeinlays einsetzen und das Knie durchbewegen. Anschließend Entfernen der Probeimplantate und Vorbereiten der Resektionsflächen für die Zementierung mit der Jetlavage. Trocknen der Flächen und zunächst tibiale, danach femorale Zementierung der Prothese. Nach Aushärtung des Zements Einsatz des 5 mm mobilen Inlays, Eröffnen der Blutsperre. Blutstillung, Einlegen einer Redondrainage, Verschluss der Kapsel, Subkutannähte und Hautnaht, Desinfektion, Verband.

Procedere: Entfernung der Drainage nach maximal 24 h! Es besteht volle Belastungsfähigkeit des rechten Beines. Aufstehen heute Abend! Bewegungsschiene ab morgen 0-0-60. Heparin low-dose lt. Standardprotokoll! Röntgen nach Redonzug und nach 6 Wochen.

PD Dr. med. Stefan Klima (FA f. Orthopädie, FA f. Chirurgie und Unfallchirurgie)

8.4.2 Unikondylärer Oberflächenersatz lateral

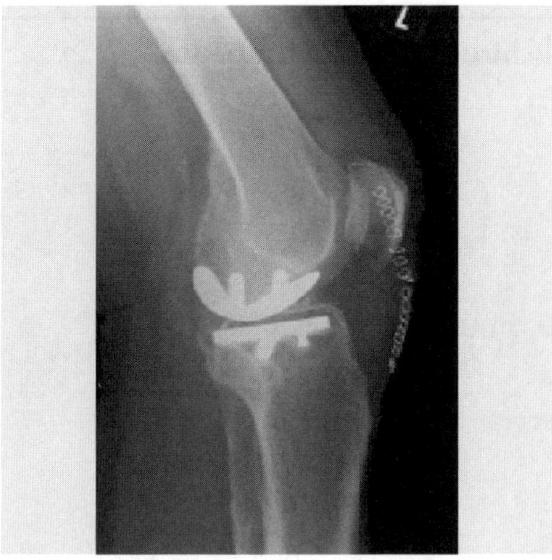

OP-Bericht, Klinik für Unfallchirurgie und Orthopädie

Pat.-Nr.: 97868118
Aktuelle Klinik: Orthopädie
Pat.-Name: Marder, Henriette
Fall-Nr.: B0983322/2011
Station: 3
Geb.-Dat.: 13.03.1958
Geschlecht/Alter: w, 51 J.

OP-Datum: 12.06.2011
OP-Dauer (Schnitt/Naht): 08.20 – 09.10 Uhr
Saal: B 5

Personal:
Operateur: PD Dr. S. Klima
1. Assistent: Dr. B. Marquass
2. Assistent: M. Jha (PJ)
Anästhesist: Dr. D. Kobler
Anästhesieschw./-pfl.: C. Knopf
OP-Schwester/-Pfl.: W. Los
OP-Springer: D. D. Sachse

Vorgeschichte: Bei Frau Marder erlitt vor 8 Jahren eine Tibiakopffraktur infolge eines Sturzes von der Leiter. Die Ganzbeinaufnahme weist eine Valgusdeformität im Kniegelenk von 4° auf. Das Kniegelenk ist in seinem Bewegungsumfang nicht eingeschränkt. In der vor 5 Monaten durchgeführten Arthroskopie wurde ein großflächiger lateraler Knorpelschaden sowohl tibial als auch femoral nachgewiesen. Der mediale und retropatellare Gelenkanteil weisen allenfalls umschriebene 2-gradige Knorpelschäden auf. Die Funktion von vorderem und hinterem Kreuzband ist suffizient.

Diagnose: Posttraumatische laterale Arthrose des linken Kniegelenkes

Operation: Implantation eines zementierten lateralen Oberflächenersatzes links (Implantate Fa. Stryker: Triathlon PKR Tibia Größe 3, Tibiaeinsatz 10 mm Femur Größe 3 RL)

Vorgehen: Rückenlagerung der Patientin auf dem OP-Tisch in Oberschenkelblutleere. Kurze, anterolaterale Inzision vom lateralen Patellarand bis zum anterolateralen Tibiakopf. Spaltung der Gelenkkapsel, der austretende Kniegelenkserguss wird abgesaugt. Ein Teil des klaren Ergusses wird mit mehreren Proben aus der synovialen Kapsel zur mikrobiologischen Untersuchung eingesandt. Abtragen von Osteophyten sowohl vom lateralen Kondylus als auch am medialen Rand zur interkondylären Notch hin mit dem Meißel und Darstellung der lateralen Gelenkflächen. Erwartungsgemäß fehlt der Knorpel großflächig, wie in der Arthroskopie beschrieben. Ein schmaler anteriorer Meniskusrest wird entfernt. Nun erfolgt die extramedulläre Ausrichtung der Tibiaresektionsebene: Fixation des Tasters unmittelbar vor dem Ansatz des vorderen Kreuzbands und Rotation der Knöchelklemme in Flucht zum 2. Mittelfußknochen, während das Bein in mittlerer Flexionsstellung vom Assistenten gehalten wird. Der posteriore Slope des künftigen Schnitts wird leicht erhöht und dem natürlichen Slope der medialen Gelenkfläche angeglichen. Fixation des Schnittblocks und Resektion von 4 mm des Tibiaplateaus, wobei dann die posttraumatische Gelenkimpression sicher reseziert ist. Nach vertikaler Resektion nahe der Eminentia wird die Knochenscheibe entnommen. Nun Ermittlung des Flexions- und Extensionsspalts mit den Spacern. Die Differenz beträgt 1 mm, der entsprechende Schnittblock wird extramedullär ausgerichtet und fixiert und danach kann der distale Femurschnitt realisiert werden. Einsetzen des passenden 2-in-1-Sägeblocks und Ausrichtung der korrekten Rotation. Resektion zunächst der posterioren Gelenkfläche, dann Durchführung der Schrägschnitte. Abschlagen verbliebener Osteophyten vom dorsalen Femurrand mit dem gebogenen Meißel und Ausmessen der Probekomponenten. Sowohl an der Tibia als auch am Femur werden die Größe 3 ermittelt. Einsatz der Proben und Durchbewegen des Kniegelenks mit einem 8 mm hohen Tibiateil, das jedoch eine zu lockere Führung zulässt. Das 10 mm hohe Probeimplantat gewährleistet eine stabile Führung. Fixation der Femur-Probe mit Pins und Bohren der Verankerungslöcher mit dem Zapfenbohrer. Fixation der Tibiaschablone und Bohren der beiden Verankerungslöcher. Nun Entfernung der Probeimplantate und Vorbereiten der Resektionsflächen für die Zementierung mit der Jetlavage. Austrocknen der Flächen und Auftragen von Knochenzement auf die tibiale Fläche. Eindrücken des Zements und Auflegen, Einpressen und Festschlagen der Tibiakomponente der Prothese. Entfernung des ausgetretenen Zements und entsprechendes Vorgehen mit der femoralen Komponente unter Beugung des Kniegelenks. Nach Aushärtung des Zements wird das 10 mm hohe Inlay eingesetzt und festgeschlagen. Eröffnen der Blutsperre. Blutstillung durch Elektrokoagulation und Einlegen einer Redondrainage, Verschluss der Kapsel, Subkutannähte und Hautnaht, Desinfektion, Verband.

Procedere: Entfernung der Drainage am 1. postop. Tag! Es besteht volle Belastungsfähigkeit des linken Beines. Aufstehen noch heute Abend! Bewegungsschiene ab morgen 0-0-60. Heparin low-dose lt. Standardprotokoll! Röntgen nach Entfernung der Drainage und nach 6 Wochen.

PD Dr. med. Stefan Klima (FA f. Orthopädie, FA f. Chirurgie und Unfallchirurgie)

8.4.3 Bikondylärer Oberflächenersatz ungekoppelt (CR-System) mit extramedullärer Tibiaausrichtung (Tibia first-Technik)

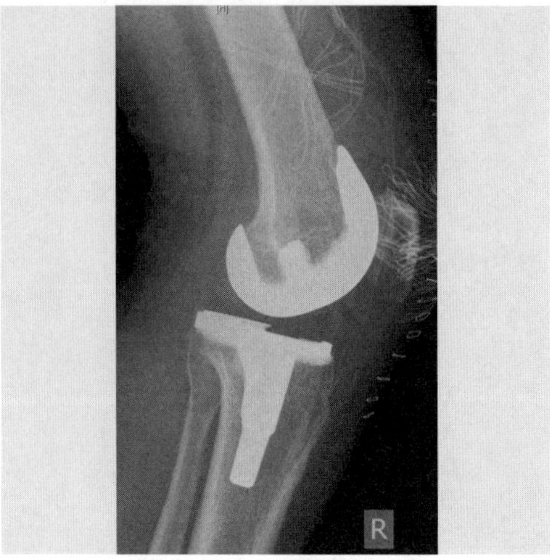

OP-Bericht, Klinik für Unfallchirurgie und Orthopädie

Pat.-Nr.: 97867755
Aktuelle Klinik: Unfallchirurgie
Pat.-Name: Misch, Gertrud

Fall-Nr.: B0981891/2011
Station: 3
Geb.-Dat.: 01.05.1936
Geschlecht/Alter: w, 75 J.

OP-Datum: 10.09.2011
OP-Dauer (Schnitt/Naht): 13.05 – 14.01 Uhr
Saal: B 5

Personal:
Operateur: PD Dr. S. Klima
1. Assistent: Dr. M. Schneidese
2. Assistent: M. Jha (PJ)

Anästhesist: Dr. D. Kobler
Anästhesieschw./-pfl.: C. Grassi
OP-Schwester/-Pfl.: W. Los
OP-Springer: D. D. Sachse

Vorgeschichte: Frau Misch leidet seit Jahren unter progredienten Schmerzen im rechten Kniegelenk. Alle konservativen Therapiemaßnahmen sind ausgeschöpft. Das Kniegelenk weist bei Varusfehlstellung von 9° und einem Streckdefizit von 15° röntgenologisch einen kollabierten medialen Gelenkspalt und eine Retropatellararthrose auf. Bei einer Arthroskopie vor 5 Jahren wurde eine 4-gradige mediale Arthrose diagnostiziert.

Diagnose: Fortgeschrittene Varusgonarthrose rechts

Operation: Implantation einer zementierten Knie-Totalendoprothese rechts (Implantate Fa. Smith&Nephew: Genesis II CR, Tibia Größe 3, Femur Größe 4, Inlay 9 mm) ohne Retropatellarersatz

Vorgehen: Rückenlagerung der Patientin auf dem OP-Tisch in Oberschenkelblutleere in ungestörter Spinalanästhesie. Präoperative Gabe von 1,5 g Cefuroxim i.v. Wiederholte Hautdesinfektion, übliches steriles Abdecken.

Längsinzision der Haut über der Patella bis zum medialen Rand der Tub. tibiae. Der M. vastus medialis wird im Faserverlauf etwa 3 cm gespalten (Midvastuszugang), die Patella danach medial umschnitten und die Gelenkkapsel bis zum medialen Tuberositasrand eröffnet sowie hier durch scharfe subperiostale Präparation nach medial vom Tibiakopf abgelöst. Partielle Resektion des Hoffa'schen Fettkörpers und weiteres Vorgehen nach lateral, wobei hier der vordere Anteil des Meniskus abgelöst wird. Einsetzen von Hohmann-Hebeln dicht am Tibiakopf und Aufstellen des Unterschenkels. Abtragen von Osteophyten v. a. am medialen Tibiakopf und Femur, das vordere Kreuzband ist, wie arthroskopisch beschrieben, nicht mehr vorhanden. Entfernung der Innenmeniskusreste und des Außenmeniskus. Abmeißeln von Osteophyten der interkondylären Notch und Einsetzen eines gebogenen Retraktors, mit dessen Hilfe der Tibiakopf schonend subluxiert wird. Extramedulläre Ausrichtung des Tibiaschnitts ohne zusätzlichen Slope. Resektion der Gelenkfläche mit der oszillierenden Säge. Nun weiteres Vorgehen am Femur: Aufbohren des distalen Femurs und vorsichtiges Voranschieben des Ausrichtstabs. Aufsetzen des Sägeblocks und Realisierung des ventralen Schnitts. Der distale Schnitt wird noch 2 mm proximalisiert, um auf das deutliche Streckdefizit zu reagieren. Einsetzen des Standard-Spacers. Balancierung der Weichteile in Extension. Das verkürzte hintere Kreuzband spannt sich bei Streckung sehr straff an. Das Kniegelenk wird in 90° Beugung gebracht, unter Spannung gehalten und mit demselben Spacer der Beugespalt am distalen Femur markiert. Der Resektionsblock der Größe 4 realisiert den erforderlichen Beugespalt und wird fixiert. Durchführung der vier Femurschnitte und anschließend Resektion der dorsalen Osteophyten sowie Lösen der dorsalen Kapsel mit dem gebogenen Raspatorium. Aufsetzen des Probeimplantats, Bohren der beiden Verankerungslöcher und anschließend Vorbereiten der Tibia zur Aufnahme einer Prothesenkomponente der Größe 3. Einsetzen des Inlays und Durchbewegen des Beines. Markierung der Rotation der Tibiakomponente und Ansägen sowie Aufmeißeln des Kiels. Es zeigen sich noch immer zu straffe Bedingungen medial in Streckung. Deshalb werden die mediale Kapsel bis weit nach dorsal und auch der Ansatz des M. semimembranosus und die dorsalen Fasern des oberflächlichen Kollateralbands abgelöst. Das HKB ist sehr straff und verhindert eine komplette Streckung auch nach dorsalem Kapselrelease. Deshalb wird das Band reseziert und der PS-Sägeblock aufgesetzt und darüber die Resektion des zentralen Femurkondylus vorgenommen. Nun herrschen balancierte Weichteilverhältnisse. Entfernen der Probeimplantate und Vorbereiten der Resektionflächen mit der Jetlavage. Einzementieren der Komponenten, axialer Druck und Eröffnen der Blutsperre. Blutstillung durch Elektrokoagulation und zirkuläre Denervierung der Patella, die zentral in der femoralen Grube läuft. Einlegen einer Redondrainage, Verschluss der Kapsel, subkutane Drainage, Subkutannähte und Hautklammerung, Desinfektion, Verband.

Procedere: Entfernung der Drainagen am 1. postop. Tag! Es besteht volle Belastungsfähigkeit des rechten Beines. Aufstehen noch heute Abend! Bewegungsschiene ab morgen 0-0-60. Fersenpolsterung zur kompletten Streckung. Heparin low-dose lt. Standardprotokoll! Röntgen nach Entfernung der Drainage und nach 6 Wochen.

PD Dr. med. Stefan Klima (FA f. Orthopädie, FA f. Chirurgie und Unfallchirurgie)

8.4.4 Bikondylärer Oberflächenersatz ungekoppelt (CR-System) mit intramedullärer Tibiaausrichtung

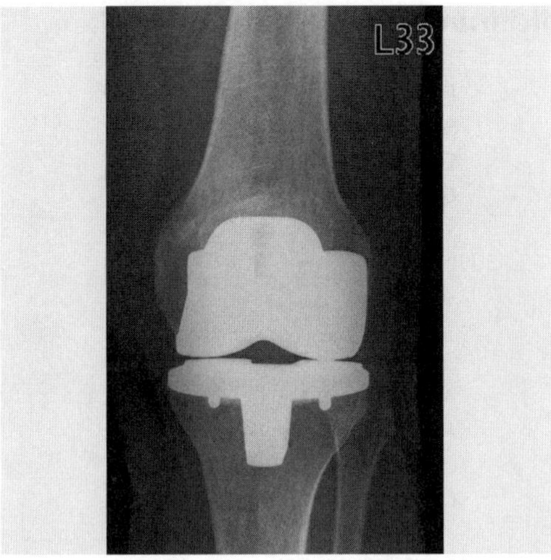

OP-Bericht, Klinik für Unfallchirurgie und Orthopädie

Pat.-Nr.: 97861298
Aktuelle Klinik: Unfallchirurgie
Pat.-Name: Nagel, Harry

Fall-Nr.: B093113/2011
Station: 3
Geb.-Dat.: 29.03.1964
Geschlecht/Alter: m, 46 J.

OP-Datum: 06.10.2011
OP-Dauer (Schnitt/Naht): 10.22 – 11.37 Uhr
Saal: B 3

Personal:
Operateur: PD Dr. S. Klima
1. Assistent: Dr. M. Schneidese
2. Assistent: M. Jha (PJ)

Anästhesist: Dr. D. Kobler
Anästhesieschw./-pfl.: C. Grassi
OP-Schwester/-Pfl.: W. Los
OP-Springer: D. D. Sachse

Vorgeschichte: Bei dem 46-jährigen Patienten entwickelte sich in den vergangenen 8 Jahren eine lateral betonte Arthrose des linken Kniegelenks nach konservativ behandelter lateraler Tibiakopffraktur. Es besteht eine Valgusabweichung der Beinachse von 6°. Präoperativ besteht ein Streckdefizit im Kniegelenk von 5°, die Beugung ist bis 110° möglich. Zusätzlich zeigt sich eine lateralbetonte Retropatellararthrose bei deutlicher Lateralisation der Kniescheibe.

Diagnose: Posttraumatische Valgusgonarthrose links

Operation: Implantation einer zementierten Knie-Totalendoprothese links (Implantate Fa. Zimmer: Innex FIX-CR, Tibia Größe 4, Femur Größe M+, Inlay 12,5 mm)

Vorgehen: Rückenlagerung des Patienten auf dem OP-Tisch in Oberschenkelblutleere ITN. Präoperativ werden 1,5 g Cefuroxim i.v. verabreicht. Wiederholte Hautdesinfektion, übliches steriles Abdecken.

Nach Längsinzision der Haut direkt über der Patella erfolgt der Subvastuszugang zum Kniegelenk. Nur sehr sparsam wird die Gelenkkapsel vom medialen Tibiakopf abgelöst. Durch die Valgusfehlstellung lässt sich die Patella problemlos mitsamt dem gelösten M. vastus medialis nach Abtragung von großen osteophytären Randbauten nach lateral weghalten. Teile des Hoffa'schen Fettkörpers werden entfernt. Liberalisieren des lateralen Tibiakopfes und Entfernung der verbliebenen Meniskusreste. Hier zeigt sich das eingesunkene, stark arthrotische Tibiaplateau. Medial besteht ein 3-gradiger Knorpelschaden am Femur und an der Tibia mit einem zentralen Ulkus tibial bis auf den Knochen. Resektion des Innenmeniskus und des vorderen Kreuzbands und Einsetzen von Hohmann-Hebeln. Aufstellen des Unterschenkels und Hervorluxieren des Tibiakopfes durch Einsatz eines dorsalen Retraktors. Intramedulläre Ausrichtung des Tibiaschnitts, wozu der Eröffnungsbohrer von der Eminentia intercondylaris in den Tibiaschaft vorangetrieben wird. Aufsetzen und Fixieren des Sägeblocks über dem Ausrichtstab und – nach dessen Entfernung – extramedulläre Kontrolle und Resektion der Gelenkfläche. Medial müssen etwa 12 mm reseziert werden, um lateral den sklerotischen Knochen zu erreichen. Nun weiteres Vorgehen am Femur: Eröffnen des Markraums mit dem 8 mm-Bohrer und Voranschieben des intramedullären Richtstabs. Aufsetzen der Messlehre und Bestimmung der Femurkomponente mit M+. Aufsetzen des Schnittblocks M+ und Ausrichten der Rotation über die Tibiaresektionsebene. Abgleich der Rotation mit der Whiteside-Linie und Fixation des Sägeblocks. Balancekontrolle mit dem erweiterten Spacer und danach zunächst anteriore und danach posteriore Knochenresektion. Der Beugespalt ist somit weitgehend festgelegt. Aufsetzen des distalen Sägeblocks und zusätzlich extramedulläre Achskontrolle sowie Überprüfung des künftigen Streckspalts mit demselben Spacer. Distale Knochenresektion mit der oszillierenden Säge und anschließend Aufsetzen der Facettenschnittlehre. Realisierung der Schrägschnitte und der Vertiefung für die Patellagrube. Resektion dorsaler Femurosteophyten und dorsales Kapselrelease, um eine komplette Streckung zu erleichtern. Ausrichten und Aufsetzen der Femur-Probekomponente sowie eines 12,5 mm-Inlays und der Tibiaschablone. Beugen des Beines, Fixation der Tibiaschablone und knöcherne Präparation des Tibiakopfes zur Aufnahme der Prothesenkomponente. Umschlagen der Patella und zirkuläre Denervierung. Die am lateralen Retinakulum der Patella inserierenden Fasern des Tractus iliotibialis werden durchtrennt. Zusätzlich ist noch ein laterales Release erforderlich, um die deutlich lateralisierte Kniescheibe zu zentrieren. Dazu wird die fibröse laterale Kapsel nahe der Patella durchtrennt und ein etwa 7 mm breiter Streifen reseziert (FICAT). Die synoviale Kapsel bleibt intakt. Bei Beugung des Gelenkes läuft die Kniescheibe nun exakt im femoralen Gleitlager. Entfernen der Probeimplantate und Vorbereiten der Resektionsflächen mit der Jetlavage. Einzementieren aller Komponenten, axialer Druck und Eröffnen der Blutsperre. Blutstillung durch Elektrokoagulation. Einlegen einer Redondrainage, Verschluss der Kapsel, subkutane Drainage, Subkutannähte und Hautklammerung, Desinfektion, Verband.

Procedere: Entfernung der Drainagen am 1. postop. Tag! Es besteht volle Belastungsfähigkeit des linken Beines. Aufstehen noch heute Abend! Bewegungsschiene ab morgen 0-0-60. Heparin low-dose lt. Standardprotokoll! Röntgen nach Entfernung der Drainage und nach 6 Wochen.

PD Dr. med. Stefan Klima (FA f. Orthopädie, FA f. Chirurgie und Unfallchirurgie)

8.4.5 Bikondylärer Oberflächenersatz ungekoppelt (CR-System) mit Navigation und Retropatellarersatz

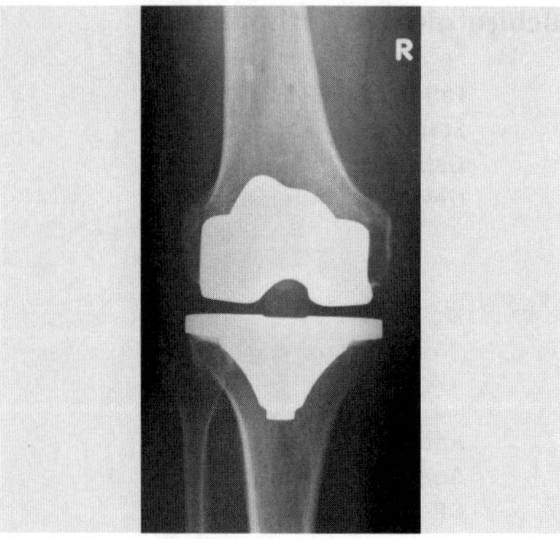

OP-Bericht, Klinik für Unfallchirurgie und Orthopädie

Pat.-Nr.: 97869876
Aktuelle Klinik: Unfallchirurgie
Pat.-Name: Kirschner, Traude

Fall-Nr.: B094811/2011
Station: 3
Geb.-Dat.: 21.12.1934
Geschlecht/Alter: w, 76 J.

OP-Datum: 01.02.2011
OP-Dauer (Schnitt/Naht): 11.38 – 12.53 Uhr
Saal: B 5

Personal:
Operateur: PD Dr. S. Klima
1. Assistent: Dr. B. Marquass
2. Assistent: M. Jha (PJ)

Anästhesist: Dr. D. Kobler
Anästhesieschw./-pfl.: C. Grassi
OP-Schwester/-Pfl.: W. Los
OP-Springer: D. D. Sachse

Vorgeschichte: Bei der Patientin besteht eine progrediente Pangonarthrose, die Beweglichkeit im rechten Kniegelenk ist beeinträchtigt (Bewegungsumfang für Extension/Flexion von 0-5-110°. Es bestehen Durchblutungsstörungen beider Beine (Fontaine 2 b). Frau Kirschner hat der Operation zugestimmt.

Diagnose: Pangonarthrose rechts

Operation: Navigierte Implantation einer zementierten Knie-Totalendoprothese rechts (Implantate Fa. Stryker: Scorpio CR NRG, Tibia Größe 5, Femur Größe 5, Inlay 9 mm, Retropatellarersatz 35 mm)

Vorgehen: Präoperativ werden 1,5 g Cefuroxim i.v. verabreicht. Rückenlagerung der Patientin auf dem OP-Tisch in Intubationsnarkose. Wiederholte Hautdesinfektion, übliches steriles Abdecken. Auf eine Blutsperre wird auf Grund einer pAVK verzichtet. Direkter anteriorer Zugang zum Kniegelenk und Spalten der Gelenkkapsel mit medialem Umschneiden der Patella bis an den medialen Rand der Tub. tibiae. Weiteres subperiostales Ablösen der Gelenkkapsel vom medialen Tibiakopf. Nun Anbringen zunächst des femoralen, dann des tibialen Trackers an den Rändern des Zugangs und Starten der Navigationssoftware. Durch Rotation des Hüftgelenks wird das Drehzentrum gefunden, danach werden die Schlüsselpunkte für die Beinachsbestimmung aufgesucht und die Gelenkflächen abgetastet. Es besteht eine 4 Grad Varusfehlstellung. Resektion von Anteilen des Hoffa'schen Fettkörpers, Entfernung der Meniskusreste in leichter Beugestellung und des vorderen Kreuzbands. Abtragung von Osteophyten, Einsetzen von Hohmann-Hebeln und Aufstellen des Unterschenkels. Schonende Subluxation des Tibiakopfes mit Hilfe eines dorsalen Retraktors. Zunächst navigierte Ausrichtung der Tibiaresektionslehre, Fixation und Realisierung der knöchernen Resektion mit der oszillierenden Säge. Nun navigiertes Vorgehen am Femur: Ausrichtung des distalen Schnittblocks und Resektion der distalen Gelenkfläche. Navigierte Kontrolle der Schnittebene und Korrektur. Einsetzen eines Spacers und Balancierung der Weichteile in Streckstellung des Beines. Die mediale Spannung ist im Vergleich zur lateralen Spannung noch deutlich straffer. Die Liberalisierung der Gelenkkapsel wird am Tibiakopf bis weit nach dorsal realisiert und umfasst den Ansatz des M. semimembranosus. Danach ist das Bein in Streckung balanciert. Nun wird das Kniegelenk unter Navigationskontrolle in 90° Beugung ohne Varus/Valgus-Fehlstellung unter Anwendung des Weichteil-Tensors gebracht und mit demselben Spacer der Beugespalt am distalen Femurschnitt markiert. Durch Aufsetzen verschiedener Schnittblöcke wird nun mit Hilfe der Navigation der Schnittblock gesucht, der ohne anteriores Notching denselben Beugespalt realisiert. Fixation des Sägeblocks Größe 5 und Realisierung der restlichen Schnitte am Femur. Demontage der Schnittlehre, das Bein wird nun in 90° Flexion gehalten, und so gelingt es, auch die dorsalen Osteophyten vom Femur abzuschlagen. Schonendes dorsales Kapselrelease mit dem gebogenen Raspatorium, um eine komplette Streckung nicht zu behindern. Aufsetzen der Femur-Probekomponente und Einsetzen eines 9 mm-Inlays sowie der Tibiaschablone. Durchbewegen des Gelenks. Markieren der Rotation der tibialen Komponente und Fixation der Schablone. Aufmeißeln der Kielverankerung und Einsetzen von Probeimplantaten. Bewegen des Kunstgelenks unter Navigationskontrolle mit Varus/Valgusstress. Über den gesamten Bewegungsumfang ist das Gelenk stabil geführt. Die Überstreckung ist bis 3° möglich, das Bein »fällt« in 135° Beugung. Umschlagen der Patella und zirkuläre Denervierung. Resektion der Gelenkfläche mit der oszillierenden Säge und Vorbereiten zur Aufnahme des Retropatellarersatzes. Wegen der Lateralisationsneigung der Patella werden noch inserierende Tractusfasern vom lateralen Retinakulum gelöst. Entfernung der Probeimplantate und Vorbereiten der Resektionflächen mit der Jetlavage. Anschließend Einzementieren aller Prothesen-Komponenten unter axialem Druck. Nach Aushärtung des Zements abschließend navigiertes Bestimmen des Outcomes und Speicherung der Daten. Entfernung der Tracker vom Femur und der Tibia. Einlegen einer Redondrainage, Verschluss der Kapsel, subkutane Drainage, Subkutannähte und Hautklammerung, Desinfektion, Verband.

Procedere: Entfernung der Drainagen am 1. postop. Tag! Es besteht volle Belastungsfähigkeit des rechten Beines. Aufstehen noch heute Abend! Bewegungsschiene ab morgen 0-0-60. Wadenkompressionspumpen für 5 Tage. Heparin low-dose lt. Standardprotokoll! Röntgen nach Entfernung der Drainage und nach 6 Wochen

PD Dr. med. Stefan Klima (FA f. Orthopädie, FA f. Chirurgie und Unfallchirurgie)

8.4.6 Bikondylärer Oberflächenersatz (PS-System) mit intramedullärer Tibiaausrichtung (Tibia first-Technik)

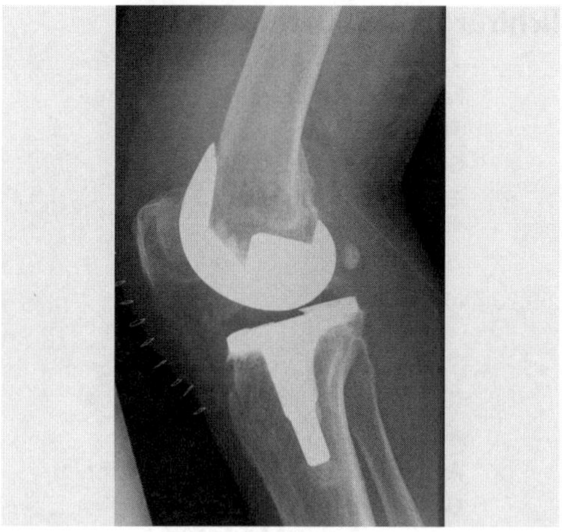

OP-Bericht, Klinik für Unfallchirurgie und Orthopädie

Pat.-Nr.: 97864872
Aktuelle Klinik: Unfallchirurgie
Pat.-Name: Hunger, Frieda

Fall-Nr.: B096512/2011
Station: 3
Geb.-Dat.: 16.09.1937
Geschlecht/Alter: w, 74 J.

OP-Datum: 12.03.2011
OP-Dauer (Schnitt/Naht): 16.08 – 17.13 Uhr
Saal: B 5

Personal:
Operateur: PD Dr. S. Klima
1. Assistent: Dr. M. Marquass
2. Assistent: M. Jha (PJ)

Anästhesist: Dr. N. Ahrens
Anästhesieschw./-pfl.: C. Schicht
OP-Schwester/-Pfl.: W. Los
OP-Springer: D. D. Sachse

Vorgeschichte: Bei Frau Hunger liegt eine medial betonte Arthrose rechts mit Varusfehlstellung von 12° vor. Die Beweglichkeit im rechten Kniegelenk sowohl in der Streckung als auch in der Beugung beeinträchtigt (Bewegungsumfang Ext/Flex 0-5-100). Frau Hunger hat der Operation zugestimmt.

Diagnose: Fortgeschrittene Pangonarthrose rechts

Operation: Implantation einer zementierten bikondylären Knie-Totalendoprothese rechts (Implantate Fa. Smith&Nephew: Genesis II PS Tibia Gr. 5, Femur Gr. 5, Inlay 9 mm)

Vorgehen: Präoperativ werden 1,5 g Cefuroxim i.v. verabreicht. Rückenlagerung der Patientin auf dem OP-Tisch in Oberschenkelblutleere. Ungestörte Intubationsnarkose. Wiederholte Hautdesinfektion, übliches steriles Abdecken.

Anteriorer, parapatellarer Zugang zum Kniegelenk und Spalten der Gelenkkapsel bis an den medialen Rand der Tub. tibiae. Großzügiges Liberalisieren des med. Tibiakopfes streng subperiostal aufgrund der rigiden varischen Verhältnisse. Sparsame partielle Resektion des Hoffa'schen Fettkörpers, Entfernung des Außenmeniskus sowie des vorderen Kreuzbands. Der mediale Meniskus ist nach (partieller) Meniskektomie vor 15 Jahren nicht mehr vorhanden. Einsetzen von Retraktoren und Aufstellen des Unterschenkels sowie Subluxation des Tibiakopfes. Eindringen in das tibiale Zentrum mit dem Bohrer und intramedulläre Ausrichtung der Tibiaschnittebene. Fixierung des Schnittblocks und Resektion mit der oszillierenden Säge. Das flache mediale Resektat ist stark sklerotisch, der laterale Knochen osteoporotisch und die Scheibe hier 10 mm stark. Resektion von dorsalen Osteophyten mit dem Luer. Nun weiteres Vorgehen femoral: Eindringen in das distale Femur mit dem Stufenbohrer und intramedulläres Ausrichten der distalen Resektionsebene. Nach der Resektion wird ein Spacer eingesetzt und das Bein in Streckung balanciert. Die Gelenkkapsel wird bis weit dorsal vom Tibiakopf abgelöst, der Ansatz des M. semimembranosus wird gelöst, trotzdem herrschen noch keine balancierten Verhältnisse. Der Pes anserinus wird mit dem Raspatorium abgelöst. Erst nach Shrinking »step by step« der dorsalen Anteile des oberflächlichen medialen Kollateralbands ist der Streckspalt balanciert. Danach wird unter Anspannung der Seitenbänder der Beugespalt in 90° Flexion referenziert und der entsprechende Schnittblock Größe 5 aufgesetzt. Resektion am distalen Femur in der 4-in-1-Technik und Überprüfung des Beugespalts mit demselben Spacer. Der Diskrepanz der Spannungsverhältnisse kann nach Abtragung medialer Osteophyten im Bereich der Fossa intercondylaris mit einem Impingement des hinteren Kreuzbands begegnet werden. Durch Resektion des HKB mit dem Stilett kann der Beugespalt schließlich gut balanciert werden. Schonendes dorsales Kapselrelease v. a. medial und Abschlagen dorsaler Osteophyten. Aufsetzen des PS-Sägeblocks und Resektion des zentralen Knochens für die PS-Box. Dann Aufschieben des Probe-Femurschilds und Aufstellen des Unterschenkels, der wieder in Subluxation gebracht wird, sodass der Tibiakopf präpariert werden kann. Die Schablone Größe 5 wird aufgelegt, ausgerichtet und fixiert. Bohren des Zentrallochs und zunächst Sägen, dann Einschlagen der Raspel für den tibialen Kiel. Aufgrund der medialen Sklerose werden hier mehrere Verankerungslöcher für den Zement mit dem 2,0 mm-Bohrer eingebracht. Aufsetzen des 9 mm Probeinlays und Durchbewegen des Kniegelenks mit den Probeimplantaten. Das Gelenk „fällt" in 120° Beugung, die Patella läuft zentral. Sie ist aber lateral mit einem großen Osteophyten versehen, deshalb wird diese reseziert und die gesamte Kniescheibe mit dem Kauter zirkulär denerviert. Dann Entfernung der Probeimplantate und Vorbereiten der Resektionflächen mit der Jetlavage. Nun Einzementieren aller Prothesen-Komponenten und Einsetzen des Probeinlays. Nach Aushärtung des Zements Eröffnen der Blutsperre und Blutstillung. Einsetzen des 9 mm-PS-Inlays. Spülung des Gelenkraums, Einlegen einer Redondrainage, Verschluss der Kapsel, subkutane Drainage, Subkutannähte und Hautklammerung, Desinfektion, Verband.

Procedere: Entfernung der Drainagen am 1. postop. Tag! Es besteht volle Belastungsfähigkeit des rechten Beines. Aufstehen morgen früh! Bewegungsschiene ab morgen 0-0-60. Wadenkompressionspumpen für 5 Tage. Unterpolstern der Ferse! Heparin low-dose lt. Standardprotokoll! Röntgen nach Entfernung der Drainage und nach 6 Wochen.

PD Dr. med. Stefan Klima (FA f. Orthopädie, FA f. Chirurgie und Unfallchirurgie)

8.4.7 Bikondylärer Oberflächenersatz teilgekoppelt (CC-System) mit intramedullärer Tibiaausrichtung bei schwerer Valgusgonarthrose

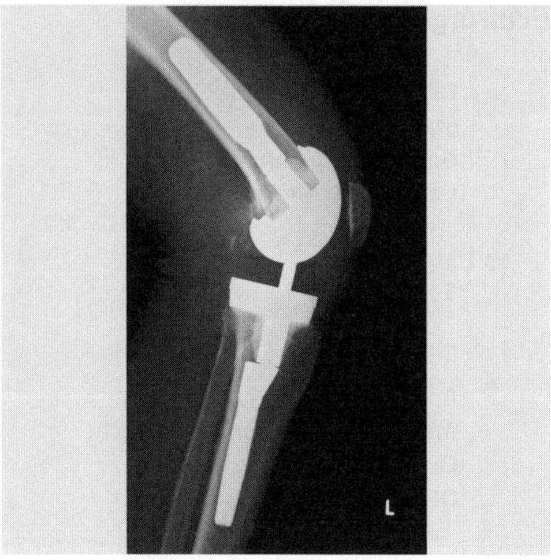

OP-Bericht, Klinik für Unfallchirurgie und Orthopädie

Pat.-Nr.: 97866320
Aktuelle Klinik: Unfallchirurgie
Pat.-Name: Lindner, Horst

Fall-Nr.: B091122/2011
Station: 3
Geb.-Dat.: 12.01.1934
Geschlecht/Alter: m, 77 J.

OP-Datum: 22.02.2011
OP-Dauer (Schnitt/Naht): 07.55 – 09.26 Uhr
Saal: B 5

Personal:
Operateur: PD Dr. S. Klima
1. Assistent: Dr. B. Marquass
2. Assistent: M. Jha (PJ)

Anästhesist: Dr. N. Ahrens
Anästhesieschw./-pfl.: C. Schicht
OP-Schwester/-Pfl.: W. Los
OP-Springer: D. D. Sachse

Vorgeschichte: Bei Herrn Lindner liegt eine schwere posttraumatische Gonarthrose links nach einem Unfall vor 12 Jahren vor. Das linke Kniegelenk ist in 25° Valgusfehlstellung lateral fixiert. Bei Zustand nach Tibiakopffraktur ist der laterale Gelenkanteil destruiert, auch medial zeigen sich schwere arthrotische Veränderungen und Osteolysen bei hier ausgeprägter Osteoporose. Herr Lindner hat der Operation zugestimmt.

Diagnose: Posttraumatische, fixierte Valgusgonarthrose links

Operation: Implantation einer teilgekoppelten Knie-TEP links (Implantate Fa. Stryker: Scorpio TS, Tibia Größe 7 mit Stem 18x80mm, 5° full augmentation wedge, Femur Größe 7 mit Stem 22x80 mm, 6 mm Offset, Inlay 16 mm)

Vorgehen: Präoperativ Gabe von 1,5 g Cefuroxim i.v. Rückenlagerung des Patienten auf dem OP-Tisch in ungestörter Intubationsnarkose. Wiederholte Hautdesinfektion, übliches steriles Abdecken. Auf eine Blutsperre wird auf Grund einer PAVK verzichtet. Direkter anteriorer Zugang zum Kniegelenk mit Spaltung der Quadrizepssehne, medialer Umschneidung der Patella bis zum medialen Tibiakopf, von dem nur minimal die Gelenkkapsel abgelöst wird. Resektion von Anteilen des Hoffa'schen Fettkörpers und großzügiges Vorgehen nach lateral. Sowohl die femorale als auch die tibiale Gelenkfläche sind vom Knorpel befreit. Einsetzen von Hohmann-Hebeln und Aufstellen des Unterschenkels. Entfernung von Osteophyten und des degenerativen Innenmeniskus. Das vordere Kreuzband ist erwartungsgemäß nicht mehr existent. Der Verlauf des hinteren Kreuzbands ist durch interkondyläre Osteophyten beeinträchtigt. Durch Einsetzen eines gebogenen Retraktors wird der Tibiakopf subluxiert. Intramedulläre Ausrichtung des Tibiaschnitts, dazu Aufbohren der Tibia von der Eminentia her. Resektion der Gelenkfläche mit der oszillierenden Säge über den verbliebenen Bohrer im Schaft. Lateral muss tief reseziert werden, medial ist der Knochen sehr osteolytisch, sodass auch hier entsprechend reseziert und die Fläche für die Unterfütterung mit einem kompletten »wedge« vorbereitet wird. Weiteres Vorgehen am Femur: Aufbohren des distalen Femurs und vorsichtiges Voranschieben des Ausrichtstabes. Aufsetzen des Sägeblocks und Realisierung des ventralen Schnitts. Distaler Schnitt über die Resektionslehre und Einsetzen des Standard-Spacers. Hier besteht eine zu lockere Weichteilspannung vor allem medial, sodass der stärkere Spacer eingebracht wird. Balancierung der Weichteile in Extension. Die rigiden, vernarbten Strukturen lassen sich lateral nicht so weit liberalisieren, dass balancierte Verhältnisse erreicht werden. Auch nach Ablösung des Tractus iliotibialis, der lateralen Kapsel und Lösung des lateralen M. gastrocnemius vom femoralen Ursprung verbleibt in Streckung eine zu starke mediolaterale Diskrepanz, für die sich die Implantation eines ungekoppelten Systems verbietet. Femorales Aufbohren bis 22 mm und Aufsetzen des Resektionsblocks Größe 7. Durchführung der 4 Femursägeschnitte und zentrale Resektion für die CC-Box. Entfernung dorsaler Osteophyten und schonendes dorsales Weichteilrelease mit dem Raspatorium. Aufsetzen des Probeimplantats und weiteres Vorgehen tibial. Weiteres Aufbohren in aufsteigender Größe bis 18 mm, danach besteht kortikaler Kontakt. Vorbereiten der tibialen Fläche mit einer Schablone Gr. 7. Eine 6 mm Offset-Variante ist nötig, um das Implantat zu zentrieren. Einschlagen des Kiels nach vorherigem Sägen im Bereich des lateralen Tibiakopfes. Einsetzen des Probeimplantats mit »full wedge« des Inlays und Durchbewegen des Beines. Es bestehen durch das Implantat geführte stabile Verhältnisse in Beugung und Streckung. Die Patella ist nach dem Lösen aus den vernarbten Weichteilen und einem lateralen Release korrekt zentriert. Zirkuläre Denervierung der Patella. Entfernen der Probeimplantate und Vorbereiten der Resektionflächen mit der Jetlavage. Einzementieren der Prothesenkomponenten, axialer Druck und Eröffnen der Blutsperre. Blutstillung durch Elektrokoagulation und Einsatz sowie Verbolzen des definitiven 16 mm hohen CC-Inlays. Einlegen einer Redondrainage, Verschluss der Kapsel, subkutane Drainage, Subkutannähte und Hautklammerung, Desinfektion, Verband.

Procedere: Entfernung der Drainagen spätestens am 2. postop. Tag! Es besteht volle Belastungsfähigkeit des linken Beines. Aufstehen ab morgen! Bewegungsschiene ab morgen 0-0-60. Wadenkompressionspumpen für 5 Tage. Heparin low-dose lt. Standardprotokoll! Röntgen nach Entfernung der Drainage und nach 6 Wochen. Einleitung der AHB mit Verlegung direkt aus der Klinik.

PD Dr. med. Stefan Klima (FA f. Orthopädie, FA f. Chirurgie und Unfallchirurgie)

8.4.8 Frühinfekt nach Knieprothese – Debridement und Inlaywechsel

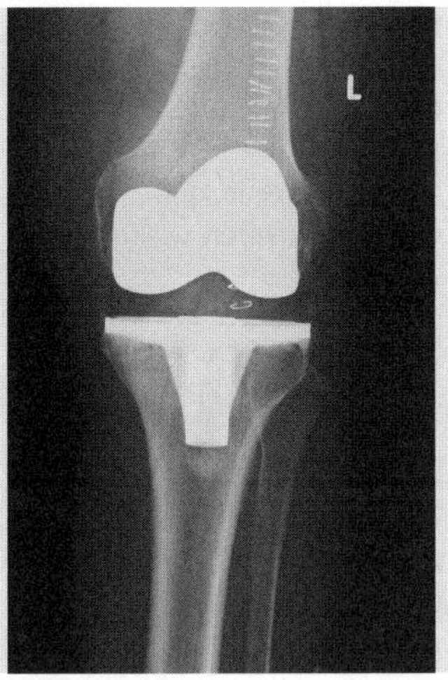

OP-Bericht, Klinik für Unfallchirurgie und Orthopädie

Pat.-Nr.: 97869484
Aktuelle Klinik: Unfallchirurgie
Pat.-Name: Richter, Beate

Fall-Nr.: B092992/2011
Station: 3
Geb.-Dat.: 23.04.1951
Geschlecht/Alter: w, 60 J.

OP-Datum: 12.02.2011
OP-Dauer (Schnitt/Naht): 17.45 – 18.42 Uhr
Saal: B 5

Personal:
Operateur: PD Dr. S. Klima
1. Assistent: Dr. M. Marquass
2. Assistent: M. Jha (PJ)

Anästhesist: Dr. D. Kobler
Anästhesieschw./-pfl.: C. Schicht
OP-Schwester/-Pfl.: W. Los
OP-Springer: D. D. Sachse

Vorgeschichte: 22 Tage nach Implantation einer Knie-TEP bestehen bei der Pat. bei zunächst hervorragender Beweglichkeit seit 3 Tagen progrediente lokale Entzündungszeichen mit Rötung und Schwellung der frischen OP-Narbe, persistierendem Flüssigkeitsaustritt aus der frischen Narbe bei dringendem Verdacht auf Insuffizienz der Kapselnaht. Anzeichen einer Sepsis bestehen nicht. Der CRP-Wert stagniert auf hohem Niveau. Die Intervention erfolgt im Einverständnis mit der Pat. unter dem Verdacht auf einen Frühinfekt.

Diagnose: Frühinfekt des linken Kniegelenks bei Zustand nach Implantation einer Knie-TEP

Operation: Offene chirurgische Intervention mit ausgiebigem Weichteildebridement, partieller Synovektomie, mehrfacher Spülung und Inlaywechsel (Fa. Zimmer, NexGen LPS flex 12 mm)

Vorgehen: Rückenlagerung der Patientin auf dem Operationstisch. Sowohl auf die Blutsperre als auch auf eine Antibiose wird zunächst verzichtet. Die Narbe wird ausgeschnitten und die subkutanen Fäden werden entfernt. Darstellung der Faszie, die erwartungsgemäß im unteren Drittel nicht komplett geschlossen ist. Entfernen aller Kapselnähte und Entnahme mehrerer Weichteilproben und von Gelenkerguss zur mikrobiologischen Untersuchung. Danach erfolgen ein Weichteildebridement und eine Synovektomie aller Gelenkanteile. Auch nach Entfernung des Inlays wird die dorsale synoviale Kapsel mit dem scharfen Löffel weitgehend abgetragen. Danach werden 600 mg Clindamycin i.v. verabreicht. Anschließend Einlage von Bauchtüchern, die mit einem Gemisch aus Jod-H_2O_2 (3%ig) getränkt sind. Nach Entfernung der Tücher ausgiebiges Spülen mit der Jetlavage. Anschließend werden trockene Bauchtücher impaktiert und für 5 Minuten mit dem Ziel der Blutstillung belassen. Nach Entfernung der Tücher hat die Blutung durch die Synovektomie weitgehend nachgelassen. Auf ein großzügiges Anwenden der Elektrokoagulation wird verzichtet, um so wenig wie möglich nekrotisches Gewebe mit Infektionsgefahr zu schaffen. Erneut werden noch zweimal im Wechsel Jod-H_2O_2-Bauchtücher eingelegt und dann mit der Jetlavage (Ringerlösung) gespült. Nun kann von sauberen Wundverhältnissen ausgegangen werden. Abschließend werden die Jod-H_2O_2-Bauchtücher belassen und erneute Desinfektion des Wundgebiets wird vorgenommen. Handschuhwechsel des gesamten OP-Teams und vollständiger Instrumentenwechsel einschl. neuer OP-Tische sowie von Elektrokauter und Sauger. Kleiderwechsel des Operateurs und erneutes steriles Abdecken des OP-Gebiets. Nun Entnahme der Bauchtücher aus der Wunde und Spülung mit isotoner Kochsalzlösung. Aufstellen des Unterschenkels und Subluxation des Tibiakopfes. Ein neues 10 mm hohes Inlay wird eingesetzt. Reposition des Kunstgelenks, beim Durchbewegen zeigen sich balancierte stabile Verhältnisse. Einlage einer Drainage, Muskelnähte, Naht der Gelenkkapsel, subkutane Drainage, Subkutannähte, Hautnähte mit monofilem Faden (Polene). Hautdesinfektion, Verband.

Procedere: Entfernung der Drainage nach maximal 24 h! Es besteht weiterhin volle Belastungsfähigkeit des linken Beines. Bewegungsschiene ab heute Abend und täglich weiter 4x/tägl. für 30 min bei bestücktem 3 in 1-Katheter, Aufstehen ab morgen bei angelegter Schiene! Heparin weiterhin low-dose lt. Standardprotokoll! Tägliche CRP-Kontrollen. Clindamycin weiter für insgesamt 4 Wochen (Sequenztherapie ab übermorgen). Ggf. Korrektur des Antibiotikums nach Mikrobiologie!

PD Dr. med. Stefan Klima (FA f. Orthopädie, FA f. Chirurgie und Unfallchirurgie)

8.4.9 Spätinfekt nach Knieprothese – Ausbau, Debridement, Spacer

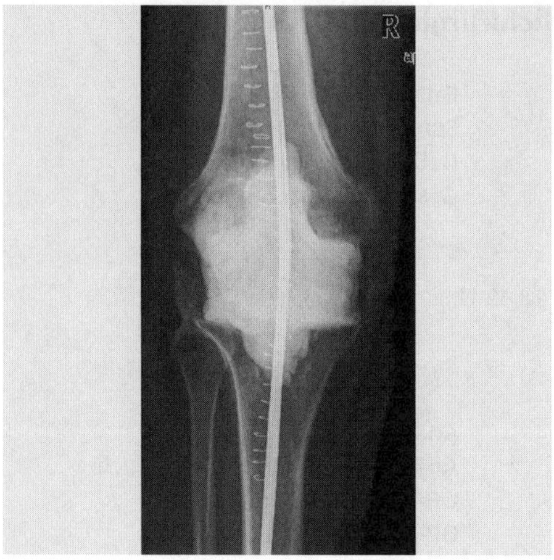

OP-Bericht, Klinik für Unfallchirurgie und Orthopädie

Pat.-Nr.: 97865629
Aktuelle Klinik: Unfallchirurgie
Pat.-Name: Küchler, Anneliese

Fall-Nr.: B091294/2011
Station: 3
Geb.-Dat.: 09.06.1931
Geschlecht/Alter: w, 80 J.

OP-Datum: 17.10.2011
OP-Dauer (Schnitt/Naht): 17.09 – 18.53 Uhr
Saal: B 5

Personal:
Operateur: PD Dr. S. Klima
1. Assistent: Dr. D. Behrend
2. Assistent: M. Jha (PJ)

Anästhesist: Dr. D. Kobler
Anästhesieschw./-pfl.: C. Schicht
OP-Schwester/-Pfl.: W. Los
OP-Springer: D. D. Sachse

Vorgeschichte: Bei Frau Küchler bestehen nur subakute klinische Infektionszeichen des rechten Kniegelenks. Es besteht jedoch ein deutlicher Bewegungsschmerz des Gelenks bei leichter Rötung und Überwärmung der Haut. In der mikrobiologischen Untersuchung des trüben Kniegelenkpunktats konnten grampositive Kokken nachgewiesen werden. Der CRP-Wert ist auf das 5-Fache des Grenzwerts erhöht. Radiologisch zeigt sich ein Lockerungssaum der tibialen Komponente der vor 2 Jahren implantierten zementierten Kniegelenksendoprothese.

Diagnose: Spätinfekt des rechten Kniegelenks bei Zustand nach Implantation einer Knie-TEP, Lockerung der tibialen Prothesenkomponente

Operation: Entfernung des Knie-Prothesensystems, ausgiebiges Weichteil-Debridement, und temporäre Stabilisierung mit einem augmentierten Vancomycin-PMMA-Spacer

Vorgehen: Ungestörte Intubationsnarkose. Wiederholte Hautdesinfektion, übliches steriles Abdecken.

Rückenlagerung der Patientin auf dem Operationstisch. Auf eine Blutsperre wird verzichtet ebenso wie auf das Auswickeln des Beines. Präoperativ wird auch auf eine Antibiose verzichtet, um die mikrobiologische Anzüchtung nicht zu verfälschen. Zunächst wird die Narbe ausgeschnitten und im Sinne eines direkten anterioren Zugangs präpariert. Längsinzision der Quadrizepssehne und mediale Patellaumschneidung. Es entleert sich trüber Erguss, der abgesaugt und gemeinsam mit einer Probe aus der synovialen Kapsel zur mikrobiologischen Untersuchung eingeschickt. Nun werden 1,5 g Cefuroxim und 600 mg Clindamycin i.v. verabreicht. Freipräparieren des medialen Tibiakopfes streng subperiostal und Entfernung des Inlays. Erwartungsgemäß bestätigt sich die Lockerung der Tibiakomponente. Der femorale Prothesenanteil scheint über Knochenzement fest mit dem Knochen verbunden. Mit Hilfe der Gigli- und der oszillierenden Säge sowie Meißeln wird das Femurschild aus dem knöchernen Lager entfernt. Der knöcherne Verlust ist gering. Verbliebene Zementanteile werden entfernt. Einsatz von Retraktoren, Aufstellen des Unterschenkels und Hervorluxieren des Tibiakopfes. Müheloses Herausziehen der Tibiakomponente. Darunter liegt zwischen Zement und dem Knochen eine gräuliche Membran, die entfernt wird. Eine ca. 1 mm starke Knochenscheibe des Tibiakopfes wird mit der oszillierenden Säge reseziert. Danach erfolgen ein großzügiges Weichteildebridement und eine komplette Synovektomie. Durch Packing von Bauchtüchern kommt die flächenhafte Blutung schnell zum Stillstand. Auf eine Elektrokoagulation wird weitgehend verzichtet, um nicht Nekrosen zu schaffen, die dann wieder Brutstätte für evtl. verbliebene Keime wären. Nun wird der intramedulläre Raum des Femur und der Tibia aufgebohrt. Danach werden mit Jod-H_2O_2-Gemisch getränkte Bauchtücher impaktiert und nach 1 Minute entfernt und mit der Jetlavage gespült. Dieser Vorgang wird durch ein ergänzendes Debridement noch zweimal wiederholt. Jetzt erfolgen die erneute Desinfektion des Wundgebiets, Handschuhwechsel des OP-Teams und vollständiger Instrumentenwechsel, Kleiderwechsel des Operateurs und erneutes steriles Abdecken des OP-Gebiets. Einbringen eines leicht vorgebogenen, überbrückenden 5,5 mm-Metallstabs in Femur und Tibia. Dann werden 80 g PMMA-Zement mit 8 g Vancomycin vermischt und in den Spalt zwischen Tibia und Femur gebracht. Die Patella kommt darüber zum Liegen. Die Aushärtung erfolgt unter permanenter Kühlung mit der Jetlavage. Dabei wird das Bein unter ständigem Zug des Assistenten in etwa 10° Beugung gehalten. Nun Drainage und schichtweiser Wundverschluss.

Procedere: Drainagenentfernung nach maximal 48 h! Antibiose mit 3x600 mg Clindamycin i.v. für 21 Tage (evtl. Korrektur), CRP-Verlaufskontrollen! Reimplantation einer TEP bei Infektfreiheit nach ca. 6 Wochen. Teilbelastung des rechten Beines 20 kg.

PD Dr. med. Stefan Klima (FA f. Orthopädie, FA f. Chirurgie und Unfallchirurgie)

8.4.10 Knieprothesenreimplantation bei ausgeheiltem Infekt nach Spacer (CC-System)

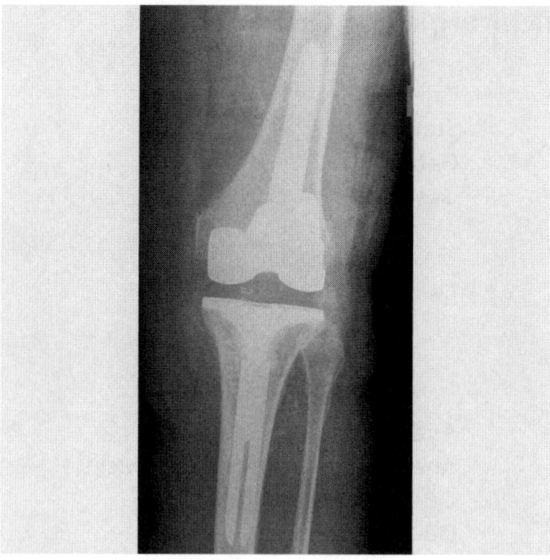

OP-Bericht, Klinik für Unfallchirurgie und Orthopädie

Pat.-Nr.: 97861772
Aktuelle Klinik: Unfallchirurgie
Pat.-Name: Zacharias, Adam

Fall-Nr.: B091934/2011
Station: 3
Geb.-Dat.: 12.01.1935
Geschlecht/Alter: m, 71 J.

OP-Datum: 06.04.2011
OP-Dauer (Schnitt/Naht): 11.13 – 12.49 Uhr
Saal: B 5

Personal:
Operateur: PD Dr. S. Klima
1. Assistent: Dr. B. Marquass
2. Assistent: M. Jha (PJ)

Anästhesist: Dr. D. Kobler
Anästhesieschw./-pfl.: C. Schicht
OP-Schwester/-Pfl.: W. Los
OP-Springer: D. D. Sachse

Vorgeschichte: Das linke Kniegelenk wurde bei Herrn Zacharias aufgrund eines Prothesen-Spätinfekts vor nunmehr 6 Wochen durch Prothesenentfernung, Synovektomie und Implantation eines Vancomycin-PMMA-Spacers versorgt. Jetzt besteht klinische und paraklinische (CRP-Wert im oberen Normbereich) Infektfreiheit. Die Punktion und anschließende mikrobiologische Bebrütung für 14 Tage blieb ohne Keimnachweis.

Diagnose: Ausgeheilter Kniegelenksinfekt nach Implantation eines Vancomycin-PMMA-Spacers links

Operation: Entfernung des Spacers, Debridement, Implantation einer teilgekoppelten Knie-TEP links (Implantate Fa. Smith&Nephew Genesis II Kondylar Constraint: Tibia Größe 6 mit Stem 18x150 mm, Femur Größe 6 mit Stem 20x150 mm, Inlay CC 13 mm, femorale distale Knochenblöcke 10 mm)

Vorgehen: Ungestörte ITN. Wiederholte Hautdesinfektion, übliches steriles Abdecken. Rückenlagerung des Patienten auf dem OP-Tisch ohne Blutsperre. Schmales Ausschneiden der Narbe, der direkte anteriore Zugang zum Kniegelenk von der Voroperation wird wieder genutzt. Lösen bestehender Narbenstränge und erneutes Weichteildebridement. Mehrere Weichteil-Proben gelangen zur mikrobiologischen Untersuchung. Jetzt Gabe von 1,5 g Cefuroxim. Herausmeißeln des Spacers und dorsales Weichteildebridement. Nun mediales und laterales Lösen der Narbenstränge. Nun Aufstellen des Unterschenkels und Einsetzen eines gebogenen Retraktors, wodurch der Tibiakopf subluxiert wird. Intramedulläre Ausrichtung des Tibiaschnitts, wofür die Tibia vom zentralen Tibiakopf her aufgebohrt wird. Vorbereiten des Markraums für die Aufnahme eines 18/150 mm-Stems. Resektion der Gelenkfläche mit der oszillierenden Säge. Der resezierte Knochen ist gut durchblutet. Weiteres Vorgehen am Femur: Auch hier intramedulläres Vorgehen und dazu Aufbohren des distalen Femurs bis ein entsprechender Schaft von 20/150 mm Platz findet. Aufsetzen des Sägeblocks und Durchführen des distalen Anfrischungsschnitts. Der Streckspalt ist verfälscht, da bei einer Implantation der Probeprothese sich eine proximalisierte Gelenklinie zeigt. Sie muss 1 cm weiter nach distal korrigiert werden. Erst jetzt kann mit entsprechenden Spacern der Beugespalt angepasst werden. Demzufolge Aufsetzen des entsprechenden Sägeblocks Gr. 6 und dorsale und danach zentrale Resektion für die CC-Box. Die Schrägschnitte resezieren keinen weiteren Knochen. Jetzt Einsetzen der geschafteten Femur-Probekomponente mit unterfütterten distalen Blöcken und einer Standard-Tibiakomponente. Einsetzen eines 13 mm hohen Standardinlays. Durchbewegen des Kniegelenks und Markieren der Position der tibialen Prothesenkomponente. Nun weiteres Vorgehen an der Tibia. Eine Schablone der Größe 6 wird aufgelegt und in die entsprechende Rotation gebracht. Aufmeißeln des Knochens für den Prothesenkiel. Einsetzen der definitiven Probeimplantate und Bewegen des Kunstgelenks. Überprüfung der Stabilität in Beugung und Streckung. Es zeigt sich eine hohe Stabilität ohne Gefahr der Entkoppelung. Die Patella ist dezentral in der Femurkomponente geführt und läuft lateral. Nach Lösen zahlreicher Narbenstränge ist der Lauf zentral ohne Druck von außen. Zirkuläre Denervierung der Patella mit dem Elektrokauter und Schließen der Blutsperre für die Zementierung. Entfernen der Probeimplantate und Vorbereiten der Resektionsflächen mit der Jetlavage. Einzementieren der Prothesenkomponenten, Einsetzen des 13 mm-CR-Probeinlays und axialer Druck. Eröffnen der Blutsperre. Entfernen des Probeinlays und Einsatz des definitiven 13 mm hohen CC-Inlays. Einlegen einer Redondrainage, Verschluss der Kapsel, subkutane Drainage, Subkutannähte und Hautklammerung, Desinfektion, Verband.

Procedere: Entfernung der Drainage nach geplant nach 24 h! Es besteht volle Belastungsfähigkeit des linken Beines. Bewegungsschiene ab morgen, Aufstehen ab morgen! Heparin low-dose lt. Standardprotokoll, pulsierende Wadenkompressionspumpen ab sofort! 3x600 mg Clindamycin für 10 Tage.

PD Dr. med. Stefan Klima (FA f. Orthopädie, FA f. Chirurgie und Unfallchirurgie)

8.4.11 Prothesenwechsel bei Lockerung und tibialem und femoralem Knochenverlust

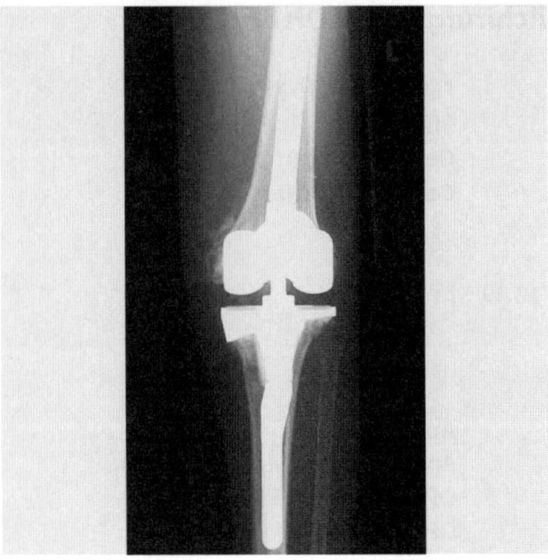

OP-Bericht, Klinik für Unfallchirurgie und Orthopädie

Pat.-Nr.: 97861832
Aktuelle Klinik: Unfallchirurgie
Pat.-Name: Schade, Renate

Fall-Nr.: B091934/2011
Station: 3
Geb.-Dat.: 17.03.1929
Geschlecht/Alter: w, 82 J.

OP-Datum: 02.04.2011
OP-Dauer (Schnitt/Naht): 10.22 – 12.07 Uhr
Saal: B 5

Personal:
Operateur: PD Dr. S. Klima
1. Assistent: Dr. B. Marquass
2. Assistent: M. Jha (PJ)

Anästhesist: Dr. D. Kobler
Anästhesieschw./-pfl.: C. Schicht
OP-Schwester/-Pfl.: W. Los
OP-Springer: D. D. Sachse

Vorgeschichte: Bei Frau Schade wurde das linke Kniegelenk vor 12 Jahren mit einer Endoprothese versorgt. Seit nunmehr 9 Monaten kommt es zu progredienten Ruhe- und Belastungsschmerzen bei der Patientin. Röntgenologisch zeigt sich bei ausgeprägter Varusstellung im Kniegelenk eine tibiale und femorale Lockerung mit knöchernem Defekt im Bereich des medialen Tibiakopfes. Präoperativ konnten mikrobiologisch nach Punktion keine Keime angezüchtet werden. Der CRP-Wert liegt im oberen Normbereich.

Diagnose: Aseptische Knie-TEP-Lockerung links mit tibialem und femoralem Knochenverlust

Operation: Entfernung der gelockerten Prothese und Implantation einer teilgekoppelten Knie-TEP links (Implantate Fa. Zimmer: NexGen LCCK, Tibia Gr. 5 mit Offset-Stem 16x100 mm und medialem 10 mm Wedge, Femur Gr. D mit Stem 18x100 mm mit distalem 5 mm Block medial und lateral und medial-dorsalem Block 5 mm, Inlay 14 mm)

Vorgehen: Ungestörte Intubationsnarkose. Wiederholte Hautdesinfektion, übliches steriles Abdecken.
Rückenlagerung der Pat., eine Blutsperre wird angelegt, aber nicht aufgepumpt (pAVK IIb nach Fontaine). Anteriorer Zugang zum Kniegelenk mit Spaltung der Quadrizepssehne, mediale Umschneidung der Patella bis zum medialen Rand der Tuberositas tibiae. Der Gelenkerguss wird abgesaugt, ein Teil gelangt zusammen mit Proben der Gelenkschleimhaut zur mikrobiologischen Untersuchung. Zunächst wird ein Teil der villös entzündeten synovialen Kapsel reseziert. Bei Streckung des Beines lässt sich das dorsomedial abgeschliffene Inlay herausziehen. So wird Platz gewonnen, sodass sich nach weiterem Weichteilrelease der Unterschenkel aufstellen lässt. Die femorale Prothesenkomponente ist nicht komplett gelockert, sodass zunächst mit der Gigli-, dann mit der oszillierenden Säge das Implantat vom Knochen getrennt wird. Danach wird das Implantat abgezogen. Im Bereich des distalen Kondylus findet sich eine erhebliche Osteolyse, auch dorsal zeigt sich medial ein Knochenverlust. Nun kann durch den gewonnenen Platz die tibiale Prothesenkomponente nach Untersägung relativ leicht herausgezogen werden. Auch hier zeigt sich medial ein größerer Knochenverlust. Entfernung aller verbliebenen Zementanteile und intramedulläre Ausrichtung des Tibiaschnitts. Lateral ist der Knochen stabil und wird mit der oszillierenden Säge nur angefrischt. Medial hingegen muss 10 mm unter das Niveau gesägt werden. Der Tibiaschaft wird bis 16 mm aufgebohrt. Vorbereiten der Resektionsfläche für das Probeimplantat, welches mit dem Stem und einem medialen Block von 10 mm eingesetzt wird. Der Offset-Stem wird so positioniert, dass er der lateralen Kortikalis anliegt, um Druckbelastung auf den medialen Gelenkanteil besonders bei Varusstress zu nehmen. Das Probeimplantat wird belassen und weiter femoral vorgegangen. Der Schaft wird aufgebohrt und anschl. intramedullär ausgerichtet. Der Sägeblock der Größe D sichert mit 5 mm Distalisierung einen gleichen Beuge- und Streckspalt bei korrekter Gelenklinie. Resektion des zentralen Knochenblocks und Einsatz des femoralen Probeimplantats sowie des 12 mm-CC-Inlays. Dorsal wird auf der medialen Seite noch ein 5 mm-Block unterfüttert. Die Verhältnisse sind noch etwas locker, aber eine Luxationsgefahr, besonders bei Beugung, besteht nicht. Nun Entfernung der Probeimplantate, Schließen der Blutsperre und Vorbereiten der Resektionflächen mit der Jetlavage. Einzementieren der Prothesenkomponenten mit befestigten Augmentaten, axialer Druck und Eröffnen der Blutsperre. Blutstillung durch Elektrokoagulation und Einsatz sowie Verschrauben des definitiven 14 mm hohen CC-Inlays. Die Patella läuft zentral und bedarf wegen des noch weit intakten Knorpels keiner Resektion der Gelenkfläche. Beim Beugen ergibt sich allerdings ein Patella-Tilt, weshalb Fasern des Tractus iliotibialis nahe der Patella abgelöst werden. Die synoviale Kapsel bleibt dabei intakt. Danach ist der Lauf der Patella spannungsfrei möglich. Einlegen einer Redondrainage, Verschluss der Kapsel, subkutane Drainage, Subkutannähte und Hautklammerung, Desinfektion, Verband.

Procedere: Entfernung der Drainage geplant nach 24 h! Es besteht volle Belastungsfähigkeit des linken Beines. Bewegungsschiene und ab morgen Aufstehen! Heparin low-dose lt. Standardprotokoll, pulsierende Wadenkompressionspumpen ab sofort! Keine geplante Antibiose! AHB einleiten!

PD Dr. med. Stefan Klima (FA f. Orthopädie, FA f. Chirurgie und Unfallchirurgie)

8.4.12 Prothesenwechsel bei Lockerung und periprothetischer suprakondylärer Fraktur (KRI-System)

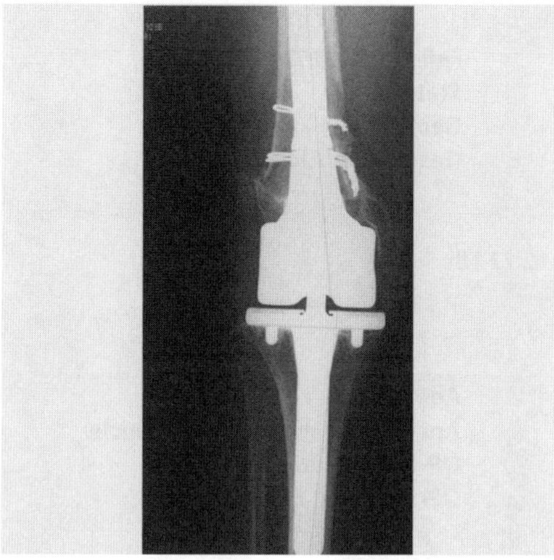

OP-Bericht, Klinik für Unfallchirurgie und Orthopädie

Pat.-Nr.: 97861093
Aktuelle Klinik: Unfallchirurgie
Pat.-Name: Tisch, Harald

Fall-Nr.: B091345/2011
Station: 3
Geb.-Dat.: 27.09.1933
Geschlecht/Alter: m, 78 J.

OP-Datum: 14.01.2011
OP-Dauer (Schnitt/Naht): 19.33 – 21.05 Uhr
Saal: B 5

Personal:
Operateur: PD Dr. S. Klima
1. Assistent: Dr. A. Ahrberg
2. Assistent: M. Jha (PJ)

Anästhesist: Dr. D. Kobler
Anästhesieschw./-pfl.: C. Schicht
OP-Schwester/-Pfl.: W. Los
OP-Springer: D. D. Sachse

Vorgeschichte: Herr Tisch stürzte am heutigen Vormittag auf vereistem Grund. Röntgenologisch besteht eine supra-/transkondyläre Femurfraktur bei liegender Knieendoprothese (Biomet PFC-Sigma). Hinter dem Femurschild zeigt sich eine Prothesenlockerung bei osteolytischer Knochenstruktur. Die Stabilisierung mit einer Standard-Revisionsprothese ist wegen des Knochenverlusts am distalen Femur nicht möglich. Für einen Infekt besteht kein klinischer/paraklinischer Verdacht. Präoperativ konnten im Gram-Ausstrich der Punktion keine Keime angefärbt werden. Der CRP-Wert liegt im Normbereich.

Diagnose: Suprakondyläre Femurfraktur und distaler femoraler Knochenverlust bei aseptischer Knie-TEP-Lockerung rechts

Operation: Entfernung der gelockerten Prothese und Implantation einer gekoppelten zementierten Knieendoprothese mit distalem Femurersatz (Implantate Fa. Implantcast KRI: Tibia Standard mit Stem 13 mm, Femur Standard mit Stem 15 mm)

Vorgehen: Ungestörte Intubationsnarkose. Wiederholte Hautdesinfektion, übliches steriles Abdecken.
Rückenlagerung des Patienten auf dem OP-Tisch mit angelegter Blutsperre, die jedoch nicht aufgepumpt wird. Schmales Ausschneiden der Narbe, direkt anteriorer Zugang zum Kniegelenk. Es ergießt sich reichlich Frakturhämatom, welches abgesaugt wird. Das Femurschild lässt sich problemlos vom osteolytischen Knochen abziehen. Das distale Femur selbst ist suprakondylär frakturiert, zudem sind beide Kondylen separiert. Eine Rekonstruktion des Knochens ist nicht erfolgversprechend, zumal der übrige femorale Knochen porotisch ist. In die Metaphyse zieht eine Fissur, die mit 2 Cerclagen zunächst stabilisiert wird. Die noch über eine schmale Zementschicht im Tibiakopf fixierte Prothese lässt sich ohne einen nennenswerten Knochenverlust heraus präparieren. Hierfür wird mit einem schmalen oszillierenden Sägeblatt und Lambotte-Meißeln vorgegangen. Mit der Jetlavage wird der gesamte OP-Situs ausgespült, um Zementreste zu entfernen. Nun wird zunächst die Tibia mit den Bohrern in aufsteigender Größe intramedullär aufgebohrt, bis bei 15 mm kortikaler Knochen erreicht ist. Danach erfolgt über die intramedulläre Ausrichtung der Anfrischungsschnitt des Tibiakopfes mit der oszillierenden Säge. Ein Implantat wird probeweise tibial eingesetzt und die Gelenklinie röntgenologisch von der Fibulaspitze aus bestimmt. Eine Unterfütterung der tibialen Komponente ist nicht erforderlich. Von der Gelenklinie wird nun nach proximal ausgemessen. Die künftige femorale Implantathülse wird im distalen Femur teilweise verschwinden, was die Verankerung der Prothese verbessert. Eine Nachresektion ist nicht erforderlich. Nun wird der Femurschaft mit den Markraumbohrern bis 17 mm aufgebohrt bis zum kortikalen Kontakt. Einsatz des femoralen Probeimplantats, Beugung des Beines im Kunstgelenk bis 90° und Markierung der Verankerungshöhe, bei zentraler Patellaposition, damit ein Tiefertreten der Femurkomponente verhindert wird. Nun Entfernung der Probeimplantate und Auswaschen der Markraumhöhle mit der Jetlavage. Einbringen eines Markraumstoppers in Femur und Tibia und Schließen der Blutsperre. Nochmals Auswaschen der Markraumhöhlen mit H_2O_2-Kompressen und anschließend mit der Jetlavage. Beide Markräume werden mit trockenen Kompressen austamponiert, um Trockenheit zu erreichen. Nach deren Entfernung erfolgt zunächst die retrograde Zementauffüllung tibial und das schonende Eindrücken der Prothese. Nach Aushärtung des Zements wird adäquat femoral vorgegangen. Schließlich Koppelung der Prothese über das PEEK-Schloß. Durchbewegen des Beines. Die Patella läuft korrekt in der femoralen Grube und ist bei 90° Beugung zentral in Höhe der Femurkomponente positioniert. Abschließende Spülung mit der Jetlavage und Einlage einer Drainage. Verschluss der Gelenkkapsel und Einlage eines subkutanen Redondrainage. Subkutaner und Hautverschluss. Desinfektion, Verband.

Procedere: Entfernung der Drainage geplant nach 48 h! Vollbelastung des rechten Beins erlaubt. Straffe Verbandswechsel für 14 Tage. Bewegungsschiene ab morgen, Aufstehen ab morgen! Heparin low-dose lt. Standardprotokoll, pulsierende Wadenkompressionspumpen ab sofort! Hb-Kontrolle heute Nacht 02 Uhr, ggf. 2 Erythrozytenkonzentrate morgen früh transfundieren!

PD Dr. med. Stefan Klima (FA f. Orthopädie, FA f. Chirurgie und Unfallchirurgie)

8.4.13 Retropatellarersatz bei Sekundärarthrose nach Knieprothese

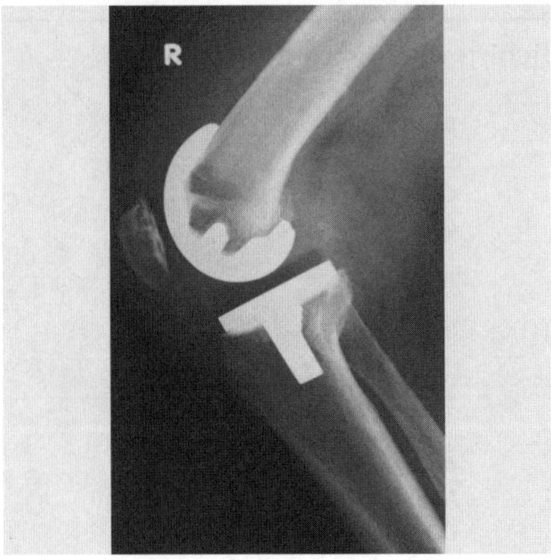

OP-Bericht, Klinik für Unfallchirurgie und Orthopädie

Pat.-Nr.: 97862001
Aktuelle Klinik: Orthopädie
Pat.-Name: Brehmer, Gudrun

Fall-Nr.: B091599/2011
Station: 3
Geb.-Dat.: 30.08.1948
Geschlecht/Alter: w, 62 J.

OP-Datum: 09.02.2011
OP-Dauer (Schnitt/Naht): 11.37 – 12.22 Uhr
Saal: B 5

Personal:
Operateur: PD Dr. S. Klima
1. Assistent: Dr. A. Ahrberg
2. Assistent: M. Jha (PJ)

Anästhesist: Dr. D. Kobler
Anästhesieschw./-pfl.: C. Schicht
OP-Schwester/-Pfl.: W. Los
OP-Springer: D. D. Sachse

Vorgeschichte: Bei Frau Brehmer wurde das rechte Kniegelenk vor 2 Jahren mit einer Endoprothese versorgt. Jetzt klagt die Patientin über eine zunehmende Schmerzhaftigkeit bei Beugung des Kniegelenks unter Last sowie beim Treppensteigen. Klinisch besteht ein deutlicher Kniegelenkserguss, radiologisch besteht eine sekundäre Retropatellararthrose. Die Pat. hat nach entspr. Aufklärung in u. g. Operation schriftl. eingewilligt.

Diagnose: Sekundäre Retropatellararthrose rechts bei Zustand nach Knie-TEP

Operation: Retropatellarersatz (Implantat Fa. Stryker Scorpio Patella DM 35 mm)

Vorgehen: Ungestörte Intubationsnarkose. Wiederholte Hautdesinfektion, übliches steriles Abdecken.

Ausschneiden der bestehenden Narbe nach anteriorem Zugang zum Kniegelenk mit Spaltung der Quadrizepssehne. Die Patella wird medial umschnitten und die Kapsel bis zur medialen Tuberositas tibiae gespalten. Klarer Gelenkerguss wird abgesaugt, eine Probe gelangt mit Proben der gereizten Gelenkschleimhaut zur mikrobiologischen Untersuchung. Im Bereich des oberen Rezessus wird ein großer Anteil der synovialen Kapsel entfernt. Das Inlay zeigt makroskopisch keinerlei Gebrauchsspuren, das Gelenk ist stabil geführt, deshalb wird auf eine weitere Präparation, die für einen Inlaywechsel nötig wäre, verzichtet. Retropatellar zeigt sich ein nahezu komplett abgeschliffener Knorpel, die laterale Facette ist im Sinne einer osteophytischen Anlagerung verändert. Unter kompletter Streckung des Beines lässt sich die Patella evertieren und zirkulär mit dem Elektrokauter denervieren. Die umgeschlagene Kniescheibe wird eingespannt und die Knorpelfläche kann nun mit der oszillierenden Säge reseziert werden. Die Schablone für einen 35 mm Retropatellaersatz lässt sich gut der Resektionsfläche anpassen. Die Verankerungslöcher werden gebohrt, die präparierte Resektionsfläche wird mit der Jetlavage ausgespült. Der Retropatellarersatz wird unter permanenter Kompression einzementiert. Nach Aushärtung des Zements wird die Kompressionszange gelöst. Der lateral überstehende Knochen wird mit der oszillierenden Säge abgeschrägt und dem Luer reseziert. Bei Beugung hat die Patella noch einen leicht lateralisierten Lauf im Femurgleitlager. Deshalb werden die in das laterale Retinakulum einstrahlenden Fasern des Tractus iliotibialis mit der Präparierschere gelöst und so einerseits ein zentraler Patellalauf und andererseits eine verminderte patellofemorale Kompression erreicht. Bei der nachfolgenden dynamischen Kontrolle bleibt die Patella im gesamten Bewegungsumfang korrekt im Femurgleitlager zentriert.

Abschließende Spülung, Einlegen einer Redondrainage, Verschluss der Gelenkkapsel, subkutane Drainage, Subkutannähte und Hautklammerung, Desinfektion, Verband.

Procedere: Entfernung der Drainage geplant nach 24 h! Es besteht volle Belastungsfähigkeit des rechten Beines. Bewegungsschiene und Aufstehen ab morgen! Heparin low-dose lt. Standardprotokoll, pulsierende Wadenkompressionspumpen ab sofort! Keine geplante Antibiose! Schmerzmedikamente lt. Potokoll Knie-TEP.

PD Dr. med. Stefan Klima (FA f. Orthopädie, FA f. Chirurgie und Unfallchirurgie)

8.5 Oberes Sprunggelenk (OSG)

S. Klima

8.5.1 Implantation einer Sprunggelenksprothese

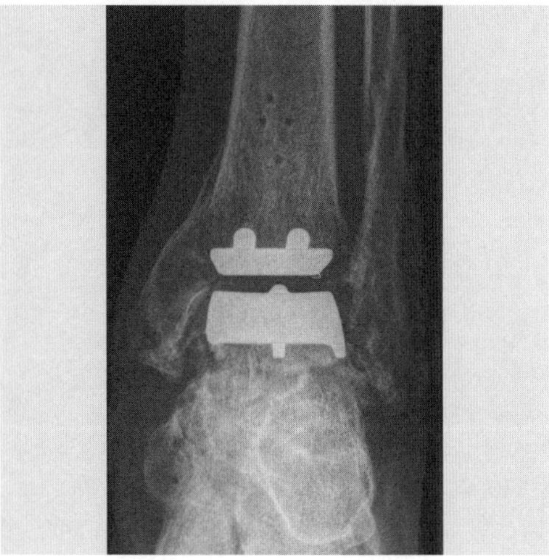

OP-Bericht, Klinik für Unfall- und Wiederherstellungschirurgie

Pat.-Nr.: 97864517
Aktuelle Klinik: Orthopädie
Pat.-Name: Stieler, Jürgen

Fall-Nr.: B096429/2011
Station: 3
Geb.-Dat.: 20.06.1949
Geschlecht/Alter: m, 62 J.

OP-Datum: 02.04.2011
OP-Dauer (Schnitt/Naht): 09.31 – 11.12 Uhr
Saal: B 5

Personal:
Operateur: PD Dr. S. Klima
1. Assistent: Dr. B. Marquass
2. Assistent: M. Jha (PJ)

Anästhesist: Dr. D. Kobler
Anästhesieschw./-pfl.: C. Schicht
OP-Schwester/-Pfl.: W. Los
OP-Springer: D. D. Sachse

Vorgeschichte: Bei Herrn Stieler besteht ein Zustand nach Osteosynthese einer Pilon tibiale Fraktur. Nach der Metallentfernung und Arthrolyse vor 14 Monaten kam es im weiteren Verlauf zu einer progredienten Schmerzsymptomatik und zur Einschränkung der Mobilität. Einer Arthrodese des oberen Sprunggelenkes steht der Patient ablehnend gegenüber.

Diagnose: Fortgeschrittene posttraumatische Arthrose des linken oberen Sprunggelenkes

Operation: Implantation einer 3-Komponenten-Sprunggelenksprothese links (Implantate Fa. LINK S.T.A.R.: Tibiagleitplatte groß – 40 mm, PE-Gleitkern 8 mm, Taluskappe groß)

Vorgehen: Ungestörte Intubationsnarkose. Wiederholte Hautdesinfektion, übliches steriles Abdecken.

Rückenlagerung auf dem OP-Tisch in Oberschenkelblutleere. Geschwungener Anteromedialer Hautschnitt unter Schonung der Strecksehnen. Mobilisation der im plattenförmigen Narbengewebe verwachsenen Sehnen sowie des darin liegenden N. dorsalis pedis, der nicht herausgelöst wird, und Darstellung des oberen Sprunggelenkes. Eröffnen der Gelenkkapsel, die ebenfalls stark narbig verändert ist. Abtragung mehrerer Osteophyten von der vorderen Tibiakante und vom Talus, ohne die Stabilität zu gefährden. Die Arthrolyse wird nach medial und lateral weiter vorangetrieben. Erwartungsgemäß ist der Knorpel sowohl tibial als auch talar nicht mehr vorhanden. Montage, Ausrichtung und Fixation des Peilstabes. Nach einer Feinjustierung des Sägeblockes wird dieser endgültig arretiert und der Messblock und –stab können entfernt werden. Der Sägeschutz zur Protektion der Malleolen wird angebracht und die distale Tibiagelenkfläche wird unter permanenter Spülung reseziert. Nun kann, nach Herausnahme des Resektates, der 4-gradige Messblock angebracht und fixiert werden, über den dann die schmale Knochen-Knorpelfläche vom medialen und lateralen Talus reseziert wird. Nun Markierung des Kopf-Hals-Übergangs am Talus und Anlegen der Bohr-/Sägelehre in Spitzfußstellung. Nochmals visuelle und BV-gestützte Positionskontrolle der Lehre und Fixation mit Pins. Nun wird der Fuß in eine Spitzfußstellung gebracht, anschließend erfolgt die Durchführung der sagittalen Schnitte mit der Stichsäge ebenfalls unter permanenter Kühlung, um eine Knochennekrose zu verhindern. Abtragung hinderlicher Osteophyten und Anbringen der Talussägelehre, hierzu ist eine weitere Arthrolyse vor allem lateral erforderlich. Nach Fixation der Sägelehre wird die dorsale Resektion der Talusgekenkfläche realisiert. Weit dorsal wird noch mit einem kleinen Meißel nachgearbeitet. Spülung des Gelenkes. Nun kann auch die frontale Resektion mit einem flexiblen Sägeblatt vorgenommen werden. Auflegen und Fixieren der Fräslehre in Spitzfußstellung und Bogren der Fräsbegrenzung. Die Rinne wird von Loch zu Loch ausgefräst. Nun kann die Taluskappe aufgelegt und mit vorsichtigen Schlägen am Talus fixiert werden. Nun wird die tibiale Bohr- und Sägelehre wieder auf die verbliebenen Fixationsnägel geschoben. Vermessen der sagittalen Tibiatiefe und Einstellen des Anschlagbohrers. Realisierung der 6 mm Verankerungsbohrung, wobei sicherheitshalber vor Abschluß der Bohrung die Tiefe mit dem BV kontrolliert wird, um einen Durchbruch nach dorsal zu vermeiden. Einschieben des Bolzens in das gebohrte Loch und danach Durchführung der zweiten Bohrung ebenfalls mit BV-Kontrolle. Aufbrechen der knöchernen Rinne zur Resektionsfläche mit dem Meißel. Einsatz und vorsichtiges Festschlagen der Tibiaplatte bis zum vorderen Rand der Tibiakante. Nun kann die Stärke des PE-Inlays mit den Spacern bestimmt werden. Einsetzen des Inlays und Überprüfung der Kippstabilität. Eine zusätzliche Stabilisierung ist nicht erforderlich. Spülung des Gelenkraumes, Drainage, Naht der Kapsel und schichtweiser Wundverschluß. Abschließend wird ein Gipsverband angelegt.

Procedere: Entfernung der Drainage geplant nach 24 Stunden! Es besteht prinzipiell noch keine volle Belastungsfähigkeit des linken Beines, allerdings Beginn der Physiotherapie nach Absprache. low-dose Heparinisierung.

PD Dr. med. Stefan Klima (FA f. Orthopädie, FA f. Chirurgie und Unfallchirurgie)

Tumoren

9.1 Obere Extremität

J. Hardes, A. Streitbürger

9.1.1 Inzisionsbiopsie bei unklarer Raumforderung des proximalen Humerus

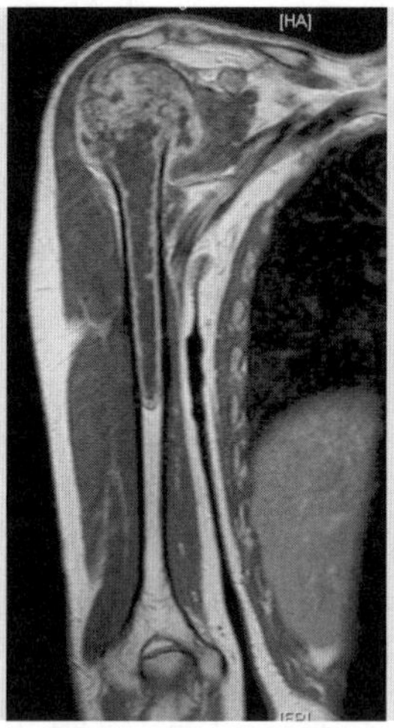

Klinik für Orthopädie

Pat.-Nr.: 986546643
Aktuelle Klinik: Orthopädie
Pat.-Name: Fischer, Malte

Fall-Nr.: A8787856/2010
Station: 1
Geb.-Dat.: 15.05.85
Geschlecht/Alter: m, 26 J.

OP-Datum: 01.06.2011
OP-Dauer (Schnitt/Naht): 08.10 – 08.55Uhr
Saal: 4

Personal:
Operateur: Dr. Heinrichs
1. Assistent: OA Dr. Streitbürger
2. Assistent: D. Allermann (PJ)

Anästhesist: Fr. Dr. U. Mannesmann
Anästhesieschw./-pfl.: D. Deutschmann
OP-Schwester/-Pfl.: P. Petereit
OP-Springer: H. Thyssen

Vorgeschichte/Indikation: Bei dem Patienten bestehen seit ca. 4 Monaten belastungsabhängige Schmerzen im Bereich der rechten Schulter. Eine Magnetresonanztomographie ergab einen die laterale Kortikalis destruierenden Tumor des proximalen Humerus, auch mit fraglicher Infiltration der Gelenkkapsel. Ein konventionell radiografisches Bild zeigt zudem lokale Verkalkungen, sodass der Verdacht auf eine Chondrosarkom besteht. Eine Enchondromatose konnte mittels Drei-Phasen-Szintigrafie zwischenzeitlich ausgeschlossen werden. Der Patient willigte in die offene Probebiopsie schriftlich ein.

Diagnose: Verdacht auf Chondrosarkom des rechten proximalen Humerus mit Infiltration des Glenohumeralgelenks

Operation: Inzisionsbiopsie

Vorgehen: Patient in Rückenlage, entspr. Polsterung. Ungestörte ITN. Single-shot Antibiose mit Clindamycin 600 mg bei Penizillinallergie. Dann sorgfältiges steriles Abwaschen und Abdecken des mobilen Armes. Sterilabdeckung der Hand.

Zunächst Durchschwenken des Bildwandlers und Lokalisation des Tumors. Ca. 4 cm langer Schnitt zwischen dem Vorderrand des M. deltoideus und des M. pectoralis major. Tieferpräparieren bis auf die Faszie und Inzision derselben. Stumpf spreizende Präparation durch den vorderen Ausläufer des M. deltoideus lateral der langen Bizepssehne im Sulcus auf den Humerus zu. Mit einer Hochgeschwindigkeitsfräse wird nun ein Loch von ca. 7 mm Durchmesser in den ventralen Knochen gefräst, dann Eingehen zunächst mit einem gebogenen scharfen Löffel zur Mobilisation von Tumorgewebe und folgend mit dem Rangeur. Es wird ausgiebig Gewebe gewonnen, welches makroskopisch einen chondrogenen Charakter aufweist. In dem Gesamtpräparat sind aber äußert viele Einblutungen. Bildwandlerdokumentation der sicheren Probeentnahme aus dem Tumor. Keine wesentlichen Blutungen aus dem Knochen. Dann Einbringen von etwas Knochenzement zur Abdichtung des Kortikalisdefekts. Penible Blutstillung im Zugangsbereich und ausgiebige Spülung, Einlage einer 10er-Redondrainage, die am distalen Wundpol ausgeleitet wird. Fasziennaht, Subkutane Adaptationsnaht, spannungsfreie Hautnaht mit Monocryl, fortlaufend, selbstresorbierend.

Procedere: Frei funktionelle Nachbehandlung. Entscheid des weiteren Procedere nach Erhalt des histologischen Ergebnisses.

Dr. med. Henrichs (Arzt in Weiterbildung)

9.1.2 Extraartikuläre proximale Humerusresektion und Implantation eines proximalen Humerusersatzes

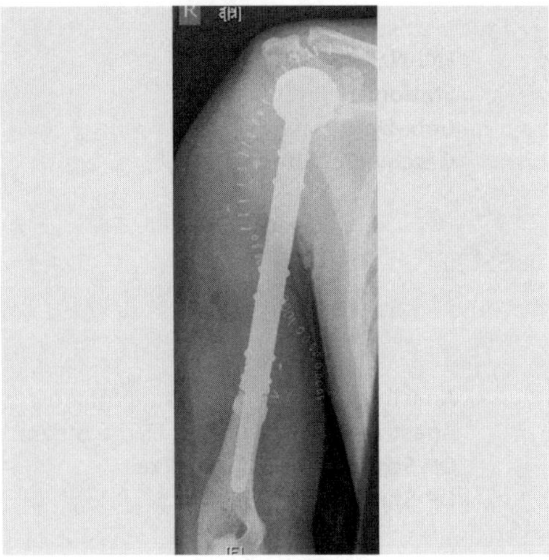

Klinik für Orthopädie

Pat.-Nr.: 986546643
Aktuelle Klinik: Orthopädie
Pat.-Name: Steppen, Wolf

Fall-Nr.: A8787889/2010
Station: 1
Geb.-Dat.: 15.05.85
Geschlecht/Alter: m, 26 J.

OP-Datum: 018.06.2011
OP-Dauer (Schnitt/Naht): 10.15 – 13.17 Uhr
Saal: 4

Personal:
Operateur: Prof. Dr. Hardes
1. Assistent: OA Dr. Streitbürger
2. Assistent: Dr. Heinrichs

Anästhesist: Fr. Dr. U. Mannesmann
Anästhesieschw./-pfl.: D. Deutschmann
OP-Schwester/-Pfl.: H. Thyssen
OP-Springer: P. Blohm-Voss

Vorgeschichte: Bei dem Patienten besteht ein bioptisch gesichertes Chondrosarkom Grad II, Fernmetastasen konnten ausgeschlossen werden. Im Rahmen der MRT Nachweis der Infiltration des Glenohumeralgelenks, somit Indikation zur extraartikulären Gelenkresektion. Ein präoperativ angefertigtes Kompartment-MRT diente zur Bestimmung der Resektionslänge. Der Patient wurde präoperativ über den weitestgehenden Funktionsverlust des Schultergelenks aufgeklärt. Ziel sollte ein stabiles Schultergelenk bei Erhalt der Ellenbogenfunktion sein, sodass die Hand zum Mund geführt werden kann. Der Patient hat in den Eingriff schriftlich eingewilligt.

Diagnose: Chondrosarkom G II des rechten proximalen Humerus mit Infiltration des Glenohumeralgelenks

Operation: Weite, extraartikuläre proximale Humerusresektion, Rekonstruktion mittels Tumorprothese (Mutars, silberbeschichtet, Rekonstruktionslänge 180 mm, Fa. Implantcast), Refixation der Prothese mittels Anbindungsschlauch und Mitek-Ankern an der Scapula

Vorgehen: Beach-chair-Lagerung, entspr. Sicherung und Polsterung. Ungestörte ITN. Single-shot Antibiose mit Clindamycin 600 mg bei Penizillinallergie. Sorgfältiges steriles Abwaschen und Abdecken des Armes in mobiler Weise. Anlegen eines Finger-Tapes. Die Achselhöhle wird mit einer Jodoform-Folie abgeklebt.

Nun Hautschnitt parallel der Clavicula unter Umschneidung der anterolateral gelegenen Biopsie-Narbe bis ca. 15,0 cm oberhalb des Ellenbogengelenkspalts. Weiteres Präparieren bis auf die Faszie. Die ehemalige Biopsie-Narbe wird mittels 2.0er-Vicryl-Fäden an der Faszie fixiert. Ventral zunächst Ligatur der V. cephalica. Dann nach Inzision der Faszie Darstellen des M. pectoralis major. Dieser wird quer durchtrennt, sodass ein ca. 1,0 cm langes Stück dieses Muskels als Sicherheitsabstand am Resektat verbleibt. Auch der Ansatz des M. coracobrachialis am Proc. coracoideus wird gelöst, um eine bessere Sicht der axillären Gefäß-Nerven-Straße zu haben. Ablösen des M. latissimus dorsi.

Es erfolgt dann die Gefäß-Nerven-Präparation, beginnend auf Höhe des Proc. coracoideus bis ca. 15,0 cm oberhalb des Ellenbogengelenkspalts. Ventralseitig Darstellung des M. biceps brachii. Die lange Bizepssehne wird am Übergang Muskel-Sehne durchtrennt. Der proximale Anteil verbleibt am Resektat. In Richtung Oberarmkopf kann der M. biceps erhalten werden. Der M. brachialis dient hier als Sicherheitsabstand. Der N. musculocutaneus kann ebenfalls erhalten bleiben. Axillär dann Darstellung der Circumflexa-Gefäße und des N. axillaris. Diese werden allesamt ligiert und durchtrennt. Der M. subscapularis verbleibt kopfnah am Resektat. Von ventral Darstellen des Glenoids, ohne die Gelenkkapsel zu eröffnen. Nach kranial wird folgend der M. deltoideus abpräpariert, insbesondere im Bereich der Weichteilkomponente. Allseits verbleiben große Anteile des M. deltoideus als Sicherheitsabstand am Präparat. Es kann aber noch eine ca. 1,0 cm dicke Schicht des Muskels lateral erhalten werden. Ventral können ebenfalls Anteile des Muskels erhalten werden. Der M. deltoideus wird dann scharf vom Acromion ventrolateral gelöst, sodass man in den subacromialen Raum gelangt. Das Glenohumeralgelenk wird weiterhin nicht eröffnet. Von dorsal werden die Mm. supra- und infraspinatus auf Höhe des Glenoids reseziert. Hierbei bleibt auch von dorsal das Gelenk geschlossen. Es erfolgt das Herausmeißeln des Glenoids ca. 1,5 cm medial des Gelenkspalts des Glenohumeralgelenks unter Schonung der Spina scapulae, sodass das Acromion weiter mit der Spina verbunden bleibt. Lösen des M. triceps brachii, wobei auch hier dorsal Anteile dieses Muskels am Präparat verbleiben. Der N. radialis wird in seinem Abgang von medial präpariert. Er wird dann im Verlauf hinter der Diaphyse des Humerus verfolgt. Dann 18 cm unterhalb des Humeruskopfes Osteotomie des Knochens unter Hohmann-Hebeln und Herausnahme des Präparates. Sorgfältige Blutstillung und ausgiebige Spülung.

Setzen von Mitek-Ankern in die Scapula. An diesen wird der Anbindungsschlauch fixiert und am Ende blind verschlossen. Dann mit der Verbrügge-Zange Fassen des distalen Humerus und Aufbohren mit einer starren Welle bis auf 13 mm. Es wird mit der hexagonal geformten Humerusraspel ein entspr. Schaftbett geschaffen und ein 14 mm messender zementfreier Prothesenschaft implantiert. Bei einer kleinen längsverlaufenden Fissur erfolgt die Verwendung einer zusätzlichen Cerclage, die unkompliziert um den Knochen gelegt und angezogen werden kann. Bildwandlerdokumentation.

Aufbau der silberbeschichteten Prothese auf 18,0 cm Rekonstruktionslänge. Die Prothese wird mit dem Anbindungsschlauch dahingehend verbunden, dass Ösen im proximalen Teil der Prothese dazu dienen, direkte Fixation an der Prothese zu erzielen. Desweiteren erfolgt nach Spannung des Schlauches mit 2 Kocherklemmen die Fixierung des Schlauches mit 2er-Ethibond-Fäden an den Ringen des Prothesenkorpus in üblicher Weise. Der Schlauch hat eine Länge von ca. 15,0 cm. Die Prothese wird in leichter Retroversion eingebracht. Nochmals ausgiebige Spülung.

Die zuvor abgelöste Rotatorenmanschette wird mit Vicryl-Fäden am Schlauch fixiert. Desweiteren gelingt es, den M. deltoideus fest am Schlauch zu vernähen. Refixation der Mm. coracobrachialis und biceps brachii am Anbindungsschlauch bei guter Spannung, sowohl in Beugung als auch in Streckung. Die Mm. pectoralis major und latissimus dorsi werden ebenfalls refixiert. Es zeigt sich so eine sehr gute muskuläre Deckung der Prothese. Einlage eines Sulmycinschwamms. Subkutannaht und spannungsfreie Hautklammerung. Steriler Pflasterverband und elastische Wickelung. Anlage eines Gilchrist-Verbands.

Procedere: Antibiose mit Sobelin i. v. für 3 Tage, dann Oralisieren bis zum Abschluss der Wundheilung. Der Gilschrist-Verband sollte für 4 Wochen getragen werden. Das Ellenbogengelenk darf jedoch schon gestreckt werden. Venenpumpe. Ab der 5. postoperativen Woche dann frei funktionelle Nachbehandlung erlaubt. Eine relevante Schulterfunktion ist jedoch nicht zu erwarten. Röntgen nach 48 h nach Redonzug sowie nach 6 Wochen. AHB veranlassen.

Prof. Dr. med. J. Hardes (Sektionleiter Tumor- und Revisionschirurgie)

9.2 Untere Extremität

J. Hardes, A. Streitbürger

9.2.1 Inzisionsbiopsie des proximalen Oberschenkels bei Verdacht auf ein extraskelettales Ewing-Sarkom

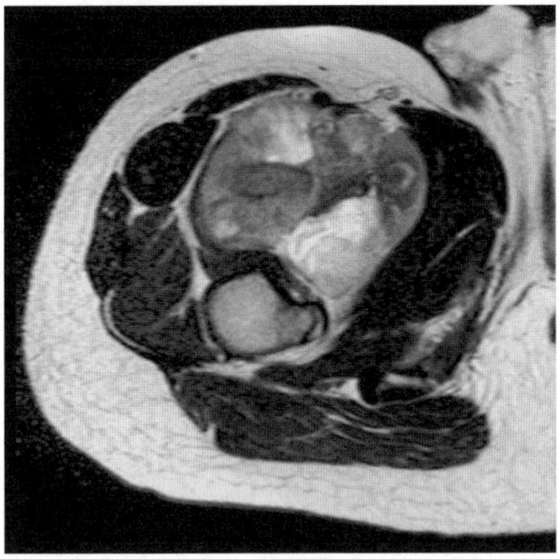

Klinik für Orthopädie

Pat.-Nr.: 10034445
Aktuelle Klinik: Orthopädiee
Pat.-Name: Henkel, Paul

Fall-Nr.: A2666669/2010
Station: 1
Geb.-Dat.: 20.07.94
Geschlecht/Alter: m, 16 J.

OP-Datum: 07.09.2010
OP-Dauer (Schnitt/Naht): 12.11 – 13.14 Uhr
Saal: 7

Personal:
Operateur: Prof. Dr. Hardes
1. Assistent: Dr. Heinrichs
2. Assistent: Dr. Alt

Anästhesist: Fr. Dr. U. Mannesmann
Anästhesieschw./-pfl.: D. Deutschmann
OP-Schwester/-Pfl.: P. Blohm-Voss
OP-Springer: K. Klaus

Vorgeschichte: Der Patient wurde aufgrund eines Pleuraergusses von auswärtig in die hiesige Kinder-Onkologie überwiesen. Eine CT des Thorax zeigte eine diffuse pulmonale Metastasierung. Im Rahmen der klinischen Untersuchung als auch des PET-CTs fiel dann eine große Raumforderung im Bereich des rechten ventro-medialen Oberschenkels auf. Die MRT bestätigt diese Veränderung überwiegend der Weichteile mit zusätzl. Femurkontakt. Differenzialdiagnostisch kann es sich um ein Weichteilsarkom oder ein extraskelettales Ewing-Sarkom handeln. Aufgrund des engen Knochenkontakts vor Beginn der neoadjuvanten Chemotherapie kann ggf. später eine proximale Femurresektion notwendig werden. Diese kann aber nur von lateral durchgeführt werden, sodass trotz der größeren Tumorkomponente nach medial ein anterolateraler Biopsiezugang gewählt wird. Hierzu wird präoperativ anhand der koronaren MRT-Schichten festgelegt, dass die Haupttumorkomponente ca. 5 cm unterhalb des T. major medioventral zu liegen kommt. Eltern und Patient wurden über den Zugangsweg präoperativ aufgeklärt. Eine rechtswirksame Einwilligungserklärung in schriftlicher Form liegt vor.

Diagnose: V. a. Weichteilsarkom rechter proximaler Oberschenkel (DD: extraskelettales Ewing-Sarkom)

Operation: Inzisionsbiopsie

Vorgehen: Ungestörte ITN. Rückenlagerung, entspr. Polsterung. Antibiose mit Rocephin 2 g i.v. Wiederholte Hautdesinfektion, mobiles Abdecken der Hüfte in üblicher Weise.

Dann ca. 7 cm langer Hautschnitt ventral des Tractus iliotibialis. Schichtweise Präparation bis auf die Faszie und Längsinzision derselben. Man gelangt dann überwiegend stumpf spreizend durch den M. vastus lateralis in den Bereich des M. vastus intermedius, welcher partiell von Tumorgewebe infiltriert ist. Nach Einsetzen von 2 Langenbeckhaken ventral ist der Tumor gut palpabel. Inzision der Tumorkapsel auf ca. 2 cm Länge und Entnahme von ausgiebig Gewebe mit dem Rangeur. Dieses Gewebe wird wiederum als Frischpräparat auf NaCl-getränkten Kompressen asserviert. Eine relevante Blutung zeigt sich nicht, trotzdem sicherheitshalber Einlegen eines Kollagenschwamms in die Tumorhöhle und anschließend Naht der Tumorkapsel. Ausgiebige Spülung, Einlage einer lateral ausgeleiteten 10er-Redondrainage. Fasziennaht, Subkutannaht und fortlaufend resorbierbare Hautnaht.

Procedere: Vollbelastung weiterhin möglich. Festlegung des weiteren Procedere nach Eingang des histologischen Ergebnisses.

Prof. Dr. med. J. Hardes (Sektionsleiter Tumor- und Revisionschirurgie)

9.2.2 Inzisionsbiopsie des distalen Femurs bei Verdacht auf ein Osteosarkom

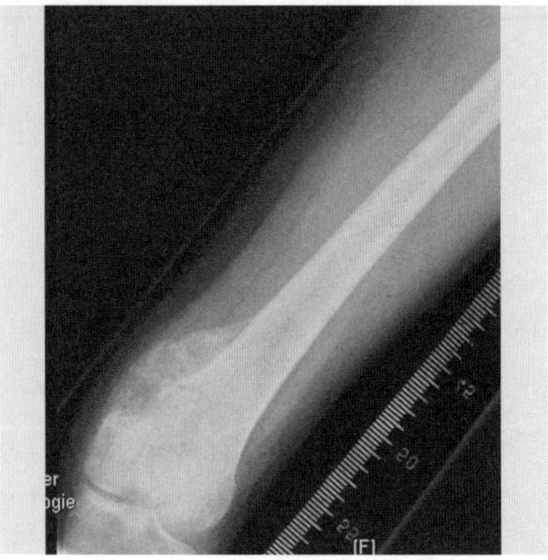

Klinik für Orthopädie

Pat.-Nr.: 10073332
Aktuelle Klinik: Orthopädie
Pat.-Name: Reiners, Sören

Fall-Nr.: A2923321/2010
Station: 1
Geb.-Dat.: 01.12.1994
Geschlecht/Alter: m, 15 J.

OP-Datum: 04.10.2010
OP-Dauer (Schnitt/Naht): 08.06 – 08.49Uhr
Saal: 7

Personal:
Operateur: Dr. Henrichs
1. Assistent: Dr. Alt
2. Assistent: Dr. Nottrott

Anästhesist: Fr. Dr. U. Mannesmann
Anästhesieschw./-pfl.: D. Deutschmann
OP-Schwester/-Pfl.: P. Petereit
OP-Springer: K. Klaus

Vorgeschichte/Indikation: Bei dem Patienten besteht seit ca. 6 Wochen ein ausgeprägter Belastungsschmerz im Bereich des linken Oberschenkels, eine MRT-Untersuchung initial zeigte einen großen, den Markraum ausfüllenden metadiaphysär gelegenen Tumor im distalen Femur mit einer ventromedialen Weichteilkomponente. Ein von uns noch angefertigtes konventionell radiografisches Bild zeigt typische Periostreaktionen eines Osteosarkoms. Der Patient und seine Eltern wurden schriftlich über die notwendige Biopsie aufgeklärt.

Diagnose: Verdacht auf ein Osteosarkom des linken distalen Femurs

Operation: Offene Inzisionsbiopsie von medial

Vorgehen: Patient in Rückenlage, entsprechende Polsterung. Ungestörte ITN, Antibiose mit Rocephin 2 g i.v. Anlage einer unsterilen Blutsperre. Nun unter dem Bildwandler Dokumentation des größten Durchmessers der Osteolyse ca. 10 cm oberhalb des Kniegelenkspalts. Wiederholte Hautdesinfektion, übliches steriles Abdecken. Nun Blutsperre mit 350 mm Hg (für insgesamt 25 min).

Hautschnitt auf einer Länge von ca. 4 cm am medialen distalen Oberschenkel. Schichtweise Präparation, sukzessive Blutstillung. Längsinzision der Faszie. Zugehen durch den M. vastus medialis in den Tumor. Zunächst Entnahme aus der Weichgewebskomponente. Es zeigt sich hier osteoidartiges Material. Dann gelangt man mit dem scharfen Löffel durch die geschwächte Kortikalis in den Markraum des Femurs. Auch hier Gewebeentnahme sowohl mit dem scharfen Löffel als auch mit einem Rangeur unter weitestmöglicher Vermeidung von Quetschartefakten. Unter BV Dokumentation der Probeentnahmestelle. Einbringen eines Kollagenschwämmchens in die Tumorhöhle, Knochenzement kann hier nicht verwendet werden, da man keine direkte Sicht aufgrund der Weichteilkomponente in den Knochen hat. Öffnen der Blutsperre, es zeigt sich noch eine deutliche Blutung, sodass noch ein wenig mehr des Kollagenschwamms in die Tumorhöhle gesetzt wird. Nach nochmaliger 3-minütiger Kompression zeigt sich eine zufrieden stellende Beruhigung der Blutungssituation. Ausgiebige Spülung. Einlage einer 10er-Redondrainage nach kranial ausgestochen, um das Kniegelenk nicht zu eröffnen. Faszien- naht, Subkutannaht, fortlaufende resorbierbare Hautnaht.

Procedere: Weitere Festlegung des Procederes nach Eingang des Histologieergebnisses. Entlastung mit 20 kg Teilbelastung bis auf weiteres aufgrund der deutlichen Kortikalisarrosion. Thromboseprophylaxe nach Maßgabe der Stationsärzte.

Dr. med. M. Henrichs (Arzt in Weiterbildung)

9.2.3 Inzisionsbiopsie der proximalen Tibia bei Verdacht auf ein Osteosarkom

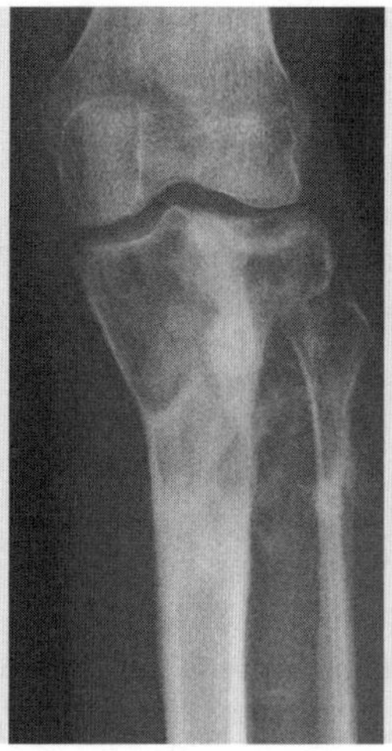

Klinik für Orthopädie

Pat.-Nr.: 10077752
Aktuelle Klinik: Orthopädie
Pat.-Name: Fritzsch, Nele

Fall-Nr.: A2763489/2010
Station: 1
Geb.-Dat.: 26.10.1980
Geschlecht/Alter: w, 30 J.

OP-Datum: 20.11.2010
OP-Dauer (Schnitt/Naht): 10.11 – 10.51 Uhr
Saal: B 1

Personal:
Operateur: OA Dr. Streitbürger
1. Assistent: Dr. Henrichs
2. Assistent: Dr. Alt

Anästhesist: Dr. K.-F. Boerne
Anästhesieschw./-pfl.: F. Thiel
OP-Schwester/-Pfl.: I. Batic
OP-Springer: L. Odenthal

Vorgeschichte/Indikation: Bei der Patientin besteht seit ca. 3 Monaten zunächst ein belastungsabhängiger, jetzt auch Ruheschmerz kniegelenksnah am rechten Unterschenkel. Klinisch zeigt sich seit einigen Wochen eine palpable Weichteilschwellung. Die konventionell radiologische Diagnostik legt den V. a. ein Osteosarkom nahe. Eine MRT zeigt eine Weichteilkomponente laterodorsal. Bei o. g. Verdachtsdiagnose nun Indikation zur Inzisionsbiopsie. Eine rechtswirksame Einwilligungserklärung in schriftlicher Form liegt vor.

Diagnose: V. a. Osteosarkom der rechten proximalen Tibia mit laterodorsaler Weichteilkomponente

Operation: Offene Inzisionsbiopsie

Vorgehen: Patientin in Rückenlage, entsprechende Polsterung. Ungestörte ITN. Antibiose mit Rocephin 2 g i.v. als single shot. Vorlage einer unsterilen Blutsperre. Desinfektion und Abdecken des Beines in hausüblicher Weise. Darstellung mit dem BV und Identifikation des konventionell radiografisch sichtbaren Tumors. Blutsperre mit 350 mm Hg.

Dann ca. 3 cm langer Hautschnitt im Bereich der laterodorsalen Tibiakante 3 cm unterhalb des Kniegelenkspaltes. Somit kann verhindert werden, dass bei der Tumorbiopsie der Gelenkbinnenraum eröffnet wird. Tiefe Inzision des Periosts, man gelangt nun mit dem scharfen Löffel schon in den Markraum, der durch den Tumor durchsetzt ist. Ausgiebige Gewebeentnahme mit dem scharfen Löffel und dem Rangeur. Das Gewebe wird dann auf eine mit NaCl befeuchtete Kompresse gelegt. Um auch Anteile der Weichteilkomponente zu biopsieren, wird direkt lateral der Tibia in den Tumor gegriffen, der die Tibialis anterior-Loge infiltriert hat. Dann Aufbringen eines kleinen Knochenzementdeckels intraossär und Einlage eines ganz kleinen Kollagenschwämmchens in die Tumorweichteilkomponente, Kompression und Eröffnen der Blutsperre. Es zeigt sich keine relevante Blutung aus dem Knochen heraus oder aus der Tumorkapsel bezüglich der Weichteilkomponente. Dennoch Einlage einer 10er-Redondrainage, diese wird nach distal im Wundverlauf knapp neben der Narbe ausgestochen. Nochmals ausgiebige Spülung, Fasziennaht, Subkutannaht und fortlaufende resorbierbare Hautnaht. Steriler Pflasterverband und elastische Wickelung.

Procedere: Weiteres Procedere in Abhängigkeit von der Histologie. Bei deutlicher Kortikalisarrosion Belastungsreduktion auf halbes Körpergewicht, Gelenkmobilisation frei. Analgesie und Thromboseprophylaxe nach Maßgabe der Stationsärzte.

OA Dr. med. A. Streitbürger (FA f. Orthopädie)

9.2.4 Weite proximale Femurresektion bei Chondrosarkom GI-II und Implantation eines proximalen Femurersatzes mit Duokopf

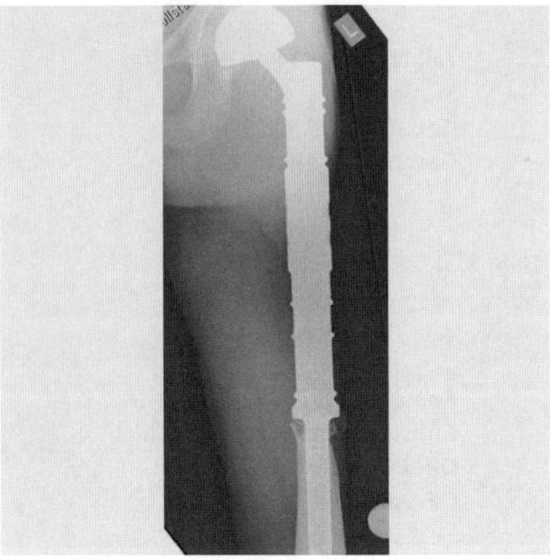

Klinik für Orthopädie

Pat.-Nr.: 10079212
Aktuelle Klinik: Orthopädie
Pat.-Name: Spannenlang, Hansel

Fall-Nr.: A2927676/2010
Station: 1
Geb.-Dat.: 20.02.41
Geschlecht/Alter: m, 60 J.

OP-Datum: 06.09.2011
OP-Dauer (Schnitt/Naht): 10.05 – 12.33 Uhr
Saal: 7

Personal:
Operateur: Prof. Dr. Hardes
1. Assistent: Dr. Alt
2. Assistent: Dr. Henrichs

Anästhesist: Dr. K.-F. Boerne
Anästhesieschw./-pfl.: F. Thiel
OP-Schwester/-Pfl.: L. Odenthal
OP-Springer: I. Batic

Vorgeschichte/Indikation: Der Patient wurde uns mit einem auswärtig gesicherten Chondrosarkom Grad II zugewiesen. Seit mehreren Monaten bestanden belastungsabhängige Schmerzen im Bereich des proximalen Femurs. Das präoperative Staging zeigt ein lokalisiertes Tumorgeschehen. Mit dem Patienten wurde präoperativ über die Komplikation der Tumor-Endoprothetik, insbesondere in Form der periprothetischen Infektion gesprochen. Er wurde darüber informiert, dass das Gehen postoperativ für längere Strecken sicherlich nur unter Zuhilfenahme eines Unterarm-Gehstocks auf der Gegenseite möglich sein wird, um das Trendelenburg-Hinken zu reduzieren. Der Patient willigte schriftlich in die OP ein.

Diagnose: Chondrosarkom Grad II des rechten proximalen Femurs

Operation: Weite proximale Femurresektion, Implantation einer Tumorprothese (Rekonstruktionslänge 150 mm, 15 mm zementierter silberbeschichteter Schaft, 52er-Duokopf, Mutars, Fa. Implantcast)

Vorgehen: Rückenlage, entspr. Polsterung. Ungestörte ITN und PDA. Bei Penizillin-Allergie Antibiose mit Clindamycin 600 mg i.v. Sorgfältiges steriles Abwaschen und Abdecken der Hüfte in hausüblicher Weise.

Lateraler axialer 20 cm langer Hautschnitt unter Umschneidung der auswärts durchgeführten Biopsie-Narbe auf einer Länge von ca. 5cm. Schichtweise Präparation auf die Faszie und zunächst Inzision derselben dorsal. Teile des Tractus iliotibialis müssen hier in situ verbleiben. Die Hautspindel wird mit den tiefen Gewebeschichten eng vernäht. Nach Präparation des Tractus wird die Sehne des M. glutaeus maximus vom Femur gelöst, wobei eine ca. 1 cm weite Gewebeschicht als Sicherheitsabstand am Präparat verbleibt. Nach Ablösen des Muskels ist der N. ischiadicus identifiziert und wird nach proximal bis oberhalb des T. major präpariert. Ablösen des M. glutaeus medius, wobei auch hier eine Schicht gesunden Gewebes als Sicherheitsabstand am Präparat verbleibt. Ablösen der kleinen Rotatoren des Hüftgelenks und Anschlingen derselben. Dann dorsale Inzision der Hüftgelenkskapsel. Von ventral müssen große Anteile des M. tensor fasciae latae am Präparat verbleiben, ebenfalls müssen Anteile des M. vastus lateralis geopfert werden. Ansonsten kann aber aufgrund einer Weichteilkomponente nach medial hier relativ eng am Knochen entlang präpariert werden. Die kurzen Adduktoren werden vom Knochen getrennt, wobei auch hier eine Schicht gesunden Gewebes als Sicherheitsabstand verbleibt. Der M. iliopsoas wird ebenfalls ca. 2 cm fern vom T. minor abgesetzt. Die femorale Gefäß-Nerven-Straße muss nicht präpariert werden, da hier kein Tumorgewebe vorliegt. Nun werden die Circumflexa-Gefäße präpariert und ligiert. Ventrale Kapsulektomie. Es wird darauf geachtet, dass noch Kapsel am Azetabulum verbleibt, um später den Anbindungsschlauch fixieren zu können. Osteotomie 15 cm unter der Trochanterspitze unter Einsatz von Hohmann-Hebeln mit der oszillierenden Säge unter entspr. Kühlung. Das Präparat wird mit einer Verbrügge-Zange hochgehalten und die Kapsel-Resektion dorsal unter maximaler Flexion des Resektats fortgesetzt. Luxation des Präparates und Durchtrennung des Lig. capitis femoris. Herausnahme des Präparats. Entfernen des Ligaments aus dem Azetabulum. Es zeigen sich keine höhergradigen Arthrosezeichen, sodass hier die Implantation einer Duokopf-Prothese geplant wird. Es erfolgt eine penible Blutstillung. Ausgiebige Spülung mit NaCl.

Es folgt das schrittweise unkomplizierte Aufbohren des Schaftes auf 13 mm. Einbringen eines Zement-Stoppers, Spülung des Markraumes. Einzementierung eines 15 mm Femurschafts mit 60 mg Gentamycin-Zement.. Nach Aushärten des Zements zunächst Probe-Aufbau der Prothese mit einer 70 mm proximalen Femur-Komponente und einer 40er-Verlängerungshülse. Dann Aufsatz des Probekopfes der Größe 52. Es zeigt sich die regelrechte Rekonstruktion der Schaftlänge, sodass die silberbeschichtete Original-Prothese zusammengesetzt wird. Es wird die Neutralrotation angestrebt. Annaht des Anbindungsschlauches, welcher auf 15 cm gekürzt wird. Fixation mit 6er-Ethibond-Fäden dorsal, medial und lateral an der verbliebenen Hüftgelenkskapsel. Durchziehen der Prothese. Aufbringen eines Medium-Hüftkopfes und Aufstecken des Duokopfes. Unkomplizierte Reposition. Dann Vervollständigung der Naht ventral, ebenfalls mit Ethibond-Fäden. Ziehen des Schlauchs nach distal mittels zweier Kocherklemmen. Gutes Anspannen des Schlauchs, der mittels 6er-Ethibond-Fäden an den Ring des Prothesen-Korpus fixiert wird. Nochmals ausgiebige Spülung. Einlage von

Sulmycin. Einlage einer tiefen 14er- und 12er-Redon-Drainage. Refixation der Sehne des M. iliopsoas und der kleinen Adduktoren. Von ventrolateral Refixation des M. vastus lateralis am Anbindungsschlauch. Auch die kleinen Rotatoren können am Schlauch fixiert werden, ebenso wie der M. glutaeus maximus und die Sehne des M. glutaeus medius. So gelingt die komplette muskuläre Deckung der Prothese. Nochmalige Bewegung des Hüftgelenks in forcierter Flexion sowie der Rotation und Adduktion ohne auffällige Luxationstendenz. BV-Kontrolle, regelhafte Beinlänge, gute Lage von Prothese und Zement, keine Luxationstendenz bei funktioneller Kontrolle unter BV.

Anlage einer subkutanen Redon. Subkutan-Naht und spannungsfreier Hautklammerverschluss. Steriler Pflasterverband. Elastische Hüftwickel und Hüfthose.

Procedere: Freie funktionelle Nachbehandlung unter Vollbelastung. Forcierte Flexion und Innenrotation meiden, AHB veranlassen. Antibiose mit Clindamycin für 3 Tage i.v., dann oral bis zum Abschluss der Wundheilung. Engmaschige Wund- und Laborkontrollen. Analgesie und Thromboseprophylaxe nach Maßgabe der Stationsärzte. Röntgen nach Redonzug nach 48 h sowie nach 6 Wochen.

Prof. Dr. med. J. Hardes (Sektionleiter Tumor- und Revisionschirurgie)

9.2.5 Weite distale Femurresektion bei malignem fibrösem Histiozytom des Knochens und Implantation eines distalen Femurersatzes

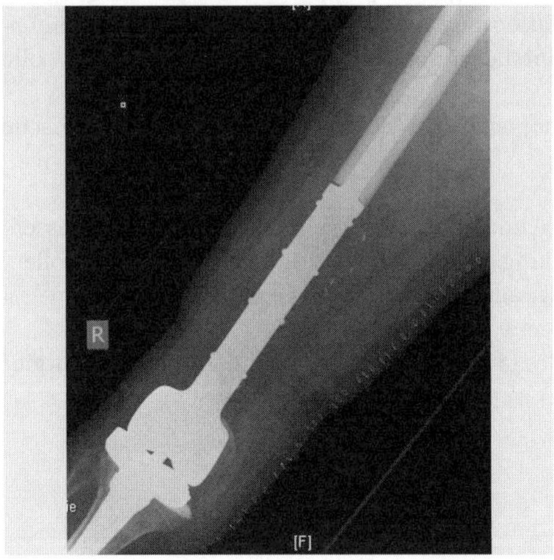

Klinik für Orthopädie

Pat.-Nr.: 10080652
Aktuelle Klinik: Orthopädie
Pat.-Name: Ewerbeck, Ursula

Fall-Nr.: A2619389/2010
Station: 1
Geb.-Dat.: 22.06.1936
Geschlecht/Alter: w, 75 J.

OP-Datum: 10.07.2011
OP-Dauer (Schnitt/Naht): 09.05 – 11.17 Uhr
Saal: 8

Personal:
Operateur: OA Dr. Streitbürger
1. Assistent: Dr. Alt
2. Assistent: Dr. Nottrott

Anästhesist: Fr. Dr. U. Mannesmann
Anästhesieschw./-pfl.: F. Thiel
OP-Schwester/-Pfl.: K. Klaus
OP-Springer: P. Petereit

Vorgeschichte: Bei bioptisch gesichertem malignem fibrösem Histozytom des Knochens ohne Nachweis von Metastasen im Staging wird bei der Pat. trotz des höheren Lebensalters die Indikation zu nachstehendem ausgedehnten onkologischen Eingriff gestellt. Die Pat. wurde präoperativ darüber informiert, dass ggf. postoperativ noch eine adjuvante Chemotherapie durchgeführt werden sollte. Die Komplikationen der Tumor-Endoprothetik wurden aufgezeigt. Es wurde mitgeteilt, dass die postoperative Funktion u. a. auch aufgrund des Alters sicherlich eingeschränkt sein wird. Sie willigte in diesen Eingriff schriftlich ein.

Diagnose: Malignes fibröses Histiozytom GIII des distalen Femurs links

Operation: Weite intraartikuläre distale Femurresektion (20 cm) und Rekonstruktion mittels einer Tumorprothese (Mutars, Fa. Implantcast)

Vorgehen: Rückenlage, entspr. Polsterung. Ungestörte ITN und PDA. Antibiose mit Rocephin 2 g i.v. Sorgfältiges steriles Abwaschen und Abdecken des Beines in hausüblicher Form. Anlage einer sterilen Blutsperre, welche auf 350 mm Hg für insgesamt 2 h belassen wird.

Ca. 25 cm langer axialer Hautschnitt, beginnend knapp unterhalb des lateralen Kniegelenkspalts unter spindelförmiger Umschneidung der Biopsie-Narbe am distalen Oberschenkel. Subkutane Präparation bis auf die Faszie. Annaht der Hautspindel. Zunächst dorsal Darstellung des M. biceps femoris. Kaudal des Muskels wird dann der N. peronaeus communis identifiziert und angeschlungen. Lösen des Bizepsmuskels vom Fibulaköpfchen. Das Caput laterale des Gastrocnemius-Muskels wird alsdann identifiziert und vom distalen Femur gelöst. Man schaut nun in die Kniekehle und es folgt die Präparation der A. poplitea bzw. der Femoralgefäße, zunächst ca. 10 cm nach proximal bis in den Eingang in den Adduktorenkanal. Der M. biceps femoris wird ebenfalls nach kranial gelöst, sodass auch der N. ischiadicus präpariert werden kann. Die Gefäß-Präparation wird zunächst fortgesetzt bis ca. 15 cm oberhalb des Kniegelenkspalts von lateral. Nach ventral hin verbleibt ein Teil des M. vastus lateralis für die Biopsie-Narbe und im Bereich der größten Tumorausdehnung nach ventral am Präparat. Der M. vastus intermedius verbleibt komplett am Präparat. Eröffnen des Kniegelenks von lateral, kein Gelenkserguss. Somit kann, wie präoperativ anhand der MRT geplant, eine intraartikuläre Resektion vorgenommen werden. Die Patella wird nach medial evertiert. Der M. rectus femoris kann ebenfalls erhalten werden. Dann subperiostales Darstellen des Femurs 20 cm oberhalb des Kniegelenkspalts unter Einsatz von Hohmann-Hebeln, Osteotomie. Das distale Femurfragment wird mit der Verbrügge-Zange gehalten und dahingehend herausgedreht, dass nun trotz des lateralen Zugangs auch von medial her die Adduktoren-Muskulatur gelöst werden kann. Die Gefäß-Präparation, die von lateral begonnen wurde, wird nun von medial fortgesetzt. Das Präparat kann dann nach Ablösen der Adduktoren komplett entfernt werden. Ausgiebige Blutstillung und Spülung.

Zuwenden zur Tibia. Diese wird mit der starren Welle nach Eröffnen des Markraums mit einem Pfriem auf 15 mm aufgebohrt. Der 15 mm Bohrer verbleibt dann als intramedulläre Führung in der Tibia. Aufsetzen des Schnittblocks der proximalen Tibia und Resektion von ca. 8 mm des Gelenkknorpels bzw. des subchondralen Knochens. Aufsetzen eines weiteren Schnittblocks, über welchen die zentrale Markraumvertiefung der Tibia durchgeführt wird. Mit der entspr. Zielvorrichtung folgt noch das Einbringen einer dorsal verlaufenden Nut im Bereich der proximalen Tibia zur besseren Verankerung des modularen Tibiaplateaus. Es wird die Größe »small« für das proximale Tibiaplateau verwendet, sodass hier in Hybrid-Technik das modulare proximale Tibiaplateau zementiert, der Schaft aber zementfrei eingebracht wird. Verwendung eines 16 mm durchmessenden Schafts in 120 mm Länge. Nach Aushärten des Zements unkompliziertes Aufbohren des Femurs bis auf 15 mm. Einbringen eines Rex-Zement-Stoppers und nach Lavage des Markraums Einbringen einer $H_2 0_2$-Kompresse. Nach Entfernung der Kompresse Einzementierung des 13 mm durchmessenden Schafts mit 60 mg Refobacin-Zement.

Nach Aushärten des Zements Öffnen der Blutsperre. Es zeigen sich kleinere Blutungen im Bereich der Poplitealgefäße. Diese werden noch mittels Clip versorgt.

Dann nochmalige Spülung und Aufbau der Prothese, bestehend aus einem 110 mm langen distalen Femur mit einem modularen Metall-Gelenkmechanismus und einer 60er-Verlängerungshülse. Die Komponenten der Prothese werden zusammengeschraubt und es folgt eine Probe-Reposition zur Rotationsbestimmung. Diese ist passgerecht, sodass die endgültige Verschraubung erfolgt. Einbringen des Metall-Metall Gelenkmechanismus in den Femurschild mit dem »Vater-Mutter-Teil«. Einbringen eines PE-Inlays auf das modulare Tibiaplateau der Größe »small«. In Kniebeugung wird dann der metallische Gelenkzapfen in die Vertiefung des modularen Tibiaplateaus gesetzt und mittels einer ventrodorsal verlaufenden Schraube fixiert. Einbringen der Sicherungsmade im Bereich des modularen Tibiaplateaus. Es kann eine gute Muskeldeckung wiederhergestellt werden, indem der mobilisierte M. biceps femoris mit der verbliebenen Muskulatur des M. vastus lateralis verbunden werden kann. Auf die Durchführung eines Gastrocnemius-Schwenklappens kann verzichtet werden. Nochmalige ausgiebige Blutstillung. Einlage Sulmycin. Einlage zweier 12er-Redons in die Tiefe, Muskelnaht und Naht der Subkutis über einer weiteren 10er-Redon. Spannungsfreie Hautklammerung. Steriler Pflasterverband und elastische Wickelung.

Procedere: Schmerzadaptierte Vollbelastung möglich. Antibiose für 3 Tage intravenös (s. o.), dann oralisieren bis zur Nahtmaterialentfernung. Entscheid über eine mögliche adjuvante Chemotherapie in der interdisziplinären Tumorkonferenz nach Erhalt des aktuellen pathologischen Befundes. Keine Restriktion bzgl. der Knie-Mobilisation erforderlich. Analgesie und Thromboseprophylaxe nach Maßgabe der Stationsärzte. Röntgen nach Redonzug nach 48 h sowie nach 6 Wochen. AHB veranlassen.

OA Dr. med. A. Streitbürger (Facharzt für Orthopädie)

9.2.6 Weite proximale Tibiaresektion bei Osteosarkom und Implantation eines proximalen Tibiaersatzes

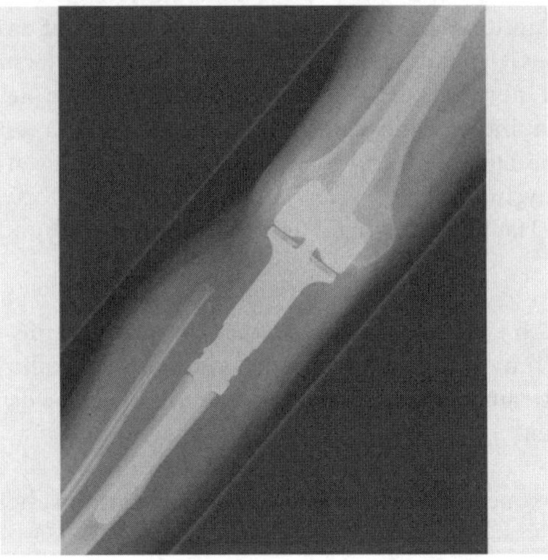

Klinik für Orthopädie

Pat.-Nr.: 10073332
Aktuelle Klinik: Orthopädie
Pat.-Name: Reiners, Sören

Fall-Nr.: A2923361/2010
Station: 1
Geb.-Dat.: 01.12.1994
Geschlecht/Alter: m, 15 J.

OP-Datum: 21.10.2010
OP-Dauer (Schnitt/Naht): 08.36 – 11.29 Uhr
Saal: 7

Personal:
1. Operateur: OA Dr. Streitbürger
2. Operateur: Prof. Dr. Hardes
1. Assistent: Dr. Nottrott
2. Assistenz: D. Allermann (PJ)

Anästhesist: Fr. Dr. U. Mannesmann
Anästhesieschw./-pfl.: U. Umstieg
OP-Schwester/-Pfl.: S. Mahlmann
OP-Springer: K. Kaltbier

Vorgeschichte/Indikation: Bei bioptisch gesichertem Osteosarkom und Abschluss der neoadjuvanten Chemotherapie besteht die Indikation zum nachfolgenden Eingriff. Der Patient wurde präoperativ insbesondere über die Komplikationen, wie einer periprothetischen Infektion oder einer aseptischen Schaftlockerung, informiert. Des Weiteren wurden ihm funktionelle Einschränkungen durch die Tumorprothesenimplantation erläutert. Eine rechtswirksame Einwilligungserklärung in schriftlicher Form liegt vor.

Diagnose: Osteosarkom proximale Tibia rechts

Operation: Intraartikuläre proximale weite Tumorresektion, proximale Fibularesektion, Implantation einer zementfreien Tumorprothese (Mutars, Fa. Implantcast), medialer Gastrocnemius-Schwenklappen, Refixation des Gastrocnemius-Schwenklappens und der Patellasehne am Anbindungsschlauch, Anlage einer Mecron-Schiene

Vorgehen: Rückenlage, entspr. Polsterung. Ungestörte ITN sowie Anlage von N. ischiadicus- und N. femoralis-Kathetern. Steriles Abwaschen, Abdecken in hausüblicher Weise. Anlage einer sterilen Oberschenkelblutsperre, welche auf 350 mm Hg für insgesamt 2 h belassen wird.

Hautschnitt unter Umschneidung der im Bereich der medialen proximalen Tibia gelegenen Biopsienarbe, der Hautschnitt wird nach proximal über das Kniegelenk bis zum distalen Oberschenkel- und nach distal bis zum distalen Unterschenkeldrittel verlängert. Zunächst medialseitige Präparation mit Inzision der Faszie. Die V. saphena magna wird ligiert. Der mediale M. gastrocnemius wird zunächst stumpf mobilisiert und vom M. soleus gelöst. Die Sehnen des Pes anserinus werden dargestellt und durchtrennt, Durchtrennung des medialen Seitenbands und Eröffnen des Kniegelenks, kein Hinweis auf einen Kniegelenkserguss. Die präoperative MRT zeigte ebenfalls keine Hinweise auf Tumorinfiltration des Gelenks und auch keinen Erguss als indirektes Zeichen einer Gelenkinfiltration durch das Osteosarkom. Lösen des Caput mediale des M. gastrocnemius im Bereich des Femurs. Die popliteal en Gefäße und der N. tibialis können nun eingesehen werden und werden von proximal beginnend nach distal präpariert. Der M. soleus wird gesplittet und die Gefäßnervenstraße auf ca. 18 cm nach distal präpariert. Es wird darauf geachtet, dass nicht infiltrierte Muskulatur immer am knöchernen Resektat verbleibt. Nach der Präparation der dorsalen Gefäß-Nerven-Straße nun von medial Darstellung des Abgangs der A. und V. tibialis anterior. Ablösen und Durchtrennen der Patellasehne, dieses geschieht dahingehend, dass ein Overhold unter der Sehne hergefädelt wird und dann mit einem frischen Skalpell die Sehne leicht schräg durchtrennt wird.

Aufstellen des Kniegelenks. Die Haut wird nun von medial nach lateral präpariert, Darstellen des Fibulaköpfchens, hier zeigt sich eine Weichteilkomponente, in die Tibialis anterior-Loge reichend. Somit wird die Fibula bis ca. 10 cm unterhalb des Fibulaköpchens freipräpariert und die Osteotomie auf dieser Höhe unter Hohmann-Schutz vorbereitet.

Der N. peronaeus wird identifiziert, muss aber aufgrund der Tumorkomponente in der Tibia anterior-Loge auf Höhe des Ansatzes der Bizepssehne ligiert werden. Die Tibialis anterior-Gefäße ziehen ebenso durch den Tumor und müssen von medial ligiert und geklippt werden. Nach unkomplizierter Osteotomie der Fibula und Trennung der lateralen Seitenbandstrukturen komplettes Aufstellen des Kniegelenks, Durchtrennung der Kreuzbandstrukturen, die Menisci verbleiben als Sicherheitsabstand am Präparat, ebenso der Hoffa'sche Fettkörper. Unter Einsatz von Hohmann-Hebeln unkomplizierte Osteotomie 16,5 cm unterhalb des Tibiaplateaus. Mit der Verbrügge-Zange wird das Präparat herausgedreht und noch die restliche tiefe Flexoren- bzw. Peronealmuskulatur abgelöst. Nach Entnahme des Präparats ausgiebige Blutstillung und Spülung mit dem Stryker-System mit NaCl. Nun Darstellen des Femurs.

Ein Assistent muss den Unterschenkel ständig in leicht gebeugter Haltung fassen, damit es zu keiner Spannung der Gefäße kommt. Mit der starren Welle Aufbohrung des Femurs bis zur endgültigen Größe, dann Aufsetzen des distalen Sägeblockes und zunächst Durchführung des anterioren Hilfsschnitts. Hierbei erfolgt die Orientierung an der hinteren Kondylenlinie. Danach kann über denselben Sägeblock der distale Schnittblock in 6° Valgusstellung aufgesetzt werden. Hierzu Fixierung des distalen Schnittblocks mit 4 Pins und Entfernen des Bohrers. Nach Durchführung des distalen Schnitts Größenbestimmung, eine Femurkomponente der Größe III ist passgerecht. Aufsetzen der Sägelehre und Durchführung sämtlicher Schrägschnitte. Sägen des zentralen Kastens in üblicher Weise.

Entscheid für eine Hybridtechnik zur Fixierung. Dies bedeutet, dass ein 160 mm langer zementfreier, mit Hydroxyapatit beschichteter und 16 mm durchmessender Femurschaft mit einem zementierten Femurschild gekoppelt wird. Dies wird alsdann eingebracht. Nach Aushärten des Zements Öffnen der Blutsperre, da nun eine Blutsperrenzeit von 2 h vorliegt. Kompression für 3 min und nochmals penible Blutstillung. Aufbringen von Knochenwachs auf die Osteotomie der Fibula.

Zuwenden zur Tibia, Fassen der Osteotomiestelle mit der Verbrügge-Zange und Aufbohren mit der starren Welle bis auf 12,5 mm. Es folgt die hexagonale Schaftpräparation mit einer 14 mm durchmessenden Raspel in üblicher Weise, diese wird mit einem Gleithammer vorbereitet. Es zeigt sich ein gutes Pressfit, Verwenden eines Markraumvertiefers im Bereich des Absetzungsrands. Dann Einbringen eines 14 mm durchmessenden, mit Hydroxyapatit beschichteten zementfreien Tibiaschafts.

Einbringen des Gelenkmechanismus mit dem sogenannten »Vater-Mutter-Teil« in das Femurschild, die silberbeschichtete proximale Tibiakomponente wird an ihren Ösen, jeweils medial und lateral, mit zwei nicht resorbierbaren Ethibondfäden versehen. Dann Einbringen des Polyethyleninlays der Größe »small«. Die proximale Tibiakomponente wird nun noch mit der Femurkomponente verschraubt. Die von ventral nach dorsal gehende Sicherungsschraube wird ebenfalls festgezogen. Aufbringen des 125 mm langen Verbindungsstückes und Zusammensetzen mit der 40er Verlängerungshülse zur korrekten Längenrekonstruktion. Bevor die Komponenten zusammengeschraubt werden, erfolgt das Überziehen der Prothese mit dem Anbindungsschlauch aus Trevira. Dieser Schlauch wird dann proximal an den Ethibondfäden, welche durch die Ösen direkt an der Prothese gezogen wurden, fixiert. Nach distal Fassen des Schlauches mit zwei Kocherklemmen. An den Ringen des Prothesenkorpus wird dann der Schlauch ebenfalls mit 6er-Ethibondfäden straff fixiert. Nochmalige ausgiebige Stryker-Spülung, dann Aufstellen des Kniegelenks. Der im Bereich des Caput mediale schon gelöste M. gastrocnemius wird nun nach distal verfolgt, er wird auf Höhe der Aponeurose abgetrennt und im Verlauf der M. plantaris-Sehne halbiert. Hierzu wird der distale Teil des Muskels mit einer Kocherklemme hochgezogen, die Präparation erfolgt unter penibler Blutstillung. Es wird peinlichst genau darauf geachtet, dass der Pedikel des M. gastrocnemius proximal nicht beschädigt wird. Der Muskel wird dann über die Prothese gestülpt. Zuvor noch Annaht der Patellasehne mit Einzelknopfnähten mit einem Fiber wire. Der M. gastrocnemius wird mit 2er-Vicryl Fäden am Anbindungsschlauch fixiert und auch mit der Patellasehne verwoben. Röntgenkontrolle intraoperativ, gute Lage der Prothese femoral und tibial, gute Beinachse. Proximal liegt eine sehr gute muskuläre Prothesendeckung vor, distal werden Teile des M. tibialis anterior mit dem M. soleus verbunden. Einlage von zwei tiefen 12er-Redons, Einlage eines 10er-Sulmycinschwamms. Die Subkutannaht wird von proximal und distal begonnen, es zeigt sich ein Hautdefekt von ca. 4 x 3 cm.

Unkomplizierte Durchführung einer Meshgraft-Plastik. Entfernen der Faszie des M. gastrocnemius, im Defektbereich, um eine bessere Durchblutungssituation zu erzielen. Die Meshgraft erfolgt vom lateralen Oberaschenkel rechts auf einer Länge von 4 cm mit dem Dermatom, dann Vorbereiten der Haut mit einer 1:1,5 Vergrößerungsplatte in üblicher Weise. Die Meshgraft wird aufgebracht, zuvor jedoch noch Annaht der Haut an den Gastrocnemiusmuskel mit 2.0er-Vicryl Fäden. Die Meshgraft wird an den Rändern mit Hautklammern fixiert. Die restliche Haut wird subkutan vernäht und mit einer Hautklammerung versehen. Steriler Pflasterverband, Vakuumverband über der Mesh, steriler Pflasterverband und Wickelung.

Procedere: 3 Tage eingeschränkte Bettruhe, dann 10 kg Abrollen für 6 Wochen, dann 10 kg Belastungssteigerung pro Woche. Anpassen eines Oberschenkel-Unterschenkelgipses für 4 Wochen. Nach 4 Wochen Teilmobilisierung des Kniegelenks möglich. Versorgung mit einer Peronaeusfeder heimatnah. Antibiose für 3 Tage i.v., dann Oralisieren bis zum Abschluss der Wundheilung. Onkologisches Procedere je nach erreichtem Resektionsrand und Responsegrad auf die neoadjuvante Chemotherapie. Röntgen nach Entfernung der Drainagen nach 48 h sowie nach 6 Wochen. Analgesie und Thromboseprophylaxe nach Maßgabe der Stationsärzte. AHB veranlassen.

OA Dr. med. A. Streitbürger (FA f. Orthopädie)
Prof. Dr. med. J. Hardes (Sektionsleiter Tumor- und Revisionschirurgie)

9.2.7 Kürettage und Knochenzementauffüllung bei Riesenzelltumor der proximalen Tibia

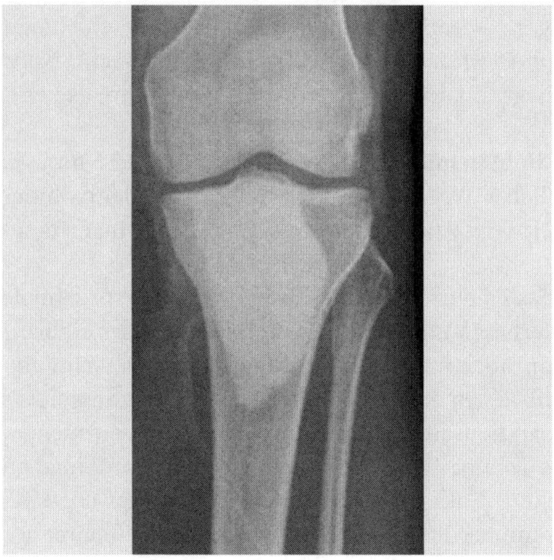

Klinik für Orthopädie

Pat.-Nr.: 10074102
Aktuelle Klinik: Orthopädie
Pat.-Name: Kutsche, Marlene

Fall-Nr.: A2911554/2010
Station: 1
Geb.-Dat.: 20.03.80
Geschlecht/Alter: w, 31 J.

OP-Datum: 07.09.2011
OP-Dauer (Schnitt/Naht): 10.18 – 11.51 Uhr
Saal: 6

Personal:
Operateur: Prof. Dr. Hardes
1. Assistent: Dr. Alt
2. Assistent: Dr. Henrichs

Anästhesist: Dr. K.-F. Boerne
Anästhesieschw./-pfl.: D. Deutschmann
OP-Schwester/-Pfl.: I. Batic
OP-Springer: S. Mahlmann

Vorgeschichte: Bei histologisch gesichertem Riesenzelltumor der prox. Tibia links besteht eine zusätzl. Weichteilkomponente medial der Tub. tibiae. Die Patientin wurde darüber aufgeklärt, dass bei dem gewählten operativen Vorgehen eine Rezidivgefahr von 10-15 % besteht. Sie wurde darüber informiert, dass noch eine CT des Thorax durchzuführen ist, um eine mögliche Lungenabsiedlung auszuschließen. Über die Problematik der Refixierung der Patellasehne wurde ebenfalls gesprochen. Die Pat. hat schriftlich in die OP eingewilligt.

Diagnose: Riesenzelltumor der prox. Tibia links mit ausgeprägter ventraler Kortikalisarrosion und Weichteilkomponente (Durchmesser ca. 7x4 cm)

Operation: Intraläsionale Kürettage, High-Speed-Fräsung, $H_2 0_2$-Spülung, Einbringen von 80 mg Refobacin-Palacos, partielle Refixation des distalen Pols der Patellasehne mittels PDS-Fäden im Knochenzement

Vorgehen: Rückenlagerung, entspr. Polsterung. Ungestörte ITN. Rocephin 2 g i.v als single shot. Steriles Abwaschen und Abdecken in hausüblicher Weise. Vorlage einer unsterilen Blutsperre. Axialer Hautschnitt unter Umschneidung der medial gelegenen Narbe über der prox. Tibia. Subkutane Präparation bis zur Weichteilkomponente medial der Tub. tibiae. Die ventrale Weichteilkomponente des Tumors mediodistal der Tub. tibiae wird im Folgenden bis zum Erreichen des ossären Defekts en-bloc reseziert, um die Verschleppung von Riesenzelltumorzellen im Bereich der Weichteile weitestmöglich zu reduzieren. Der Rest der Läsion muss dann aber intraläsional mit scharfen Löffeln auskürettiert werden. Es besteht eine knöcherne Defektsituation von ca. 6x3 cm ventral. Die Patellasehne ist nur noch mit dem Periost an der Tibia verbunden, zeigt aber beim intraoperativen Durchbewegen eine stabile Situation. Nach kranioventral reicht der Defekt bis knapp unter die Gelenkfläche. Nach der Kürettage wird eine High-Speed-Fräsung durchgeführt. Anschl. mehrfache $H_2 0_2$-Spülungen sowohl intraossär als auch in den Weichteilen. Es wird im ständigen Wechsel zw. Fräse und scharfem Löffel vorgegangen. Die gesamte Läsion kann aufgrund der großen knöchernen Defektsituation eingesehen werden. Defektauffüllung mit 80 mg Refobacin-Palacos in üblicher Weise. Dies erfolgt unter BV-Kontrolle, sodass eine gute Auffüllung des Defekts in beiden Ebenen dokumentiert werden kann. Die Unterfütterung des subchondralen Knochens erfolgt mit Knochenersatzmaterial. Die Patellasehne wird mit drei 2er-PDS-Fäden gefasst, diese werden dann zwecks besserer Fixierung des Sehnenansatzes in den Zement eingelassen und härten somit im Zement aus. BV-Dokumentation in 2 Ebenen. Eine nochmalige intraoperative Flexion im Kniegelenk zeigt weiter die stabile Fixation der Patellasehne. Öffnen der Blutsperre (nach 45 min.), penible Blutstillung. Kleine Blutungen aus dem Periost werden koaguliert. 10er-Redon lokal, die Naht der Faszie ist nicht möglich. Enge Subkutannaht, spannungsfreie Hautrückstichnähte. Steriles Pflaster, elastische Wicklung.

Procedere: 20 kg Teilbelastung für 6 Wochen, dann schmerzadaptierte Vollbelastung erlaubt. Starre Knieorthese für 3 Wochen. Die passive Flexion des Kniegelenks ist bis 45° schon jetzt möglich, ab der 4. postoperativen Woche freie Beweglichkeit des Kniegelenks. Röntgen nach Drainagenzug in 2 Tagen sowie in 6 Wochen

Prof. Dr. med. J. Hardes (Sektionsleiter Tumor- und Revisionschirurgie)

9.2.8 Exostosenabtragung am distalen Femur

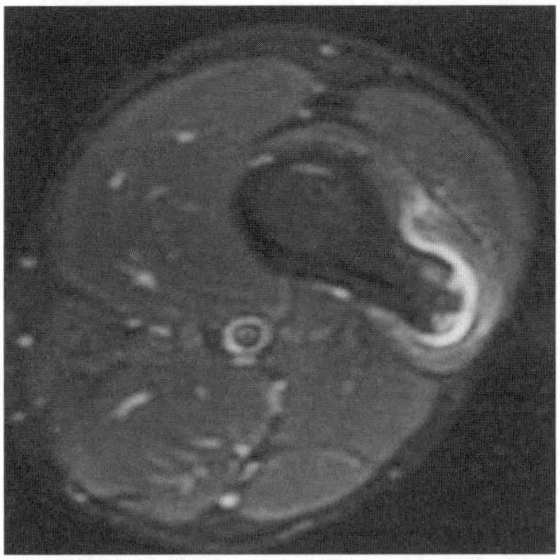

Klinik für Orthopädie

Pat.-Nr.: 10079900
Aktuelle Klinik: Orthopädie
Pat.-Name: Sommerlatte, Lars

Fall-Nr.: A2922334/2010
Station: 1
Geb.-Dat.: 27.06.1995
Geschlecht/Alter: m, 16 J.

OP-Datum: 05.07.2011
OP-Dauer (Schnitt/Naht): 10.01 – 10.46 Uhr
Saal: 6

Personal:
Operateur: Dr. Alt
1. Assistent: Prof. Dr. Hardes
2. Assistent: D. Allermann (PJ)

Anästhesist: Dr. U. Mannesmann
Anästhesieschw./-pfl.: B. Krupp
OP-Schwester/-Pfl.: H. Thyssen
OP-Springer: P. Blohm-Voss

Vorgeschichte/Indikation: Der Patient gibt an, die Exostose schon seit der frühen Jugend zu spüren. Aufgrund der Situation, dass er Fußballer in der Landesliga ist, stört diese aber bei der sportlichen Betätigung mit einer Reizung des M. vastus lateralis. Daher Indikation zu diesem Eingriff. Eine rechtswirksame Einwilligung in schriftlicher Form liegt vor. Eine multiple Exostosenerkrankung konnte ausgeschlossen werden.

Diagnose: Solitäre kartilaginäre Exostose des linken distalen lateralen Femur mit Irritation des M. vastus lateralis

Operation: Exostosenabtragung

Vorgehen: Rückenlagerung unter entsprechender Polsterung. Ungestörte ITN. Vorlage einer unsterilen Blutsperre. Sorgfältiges steriles Abwaschen und Abdecken in hausüblicher Weise. Blutsperre mit 350 mm Hg.

Ca. 4 cm langer Hautschnitt direkt über dem tastbaren Apex der Exostose. Man kann direkt dorsal des M. vastus lateralis die Faszie spalten. Anheben des M. vastus lateralis über einen ventral der Exostose eingesetzten Hohmann-Hebel. Dann stumpfes Umfahren der Exostose bis zum Übergang zwischen Exostose und Femurdiaphyse. Basisnahes Abmeißeln der Exostose von der Diaphyse. Präparat ad Histologie. Mit dem Finger wird dann die Knochenoberfläche abgetastet. Es zeigen sich noch kleinere Knochenvorsprünge, die mit einem spitzen Luer und einer Feile abgetragen werden. Bildwandlerdokumentation. Öffnen der Blutsperre (Blutsperrenzeit 25 min.), penible Blutstillung. Sorgfältige Spülung. Bei Bluttrockenheit kann auf die Einlage einer Drainage verzichtet werden. Fasziennaht, Subkutannaht und resorbierbare fortlaufend intrakutane Hautnaht. Steriles Pflaster. Milde elastokompressive Wickel.

Procedere: Schmerzadaptierte Vollbelastung möglich, Sportverbot für 2 Monate. Histologie erfragen.

Dr. Alt (Assistenzarzt)

9.2.9 Resektion eines Weichteilsarkoms GI-II im Bereich der Kniekehle

Klinik für Orthopädie

Pat.-Nr.: 10003421
Aktuelle Klinik: Orthopädie
Pat.-Name: Bogen, Ellen

Fall-Nr.: A2926521/2010
Station: 1
Geb.-Dat.: 03.09.1991
Geschlecht/Alter: w, 20 J.

OP-Datum: 15.09.2011
OP-Dauer (Schnitt/Naht): 12.11 – 14.15 Uhr
Saal: 7

Personal:
1. Operateur: Prof. Dr. Hardes
2. Operateur: OA Dr. Nottrott
1. Assistent: Dr. Alt
2. Assistent: C. Guder (PJ)

Anästhesist: Dr. K.-F. Boerne
Anästhesieschw./-pfl.: F. Thiel
OP-Schwester/-Pfl.: P. Blohm-Voss
OP-Springer: I. Batic

Vorgeschichte/Indikation: Bei bioptisch gesichertem Weichteilsarkom G1 bis G2 blieb der Translokationsnachweis bezüglich eines Synovialsarkoms negativ. Es besteht daher die Indikation zur weiten Tumorresektion. Eine rechtswirksame Einwilligungserklärung in schriftlicher Form liegt vor. Mit der Patientin wurde insbesondere besprochen, dass eine Bewegungseinschränkung des Kniegelenks aufgrund der über das Knie verlaufenden Narbe auftreten kann. Des Weiteren wurde sie über Gefäß- und Nervenverletzungen ausgiebig aufgeklärt.

Diagnose: Weichteilsarkom G I bis G II im Bereich der linken Kniekehle in Nachbarschaft zu den Poplitealgefäßen und des N. tibialis posterior

Operation: Weite Tumorresektion, Neurolyse des N. tibialis posterior

Vorgehen: Ungestörte ITN und PDA. Rechtsseitlagerung unter entsprechender Sicherung und Polsterung. Unsterile Vorlage einer Blutsperre. Sorgfältiges steriles Abwaschen und Abdecken in hausüblicher Weise. Antibiose mit Rocephin 2 g i.v. Nun Blutsperre mit 350 mm Hg (für die Dauer von 90 min)

Spindelförmige Umschneidung der ca. 2 cm langen lateral verlaufenden Biopsienarbe, wobei hier eine breite Hautspindel belassen wird, um den epifaszial beginnenden Tumor hier auch schon mit einem genügenden Sicherheitsabstand zu begegnen. Leichte Schnitterweiterung nach kranial und kaudal. Die Faszie wird mit einem noch weiteren Sicherheitsabstand vom Tumor entfernt. Dann dorsale Darstellung des M. biceps femoris und des Ischiasnerven und insbesondere des N. peronaeus communis. Dies gelingt problemlos. Der N. tibialis posterior dient dann als Leitstruktur für die weitere Präparation. Hier wird das Perineurium am Resektat belassen, sodass eine weite Resektion nach Enneking vorliegt. Des Weiteren wird auch bei der Vene die Adventitia am Präparat belassen, sodass auch hier die Kriterien einer weiten Resektion erfüllt werden. Tumorzuführende Gefäße und kleine Nerven werden reseziert. Die V. saphena parva mündet im Bereich des Tumors in die V. poplitea ein, diese wird durchstochen und ligiert, da sie zu tumornah verläuft. Es folgt das Splitten des Caput lateralis des M. gastrocnemius und auch das Teilen der Adduktoren der Hamstring-Muskulatur. Es kann nach Entnahme des Präparats aber makroskopisch eine weite Resektion konstatiert werden. Nun Öffnen der Blutsperre, penible Blutstillung, ausgiebige Spülung. Einlage von zwei tiefen 10er-Redons. Die Faszie kann aufgrund ihrer partiellen Resektion nicht wieder verschlossen werden. Enge Subkutannähte und spannungsfreier Hautverschluss mittels Klammern. Steriler Pflasterverband, elastische Wickelung.

Procedere: Bettruhe für 1 Woche. Keine forcierte Beugung für 2 Wochen postoperativ. Isometrie und Muskelpumpe erlaubt. Thromboseprophylaxe und Analgesie nach Maßgabe der Stationsärzte. Weiteres Procedere je nach Histologie. Antibiose für 3 Tage i.v., dann oralisieren.

Prof. Dr. med. J. Hardes (Sektionsleiter Tumor- und Revisionschirurgie)
OA Dr. Nottrott (FA f. Orthopädie u. Unfallchirurgie, spez. Orthopädie)

9.3 Becken

J. Hardes, A. Streitbürger

9.3.1 Interne Hemipelvektomie und Hüftverschiebeplastik bei Ewing-Sarkom

Klinik für Orthopädie

Pat.-Nr.: 10000052
Aktuelle Klinik: Orthopädie
Pat.-Name: Rosenkrans, Simon

Fall-Nr.: A2920009/2010
Station: 1
Geb.-Dat.: 20.10.90
Geschlecht/Alter: m, 20 J.

OP-Datum: 07.1.2010
OP-Dauer (Schnitt/Naht): 09.29 – 15.15 Uhr
Saal: 8

Personal:
1. Operateur: Prof. Dr. Hardes
2. Assistent: OA Dr. Nottrott
1. Assistent: Dr. Alt
2. Assitent: Dr. Henrichs

Anästhesist: Dr. U. Mannesmann
Anästhesieschw./-pfl.: D. Deutschmann
OP-Schwester/-Pfl.: P. Blohm-Voss
OP-Springer: K. Kaltbier

Vorgeschichte/Indikation: Die Indikation besteht aufgrund einer deutlichen Prognoseverbesserung durch die operative Lokaltherapie bei histologisch gesichertem Ewing-Sarkom. Der Pat. wurde hierüber ausführlich mit Prof. Hardes und OA Streitbürger aufgeklärt. Der Tumor besaß vor der neoadjuvanten Chemotherapie eine beachtliche Größe nach intra- und extrapelvin und umfasste nach distal den Trochanter. Das Os sacrum war nicht infiltiert, wohl aber das Iliosakralgelenk. Auch zeigte sich ein Hüftgelenkerguss als Zeichen der Infiltration des Gelenks. Daher Indikation zur extraartikulären Resektion. Der Patient hat sich bewusst für diese Operation entschieden und nimmt die perioperativen und postoperativen Komplikationen und auch die funktionellen Einschränkungen in Kauf. Er hat ebenfalls mit einer Patientin mit Hüftverschiebeplastik telefonischen Kontakt aufgenommen. Präoperativ ist eine Darmreinigung erfolgt und eine ausgeleitete Ureterschiene durch die hiesige Urologie gelegt worden. Eine rechtswirksame Einwilligungserklärung in schriftlicher Form liegt vor.

Diagnose: Ewing-Sarkom des Os ilium rechts mit Infiltration des Hüftgelenks vor Beginn der neoadjuvantern Chemotherapie

Operation: Interne Hemipelvektomie, extraartikulär durchgeführt mit Resektion des proximalen Femur unterhalb des Trochanter minor, Hemisakrektomie, Hüftverschiebeplastik mittels Tumorprothesenimplantation (Mutars silberbeschichtet, 70 mm Rekonstruktionslänge, Duokopf der Größe 52, Fa. Implantcast) Refixation der Tumorprothese mitsamt des Duokopfes mittels 2 überkreuzt gelegter Anbindungsschläuche und Mitek-Ankern am Os sacrum

Vorgehen: Linksseitenlagerung, entspr. Sicherung und Unterpolsterung. Ungestörte ITN und PDA. Sorgfältiges steriles Abwaschen und Abdecken des Beckens und des gesamten Beines in hausüblicher Weise.

Gemäß dem Enneking-Zugang Hautschnittführung über dem Beckenkamm nach ventral zum Leistenband. Mittels eines Hilfsschnittes, welcher senkrecht zum Enneking-Zugang bis auf Höhe des T. major gesetzt wird, wird die ca. 5 cm unterhalb des Enneking-Zugangs gelegene quer verlaufende Biopsienarbe mit ausgeschnitten. Queres Durchtrennen der Bauchmuskulatur, wobei ca. 1 cm Muskulatur am Beckenkamm als Sicherheitsabstand verbleiben. Es wird streng retroperitoneal geblieben. Retroperitoneale Darstellung des N. femoralis, des M. iliopsoas und der Iliakalgefäße. Dies gelingt komplikationslos. Die Gefäße und der N. femoralis werden bis ca. 4 cm unterhalb des Leistenbandes dargestellt, um später das Os pubis unter diesen spannungsfrei hindurch schwenken zu können. Ablösen der gesamten geraden Bauchmuskulatur auch vom Os pubis. Darstellen des Os pubis, Einsetzen eines Homann-Hakens in das Foramen obturatorium und mit dem Meißel Durchtrennung des Ramus superior des Os pubis. Durchtrennung der Sehne des M. iliopsoas distal, der Muskel wird mit einer Kocker-Klemme gefasst und nach kranial hochgehalten. Somit können die Iliakalgefäße besser präpariert werden. Der Ureter ist fern des Operationsgeschehens, kann aber aufgrund der Ureterschiene palpiert werden. Nach Beendigung der Gefäßpräparation der Iliakalgefäße Aufsuchen der Massa lateralis des Os sacrum. Darstellen der L5er und S1er Nervenwurzeln ventral der Massa lateralis und Durchtrennung der iliolumbalen Bänder und der dorsalen Rumpfmuskulatur vom Beckenkamm. Ein spitzer Homann-Haken wird an den Unterrand des Iliosakralgelenks gesetzt.

Von dorsal nun Inzision der Faszie des M. glutaeus maximus. Die Muskulatur direkt an der Spina iliaca muss aufgrund des Narbenverlaufs durch die Biopsie am Präparat belassen werden, es kann somit nur der kaudale und dorsale Anteil der Glutealmuskulatur erhalten werden. Der Muskel wird gelöst, Darstellen des M. glutaeus medius und Lösen desselben vom Os ilium. Identifikation des M. piriformis und Anschlingen des N. ischiadicus an der Austrittsstelle aus dem Foramen ischiadicum majus, Partielles Ablösen der Sehne des M. glutaeus maximus an der Linea aspera des proximalen Femur. Nach Freipräparation des proximalen Femurs Osteotomie unter Hohmannschutz einige cm unterhalb des T. minor. Das Präparat kann nun schon etwas mit einer am proximalen Femur angebrachten Verbrügge-Zange mobilisiert werden, Ablösen der Mm. gemelli vom proximalen Femur, dann Freilegen des Sitzbeines in üblicher Weise unter Ablösen des M. biceps femoris und der ischicruralen Muskulatur. Ablösen des Lig. sacrotuberale vom Sitzbein.

Ein Hohmann-Haken wird im Foramen obturatorium platziert und der absteigende Anteil des Os ischii mit dem Meißel osteotomiert. Die Adduktorenmuskulatur zwischen vorderem Beckenring und reseziertem proximalen Femur muss nicht abgelöst werden. Resektion nur der langen Adduktorenmuskulatur, die unterhalb der Femurresektion ansetzt. Arteria, Vena und Nervus obturatoria werden unter- und oberhalb des Foramen obturatorium ligiert.

Die paravertebrale Muskulatur wird von den Dornfortsätzen ab S1 abgelöst. Dann Osteotomie mit einem Zielgerät, hierzu wird ein Kirschnerdraht durch die Massa lateralis von intra- nach extrapelvin gesetzt. Der Eintrittspunkt ist knapp lateral des Neuroforamens S1. Der Nerv wird mit einem Dissektor medialisert, ein spitzer Hohmann-Haken liegt am Unterrand des Iliosacralgelenks. Der Austrittspunkt des Drahtes ist ipsilateral der Dornfortsätze, sodass eine Eröffnung des Spinalkanals unterbleiben sollte. Anhand der Lage des Kirschnerdrahts wird dann die Osteotomie mit mehreren Meißeln von beckeninnenseitig durchgeführt. Die Osteotomie gelingt problemlos, der N. ischiadicus wird aus dem Foramen ischiadicum majus herauspräpariert. Lösen des Lig. sacrospinale. Die Glutealgefäße können erhalten werden. Lösen der Beckenbodenmuskulatur unter Schonung von Harnblase und Rektum. Herausnahme des Präparates, indem der vordere Beckenring unter der femoralen Gefäß-Nervenstraße hindurch gezogen wird. Sorgfältige Blutstillung, ausgiebige Stryker-Spülung, Aufbringen von Knochenwachs auf alle Osteotomiestellen. Nun werden 4 Mitek-Anker in das Os sacrum (S1 und 2) eingebracht und an diese 2 überkreuz gelegte Treviraanbindungsschläuche geknüpft.

Zuwenden zum proximalen Femur, dieses wird mit einer Verbrügge Zange gefasst. Das Femur wird mit flexiblen Wellen bis auf 14,5 cm in 0,5 mm-Schritten aufgebohrt. Vorbereiten der Femurmarkraumhöhle mit einer 16er-Femurraspel in üblicher Weise. Mit den Markraumvertiefern folgt noch die Vertiefung der proximalen Eintrittstelle des Schafts. Implantation eines beschichteten Femurschafts von 16 mm Durchmesser. Daran aufgebracht wird die Tumorprothese mit einer Länge von 70 mm, versehen mit einem 52er-Duokopf. Es wird bewusst eine Verkürzung des Beines durchgeführt, um eine bessere Muskeldeckung nach ausgedehnter Resektion der Glutealmuskulatur zu erreichen. Der Duokopf wird von einem Assistenten in leichter Abduktion in das Zentrum der 2 über Kreuz gelegten Anbindungsschläuche gelegt. Die einzelnen Enden der Anbindungsschläuche werden nun um das proximale Femur bzw. den Duokopf geschlungen und miteinander vernäht, sodass eine straffe Fixierung der Tumorprothese vorliegt. Dann wird der M. iliopsoas an den Anbindungsschlauch genäht. Einlage von 4 tiefen Redondrainagen und 2x10er-Sulmycin. Mit Vicryl CTX-Fäden folgt das Vernähen von Bauchwand und restlicher Glutealmuskulatur bzw. der ventralen Oberschenkelmuskulatur aneinander, aber auch an den Anbindungsschlauch zur Minimierung des Hohlraums. Durch die Verkürzung gelingt es, eine akzeptable muskuläre Deckung herzustellen. Die Haut wird distal gekürzt. Enge Subkutannaht, Einlage zweier subkutaner Redons. Spannungsfreie Hautklammerung, steriler Pflasterverband, elastische Hüftwicklung.

Procedere: Bettruhe für 6 Wochen, die Ureterschiene soll am 2. postoperativen Tag gezogen werden, Antibiose mit Rocephin und Clindamycin für 7 Tage i.v., dann orale Einnahme. Engmaschige Wund- und Laborkontrollen. Ggf. Spülung der Wundhöhle in 1 Woche. Röntgen des Beckens a.-p. nach Drainagenzug nach 48-72 h. Das onkologische Procedere richtet sich nach dem erreichten Sektionsrand und dem Responsegrad auf die neoadjuvante Chemotherapie.

Prof. Dr. med. J. Hardes (Sektionsleiter Tumor- und Revisionschirurgie)
OA Dr. med. Nottrott (FA f. Orthopädie u. Unfallchirurgie, spez. Orthopädie)

9.3.2 Biopsie bei Verdacht auf Ewing-Sarkom des Os ilium

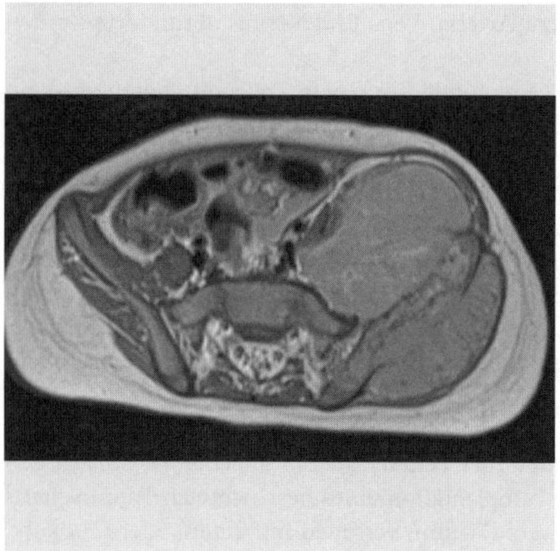

Klinik für Orthopädie

Pat.-Nr.: 10070011
Aktuelle Klinik: Orthopädie
Pat.-Name: Hallermann, Max

Fall-Nr.: A2920101/2010
Station: 1
Geb.-Dat.: 25.02.2008
Geschlecht/Alter: m, 2 J. 8 M.

OP-Datum: 10.10.2010
OP-Dauer (Schnitt/Naht): 08.04 – 08.30 Uhr
Saal: 7

Personal:
Operateur: Dr. Heinrichs
1. Assistent: OA Dr. Streitbürger
2. Assistent: Dr. Alt

Anästhesist: Dr. U. Mannesmann
Anästhesieschw./-pfl.: B. Krupp
OP-Schwester/-Pfl.: P. Blohm-Voss
OP-Springer: H. Thyssen

Vorgeschichte/Indikation: Bei dem Kind fiel eine größenprogrediente Schwellung im Bereich des linken Beckens auf. Des Weiteren bestehen seit ca. 2-3 Wochen ein gehäufter Harndrang sowie ein hinkendes Gangbild. Die MRT-Diagnostik ergibt einen ausgedehnten, vom Os ilium ausgehenden Tumor mit Komponenten inner- und außerhalb des Beckens, hochverdächtig auf ein Ewing-Sarkom. Eine rechtswirksame Einwilligungserklärung durch die Eltern liegt zu dem nachgenannten operativen Eingriff vor.

Diagnose: Verdacht auf ein Ewing-Sarkom rechtes Os ilium

Operation: Inzisionsbiopsie rechtes Os ilium

Vorgehen: Rückenlagerung, entspr. Polsterung. Ungestörte ITN. Sorgfältiges steriles Abwaschen und Abdecken des Beines mobil in hausüblicher Weise. Palpation des rechten Beckenkamms und ca. 5 cm dorsal der Spina iliaca anterior superior Durchführung eines ca. 3 cm langen Hautschnitts direkt über dem Beckenkamm gemäß dem Enneking-Zugang. Tieferpräparieren bis auf das Periost und zunächst Eingehen mit dem scharfen Löffel in den Knochen, mit dem Rangeur wird geleeartiges Gewebe entnommen. Über den gleichen Zugang Präparation nach dorsal, hier weitere ausgiebige Gewebeentnahme aus der Weichteilkomponente des Tumors. Auch diese Proben haben eine geleeartige Konsistenz. Ein kleiner Teil des Gewebes wird in die Mikrobiologie verschickt. Eine relevante Blutung zeigt sich nicht. Einlage einer Mini-VAC-Redondrainage, die Redondrainage wird nach ventral ausgestochen. Subkutannaht und fortlaufende resorbierbare Intrakutannaht.

Procedere: Funktionelle Nachbehandlung, weiteres Procedere ja nach Histologie.

Dr. med. M.- Henrichs (Arzt in Weiterbildung)

9.3.3 Hüftexartikulation bei Weichteilsarkomrezidiv des proximalen Oberschenkels

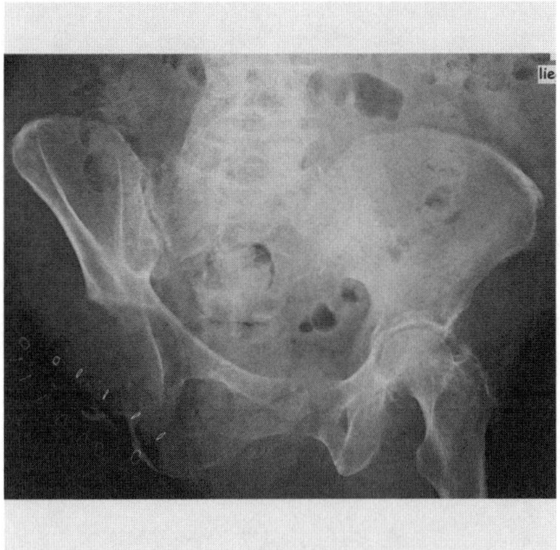

Klinik für Orthopädie

Pat.-Nr.: 10079652
Aktuelle Klinik: Orthopädie
Pat.-Name: Schneiderczyk, Martin

Fall-Nr.: A2920389/2010
Station: 1
Geb.-Dat.: 12.05.1956
Geschlecht/Alter: m, 54 J.

OP-Datum: 08.06.2010
OP-Dauer (Schnitt/Naht): 13.11 – 15. 29 Uhr
Saal: 6

Personal:
1. Operateur: Prof. Dr. Hardes
2. Operateur: OA Dr. Streitbürger
1. Assistent: Dr. Henrichs
2. Assitent: Dr. Alt

Anästhesist: Dr. K.-F. Boerne
Anästhesieschw./-pfl.: F.. Thiel
OP-Schwester/-Pfl.: L. Odenthal
OP-Springer: I. Batic

Vorgeschichte/Indikation: Bei dem Patienten wurde vor 4 Monaten ein Weichteilsarkom G III im Bereich des ventrolateralen Oberschenkels entfernt. Es kam zu einem ausgeprägten Lokalrezidiv. Das präoperative Staging zeigte keinen Hinweis auf eine Metastasierung. Die einzig mögliche Chance zur Kuration durch eine Hüftexartikulation wurde entspr. mit dem Pat. besprochen. Eine Weichteildeckung des Beines bei Extremitätenerhalt wäre nicht möglich, ebenso wäre die Funktion äußerst schlecht. Zum Weiteren wäre die Gefäß-Nerven-Straße nicht mehr vom Tumor zu befreien. Der Patient willigte nach entspr. umfangreicher Risikoaufklärung in den nachfolgenden operativen Eingriff ein.

Diagnose: Ausgedehntes Lokalrezidiv eines Weichteilsarkoms G III des ventrolateralen Oberschenkels, bis ca. 5 cm unterhalb des Leistenbandes ziehend, mit Infiltration der femoralen Gefäß-Nervenstraße

Operation: Hüftexartikulation

Vorgehen: Lagerung in mobiler Seitenlage. Entspr. Sicherung und Unterpolsterung. Ungestörte ITN und PDA. Rocephin 2 g i. v. als single shot. Sorgfältiges steriles Abwaschen und Abdecken in hausüblicher Weise.

Hautschnitt ventral entlang des Leistenbandes zur Spina iliaca anterior superior. Nach lateral wird der Hautschnitt hinter den T. major bis zur Gesäßfalte vorgezogen, sodass ein langer dorsaler Lappen gebildet werden kann. Es wird darauf geachtet, dass der Hautschnitt weit entfernt von der ehemals lateral verlaufenden Narbe am Oberschenkel verläuft. Zunächst von ventral schichtweise Präparieren bis auf die Faszie und Inzision derselben. A. und V. iliaca externa werden oberhalb des Leistenbands dargestellt und mit doppelter Umstechung versorgt. Der N. femoralis wird ebenfalls oberhalb des Leistenbands scharf durchschnitten und ligiert. Der M. iliopsoas wird auf Höhe des Leistenbands durchtrennt. Dann ventrales Durchtrennen der Quadrizeps-Muskulatur und der lateralen Oberschenkelmuskulatur, insbesondere in Form des M. tensor fasciae latae und des Tractus iliotibialis. Hier wird darauf geachtet, einen großen Sicherheitsabstand zum Tumor gewährleisten zu können. Der M. glutaeus medius wird ebenfalls mit weitem Abstand vom T. major abgelöst. Gleiches gilt für die kleinen Rotatoren des Hüftgelenks. Darstellen des N. ischiadicus hinter dem T. major. Dieser wird so weit proximal ligiert, dass er kranial des Azetabulums zu liegen kommt. Von dorsal dann Beginn der Umschneidung der Hüftgelenkskapsel. Dasselbe Vorgehen wird von ventral durchgeführt. Ligatur der Circumflexa-Gefäße und des Abganges der A. und V. profunda femoris. Der M. glutaeus maximus kann zu Teilen erhalten werden, wird von der Linie aspera des Femurs dorsal gelöst. Nach Durchtrennung der Adduktoren und Ligatur der A. und V. und des N. obturatorius gelingt die Luxation des Hüftkopfes aus der Pfanne. Letztendlich wird noch das Lig. capitis femoris durchtrennt. Das Präparat wird entfernt. Die Präparation eines längeren dorsalen Lappens mitsamt Teilen des M. glutaeus maximus ist gelungen. Kontrolle auf Blut-Trockenheit. Ausgiebige Stryker-Spülung. Der Gluteal-Muskellappen wird nun mit den Resten der ventralen Oberschenkelmuskulatur und den Adduktoren vernäht. Der M. glutaeus maximus wird hierbei noch gekürzt und deutlich ausgedünnt, sodass nach Möglichkeit nach dem Umschlagen der Muskulatur keine späteren Gefäßverschlüsse zu Muskelnekrosen führen. Einlage von 2 tiefen Redons. Faszien-Naht und spannungsfreier Hautverschluss mittels Klammern. Hüftwickelung. Becken-Kompressionsverband.

Procedere: Orale Antibiose bis zum Abschluss der Wundheilung. Bettruhe für 1 Woche. Dann Mobilisation in einem Gehwagen und im Rollstuhl, je nach Wundheilung, möglich. Analgesie und Thromboseprophylaxe nach Maßgabe der Stationsärzte. Frühzeitige Versorgung mit einer Beckenprothese indiziert. AHB veranlassen. Röntgen des Beckens a.-p. nach Redonzug nach 48 h.

Prof. Dr. med. J. Hardes (Sektionsleiter Tumor- und Revisionschirurgie)
OA Dr. Streitbürger (FA f. Orthopädie)

Kinderorthopädie

10.1 Weichteil-Eingriffe

M. Wojan

10.1.1 Gedeckte Adduktorentenotomie

OP-Bericht, Klinik für Orthopädie

Pat.-Nr.: 12345673279
Aktuelle Klinik: Orthopädie
Pat.-Name: Olbrich, Jan

Fall-Nr.: A989977551911/2011
Station: 2.1
Geb.-Dat.: 04.03.2002
Geschlecht/Alter: m, 9 J.

OP-Datum: 23.03.2011
OP-Dauer (Schnitt/Naht): 14.30-14.50 Uhr
Saal: 10

Personal:
Operateur(e): L. Köhler
1. Assistent: OÄ Dr. M. Wojan

Anästhesist: Dr. M. Gnopf
Anästhesieschw./-pfl.: D. Will
OP-Schwester/-Pfl.: K. Rast
OP-Springer: R. Fuchs

Vorgeschichte/Indikation: Die Indikation zur Operation besteht aufgrund einer deutlichen Adduktionskontraktur mit eingeschränkter Abduktionsfähigkeit der Hüftgelenke von 20° im Rahmen einer infantilen Zerebralparese. Es besteht eine erhebliche Gangbildstörung des Kindes mit Kreuzen der Beine. Eine Abduktionsorthese wurde in dieser Position trotz wiederholter Versuche nicht toleriert. Der rechtliche medizinische Betreuer des Kindes wurde eingehend über die Risiken der Operation sowie alternative Therapieoptionen und ihrer möglichen Therapieerfolge aufgeklärt und hat in u. g. operatives Vorgehen schriftl. eingewilligt.

Diagnose: Infantile Zerebralparese, Adduktorenkontraktur beidseits

Operation: Gedeckte Adduktorentenotomie

Vorgehen: Ungestörte ITN. Rückenlagerung, entsprechende Polsterung. Wiederholte Hautdesinfektion und übliches steriles Abdecken der Leisten und der proximalen Oberschenkel beidseits.

Zunächst Operation der rechten Seite: Bei Beugung des Hüftgelenkes von etwa 45° und maximaler Abduktion lässt sich der Hauptstrang der Adduktoren symphysennah bei schlankem Patienten sicher und deutlich tasten. Unter Fixation des Adduktorenstrangs mit Daumen und Zeigefinger Anspannen der darüberliegenden Haut und Stichinzision der Haut direkt über der Sehne an der knöchernen Insertionsstelle derselben. Mit dem sichelförmigen Tenotom unter permanentem Kontakt mit der Sehne vorsichtiges Unterfahren derselben und durch Anheben der Messerspitze Durchtrennung der Sehne. Hierbei typisches Nachlassen des Widerstands. Es lässt sich in gleichem Moment eine deutliche Verbesserung der Abduktion um gut 20° erreichen. Kontrolle auf Bluttrockenheit, es zeigt sich keine nennenswerte Blutung. Hautrückstichnaht. Desinfektion und Auflage eines sterilen Tupfers mit komprimierendem Pflasterzügelverband.

Es folgt das identische Vorgehen auf der linken Seite mit gleichem intraoperativ nachvollziehbarem Erfolg.

Sodann Anlage eines Becken-Bein-Gipses mit Fußeinschluss in maximal möglicher Abduktion der Hüftgelenke.

Procedere: Behandlung mit dem Becken-Bein-Gips für 3 Wochen postoperativ. Wundkontrolle am 1. Tag. p. o. sowie engmaschige Wundkontrollen im Verlauf (Perineal- und Analregion). Am 2. p. o. Tag Schalung des Becken-Bein-Gipses und Beübung der Gelenke aus der Schale heraus. Im weiteren Verlauf Anlage der Hüft-Abduktionsorthese tagsüber und nachts für mindestens 6 Monate. Fortführung der Krankengymnastik zur Kontrakturbehandlung und Verbesserung der Gelenkbeweglichkeit.

L. Köhler (Assistenzarzt)

10.1.2 Offene Adduktorentenotomie

OP-Bericht, Klinik für Orthopädie

Pat.-Nr.: 12345673233
Aktuelle Klinik: Orthopädie
Pat.-Name: Lässig, Sandro

Fall-Nr.: A981237551911/2011
Station: 2.1
Geb.-Dat.: 04.03.2002
Geschlecht/Alter: m, 15 J.

OP-Datum: 23.03.2011
OP-Dauer (Schnitt/Naht): 14.01-14.24 Uhr
Saal: 10

Personal:
Operateur(e): L. Köhler
1. Assistent: OÄ Dr. M. Wojan

Anästhesist: Dr. M. Gnopf
Anästhesieschw./-pfl.: D. Will
OP-Schwester/-Pfl.: K. Rast
OP-Springer: R. Fuchs

Vorgeschichte/Indikation: Die Indikation zur Operation besteht aufgrund einer deutlichen Adduktorenkontraktur mit einer Einschränkung der Abduktionsfähigkeit der Hüftgelenke von ca. 10° im Rahmen einer infantilen Zerebralparese. Es bestehen eine erhebliche Gangbildstörung und eine zunehmende Pflegeproblematik des Patienten. Die Eltern haben nach eingehender Aufklärung über die Risiken der Operation sowie mögliche Therapiealternativen in das operative Vorgehen eingewilligt.

Diagnose: Infantile Zerebralparese, Adduktorenkontraktur beidseits

Operation: Offene Adduktorentenotomie beidseits

Vorgehen: Rückenlage, entsprechende Polsterung. Ungestörte ITN. Wiederholte Hautdesinfektion und übliches steriles Abdecken der Leisten und der proximalen Oberschenkel beidseits.

Zunächst Operation der rechten Seite: Querer Hautschnitt etwas distal lateral der Symphyse über den in der Abduktion gut tastbaren Adduktoren. Durchtrennung des subkutanen Fettgewebes, subtile Blutstillung. Kurze Faszienlängsspaltung. Tasten der prominenten Sehne des M. adductor longus und Einsetzen von 2 Roux-Haken. Ursprungsnahes Umfahren der Sehne des M. adductor longus mit einer Rinne an der Symphyse und Durchtrennung des sehnigen Muskelanteiles mit dem Elektromesser. Nacheinander Aufsuchen und Isolation des Ursprunges des M. gracilis und des M. pectineus und ebenso knochennahe Ablösung mit dem Elektromesser. Unter Schonung des N. obturatorius folgt anschließend auch die Ablösung des M. adductor brevis. Es ergibt sich eine deutliche Besserung der Abduktion um etwa 40°, sodass auf eine zusätzliche Ablösung der Sehne des M. psoas verzichtet werden kann. Spülung der Wunde mit 0,9%igem NaCl, subtile Blutstillung und Einlage einer 8er-Redondrainage. Naht der Oberschenkelfaszie mit Vicryl 3x0, Subkutannaht. Fortlaufende resorbierbare Intrakutannaht.

Es folgt das identische und ebenso unkomplizierte Vorgehen auf der linken Seite. Auch hier kann auf eine Ablösung des M. psoas bei einer deutlichen Besserung der Abduktion von nahezu 40° verzichtet werden. Jeweils steriler Verband unter Kompression in beiden Leisten.

Abschließend folgt die Anlage eines Becken-Bein-Gipses mit Fußeinschluss in maximal möglicher Abduktion der Hüftgelenke.

Procedere: Behandlung mittels des Becken-Bein-Gipses für 3 Wochen postoperativ. Wundkontrolle am 1. Tag. p. o. sowie engmaschige Wundkontrollen im Verlauf (Perineal- und Analregion). Am 2. p. o. Tag Schalung des Becken-Bein-Gipses und Beübung der Gelenke aus der Schale heraus. Im weiteren Verlauf Anlage einer Hüft-Abduktionsorthese für die Nacht für ca. 6-8 Monate.

L. Köhler (Assistenzarzt)

10.1.3 Hüftbeugerelease

OP-Bericht, Klinik für Orthopädie

Pat.-Nr.: 36545678913
Aktuelle Klinik: Orthopädie
Pat.-Name: Fisch, Christian

Fall-Nr.: A076654321913/2010
Station: 2.1
Geb.-Dat.: 03.10.2000
Geschlecht/Alter: m, 9 J

OP-Datum: 15.04.2010
OP-Dauer (Schnitt/Naht): 9.09 – 10.19
Saal: 10

Personal:
Operateur(e): OÄ Dr. M. Wojan
1. Assistent: C. Schmidt
2. Assistent: L. Köhler

Anästhesist: Dr. M. Gnopf
Anästhesieschw./-pfl.: D. Will
OP-Schwester/-Pfl.: R. Fuchs
OP-Springer: K. Rast

Vorgeschichte/Indikation: Die OP- Indikation ergibt sich aus der progredienten Hüftbeugekontraktur links von jetzt 35° im Rahmen der infantilen Cerebralparese mit Coxa valga et antetorta. Die Eltern des Pat. haben nach der Aufklärung konservativer und operativer Möglichkeiten sowie ihrer Erfolgsaussichten und Risiken in u. g. operatives Vorgehen eingewilligt.

Diagnose: Infantile Zerebralparese, progrediente Hüftbeugekontraktur links, Coxa valga et antetorta

Operation: Hüftbeugerelease links, modifizierter Smith-Petersen-Zugang

Vorgehen: Ungestörte ITN, Rückenlage, entsprechende Polsterung. Wiederholte Hautdesinfektion und übliches steriles Abdecken des Operationsgebietes. Hautinzision ca. 2 cm proximal über dem ventralen Beckenkamm, beginnend über die Spina iliaca anterior superior, dann in einem Bogen nach lateral auf den proximalen Oberschenkel verlaufend. Teils stumpfe, teils scharfe Durchtrennung des Subkutangewebes unter Schonung des N. cutaneus femoris lateralis. Sukzessive Blutstillung. Eingehen zwischen dem M. sartorius und dem M. tensor fasciae latae. Lateral des M. sartorius folgt die Darstellung des M. rectus femoris, der distal seines Ansatzes an der Spina iliaca anterior inferior Z-förmig tenotomiert und mit Fäden temporär armiert wird. Auffinden des N. femoralis lateral der A. und der V. femoralis an der ventromedialen Fläche des M. iliacus und Anschlingen mit einem Loop. Eingehen zwischen M. iliacus und M. rectus femoris in die Tiefe zur Darstellung der Psoassehne, die nach unkomplizierter Darstellung tenotomiert wird. Es lässt sich nun eine Hüftstreckung von 5° erreichen. Spannungsfreie Naht der Sehne des M. rectus femoris mit PDS 2x0 unter Verlängerung der Sehne um ca. 4 cm bei gestrecktem Kniegelenk.

Intensive Spülung der Wunde. Es finden sich keine nennenswerten Blutungen. Einlage einer 10er-Redondrainage in die Loge zwischen M. rectus femoris und M. iliacus. Übliche Naht der oberflächlichen Faszie und des Subkutangewebes. Hautnaht intrakutan fortlaufend mit resorbierbarem Nahtmaterial. Steriler Verband.

Procedere: Lagerung des linken Hüftgelenks in Neutralstellung zur Beibehaltung der maximalen Streckfähigkeit. Möglichst in den nächsten 2 Wochen überwiegende Bauchlage, soweit sie vom Patienten toleriert wird. Am 2. Tag Wundkontrolle und Entfernung der Drainagen, Fadenentfernung ab 12. Tag postoperativ.

OÄ Dr. M. Wojan (FÄ f. Orthopädie und Unfallchirurgie)

10.1.4 Kniebeugerelease

OP-Bericht, Klinik für Orthopädie

Pat.-Nr.: 12345678914
Aktuelle Klinik: Orthopädie
Pat.-Name: Teichert, Dominik

Fall-Nr.: A987654321914/2011
Station: E 2.1
Geb.-Dat.: 26.07.1997
Geschlecht/Alter: m, 12 J

OP-Datum: 17.02.2011
OP-Dauer (Schnitt/Naht): 13.30 – 15.39 Uhr
Saal: FKZ A1

Personal:
Operateur(e): OÄ Dr. M. Wojan
1. Assistent: M. Farag
2. Assistent: C. Schmidt

Anästhesist: Dr. D. Dauerbrenner
Anästhesieschw./-pfl.: C. Wall
OP-Schwester/-Pfl.: N. Gunther
OP-Springer: R. Fuchs

Vorgeschichte/Indikation: Die Indikation zur OP ergibt sich aus der erheblichen Beugekontraktur im linken Kniegelenk von ca. 50°. Der Patient ist im Rahmen einer infantilen Zerebralparese (ICP) statomotorisch und mental schwerst beeinträchtigt und nicht geh- oder stehfähig. Krankengymnastik und redressierende Verfahren haben zu keiner ausreichenden Verbesserung der Beweglichkeit geführt. Es besteht eine sehr problematische Pflege- und Lagerungsfähigkeit des Kindes. Die Hüftextension ist bis zur Neutralstellung frei nach erfolgter intertrochanterer derotierender und varisierender Osteotomie und nach Hüftbeuge-Release vor ca. 6 Monaten. Die Betreuerin des Kindes hat schriftlich in das operative Vorgehen eingewilligt.

Diagnose: Infantile Zerebralparese, progrediente Kniebeugekontraktur links

Operation: Kniebeugerelease links

Vorgehen: Ungestörte Intubationsnarkose, Bauchlagerung. Wiederholte Hautdesinfektion und hausübliche sterile Abdeckung.

Typischer S-förmiger Hautschnitt in der Kniekehle und vorsichtige Präparation der Kutis und des kaum vorhandenen subkutanen Fettgewebes sowie der Faszie. Aufsuchen des N. popliteus und des N. fibularis communis und Isolation derselben über Loups. Die lateral verlaufende Sehne des M. biceps femoris sowie die medial liegenden Mm. semimembranosus, semitendinosus und gracilis werden dargestellt und langstreckig Z-förmig tenotiomiert sowie unterschiedlich mit Fäden markiert. Es lässt sich nun eine Besserung der Streckfähigkeit von ca. 40° erreichen. Nach Kerbung der Ansätze der Mm. gastrocnemius lateralis und medialis bessert sich die Beweglichkeit um weitere knapp 10°. Die Hautverhältnisse sind bei nun vollständiger Streckung im Wundbereich sehr angespannt, sodass sich eine weitere Mobilisation verbietet. Sukzessive Blutstillung und ausgiebige Spülung der Wunde. Naht der zueinander gehörenden Sehnenenden unter Verlängerung von je 4-6 cm bei nahezu gestreckt gehaltenem Kniegelenk. Einlage einer 10er-Drainage, Subkutannaht, Hautnaht in Rückstichnahttechnik, wobei nun eine Flexion des Kniegelenkes von 40° eingestellt werden muss, um spannungsfreie Hautverhältnisse zu erhalten. Steriler Verband, Polsterung des Beines mit Wattebinden. Anlage eines Gipstutors in 40° Kniebeugung.

Weiteres Procedere: Fensterung des Gipses über der Wunde am 2. Tag postoperativ. Engmaschige Wundkontrolle. Nach Abschluss der Wundheilung Anbringung von Quengelgelenken am Gips im Kniegelenkbereich, Beginn mit schrittweisem Quengeln unter genauer Wundkontrolle bis zum Erreichen der weitestmöglichen Streckung. Anschließend Fertigung einer Ganzbeinorthese zur Erhaltung der Streckposition, welche für 6 Wochen Tag und Nacht zu tragen ist. Im weiteren Verlauf Einbewegen des Kniegelenkes und Anlegen der Orthese für mindestens 12 h/Tag. Fortführung der Krankengymnastik zur Erhaltung der Beweglichkeit und Streckfähigkeit.

OÄ Dr. M. Wojan (FÄ f. Orthopädie und Unfallchirurgie)

10.1.5 Medialisierung des Kniestreckapparates nach Goldthwait

OP-Bericht, Klinik für Orthopädie

Pat.-Nr.: 12345678915
Aktuelle Klinik: Orthopädie
Pat.-Name: Günter, Tim

Fall-Nr.: A987654321915/2011
Station: E.2.1
Geb.-Dat.: 04.02.2000
Geschlecht/Alter: m, 11 J.

OP-Datum: 25.03.2011
OP-Dauer (Schnitt/Naht): 11.20-12.40 Uhr
Saal: FKZ A1

Personal:
Operateur(e): OÄ Dr. M. Wojan
1. Assistent: C. Schmidt

Anästhesist: Fr. D. Dauerbrenner
Anästhesieschw./-pfl.: D. Bau
OP-Schwester/-Pfl.: I. Ralf
OP-Springer: R. Fuchs

Vorgeschichte/Indikation: Die Indikation zur Operation besteht aufgrund einer rezidivierenden Patellaluxation links nach einem Erstereignis beim Aufstand aus dem Sitzen vor 2 Jahren. Inzwischen fand die 4. Luxation vor 8 Wochen statt. Angabe eines Instabilitätsgefühls. Ausgeprägte Patellalateralisationstendenz, Patella alta, röntgenologisch Jägerhut-Patella (Wiberg III). Die Eltern des Pat. haben nach eingehender Risikoaufklärung zur Operation in selbige schriftlich eingewilligt.

Diagnose: Rezidivierende habituelle Patellaluxation links

Operation: Medialisierung des Kniestreckapparates links modifiziert nach Goldthwait

Vorgehen: Rückenlagerung, ungestörte Intubationsnarkose. Blutsperre mit 3 mm Hg. Wiederholte Hautdesinfektion und hausübliches steriles Abdecken. Hautschnitt medial über dem Streckapparat von der Mitte der Patella bis zur Tuberositas tibiae, scharfe Präparation bis zur Faszie über der Patellasehne, stumpfe Präparation zur Darstellung des medialen und des lateralen Patellarandes sowie Darstellen der Sehneninsertion an der Tuberositas, Durchführung des lateralen Release in üblicher Weise mit der Kapselschere unter Schonung der Synovia. Spaltung der Kapsel von paraligamentär nach kranial bis zur Einkerbung des distalen Rands des M. vastus lateralis und nach kaudal bis zur Tuberositas. Nun Darstellung des lateralen Rands der Patellasehne. Partielles Unterfahren der Patellasehne mit dem Elevatorium. Hälftige Längsspaltung der Patellasehne von der Patella bis zur Tuberositas tibiae mit einem spitzen Skalpell. Scharfes Absetzen des lateralen Zügels an der Tuberositas. Auf der Medialseite der Tuberositas ca. 1 cm distal des Patellarsehnenansatzes folgt das triangelförmige Einschneiden des Periosts einschließlich lateraler und kaudaler Basis. Unterfahren des Periostlappens mit dem Raspatorium. Platzierung des lateralen Sehnenzügels vor (in Modifikation zu Goldthwait) dem belassenen medialen Sehnenanteil. Vorlegen der in üblicher Weise gelegten Matratzennähte zur Befestigung des Sehnenzügels flächig unter dem Periostlappen. Nach Anspannung und Verknotung der Fixationsnähte ergibt sich eine sehr gute Korrekturposition mit Distalisierung und Medialisierung der Patella. Zusätzliche Seit-zu-Seit-Adaptationsnähte der gekreuzten Sehnenbündel. Anschließend Beweglichkeitsprüfung, die sich bis 90°-Beugung als stabil erweist. Mediale Kapselraffung, abschließend zeigt sich eine gut zentrierte und distalisierte Patella ohne Lateralisationstendenz.

Öffnung der Blutsperre, subtile Blutstillung. Ausgiebige Spülung, Einlage einer 10er-Drainage, Subkutannaht und fortlaufend intrakutane Hautnaht. Steriler Verband, elastokompressive Wickelung. Anlage einer starren Knieorthese in Streckstellung.

Procedere: Drainagezug am 2. Tag postoperativ. Aufstand mit axialer Vollbelastung an 2 Unterarmgehstützen. Nach Drainagezug bei unauffälliger Wundheilung Anlage einer Donjoy-Orthese mit Limitierung von Ex./Flex. 0-0-30° für 2 Wochen, ab der 3. Woche postoperativ Erweiterung des Bewegungslimits auf Ex./Flex. 0-0-60°, ab der 4. Woche postoperativ freie Bewegung möglich. In den ersten 4 Wochen kein aktives Anheben des gestreckten Beines, da sich die Streckkraft ausschließlich über den nach medial verlagerten und distalisierten Sehnenzügel überträgt. Kräftigung des Kniestreckapparats, v. a. des M. vastus medialis.

OÄ Dr. M. Wojan (FÄ f. Orthopädie und Unfallchirurgie)

10.1.6 Achillessehnenverlängerung aponeurotisch nach Baumann

OP-Bericht, Klinik für Orthopädie

Pat.-Nr.: 12345678916
Aktuelle Klinik: Orthopädie
Pat.-Name: Claus, Sandra

Fall-Nr.: A987654321916/2011
Station: E.2.1
Geb.-Dat.: 23.08.2001
Geschlecht/Alter: w, 10 J.

OP-Datum: 09.03.2011
OP-Dauer (Schnitt/Naht): 8.45 – 9.29 Uhr
Saal: FKZ A1

Personal:
Operateur(e): C. Schmidt
1. Assistent: OÄ Dr. M. Wojan
2. Assistent: PJ L. Grothe

Anästhesist: Dr. D. Dauerbrenner
Anästhesieschw./-pfl.: D. Bau
OP-Schwester/-Pfl.: I. Ralf
OP-Springer: R. Fuchs

Vorgeschichte/Indikation: Die Indikation zur Operation besteht aufgrund eines symptomatischen Pes planovalgus rechts, mit vollständiger Aufhebung des Längsgewölbes des Fußes sowie einer Valgusstellung des Rückfußes bei Achillessehnenverkürzung. Die Eltern des Kindes wurden eingehend über mögliche Therapiealternativen und ihre Erfolgsaussichten aufgeklärt und haben schriftlich bei bekannten Risiken in die Operation eingewilligt.

Diagnose: Pes planovalgus rechts, Achillessehnenverkürzung rechts

Operation: Aponeurotische Achillessehnenverlängerung nach Baumann in Vorbereitung der Calcaneusverlängerung nach Evans rechts in selber Sitzung

Vorgehen: Ungestörte Intubationsnarkose, altersadaptiert i.v.-Gabe von Cefuroxim. Rückenlagerung mit leichter Erhöhung der rechten Gesäßhälfte. Wiederholte Hautdesinfektion und übliches steriles Abdecken des rechten Beines.

Zunächst gerader Hautschnitt am medialen Unterschenkel am Übergang vom proximalen zum mittleren Drittel über dem Muskelbauch des medialen Gastrocnemiuskopfes. Scharfe Durchtrennung des Subkutangewebes. Sukzessive Blutstillung. Stumpfes digitales Aufsuchen des Zwischenraumes von M. gastrocnemius und M. soleus. Einsetzen von Langenbeck-Haken zur möglichst vollständigen Darstellung der Muskelfaszien in querer Ausdehnung. 3-malige horizontale und vollständige Durchtrennung des M. gastrocnemius und des M. soleus im Abstand von ca. 2-3 cm ausschließlich der Muskelfaszien. Redression des Fußes bei korrigiertem Rückfuß in Extension bei gestrecktem Kniegelenk, wobei sich das obere Sprunggelenk unter Muskelverlängerung nun in ca. 20° Extension bewegen lässt. Spülung der Wunde mit 0,9%iger NaCl-Lösung. Kontrolle auf Bluttrockenheit. Einlage einer 10er-Drainage, Subkutannaht mit Vicryl und fortlaufende resorbierbare Intrakutannaht.

Anschließend erfolgt in dieser Sitzung die Calcaneusverlängerung nach Evans (siehe den gesonderter OP-Bericht OÄ Wojan, Bericht 10.2.10).

Zum Abschluss der Operation folgt Anlage eines Oberschenkelgipses in 60° Beugung des Kniegelenks, auch wegen der zudem erfolgten Verlängerung der Achillessehnen nach Baumann.

Procedere: Hochlagerung, milde Kryotherapie, Bettruhe für mind. 2 Tage. Verbandswechsel am 2 Tag p. o. über das Gipsfenster und Drainageentfernung. Nach 2 Wochen Kürzung des Gipses auf Unterschenkel-Niveau, Belassen des Gipses für weitere 4 Wochen.

Bezüglich der Evans-OP sollte die Entfernung des Drahts nach der 6. Woche postoperativ erfolgen. Abdruckentnahme für einen Feststell-Innenschuh und die Neuanlage eines US-Gipses für weitere 2 Wochen. Anschließend Tragen des Innenschuhes für 6 Monate mit zunehmender Steigerung der Belastung nach Schuhversorgung.

C. Schmidt (Assistenzärztin)

10.1.7 Achillessehnenverlängerung Z-förmig

OP-Bericht, Klinik für Orthopädie

Pat.-Nr.: 12345678917
Aktuelle Klinik: Orthopädie
Pat.-Name: Ehrberg, Ludwig

Fall-Nr.: A98765432917/2011
Station: E.2.1
Geb.-Dat.: 25.07.2004
Geschlecht/Alter: m, 6 J.

OP-Datum: 10.03.2011
OP-Dauer (Schnitt/Naht): 8.45 – 9.35 Uhr
Saal: FKZ A1

Personal:
Operateur(e): C. Schmidt
1. Assistent: OÄ Dr. M. Wojan

Anästhesist: Dr. Gnopf
Anästhesieschw./-pfl.: D. Will
OP-Schwester/-Pfl.: K. Rast
OP-Springer: R. Fuchs

Vorgeschichte/Indikation: Die Indikation zur Operation besteht aufgrund eines progredienten Spitzfußes rechts im Rahmen einer Hemiparese, der sich unter konservativen Maßnahmen nicht weiter bessert. Die Notwendigkeit der Operation sowie die möglichen Komplikationen des operativen Vorgehens wurden eingehend mit den Eltern des Kindes besprochen. Eine schriftl. OP-Einwilligung liegt vor.

Diagnose: Achillessehnenverkürzung rechts bei Hemiparese

Operation: Z-förmige Achillessehnenverlängerung rechts

Vorgehen: Ungestörte ITN. Bauchlagerung. Anlage einer unsterilen Blutsperre. Wiederholte Hautdesinfektion und übliche sterile Abdeckung. Blutsperre jetzt mit 200 mm Hg. Axial S-förmig geschwungener Hautschnitt über der Achillessehne rechts. Vor Durchtrennung des subkutanen Fettgewebes wird der geschwungene Hautschnitt mit 2 scharfen Haken zu einer geraden Linie gezogen und somit in einem geraden Schnitt das Subkutangewebe direkt über der Achillessehne durchtrennt, sodass nach erfolgter Verlängerung wieder eine sehr gute Weichteildeckung der Sehne gewährleistet wird. Scharfe Präparation bis zum Peritendineum, das bis zur Sehne längs gespalten wird. Mobilisation der Achillessehne und Z-förmige Tenotomie mit dem spitzen Skalpell über eine Länge von ca. 10 cm. Wegen der inital tendenziellen Varusstellung der Ferse erfolgt die Abtrennung der hälftigen Sehne im distalen Bereich medial und im proximalen Bereich lateral. Tenotomie der M. plantaris-Sehne. Manuelle Redression des oberen Sprunggelenks mit leichter bindegewebiger Krepitation bei Lösung von Verklebungen im oberen Sprunggelenk. Es kann eine Dorsalextension von nun 20° erreicht werden, sodass ein dorsales Release mit Kapsulotomie des oberen und des unteren Sprunggelenkes nicht erforderlich wird. Spülung der Wunde mit 0,9%iger NaCl-Lösung. Spannungsfreie adaptierende Seit-zu-Seit-Nähte der Achillessehne in genauer Neutral-0-Position mit 2x0 PDS, wobei sich eine Verlängerungsstrecke von 4 cm ergibt. Öffnung der Blutsperre, sukzessive Blutstillung. Spülung, fein adaptierende Naht des Peritendineums mit Vicryl. Einlage einer 10er-Drainage, Subkutannaht und intrakutane fortlaufende Hautnaht mit resorbierbarem Nahtmaterial. Steriler Verband. Abschließend folgt die Anlage eines Oberschenkelgipses in Neutralposition im OSG und 60° Beugung im Kniegelenk.

Weiteres Procedere: Bettruhe am 1. Tag, Hochlagerung und milde Kryotherapie. Erster Verbandswechsel am 2. Tag postoperativ über ein Gipsfenster, Aufstand mit Entlastung des rechten Beines an 2 Unterarmgehstützen. Nach 14 Tagen postoperativ Kürzung des Gipses zum Unterschenkelgips, welcher für weitere 4 Wochen verbleibt. In dieser Zeit ist eine Teilbelastung von 15 kg erlaubt. Nach 6 Wochen postoperativ Gipsabnahme und Freigabe der Bewegung und Belastung, intensive Physiotherapie zur Erhaltung der freien Beweglichkeit im oberen Sprunggelenk und Versorgung mit einer Nachtlagerungsschiene, die für mindestens 6 Monate zu nutzen ist.

C. Schmidt (Assistenzärztin)

10.1.8 Achillessehnentenotomie nach Ponseti

OP-Bericht, Klinik für Orthopädie

Pat.-Nr.: 12345678918
Aktuelle Klinik: Orthopädie
Pat.-Name: Schneider Imo

Fall-Nr.: A987654321918/2011
Station: E.2.1
Geb.-Dat.: 20.01.2011
Geschlecht/Alter: m, 6 Wo.

OP-Datum: 11.03.2011
OP-Dauer (Schnitt/Naht): 8.35 – 9.25
Saal: FKZ A1

Personal:
Operateur(e): OÄ Dr. M. Wojan
1. Assistent: PJ A. Meier

Anästhesist: Dr. J. Renfft
Anästhesieschw./-pfl.: T. Beierlein
OP-Schwester/-Pfl.: K. Bärwald
OP-Springer: R. Fuchs

Vorgeschichte/Indikation: Die Indikation zur Operation besteht aufgrund eines angeborenen Klumpfußes rechts, der nach der Methode von Ponseti vorbehandelt wurde. Unter der Redression konnte eine vollständige Korrektur der Vorfußadduktion und der Supinationsfehlstellung erreicht werden, es persistiert jedoch ein Spitzfuß von 20°, der unter konservativen Maßnahmen keine Besserungstendenz zeigt. In der Röntgenaufnahme nach Simmons stellt sich entsprechend ein Fersenbeinhochstand dar. Eine perkutane Achillessehnentenotomie in Lokalanästhesie wird von den Eltern nicht gewünscht, eine umfassende Risikoaufklärung ist erfolgt.

Diagnose: Angeborener Klumpfuß rechts

Operation: Achillessehnentenotomie nach Ponseti rechts

Vorgehen: Intubationsnarkose, Bauchlagerung. Wiederholte Hautdesinfektion, kliniktypische sterile Abdeckung. Auch in Narkose lässt sich keine Dorsalextension erreichen.

Ca. 0,75 cm langer Hautschnitt etwa 1 cm proximal der queren dorsalen Fersenfalte, stumpfe Präparation bis zur Achillessehne, Darstellung der Achillessehne mit dem Elevatorium und quere vollständige Durchtrennung der Sehne. Anschließend zeigt sich eine wesentliche Verbesserung der Dorsalextension bis 20°. Intrakutane Hautnaht, steriler Verband, anschließend Anlage eines neuen Oberschenkelgipses in ca. 10° Dorsalextension, 70° Vorfußabduktion und 90° Kniebeugung.

Procedere: Gipsfensterung zur Wundkontrolle in 2 Tagen, dann Gipswechsel im Abstand von 2 Wochen bis zur 4. oder 6. Woche postoperativ. Im weiteren Verlauf Anpassung einer Vorfußabduktions-Orthese (z. B. Alfa-Flex) in 70° Vorfußabduktion des operierten und 40° des gesunden Fußes sowie 10°-15° Extension im oberen Sprunggelenk. Die Orthese ist konsequent 24 h/Tag bis zum Abschluss des 8. Lebensmonats und weiter nachts bis zum Ende des 4. Lebensjahres zu tragen. Nach Gipsabnahme intensive Krankengymnastik nach B. Zukunft-Huber zur Erhaltung und Verbesserung der Fußform.

OÄ Dr. M. Wojan (FÄ f. Orthopädie und Unfallchirurgie)

10.1.9 Peritalares Release bei angeborenem Klumpfuß, Cincinnati-Zugang

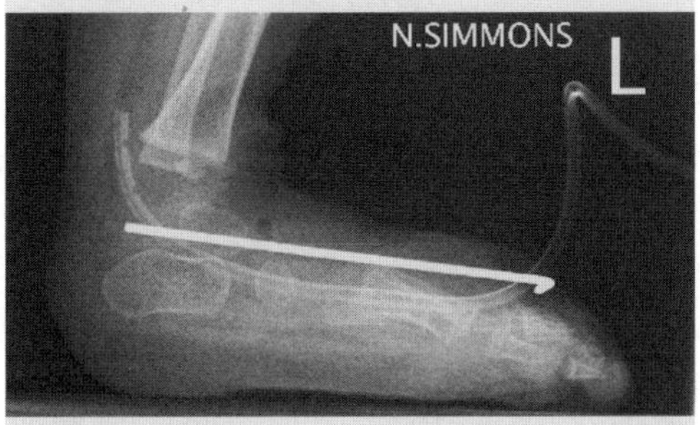

OP-Bericht, Klinik für Orthopädie

Pat.-Nr.: 12345678914
Aktuelle Klinik: Orthopädie
Pat.-Name: Popper, Marianne

Fall-Nr.: A9876543214/2010
Station: E.2.1
Geb.-Dat.: 04.03.2010
Geschlecht/Alter: w, 19 Mo

OP-Datum: 13.10.2011
OP-Dauer (Schnitt/Naht): 8.40 – 11.49
Saal: FKZ A1

Personal:
Operateur(e): OÄ Dr. M.Wojan
1. Assistent: C. Schmidt
2. Assistent: E. Schumann

Anästhesist: B. Bauerfeld
Anästhesieschw./-pfl.: C. Bein
OP-Schwester/-Pfl.: N.Bär
OP-Springer: I. v. Rehfeld

Vorgeschichte/Indikation: Ausgeprägte Fehlform des linken Fußes bei angeborenem Pes equinovarus mit ausgeprägter Spitzfußstellung nach mehrmonatiger Behandlungspause wegen Compliance-Problemen der Eltern. Trotz mehrwöchiger Redressionstherapie nach Ponseti zeigt sich im Röntgen (Seitaufnahme) eine Parallelität des Calcaneus und Talus mit Luxation des Talonaviculargelenks und persistierender Vorfußadduktion.

Diagnose: Rezidiv-Klumpfuß links mit erheblicher Vorfußadduktion und ausgeprägtem Spitzfuß

Operation: Peritalares Release, Zugang nach Cincinnati, Kirschnerdrahtfixation

Vorgehen: Ungestörte ITN. Altersadaptierte i.v.-Gabe von Cefuroxim. Bauchlage. Wiederholte Hautdesinfektion, übliches steriles Abdecken. Hautschnitt am distalen dorsalen Unterschenkel nach Cincinnati vom medialen zum lateralen Fußrand, ca. 1 cm kranial der dorsalen Hautfalte. Durchtrennung der Subkutis, Präparation der medialen und lateralen Gefäß-Nervenbahnen, Separation mit Loups. Scharfe Durchtrennung des Peritendineums und Z-förmige Durchtrennung der Achillessehne unter Belassen des lateral-distalen Anteils am Calcaneus. Durchtrennung der Plantarissehne. Präparieren in Richtung der Sprunggelenke, Schonung des M. flexor hallucis longus. Von dorsal Auffinden von OSG- und USG-Spalt. Vorsichtige Kapsulotomie beider Gelenke nach lateral und medial. Erreichen einer gebesserten Stellung des Calcaneus. Eröffnung der Subkutis am medialen Fußrand bis in Höhe des Os naviculare, das medial des Taluskopfes situiert ist. Subkutan vorsichtige Präparation unter Schonung der medial hinter dem Malleolus liegenden Leitungsbahnen, die nicht tangiert werden. Abpräparieren des M. flexor hallucis brevis nach plantar. Horizontale Inzision der Kapsel über dem Talo-Navicular (TN)- und dem Naviculare-Cuneiforme medialis-Gelenk. Aufsuchen des M. flexor digitorum longum und des M. tibialis posterior. Letzterer ist deutlich verkürzt und wird Z-förmig tenotomiert, Darstellen des Os naviculare am distalen Sehnenende des M. tibialis posterior. Das Os naviculare ist cornutumartig mit seinem medialen Anteil um den Talus herum anguliert mit einem Nearthros am Malleolus medialis. Talus und Os naviculare werden in ihren umgebenden Kapseln und im Bereich des Pfannenbands liberiert. Dies führt zu einer gebesserten Positionierbarkeit des Os naviculare vor den Talus, ohne dass eine vollständige Korrektur erreicht werden kann. Die Reposition wird unter BV kontrolliert, hier ist die ausgeprägte Konkavität des Fußgewölbes nun deutlich gebessert, der seitliche Winkel zwischen Calcaneus und Talus von 0 auf etwa 30° verändert. Eine weitere Minderung der Vorfußadduktion ist ohne laterales Release nicht zu erreichen. Der Schnitt am lateralen Fußrand wird bis zum Calcaneo-Cuboidal-Gelenk (CC) erweitert, die Peronealsehnenscheiden werden nach Sicherung des N. suralis und der lateralen Gefäße eröffnet und die Sehnen nach kaudal gehalten. Eröffnung des CC-Gelenks und des lateralen TC-Gelenks. Die Reposition des TN-Gelenks erfolgt nun leicht in maximal möglicher Korrektur. Es folgt von proximal die temporäre K-Draht-Fixation (1,6 mm) unter Sicht, vom dorsalen Talus ausgehend durch das in der Position korrigierte Os naviculare bis zum Os metatarsale 1/2-Zwischenraum mit Ausleitung nach perkutan. BV-Kontrolle, gewünschte Stellung, gewünschte Lage des K-Drahts. Abkneifen und Umbiegen des K-Drahts an der Hautoberfläche am Vorfuß. Öffnen der Blutsperre. Subtile Blutstillung, Spülung mit 0,9%iger NaCl-Lösung. Durch die Reposition und Fußverlängerung zeigen sich nun der M. flexor hallucis longus und der M. flexor digitorum longum verkürzt bei starker Flexion der Groß- und Kleinzehen. Es werden somit die Sehnen der genannten Muskeln Z-förmig verlängert. Naht der Sehnen des M. flexor hallucis longus und des M. flexor digitorum longum, des M. tibialis posterior und der Achillessehne in Verlängerung und bei Neutralstellung der Zehen und der Sprunggelenke. Einlage von 8er-Redons in jede Wundseite. Subkutannaht. Hautnaht fortlaufend intrakutan. K-Draht-Unterlagerung mit Metalline, steriler Verband. Anlage eines Oberschenkelgipses in Neutralstellung der Sprunggelenke und ca. 90° Kniebeugung. Spaltung des Gipses.

Weiteres Procedere: Bettruhe mit Hochlagerung des linken Beines. Milde Kryotherapie. Am 2. Tag Wundkontrolle und Entfernung der Drainagen, Fadenendenentfernung ab 10. Tag postoperativ. Nach der 6. Woche stationäre Wiederaufnahme zur Metallentfernung und Neuanlage eines US-Gipses für weitere 2 Wochen. Anschließend Innenschuhversorgung, der für mindestens 6 Monate zu tragen ist.

OÄ Dr. M. Wojan (FÄ f. Orthopädie und Unfallchirurgie)

10.1.10 Peritalares Release bei angeborenem Plattfuß

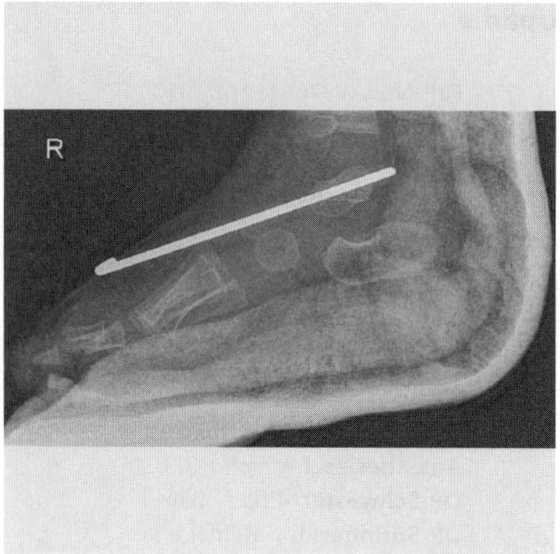

OP-Bericht, Klinik für Orthopädie

Pat.-Nr.: 123456789110
Aktuelle Klinik: Orthopädie
Pat.-Name: Jüst, Jason-Marcel

Fall-Nr.: A9876543219110/2010
Station: E 2.1
Geb.-Dat.: 02.02.2010
Geschlecht/Alter: m, 9 Mo

OP-Datum: 13.11.2010
OP-Dauer (Schnitt/Naht): 8.40 – 11.09 Uhr
Saal: FKZ A1

Personal:
Operateur(e): OÄ Dr. M. Wojan
1. Assistent: E. Schumann
2. Assistent: P. Jäger

Anästhesist: Dr. J. Rab
Anästhesieschw./-pfl.: C. Wall
OP-Schwester/-Pfl.: N. Schneutzer
OP-Springer: D. Waldner

Vorgeschichte/Indikation: Die Indikation zur OP ergibt sich aus der fixierten Fehlform des Fußes i. S. eines angeb. Plattfußes mit Luxation des Talo-Naviculargelenks sowie einem Talus verticalis und einem Calcaneushochstand sowie der VF-Abduktion ohne Reponierbarkeit. Die Eltern haben nach eingehender Risikoaufklärung schriftlich in das operative Vorgehen eingewilligt.

Diagnose: Pes planovalgus congenitus rechts

Operation: Peritalares Release, Zugang nach Cincinnati, Reposition des Talonaviculargelenks und Kirschnerdrahtfixation, Anlage eines Unterschenkelgipses

Vorgehen: Ungestörte ITN. Altersadaptierte i.v.-Gabe von Cefuroxim. Bauchlage. Wiederholte Hautdesinfektion, klinikübliches steriles Abdecken. Anlegen der Blutleere rechts mit 200 mm Hg. Typischer Cincinnati-Zugang mit v. a. medialer Eröffnung. Scharfe Trennung der Subkutis, lateral Darstellen des N. suralis und eines Begleitgefäßes, die geschont werden. Zuwendung dorsal und medial. Darstellung und Dekompression des medialen Gefäß-Nervenbündels, Anschlingen sowie Schonung desselben. Darstellen der Achillessehne. Z-förmige Tenotomie in der Sagittalebene mit Belassen des medialen Anteils am Calcaneus. Eröffnen des OSG und des USG von dorsal. Darstellung der Sehnen des M. flexor hallucis longus sowie des M. flexor digitorum longum. Dekompression der N. plantaris-Äste. Lateral Eröffnen der Sehnenscheiden der Peronealsehnen,. Ablösen der Sehne des M. peronaeus tertius sowie Z-förmige Durchtrennung der Sehnen des M. peronaeus longus und brevis, Abschieben des M. extensor digitorum brevis. Eröffnung des lateralen Anteils des Talo-Calcanear-Gelenks und des Calcaneo-Cuboidal-Gelenks unter Schonung der Gefäß-Nerven-Bündel. Medial Darstellen der Sehne des M. flexor digitorum longum und der Sehne des M. tibialis posterior. Z-förmige Durchtrennung der Sehne des M. tibialis-posterior, Eröffnung des Talo-Navikular (TN)-Gelenkes medial, plantar und dorsal. Es zeigt sich, dass eine erhebliche pathologische Angulation des Taluskopfes nach kaudal besteht und das Os naviculare am Talushals ventral bindegewebig fixiert ist. Lösung der Verwachsungen, Reposition des TN-Gelenks, wobei sich ein Fußgewölbe ausbildet und sich der dorsale Calcaneus distalisiert. Fixation des reponierten TN-Gelenks mit einem 1.6er-Kirschnerdraht, der von dorsal durch den Talus und das Os naviculare und das Os cuneiforme mediale nach ventral zwischen dem 1. und 2. Intermetatarsalraum ausgeleitet und über der Hautfläche gebogen wird. Naht der Kapsel des TN-Gelenkes unter Raffung und Distalverlagerung der Sehne des M. tibialis posterior. Naht der Peronealsehnen in Verlängerung unter optimaler Spannung, Verschluss der Sehnenscheiden. Ein starkes Extendieren der Zehen durch die Fußgewölbeaufrichtung wird nicht beobachtet, daher ist eine Verlängerung der Zehenextensoren nicht erforderlich. Naht der Achillessehne in Verlängerung unter physiologischer Spannung bei Neutralstellung des Fußes. Öffnen der Blutsperre. Die Zehen sind spontan gut durchblutet.

Bei BV-Kontrolle des Fußes in 2 Ebenen zeigen sich eine regelrechte Kirschnerdrahtlage und ein gutes Korrekturergebnis mit Tiefstand der Ferse und Reposition des TN-Gelenks. Anlage eines gespaltenen Unterschenkelgipses in Neutralstellung des Fußes und 90° Kniebeugung.

Weiteres Procedere: Hochlagerung und milde Kryotherapie. Erster Verbandswechsel am 2. Tag postoperativ. Nach der 6. Woche Gipswechsel mit Drahtentfernung sowie Abdrucknahme für Innenschuh mit guter Stabilisierung des Längsgewölbes. Erneute Gipsanlage für 2 Wochen, Gipsentfernung nach insgesamt 8 Wochen und nahtlose Versorgung mit dem Feststellinnenschuh, der für mindestens 6 Monate zu tragen ist.

OÄ Dr. M. Wojan (FÄ f. Orthopädie und Unfallchirurgie)

10.1.11 Anlage eines Becken-Bein-Gipses

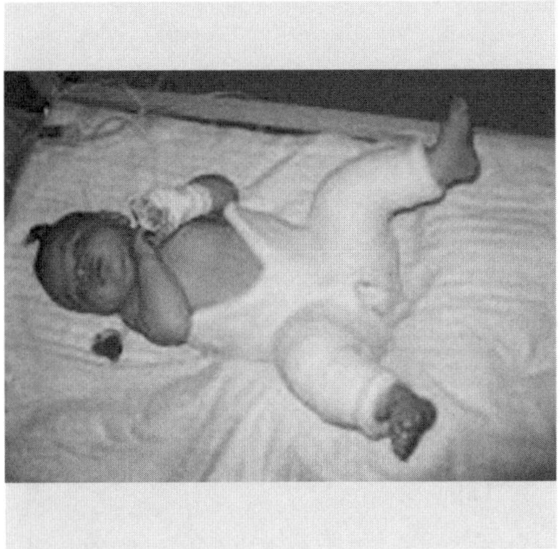

Bericht, Klinik für Orthopädie

Pat.-Nr.: 1234567895
Aktuelle Klinik: Orthopädie
Pat.-Name: Reuter, Amalie

Fall-Nr.: A987654325/2011
Station: E 2.1
Geb.-Dat.: 21.08.2010
Geschlecht/Alter: w, 8 Mo.

OP-Datum: 20.04.2011
OP-Dauer (Schnitt/Naht): 9.36 – 10.20 Uhr
Saal: FKZ A1

Personal:
Operateur(e): OÄ Dr. M. Wojan
1. Assistent: M. Farag

Anästhesist: T. Kobold
Anästhesieschw./-pfl.: L. Wall
OP-Schwester/-Pfl.: B. Nagelung
OP-Springer: K. Fiernberg

Vorgeschichte/Indikation: Die Indikation zum nachfolgenden Vorgehen ergibt sich aufgrund des klinisch und sonografisch instabilen Hüftgelenks links (linksseitig Typ 3a bis 4 nach Graf (alpha 42°, beta 80°); rechtsseitig Typ 2b nach Graf (alpha 55°, beta 66°). Die Eltern wurden präoperativ eingehend über die Notwendigkeit der Therapie sowie die Narkoserisiken aufgeklärt, haben schriftlich zum Vorgehen eingewilligt.

Diagnose: Angeborene Hüftdysplasie beidseits, linksseitig mit Instabilität

Operation: Reposition des Hüftgelenkes links, Anlage eines Becken-Bein-Gipses (nach Fettweis)

Vorgehen: Ungestörte Narkose mit Larynxmaske. Bei Beugung der Hüftgelenke über 100° und Abduktion von 50° weich mögliche Einstellung des linken Hüftgelenks in die Pfanne. Eine Arthrografie des Gelenks wird somit nicht erforderlich. Lagerung des Kindes auf dem längsausgerichteten Stab bei guter Fixation des Säuglings am Thorax durch eine OP-Schwester und unter Beibehalten der Einstellung der Hüftgelenke durch einen ärztlichen Kollegen. Auflage einer ca. 5 cm breiten und 25 cm langen Platzhalter-Rolle auf Abdomen und Thorax. Polsterung von Rumpf und Oberschenkeln zunächst bis zu den Kniegelenken in o. g. Position mit Rollta-Soft-Wattebinden 3-lagig unter Auskleidung der Beugefalten in den Leisten. Nach einlagigem Krepp folgt eine dünne Ummantelung von Rumpf und Oberschenkeln mit einer Gipsbinde in gehaltener Fettweis-Position (110° Beugung und 50° Abduktion in beiden Hüftgelenken). Folgend werden 2-3 dorsale ca. 10 cm breite und etwa 8-lagige Gips-Longuetten von 50 cm Länge leicht überlappend von dorsal um den Rumpf und das Gesäß gelegt, wobei ventral im Thoraxbereich eine V-förmige Aussparung zur verbesserten Atemexkursion und Nahrungsaufnahme verbleibt. Zwei weitere Gips-Longuetten stabilisieren von dorsal die in Beugung und Abduktion sicher gehaltenen Oberschenkel mit dem Rumpf. In 8er-Touren erfolgt nun mit Gipsbinden die zirkuläre Fixation der Longuetten an Rumpf und Oberschenkeln. Im Genitalbereich verbleibt eine Aussparung zur Pflege und zum Windeln des Kindes. Nach Aushärten des Gipses wird das Kind vom Stab auf den OP-Tisch gelagert und der Gips an den Beinen bei 90° Kniebeugung bis zu den Unterschenkeln vervollständigt. An den Rändern des Becken-Bein-Gipses wird die Polsterwatte von innen etwas über die Kanten gezogen und von außen mit dünnen Gipsauflagen fixiert. Abschl. nochmals sorgfältige Kontrolle aller Kanten auf etwaige Druckstellen.

Procedere: MRT-Kontrolle der Hüftkopfstellung. Bei regelrechter Stellung der Hüftgelenke ist der Gips wegen des fortgeschrittenen Alters des Kindes zunächst für 6 Wochen zu belassen. Wöchentliche Gipskontrollen in der Ambulanz. Nach 6 Wochen in Narkose Gipsentfernung und bei sonografisch regelrechter Hüfteinstellung Neuanlage des Becken-Bein-Gipses für weitere 6 Wochen. In dieser Zeit weiter wöchentliche Gipskontrollen. Anschließend Gipsentfernung und bei sonografisch regelrechter und stabiler Hüfteinstellung Anlage einer Beuge-Spreiz-Orthese bis zum sicheren Ausreifen des Gelenks. Verordnung von Krankengymnastik auf neurophysiologischer Grundlage zur Förderung der Statomotorik des Kindes.

Bei im MRT nachgewiesener Dezentrierung des Gelenks umgehende Gipsentfernung wegen erhöhter Gefahr der Hüftkopfnekrose und Neuanlage des Gipses in Repositionsstellung, ggf. nach Arthrografie des Gelenks.

OÄ Dr. M. Wojan (FÄ f. Orthopädie und Unfallchirurgie)

10.2 Osteotomien

M. Wojan

10.2.1 Perikapsuläre Beckenosteotomie nach Pemberton

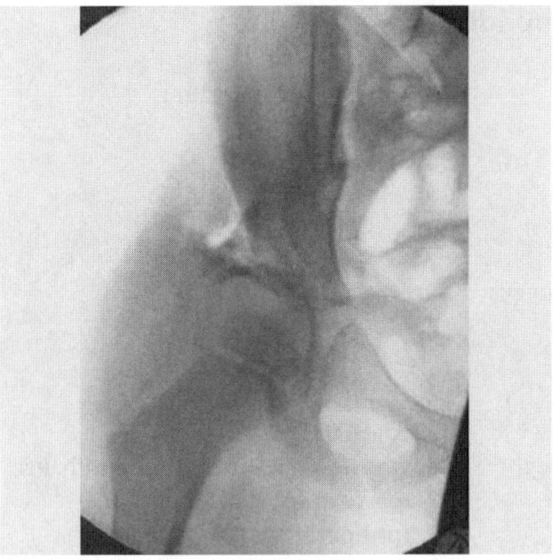

OP-Bericht, Klinik für Orthopädie

Pat.-Nr.: 1234567891
Aktuelle Klinik: Orthopädie
Pat.-Name: Lieb, Larah

Fall-Nr.: A987654321/2009
Station: E.2.1
Geb.-Dat.: 10.10.2010
Geschlecht/Alter: w, 4 J.

OP-Datum: 25.08.2006
OP-Dauer (Schnitt/Naht): 9.00 – 11.15
Saal: FKZ A1

Personal:
Operateur(e): OÄ Dr. M. Wojan
1. Assistent: Prof. v. Salis-Soglio
2. Assistent: C. Schmidt

Anästhesist: Dr. B. Habib
Anästhesieschw./-pfl.: O. Dall
OP-Schwester/-Pfl.: K. Züll
OP-Springer: R. Fuchs

Vorgeschichte/Indikation: Aufgrund einer angeborenen Hüftdysplasie bds. mit hoher Luxation und nach erfolgloser konservativer Therapie erfolgte im 1. LJ die offene Hüftreposition mit Derotationsosteotomie der Femora bds. mit folgend guter Zentrierung der Hüftköpfe. Im weiteren Verlauf erwies sich die Nachreifung der Pfannendächer als mangelhaft mit insbesondere rechts zunehmender Dezentrierungstendenz bei einem AC-Winkel von 38°, sodass die Indikation zur Azetabuloplastik gestellt wird. Die Eltern haben nach eingehender Risikoaufklärung in das operative Vorgehen schriftl. eingewilligt.

Diagnose: Pfannendysplasie bei angeborener und bereits operativ behandelter Luxationshüfte rechts

Operation: Azetabuloplastik nach Pemberton, Einbringen eines trikortikalen Spans aus der Knochenbank

Vorgehen: Intubationsnarkose, altersadaptierte i.v.-Gabe von Cefuroxim. Rückenlagerung mit angehobener rechter Körperhälfte, wiederholte Hautdesinfektion, übliches steriles Abdecken. Leicht geschwungener Hautschnitt im Bereich des vorderen Darmbeinkammes rechts, nach distal lateral fortgeführt. Ablösen der Glutealmuskulatur im vorderen Bereich des Darmbeinkamms und des M. tensor fasciae latae im Bereich der Spina. Nun wird subperiostal der gesamte Bereich des Pfannendachs dargestellt. Unter Bildwandler Festlegung der Osteotomieebene. Schrittweise folgt das Einmeißeln des Pfannendachs bis knapp vor die Y-Fuge mit flachen Hohlmeißeln. Das Pfannendach lässt sich in gewünschter Weise um deutlich mehr als 20° herunterklappen. In den entstandenen Spaltraum wird dann ein zugeschnittener trikortikaler Knochenspan (Knochenbank) fest eingebolzt, sodass die intraoperativ erreichte Korrektur hierdurch gehalten wird. Der Befund wird unter Bildwandler dokumentiert. Ventral des Spans lässt sich noch etwas zerkleinertes Knochenmaterial einfügen. Auflage blutstillender Gaze (Gelaspon). Vielfaches Spülen des Wundgebietes mit 0,9%igem NaCl. Refixation der Glutealmuskulatur. Einlage einer 8er-Redondrainage. Schichtweiser Wundverschluss. Infiltration der Wundränder mit 5 ml Naropin 0,2 %, fortlaufende resorbierbare Intrakutannaht. Steriler Verband, Anlegen eines zirkulären Becken-Bein-Gipses in 15° Beugung und 30° Abduktion sowie neutraler Rotation des linken Hüftgelenks. Einschluss des rechten Beines bis zum Fuß, des linken Beines bis zum Oberschenkel.

Procedere: Wundkontrolle und Entfernung der Drainage am 2. postoperativen Tag über ein Gipsfenster. Belassen des Gipsverbandes für 6 Wochen, dann Gipsschalung und Röntgenkontrolle. Bei Hinweisen auf die knöcherne Einstrukturierung des Knochenspans Beginn mit vorsichtiger Mobilisationsbehandlung zunächst aus der Gipsschale heraus. Fertigung einer Atlanta-Orthese und weitere Mobilisation des Kindes in der Orthese ab der 8. Woche postoperativ.

OÄ Dr. M. Wojan (FÄ f. Orthopädie und Unfallchirurgie)

10.2.2 Beckenosteotomie nach Salter

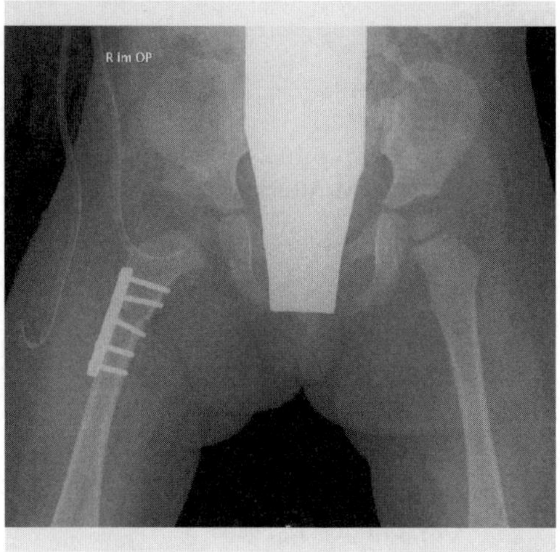

OP-Bericht, Klinik für Orthopädie

Pat.-Nr.: 1239007892
Aktuelle Klinik: Orthopädie
Pat.-Name: Seeliger, Georg

Fall-Nr.: A987000322/2011
Station: 2.1
Geb.-Dat.: 04.02.2010
Geschlecht/Alter: w, 19 Mo.

OP-Datum: 29.09.2011
OP-Dauer (Schnitt/Naht): 9.15 – 12.49
Saal: FKZ A1

Personal:
Operateur(e): OÄ Dr. M. Wojan
1. Assistent: Prof. Dr. G. v. Salis-Soglio
2. Assistent: C. Schmidt

Anästhesist: Dr. B. Habib
Anästhesieschw./-pfl.: T. Schmidtbauer
OP-Schwester/-Pfl.: K. Züll
OP-Springer: R. Fuchs

Vorgeschichte/Indikation: Erstvorstellung vor knapp 4 Wochen in unserer Klinik wegen rechts hinkendem Gangbild. Im konventionellen Röntgen zeigt sich eine hohe Luxation des rechten Hüftgelenkes bei erheblicher Pfannendysplasie. Die Eltern wurden über das geplante operative Vorgehen einschl. der möglichen Risiken sowie Therapiealternativen eingehend aufgeklärt. Eine schriftl. Einwilligung zur Operation liegt vor.

Diagnose: Angeborene Dysplasie des Hüftgelenks mit hoher Luxation rechts

Operation: Derotations- und Verkürzungsosteotomie proximaler Femur rechts, Azetabuloplastik (nach Salter)

Vorgehen: Intubationsnarkose, alterasadaptierte i.v.-Gabe von Cefuroxim. Rückenlage mit rechts erhöhter Körperhälfte. Wiederholte Hautdesinfektion, übliches steriles Abdecken. Hautschnitt bei modifiziertem Smith-Petterson-Zugang ventral, ca. 1 cm lateral der Crista iliaca nach distal verlaufend. Darstellung der Mm. glutaeus medius und glutaeus minimus und der Faszie des M. tensor fasciae latae. Halten der Strukturen nach lateral. Aufsuchen des N. cutaneus femoris lateralis und Anschlingen. Nachdem der N. cutaneus femoris lateralis und die Glutealmuskulatur nach lateral gehalten werden, Ablösen des M. rectus femoris an seinem Ursprung und Augmentation mit 2 Haltefäden. Der M. sartorius wird zuvor nach medial gehalten. Darstellen der extrem weiten nach kranial ausgesackten Gelenkkapsel. Tiefe T-förmige Inzision der Gelenkkapsel, Schonung des Labrum acetabulare. Nach Eröffnung des Gelenks entleert sich seröser Erguss. Der Femurkopf wird nach lateral, kranial und dorsal gehalten, wobei sich eine sanduhrförmige Strangulation der Kapsel durch den M. psoas zeigt. Durchtrennen des M. psoas. Weitere Inzision der Kapsel nach medial. Einsehen in das Gelenk, es zeigen sich als weiteres Repositionshindernis das Pulvinar, ein extrem verdicktes Ligamentum capitis femoris sowie ein sehr starkes Ligamentum transversum. Sämtliche Repositionshindernisse werden entfernt. Nun gelingt eine tiefe Einstellung des Kopfes, wobei aufgrund der steilen Pfanne eine sichere Reposition des Kopfes nicht durchgeführt werden kann. Die Antetorsion des Schenkelhalses beträgt 80°.

Zuwendung zum proximalen Femur. Standardzugang von lateral. L-förmiges Ablösen des M. vastus lateralis. Osteotomie nach vorheriger BV- und Rotationsmarkierung. Entfernung eines 1 cm breiten Knochensegments. Nach Derotation Osteosynthese mittels einer 5-Loch-Miniplatte, Setzen der Schrauben in üblicher Weise. Die Schrauben ziehen fest. Kontrolle des korrekten Sitzes der Platte und der Stellung des Hüftkopfes in der Pfanne mit regelrechtem Adam'schen Bogen unter BV. Zuwendung zum Azetabulum. Markieren der Osteotomieebene mit einem K-Draht. Osteotomie sphärisch über dem K-Draht mit einem Hohlmeißel, dann nach ventrolateral öffnende Erweiterung und Abflachung des Azetabulums. In den entstehenden Osteotomiespalt wird der vom Femur gewonnene Knochenspan eingebracht, der sich stabil verkeilt, sodass hier auf eine Osteosynthese verzichtet werden kann. Ausgiebige Spülung, Einbringen einer 8er-Redondrainage an das proximale Femur subfaszial und an das Becken. Schichtweiser spannungsfreier Verschluss beider Wunden, Fortlaufende resorbierbare Intrakutannaht, steriler Wundverband. Anlage eines Becken-Bein-Gipses in Lange-Stellung mit Fußeinschluss rechts.

Procedere: Entfernung der Drainage am 2. Tag p. o., Wundkontrolle und Verbandswechsel über das Gipsfenster, Becken-Bein-Gips für 2x4 Wochen, dann Anpassen einer Atlanta-Orthese zur weiteren Mobilisierung. Röntgen p. o. sowie nach 2 + 6 Wochen.

OÄ Dr. M. Wojan (FÄ f. Orthopädie und Unfallchirurgie)

10.2.3 Dreifach-Beckenosteotomie nach Tönnis

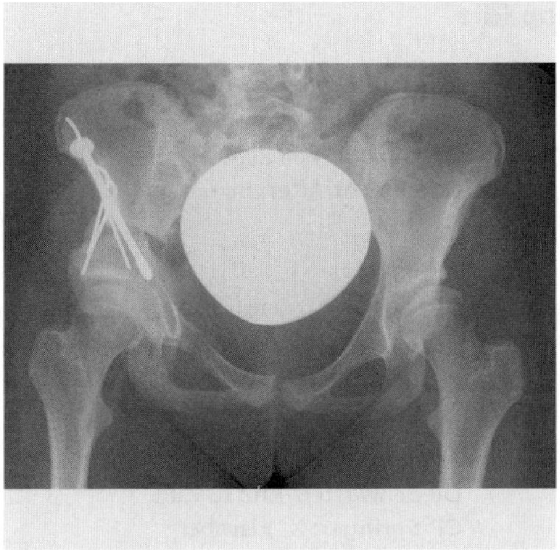

Bericht, Klinik für Orthopädie

Pat.-Nr.: 1234567893
Aktuelle Klinik: Orthopädie
Pat.-Name: Kühne, Nicole

Fall-Nr.: A987654323/2009
Station: E.2.1
Geb.-Dat.: 08.10.1992
Geschlecht/Alter: w, 17 J.

OP-Datum: 05.11.2009
OP-Dauer (Schnitt/Naht): 8.35 – 13.06
Saal: 1

Personal:
Operateur(e): Prof. G. v. Salis-Soglio
1. Assistent: OÄ Dr. Wojan
2. Assistent: L. Köhler

Anästhesist: Dr. B. Habib
Anästhesieschw./-pfl.: T. Schmidtbauer
OP-Schwester/-Pfl.: K. Züll
OP-Springer: K. Fiernberg

Vorgeschichte/Indikation: Die Indikation zur OP ergibt sich aus der radiologisch nachgewiesenen ausgeprägten Hüftpfannendysplasie beidseits rechts > links mit Angabe von belastungsabhängigen Beschwerden. Die Pat. sowie die Eltern haben nach eingehender Risikoaufklärung sowie der Erklärung alternativer Therapiemethoden in das nachfolgende operative Vorgehen schriftlich eingewilligt.

Diagnose: Pfannendysplasie Hüftgelenk rechts

Operation: 3-fach-Osteotomie des Beckens rechts (nach Tönnis), homologe Knochenspananlage

Vorgehen: Ungestörte ITN, i.v.-Gabe von Cefuroxim. Zunächst Operation in Bauchlage, entsprechend umfangreiche Polsterung. Wiederholte Hautdesinfektion, übliches steriles Abdecken. Leicht geschwungener Hautschnitt über dem palpablen Ligamentum sacrotuberale rechts. Stumpfes Längsspalten des M. glutaeus maximus. Darstellung des Tuber ischiadicum und des oberen Sitzbeinastes mit Durchtrennung der hier quer verlaufenden Rotatorensehnen. Neben dem Lig. sacrotuberale wird ein Hohmann-Hebel in das Foramen obturatorium eingesetzt, ein weiterer Hohmann-Hebel von lateral unter Schonung des nicht dargestellten N. ischiadicus. Setzen eines dritten Hohmann-Hebels in die Incisura ischiadica, wobei hier verlaufende Venen koaguliert werden. Unter BV Festlegen der Osteotomieebene im Bereich des Sitzbeines und komplette Durchtrennung des oberen Sitzbeinasts. Geringe Blutungen aus den Osteotomieflächen, sonst keine Besonderheiten. Einlage einer tiefen und einer subkutanen Redondrainage. Auflage blutstillender Gaze. Schichtweiser spannungsfreier Wundverschluss. Steriler Pflasterverband. Rückenlagerung der Patientin.

Erneute wiederholte Hautdesinfektion, übliches steriles Abdecken. Querer Hautschnitt über dem palpablen oberen Schambeinast. Unter BV-Kontrolle Festlegen der Osteotomieebene. Subperiostales Umfahren des Schambeinasts pfannennah. Nach kompletter Osteotomie besteht hier gute Mobilität. Zunächst Kompression mit feuchten Kompressen. Nun geschwungener Hautschnitt im Verlauf des linken vorderen Darmbeinkamms, nach distal auslaufend. Ablösen der Spinamuskulatur. Überwiegend scharfes Ablösen der Glutealmuskulatur und des M. tensor fasciae latae vom Darmbein im vorderen Bereich, sodass der vordere Pfannenrand und das Foramen ischiadicum eingestellt werden können. Beckeninnenseitig wird der M. iliacus soweit subperiostal abgeschoben, dass ein weiterer Hohmann-Hebel von beckeninnenseitig in das Foramen ischiadicum eingestellt werden kann. Unter BV-Kontrolle Einbringen eines Steinmann-Nagels knapp oberhalb des oberen Pfannenrands. Nun Durchführen der Darmbeinosteotomie. Anschließend lässt sich die gewünschte Pfannenschwenkung durchführen, wobei die optimale Position unter dem BV eingestellt wird. Der durch die Pfannenschwenkung entstandene Osteotomiespalt wird zunächst durch einen zurechtgeschnittenen Bankknochen ausgefüllt, anschließend stabile Fixation der Fragmente mit einer Spongiosa-Hohlschraube, die von proximal her in das Pfannenfragment eingebracht wird und gute Stabilität ergibt. Einbringung von 3 weiteren Kirschnerdrähten. Es ergibt sich insgesamt eine gute Stabilität im Osteotomiebereich. Vielfaches Spülen des Wundgebietes. Die BV-Kontrolle zeigt die gewünschte Korrektur und die regelrechte Implantatposition. Einlage einer tiefen und einer subkutanen Redon im Bereich der Darmbeinwunde. Refixation der abgelösten Muskulatur. Schichtweiser spannungsfreier Wundverschluss. Erneute Hautrückstichnähte. Steriler Verband.

Procedere: 14 Tage Bettruhe ohne Mobilisation des rechten Beines. Bei klinisch und radiologisch regelrechtem Befund Beginn mit der Mobilisation unter Tippbelastung des rechten Beines zunächst für 3 Monate, in dieser Zeit keinerlei Physiotherapie, um den knöchernen Durchbau nicht zu gefährden. Belastungssteigerung mit Übergang auf Teilbelastung erst bei eindeutigen Zeichen der beginnenden knöchernen Durchbauung.

Prof. Dr. G. v. Salis-Soglio (FA f. spez. Orthopädie und Unfallchirurgie)

10.2.4 Offene Reposition des Hüftgelenks mit Derotationsosteotomie des proximalen Femurs

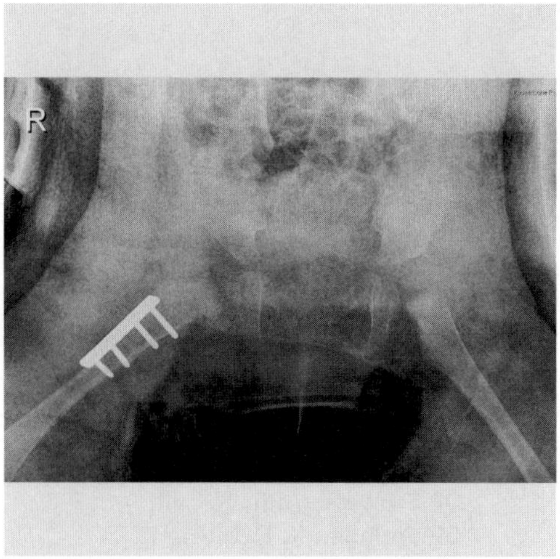

OP-Bericht, Klinik für Orthopädie

Pat.-Nr.: 1234011214
Aktuelle Klinik: Orthopädie
Pat.-Name: Steinke, Maximilian

Fall-Nr.: A111154324/2010
Station: E.2.1
Geb.-Dat.: 04.08.2009
Geschlecht/Alter: m, 6 Mo.

OP-Datum: 17.02.2010
OP-Dauer (Schnitt/Naht): 8.40 – 10.39
Saal: 1

Personal:
Operateur: OÄ Dr. M. Wojan
1. Assistent: Prof. G. v. Salis-Soglio
2. Assistent: L. Köhler

Anästhesist: Dr. B. Habib
Anästhesieschw./-pfl.: T. Schmidtbauer
OP-Schwester/-Pfl.: K. Züll
OP-Springer: K. Fiernberg

Vorgeschichte/Indikation: Nach mehrmonatiger Behandlung in einer auswärtigen Klinik mit wiederholten Repositionsversuchen in Narkose und mehrwöchigen Anlagen von Becken-Bein-Gipsen bei angeborener hoher Luxation des Hüftgelenks rechts zeigt sich klinisch, sonografisch, röntgenologisch und im gestrigen MRT eine persistierende Luxation des Hüftgelenks rechts ohne klinische Reponibilität. Eine Hüftkopfnekrose liegt nicht vor. Die Eltern haben nach entspr. Risikoaufklärung in das operative Vorgehen eingewilligt.

Diagnose: Angeborene Hüftdysplasie im Stadium der hohen Luxation rechts

Operation: Offene Reposition des Hüftgelenks rechts, Derotationsosteotomie des proximalen Femurs mit Plattenosteosynthese, Kapselplastik rechts, Anlage eines Becken-Bein-Gipses

Vorgehen: Auch in Narkose lässt sich bei klinischer Prüfung das rechte Hüftgelenk nicht in die Pfanne reponieren. Somit besteht bei bekannter Vorgeschichte die OP-Indikation.

Ungestörte ITN. Altersadäquate i.v.-Gabe von Cefuroxim. Rückenlage mit angehobener rechter Körperhälfte, anterolateraler Hautschnitt rechts. Längsspalten der Fascia lata. Eingehen auf das rechte Hüftgelenk zwischen M. tensor fasciae latae und kleinen Glutealmuskeln, die an ihrem Ansatz etwas gekerbt werden. Darstellen der weit elongierten Hüftgelenkskapsel, T-förmige Eröffnung derselben. Es zeigt sich der luxierte Hüftkopf. Durchtrennen und Resektion des Lig. capitis femoris. Schrittweise Exposition der Pfanne, die von adhärentem Kapselgewebe und Fettgewebe ausgefüllt ist, sodass ein unüberwindliches Repositionshindernis für den Hüftkopf besteht. Der Pfannenlimbus ist insbesondere im dorsalen Anteil verbreitert und in das Gelenkinnere eingeschlagen. Hier erfolgt eine mehrfache quere Inzision, sodass letztlich der Kopf in die Pfanne eingestellt werden kann. Das Lig. transversum acetabuli muss reseziert werden. Nach weiterem Ausschneiden von kaudalen Kapselanteilen zeigt sich, dass der hochgradig verkürzte M. iliopsoas eine dauerhafte Reposition verhindert, Tenotomie der entspr. Sehne. Nun lässt sich der Hüftkopf tief in die Pfanne einstellen. Die Antetorsion des Hüftkopfes beträgt etwa 80-85°, somit ist die Derotationsosteotomie des prox. Femurs notwendig. Hierzu subtrochantere Osteotomie in üblicher Weise, Derotation um 40° und Anlage einer 4-Loch-DC-Platte. Diese wird mit bikortikalen Schrauben, im Knochen sicher anziehend, in üblicher Weise belegt. Der Befund wird unter BV dokumentiert. Die Abspreizung ist ohne Probleme bis 30 °, die Adduktion bis ebenfalls 30° ohne Luxationstendenz möglich, die Beugung ist problemlos bis 90° möglich. Mehrfaches Spülen des OP-Gebietes, Einlegen einer tiefen und einer subkutanen 8er-Redon, Verschluss der Gelenkkapsel unter Dopplung derselben, Refixation der partiell abgelösten kleinen Glutealmuskeln und des M. vastus lateralis. Schichtweiser Wundverschluss. Intrakutane resorbierbare Hautnaht. Steriler Verband. Anlegen eines Becken-Bein-Gipses rechts in ca. 15° Beugung, 30° Abduktion und ca. 10° Innenrotation mit Einschluss des Fußes auf der rechten Seite und des proximalen Oberschenkels in 30° Abduktion links.

Procedere: Belassen des Becken-Bein-Gipses für 6 Wochen, Kontrolle der Wundheilung über ein Gipsfenster, Entfernung der Drainagen in Abhängigkeit der Förderung am 2. postoperativen Tag. Nach Abschluss der Gipsbehandlung Anpassung einer Atlanta-Orthese und Mobilisation des Kindes. Röntgen nach 2 Tagen sowie 2 Wochen.

OÄ Dr. M. Wojan (FÄ f. Orthopädie und Unfallchirurgie)

10.2.5 Intertrochantere derotierende varisierende Osteotomie des proximalen Femurs

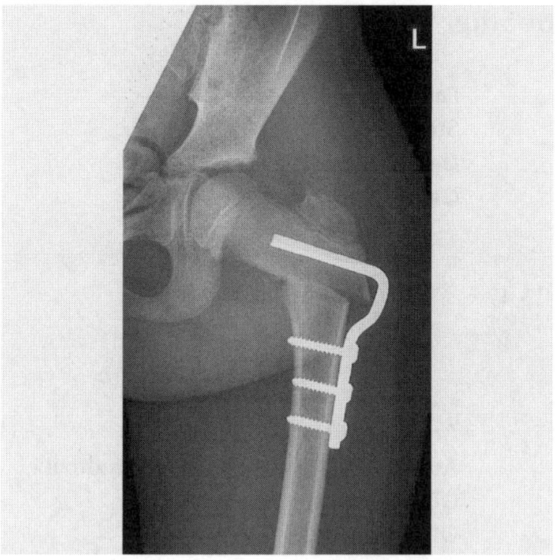

OP-Bericht, Klinik für Orthopädie

Pat.-Nr.: 1234077652
Aktuelle Klinik: Orthopädie
Pat.-Name: Tobak, Anna

Fall-Nr.: A987888889/2010
Station: 2.1
Geb.-Dat.: 17.03.2004
Geschlecht/Alter: w, 6 J.

OP-Datum: 19.07.2010
OP-Dauer (Schnitt/Naht): 8.35 – 11.09
Saal: 12

Personal:
Operateur: OÄ Dr. M. Wojan
1. Assistent: Prof. G. v. Salis-Soglio
2. Assistent: L. Köhler

Anästhesist: Dr. B. Habib
Anästhesieschw./-pfl.: T. Schmidtbauer
OP-Schwester/-Pfl.: K. Züll
OP-Springer: K. Fiernberg

Vorgeschichte/Indikation: Die OP-Indikation ergibt sich aus einer infantilen Zerebralparese mit statomotorischer Retardierung und Coxa valga et antetorta subluxans beidseits li.>re. Der Migrationsindex des Hüftkopfes beträgt 50 %. Die Patientin krabbelt, zeigt Aufrichtungstendenzen, steht im Stehständer. Nach entspr. OP-Risikoaufklärung haben die Eltern des Kindes in die Operation schriftlich eingewilligt.

Diagnose: Coxa valga et antetorta subluxans links bei infantiler Zerebralparese

Operation: Intertrochantere derotierende varisierende Femurosteotomie links, Osteosynthese mittels Winkelplatte

Vorgehen: Ungestörte ITN, altersadaptierte i.v.-Gabe von Cefuroxim. Operation in Rückenlage mit leicht erhöhtem Gesäß links. Längsschnitt an der Lateralseite des Oberschenkels, Längsspalten der Faszia lata. L-förmiges Ablösen des M. vastus lateralis vom Femur entsprechend der notwendigen Plattenlänge. Festlegen der Osteotomieebene unter BV. Nach entsprechendem Einsatz von kleinen Homann-Hebeln folgt das schrittweise Eintreiben des Klingenmeißels in den Schenkelhals unter wiederholter BV-Kontrolle in beiden Ebenen. Einbringen der Klinge bis zu den präoperativ ausgemessenen 35 mm Tiefe. Der Knochen erweist sich als deutlich kalkgemindert. Zurückschlagen des Klingenmeißels um einige mm, ohne dass er seinen stabilen Halt verliert. Ca. 1 cm distal der eingebrachten Klinge Durchführen der intertrochanteren Osteotomie am proximalen Femur unter medialer Keilentnahme von etwa 30°. Fixation des Hüftkopfes mit dem Dorn, vorsichtiges Zurückschlagen des Klingenmeißels aus dem Schenkelhals und Ersetzen durch die 100° Winkelplatte mit 35 mm Klingenlänge und 8 mm Unterstellung. Fixation der 3-Loch-100°-Adoleszenten-Winkelplatte unter Derotation des Femurs von ca. 30° mit der Verbrügge-Zange, Bohren und Einbringen der selbstschneidenden Schrauben am Femur. Die Schrauben sitzen fest, die Osteotomie ist bewegungsstabil. In der BV-Kontrolle zeigt sich ein korrekter Plattensitz. Es ergibt sich eine stabile Kompression im Osteotomiebereich mit Varisierungseffekt von 30°, der Hüftkopf ist wieder nahezu vollständig pfannenbedeckt. Der Befund wird unter BV dokumentiert.

Die Bewegungsprobe im Hüftgelenk ergibt eine freie Beugefähigkeit von 130°, eine Abduzierbarkeit von 35°, eine Außenrotation von 50° und eine Innenrotation von 30° bei 90° gebeugtem Hüftgelenk.

Vielfaches Spülen des Wundgebietes mit 0.9%iger NaCl-Lösung. Rücknaht des abgelösten M. vastus lateralis. Spülen des Wundgebietes. Einlage einer subfaszialen 10er- und einer subkutanen 8er-Redondrainage. Schichtweiser Wundschluss mit adaptierenden Nähten des M. vastus lateralis, Tractusnaht und Subkutannaht. Hautnaht mit Monocryl intrakutan nach lokaler Wundrandinfiltration mit 0,2% Naropin. Steriler Verband. Wegen bestehender Grunderkrankung mit spastischer Parese Anlage eines gepolsterten Becken-Bein-Fuß- Gipses rechts in ca. 30° Abduktion und 5° Beugung und neutraler Rotation unter Einschluss des gegenseitigen proximalen Oberschenkels.

Procedere: Wundkontrolle und Drainagenentfernung am 2. p. o. Tag über ein Gipsfenster. Bei regelrechter Wundheilung Entlassung im Gips nach Hause und nach 4 Wochen bei klinisch und radiologisch regelrechtem Befund stationäre Wiederaufnahme, Schalung des Gipses und Beginn mit der Mobilisation, Fertigung einer Abduktionsorthese Typ Atlanta.

OÄ Dr. M. Wojan (FÄ f. Orthopädie und Unfallchirurgie)

10.2.6 Epiphyseodese bei Epiphyseolysis capitis femoris

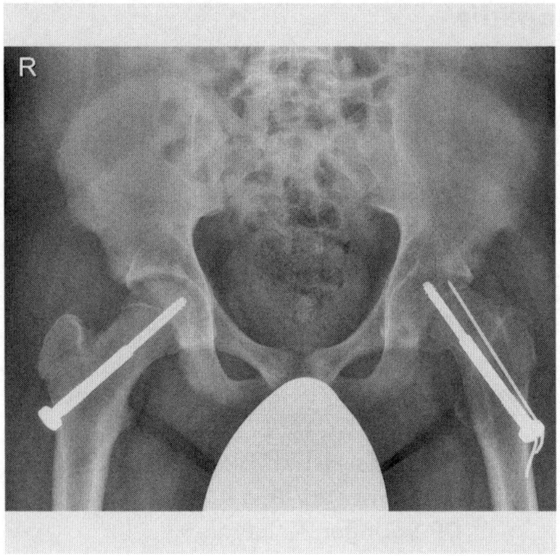

OP-Bericht, Klinik für Orthopädie

Pat.-Nr.: 1234567897
Aktuelle Klinik: Orthopädie
Pat.-Name: Schiebold, Darius

Fall-Nr.: A987654327/2010
Station: 2.1
Geb.-Dat.: 15.12.1997
Geschlecht/Alter: m, 14 J.

OP-Datum: 17.06.2010
OP-Dauer (Schnitt/Naht): 12.15 – 13.49
Saal: 11

Personal:
Operateur: OÄ Dr. M. Wojan
1. Assistent: C. Schmidt
2. Assistent: L. Köhler

Anästhesist: Dr. B. Habib
Anästhesieschw./-pfl.: T. Schmidtbauer
OP-Schwester/-Pfl.: K. Züll
OP-Springer: K. Fiernberg

Vorgeschichte/Indikation: Die Indikation zur OP ergibt sich aufgrund der linksseitigen Epiphyseolysis capitis femoris, die seit mindestens 4 Wochen eine typische Beschwerdesymptomatik mit Bewegungseinschränkung v. a. der Innenrotation verursacht und das Gangbild beeinträchtigt. Der Abrutschwinkel beträgt 30°, sodass noch eine Epiphyseodese in situ erfolgt. Die rechte Seite wird prophylaktisch ebenfalls versorgt. Die Eltern haben nach entsprechender Risikoaufklärung in das genannte operative Vorgehen eingewilligt.

Diagnose: Epiphyseolysis capitis femoris links

Operation: Epiphyseodese des linken Hüftkopfes mit DET-Schraube (FA Königsee) und K-Drähten, prophylaktische Epiphyseodese der rechten Hüftkopfepiphyse

Vorgehen: Ungestörte ITN, altersadaptierte i.v.-Gabe von Cefuroxim. Rückenlagerung, Markierung des Schenkelhalsverlaufs bds. unter BV, Wiederholte Hautdesinfektion, übliches steriles Abdecken.

Hautinzision links am lateralen proximalen Oberschenkel. Mit dem gewindetragenden K-Draht aus dem Teleskopschraubenset des DET-Instrumentariums Eingehen unter entspr. Protektion der Weichteile des lateralen Oberschenkels auf das laterale infratrochantere Femur. Unter BV-Kontrolle beider Achsen sukzessives Einbringen des Drahtes in den Schenkelhals mit Verlauf über die E-Fuge hinaus bis zur subchondralen Region des Hüftkopfes. Nach etwas Spreizung der Weichteile Einbringen der Bohrhülse bis zum proximalen Femur und Vorbohren des proximalen engerlumigen Kanals, der die Fuge überschreitet, anschließend Vorbohren des distalen größerlumigen Kanals bis unterhalb der Epiphysenfuge. Entfernung der Bohrhülsen, Einbringen des proximalen Anteils der Teleskopschraube Länge 7,0 cm mit Verankerung des Gewindes in der proximalen Femurepiphyse, dann des distalen Anteils der Teleskopschraube Länge 6,0 cm mit Verankerung des Gewindes in der lateralen Femurkortikalis. BV- Kontrolle und Dokumentation in beiden Achsen, wegen der Verbreiterung der Epiphysenfuge und fraglicher Instabilität erfolgt die Einbringung von 2 Antirotations-Kirschnerdrähten, die femurnah gekürzt und umgebogen werden. Wundspülung mit 0,9%igem NaCl, eine Subkutan-Naht, Hautnaht intrakutan. Desinfektion und steriler Verband.

Auf der Gegenseite erfolgt im identischen Vorgehen prophylaktisch die Implantation einer DET-Schraube.

Procedere: Wundkontrolle ab 2. Tag p. o. Vollbelastung der rechten Seite ist sofort möglich, die linke Seite soll 12 Wochen an 2 UAG entlastet werden. Die Metallentfernung ist erst nach Epiphysenfugenverschluss durchzuführen. Krankengymnastik zur Kräftigung der pelvitrochanteren Muskulatur und Verbesserung der Beweglichkeit des linken Hüftgelenks. Bei Persistenz von Hüftgelenksbeschwerden ggf. Abklärung eines Impingementes und arthroskopische Sanierung, bei Persistenz der Außenrotationsfehlstellung ist nach Epiphysenschluss über eine Imhäuser-Osteotomie zu entscheiden.

OÄ Dr. M. Wojan (FÄ f. Orthopädie und Unfallchirurgie)

10.2.7 Korrekturosteotomie des distalen Femurs bei Genu valgum

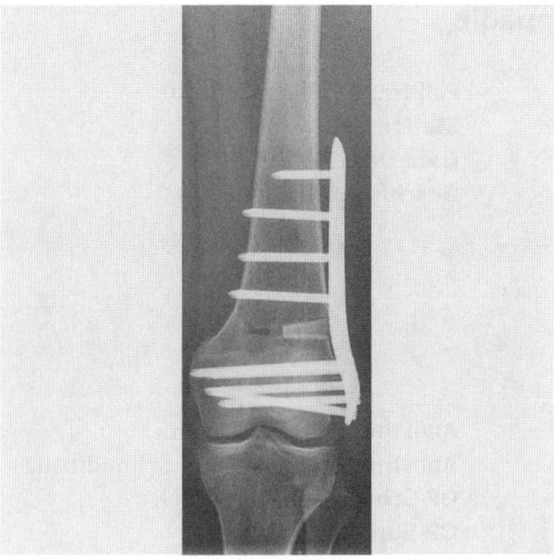

OP-Bericht, Klinik für Orthopädie

Pat.-Nr.: 1234567998
Aktuelle Klinik: Orthopädie
Pat.-Name: Hünckel, Ellen

Fall-Nr.: A987626266/2011
Station: 2.1
Geb.-Dat.: 07.09.1994
Geschlecht/Alter: w, 16 J.

OP-Datum: 13.03.2011
OP-Dauer (Schnitt/Naht): 9.33 – 11.29
Saal: FKZ A1

Personal:
Operateur: OÄ Dr. M. Wojan
1. Assistent: C. Schmidt
2. Assistent: L. Köhler

Anästhesist: Dr. B. Habib
Anästhesieschw./-pfl.: T. Schmidtbauer
OP-Schwester/-Pfl.: K. Züll
OP-Springer: K. Fiernberg

Vorgeschichte/Indikation: Die Indikation zur operativen Therapie ergibt sich aus einem ausgeprägten Genu valgum links (mLDFW 78°). Nebenbefundlich bestehen bei der Patientin eine ausgeprägte Adipositas und eine medikamentenpflichtige Depression mit Borderline-Symptomatik und wiedeholt erforderlichen Klinikaufenthalten. Die Korrekturosteotomie erfolgt wegen persistierender Beschwerden im linken Knie am lateralen Gelenkspalt infolge der Deformität. Kniebinnenläsionen sind mittels MRT im Vorfeld ausgeschlossen worden. Eltern und Patientin haben nach Aufklärung der OP-Risiken in die Operation schriftlich eingewilligt.

Diagnose: Genu valgum links

Operation: Varisierende suprakondyläre Korrekturosteotomie links, Osteosynthese mit TomoFix-Platte

Vorgehen: Ungestörte ITN, perioperative Antibiotikaprophylaxe mit Cefuroxim 1,5 g. Rückenlage mit leichter Erhöhung der linken Gesäßhälfte, entsprechende Polsterung. Wiederholte Hautdesinfektion und übliches steriles Abdecken.

Axialer Hautschnitt am lateralen distalen Oberschenkel. Durchtrennung von Subkutis und Faszie. Darstellung des M. vastus lateralis, Ventralisation über Hohmann-Hebel unter Darstellung des distalen Femurs. Unter BV-Kontrolle Anlegen der o. g. Platte und temporäre Fixation mit 3 Kischnerdrähten. Unter BV-Kontrolle Planung der Osteotomieebene für die aufklappende suprakondyläre Osteotomie. Nach Entfernung der Platte in üblicher Weise Durchführung der Osteotomie des Femurs im Metaphysenbereich, wobei die mediale Kortikalis erhalten bleibt. Schrittweise varisierendes Aufklappen des Osteotomiespalts und Einfügen eines 10° Chronos-Keils. BV-Kontrolle, gewünschte Stellung. Nach Anlage der Platte schrittweiser Besatz von 3 distalen Schraubenlöchern (Kopfverrieglungsschrauben). Dann werden die 4 proximalen Schraubenlöcher mit den selbstschneidenden Schrauben bikortikal besetzt. Alle Schrauben haben exzellent im Knochen angezogen. Die Kontrolle der Osteosynthese mit dem BV in 2 Ebenen zeigt eine korrekte Plattenlage mit regelrechter Korrektur der Femurachse. Allerdings zeigt sich nun eine leicht nach proximal auslaufende Infraktion im medialen Osteotomiebereich. Die Osteosynthese ist jedoch weiterhin stabil. Spülung der Wunde mit 0,9%iger NaCl-Lösung. Sorgfältige Blutstillung. Adaptation des M. vastus lateralis. Einlegen je einer subfaszialen und subkutanen Redondrainage (10 Ch.). Tractusnaht, Subkutannaht. Wundrandinfiltration mit Naropin 0,2 %, Hautverschluss durch Intrakutannaht. Steriler Verband. Elastischer Verband von den Zehengrundgelenken bis zur Leistenbeuge. Anlage einer Mecronschiene.

Procedere: Entfernung der Drainagen am 2. Tag postoperativ, anschl. Aufstand erlaubt. Teilbelastung des linken Beines für 6 Wochen mit 20 kg wegen der auslaufenden Fraktur. In Abhängigkeit vom Röntgenbefund dann zügige Belastungssteigerung entsprechend den röntgenologischen Konsolidierungszeichen. Bei unauffälliger Wundheilung Beginn der aktiven Kniegelenksbewegung ab dem 3. Tag p. o. mit Beugelimit in den ersten 3 Wochen bis 60°, dann Freigabe. Röntgenkontrolle am OP-Tag, dann 3 und 6 Wochen postoperativ.

OÄ Dr. M. Wojan (FÄ f. Orthopädie und Unfallchirurgie)

10.2.8 Temporäre Hemiepiphyseodese mittels 8-Platte

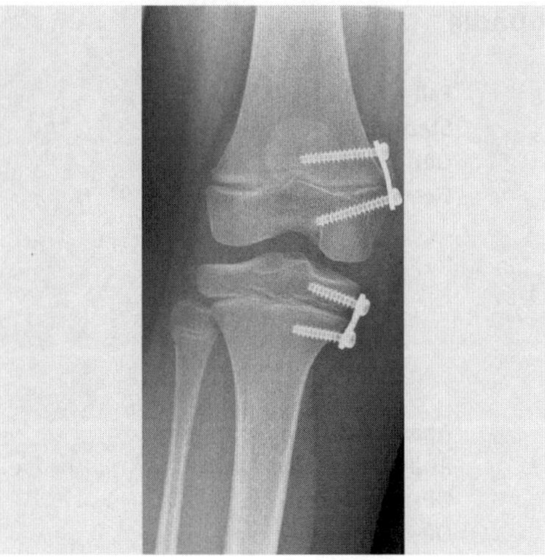

OP-Bericht, Klinik für Orthopädie

Pat.-Nr.: 1234567899
Aktuelle Klinik: Orthopädie
Pat.-Name: Hanisch, Michaela

Fall-Nr.: A987654329/2010
Station: E.2.1
Geb.-Dat.: 31.07.2001
Geschlecht/Alter: w, 9 J.

OP-Datum: 20.10.2010
OP-Dauer (Schnitt/Naht): 8.45 – 10.43
Saal: FKZ A1

Personal:
1. Operateur: OÄ Dr. M. Wojan
2. Operateur: L. Köhler
Assistent: C. Schmidt

Anästhesist: Dr. B. Habib
Anästhesieschw./-pfl.: T. Schmidtbauer
OP-Schwester/-Pfl.: K. Züll
OP-Springer: R. Fuchs

Vorgeschichte/Indikation: Die Indikation ergibt sich aus den persistierenden Genua valga bds. bei Adipositas. Es besteht ein Malleolenabstand von 14 cm. Es zeigen sich pathologische Achsen sowohl in den Femora (re. 8°, li. 7°) als auch in den Tibiae (re. 8°, li. 8°). Eine entsprechende Risikoaufklärung der Eltern ist erfolgt, diese haben in u. g. operatives Vorgehen bei bekannten Risiken eingewilligt.

Diagnose: Adipositas, anlagebedingte Genua valga beidseits

Operation: Temporäre Hemiepiphyseodese der medialen kniegelenksnahen Epiphysenfugen mit eight-plates beidseits (links OÄ M. Wojan, rechts L. Köhler)

Vorgehen: Ungestörte ITN, angepasste i.v.-Gabe von Cefuroxim. Rückenlagerung. Wiederholte Hautdesinfektion und übliches steriles Abdecken beider Beine. Markierung aller kniegelenksnahen Epiphysenfugen mittels BV in 2 Ebenen.

Beginn der Operation an der linken distalen medialen femoralen Epiphysenfuge. Hautschnitt von ca. 2 cm Länge über der medialen Femurkondyle. Teils stumpfe, teils scharfe Trennung der Subkutis, scharfe Trennung der Faszie. Unter Schonung des M. vastus medialis Eingehen bis zum Periost. Blutstillung. Platzierung eines Kirschnerdrahts in der Epiphysenfuge direkt in seitl. Ebene. BV-Kontrolle, leichte Korrektur des Zieldrahts entsprechend der beiden Ebenen. Einbringen der 8-plate über den liegenden Kirschnerdraht und Positionierung der Platte im Längsverlauf des Femurschafts. Einbringen von 2 Kirschnerdrähten durch die Plattenlöcher mit paralleler Ausrichtung zum Zieldraht proximal und distal der Epiphysenfuge. Es zeigt sich unter dem BV eine korrekte Position der Kirschnerdrähte ohne Kontakt zur Epiphysenfuge oder der Gelenkfläche, Einbringen der beiden üblichen Titan-Hohlschrauben über die liegenden Drähte, die guten Halt in der Spongiosa finden. BV-Kontrolle, korrekte Implantatlage. Entfernung der Zieldrähte. Spülung mit 0,9%igem NaCl, Einlage einer feuchten Kompresse in die Wunde.

Nun Hautschnitt von ca. 2 cm Länge über dem medialen Tibiakopf. Teils stumpfe, teils scharfe Durchtrennung der Subkutis und scharfe Präparation durch die Faszie bis zum Periost. Sukzessive Blutstillung, Platzierung eines ersten Kirschnerdrahtes horizontal von medial in der Epiphysenfuge, unter BV-Kontrolle korrekte Lage in beiden Ebenen. Nun Einbringen der 8-plate, Längsausrichtung im Verlauf des Tibiaschafts, Bohrung von 2 K-Drähten durch die Plattenlöcher, es zeigt sich eine korrekte Drahtposition ohne Kontakt zur Epiphysenfuge oder der Gelenkfläche unter BV-Kontrolle. Einbringen der üblichen durchbohrten Titanschrauben über die liegenden K-Drähte. Erneut guter Zug der Schrauben im Knochen. Nochmalige BV-Kontrolle, korrekte Plattenposition und Schraubenlage. Spülung mit 0,9%igem NaCl. Entfernung der Kompresse femoral, schichtweiser Wundschluss. Fortlaufende resorbierbare Intrakutannaht. Steriler Verband.

Gleiches Vorgehen auf der Gegenseite. Beidseits milder elastischer Kompressionsverband.

Procedere: Wundkontrolle ab 2. postoperativen Tag, ab sofort mögliche Vollbelastung, ggf. schmerzbedingter Einsatz von Stützen für die ersten Tage. Radiologische Verlaufkontrollen am 2. Tag postoperativ sowie zur Beurteilung der Beinachsen im Abstand von je 3 Monaten. Bei vollständiger Achskorrektur zeitnahe Metallentfernung zur Vermeidung der Überkorrektur.

OÄ Dr. M. Wojan (FÄ f. Orthopädie und Unfallchirurgie), L. Köhler (Assistenzarzt)

10.2.9 Tuberositas tibiae-Transposition bei rezidivierender Patellaluxation

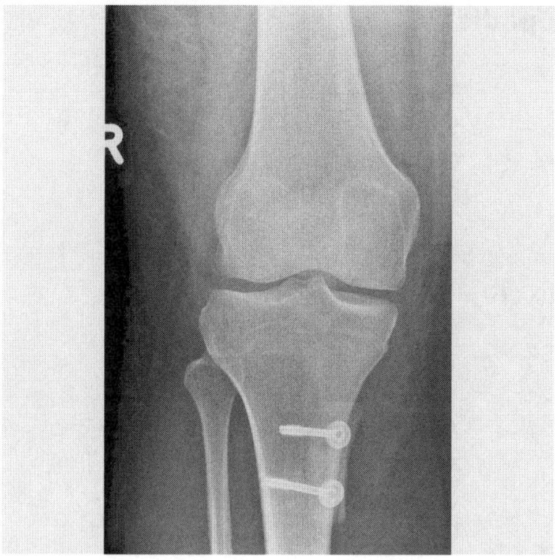

OP-Bericht, Klinik für Orthopädie

Pat.-Nr.: 12388873910
Aktuelle Klinik: Orthopädie
Pat.-Name: Kroppolek, Sylva

Fall-Nr.: A9080843210/2010
Station: 2.1
Geb.-Dat.: 08.03.1993
Geschlecht/Alter: w, 17 J.

OP-Datum: 15.01.2010
OP-Dauer (Schnitt/Naht): 08.35 – 10.49
Saal: 7

Personal:
Operateur(e): OÄ Dr. Wojan
1. Assistent: L. Köhler
2. Assistent: D. Tunichgut (PJ)

Anästhesist: Dr. D. Dauerbrenner
Anästhesieschw./-pfl.: D. Bau
OP-Schwester/-Pfl.: R. Fuchs
OP-Springer: K. Züll

Vorgeschichte/Indikation: Die Indikation zur Operation besteht aufgrund einer wiederholt aufgetretenen Luxation der Patella rechts nach zuvor auswärtig erfolgter weichteiliger Medialisierung des Kniestreckapparats rechts 2008 (Raffung des medialen Retinakulums). Seitdem ereigneten sich mindestens 8 weitere Luxationen. Pat. und Eltern haben nach entsprechender Risikoaufklärung in das operative Vorgehen schriftlich eingewilligt.

Diagnose: Rezidivierende Patellaluxation rechts nach vorausgegangener weichteiliger Patellamedialisierung

Operation: Knöcherne Medialisierung des Kniestreckapparates mit Tuberositas tibiae-Transfer

Vorgehen: Ungestörte ITN, i.v.-Gabe von Sobelin 600 mg bei Allergie auf Cephalosporine. Rückenlage. Blutsperre 300 mm Hg. Nach OP-Feldvorbereitung in üblicher Weise (3-malige Hautdesinfektion und steriles Abdecken) längsgestellter Hautschnitt distal der Patella auf etwa 8 cm Länge. Trennung der Subkutis, Spalten der Faszie und Abpräparieren der Faszie nach medial und lateral. Unter Belassung der Serosa laterale Kapselspaltung von paraligamentär nach proximal auslaufend bis zum Rand des M. vastus lateralis. Um die Tuberositas tibiae wird das Periost rahmenförmig durchtrennt und der bandtragende Anteil der Tuberositas tibiae mit der oszillierenden Säge keilförmig entnommen. Dieser wird mit dem anhängenden Patellarsehnenapparat nach medial der Entnahmestelle geführt, zudem wegen deutlicher Patella alta und weichem Bindegewebe ca.1,5cm distalisiert und am deperiostierten und mit der Kugelfräse angefrischten Tibiakopf zunächst mit 2 K- Drähten fixiert. Kontrolle unter BV, gewünschte Lage. Versetztes Einbringen von 2 Spongiosaschrauben (3,5er) mit Unterlegscheibe mit Fixation des Tuberositasfragments an der medialen Tibia. Die Schrauben ziehen exzellent im Knochen bei gutem Knochenkontakt. Die Entnahmestelle wird mit Knochenwachs ausgekleidet. Ausgiebige Spülung des Wundgebietes mit 0,9%iger NaCl-Lösung. BV-Abschluss, sichere Implantatlage, Versatz der Tuberositas in gewünschter Weise.

Doppelungsnaht der medialen Kniegelenkskapsel. Bei der vorsichtigen Funktionsprüfung lässt sich das Kniegelenk unproblematisch bis 90° beugen, wobei sich eine verbessert laufende Patella im femoralen Gleitlager mit guter Zentrierung zeigt. Öffnen der Blutsperre, Wundspülung, Blutstillung, Einlage einer Redondrainage (10 Ch.). Subkutannaht. Spannungsfreier Hautverschluss mit Hautrückstichnähten und sichernden Steristrips. Steriler Verband. Anlage eines Gipstutors in üblicher Weise.

Procedere: Entfernung der Drainage in Abhängigkeit von der Fördermenge am 1. oder 2. postoperativen Tag. Mobilisation im Gips. Belassen des Gipstutors bis zur 4. Woche postoperativ. Bis zur 4. p. o. Woche keine Spannungsübungen und Verzicht auf aktives Anheben des rechten Beines. Nach Röntgenkontrolle und bei beginnenden Konsolidierungszeichen Beginn mit der Bewegung, zunächst für 3 Wochen mit Beugelimit 45°, in den folgenden 3 Wochen Steigerung auf 90° Beugung. Teilbelastung mit 2 UAG für 3 Wochen, dann axiale Vollbelastung erlaubt. Metallentfernung nicht vor Ablauf eines Jahres.

OÄ Dr. M. Wojan (FÄ f. Orthopädie und Unfallchirurgie)

10.2.10 Calcaneusverlängerung nach Evans bei Pes planovalgus

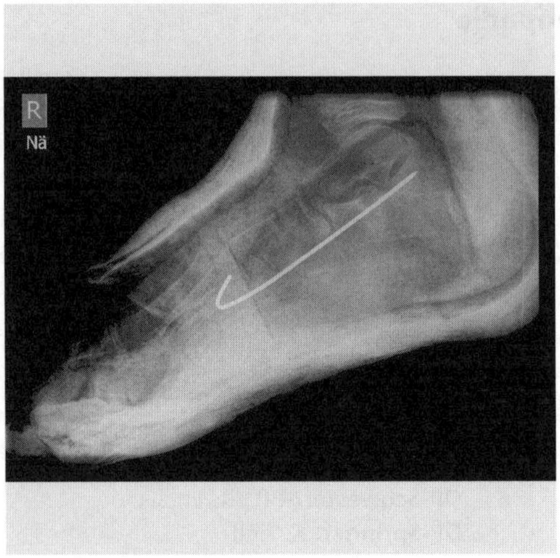

OP-Bericht, Klinik für Orthopädie

Pat.-Nr.: 00387378911
Aktuelle Klinik: Orthopädie
Pat.-Name: Clausthaler, Sabrina

Fall-Nr.: A9876500051/2011
Station: E.2.1
Geb.-Dat.: 23.08.2001
Geschlecht/Alter: w, 10 J.

OP-Datum: 09.11.2011
OP-Dauer (Schnitt/Naht): 8.45 – 10.49
Saal: FKZ A1

Personal:
Operateur(e): OÄ Dr. M. Wojan
1. Assistent: C. Schmidt
2. Assistent: D. Tunichgut (PJ)

Anästhesist: Dr. D. Dauerbrenner
Anästhesieschw./-pfl.: C. Wall
OP-Schwester/-Pfl.: N. Günther
OP-Springer: R. Fuchs

Vorgeschichte/Indikation: Die Indikation zur Operation besteht aufgrund eines symptomatischen Pes planovalgus rechts mit vollständiger Aufhebung des Längsgewölbes des Fußes sowie einer Valgusstellung des Rückfußes bei einer Achillessehnenverkürzung. Dieser Operation ist in selber Sitzung die aponeurotische Achillessehnenverlängerung nach Baumann vorausgegangen (siehe separaten Bericht von Dr. Köhler). Die Eltern haben schriftlich in das operative Vorgehen eingewilligt.

Diagnose: Pes planovalgus rechts, Achillessehnenverkürzung

Operation: Calcaneusverlängerung nach Evans rechts mit Einbringung eines trikortikalen Knochenbank-Spans

Vorgehen: Ungestörte ITN. Altersadaptierte i.v.-Gabe von Cefuroxim. Blutsperre mit 300 mmHg, Rückenlage mit leichter Erhöhung der rechten Gesäßhälfte. Wiederholte Hautdesinfektion und übliches steriles Abdecken des Operationsgebietes. Nach erfolgter aponeurotischer Achillessehnenverlängerung erfolgt der zweite Hautschnitt am lateralen Fußrand, leicht geschwungen vom kaudalen dorsalen Anteil des Malleolus lateralis bis zur Mitte des Os cuboideum. Teils stumpfes, teils scharfes Trennen der Subkutis unter Erhalt des N. suralis. Präparation des M. extensor digitorum brevis nach distal und der Sehnen des M. peronaeus brevis und longus nach kaudal. Auffinden des Calcaneo-Cuboidal-Gelenks (CC). Am distalen Calcaneus scharfe Präparation des Periosts in der geplanten Osteotomieebene etwa 13 mm proximal des CC-Gelenks. Blutstillung, Umfassen des Calcaneus an dieser Stelle mit Hohmann-Hebeln. Senkrechte Osteotomie des Calcaneus parallel zum CC-Gelenk. Einbringen von 2 K-Drähten (1,5mm) jeweils ca. 6 mm proximal und distal der Osteotomie. Aufspreizen mit dem K-Draht-geführten Knochenspreizer, wobei ein Spalt mit lateral dorsal ca. 9 mm und plantar ca. 6 mm entsteht und spontan eine Aufrichtung im Längsgewölbe eintritt. Spülung mit 0,9 %iger NaCl-Lösung. Vorbereitung des Fremdknochenspans (trikortikaler Beckenkammspan) von selbiger Größe. Offenhalten des Osteotomie-Spalts mit dem Knochenspreizer. Einbringen des Spans mit dem Stößel. Röntgenkontrolle, es zeigt sich eine korrekte Spanposition, wobei das CC-Gelenk passgerecht bleibt. Einbringen eines K-Drahts von perkutan distal dorsal zwischen dem 4. und 5. Strahl, das Cuboid, das distale Calcaneusfragment, den Span und das proximale Calcaneusfragment fassend. Röntgenkontrolle unter BV, gute Aufrichtung des Fußgewölbes, gute Spanlage, gute Implantatlage. Nochmals Spülung der Wunde, subtile Blutstillung nach Öffnen der Blutsperre. Einbringung blutstillender Gaze in die Winkel dorsal und plantar der Osteotomie. Vernähung des M. extensor digitorum brevis. Verschluss der Sehnenscheiden der Peronealsehnen, Einlage einer 8er-Redondrainage. Subkutannähte. Hautrückstichnähte mit resorbierbarem Nahtmaterial. Anlage eines Oberschenkelspaltgipses bei 60° Beugung des Kniegelenks, auch wegen zudem erfolgter Achillessehnenverlängerung nach Baumann.

Procedere: Hochlagerung, Kryotherapie, Bettruhe für mind. 2 Tage, Verbandswechsel am 2. postoperativen Tag und Drainageentfernung. Nach 2 Wochen Kürzung des Gipses auf Niveau des Unterschenkels. Belassen des Gipses für weitere 4 Wochen, dann Entfernung des Drahts. Abdruckentnahme für einen Feststell-Innenschuh und Neuanlage eines US-Gipses für weitere 2 Wochen. Dann Tragen des Innenschuhs für 6 Monate mit zunehmender Steigerung der Belastung nach Schuhversorgung.

OÄ Dr. M. Wojan (FÄ f. Orthopädie und Unfallchirurgie)

10.2.11 Gelenkerhaltende Korrekturosteotomie des Klumpfußes (Cuboid- Keilosteotomie und Cuneiforme-Aufrichtung)

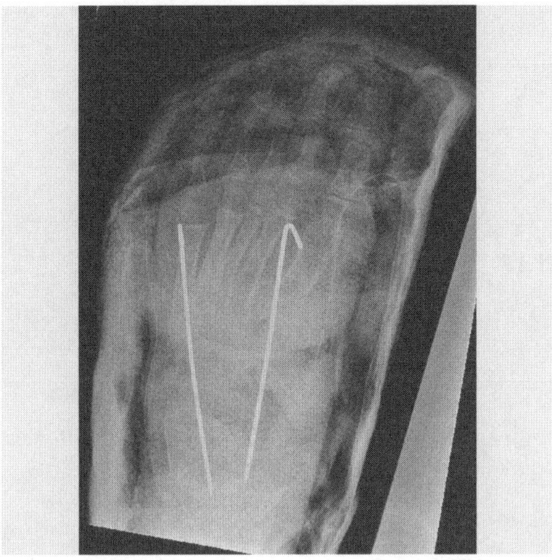

OP-Bericht, Klinik für Orthopädie

Pat.-Nr.: 12345666566
Aktuelle Klinik: Orthopädie
Pat.-Name: Juhne, Jochen

Fall-Nr.: A9876509054/2011
Station: 2.1
Geb.-Dat.: 10.08.2004
Geschlecht/Alter: m, 6 J.

OP-Datum: 12.01.2011
OP-Dauer (Schnitt/Naht): 10.35 – 12.39
Saal: 7

Personal:
Operateur(e): OÄ Dr. M Wojan
1. Assistent: M. Farag
2. Assistent: L. Grothe (PJ)

Anästhesist: Fr. Dr. Lohmann
Anästhesieschw./-pfl.: B. Bachmann
OP-Schwester/-Pfl.: R. Gallmeister
OP-Springer: R. Fuchs

Vorgeschichte/Indikation: Die Indikation zur Operation besteht aufgrund einer kontrakten Adduktion des Vorfußes bei angeborenem Klumpfuß, die röntgenologisch v. a. knöchern bedingt ist. In vorbereitenden Redressionsmaßnahmen in der Technik von Ponseti besserte sich die Fußform nur partiell. Nach entspr. Risikoaufklärung haben die Eltern des Jungen in das operative Vorgehen schriftl. eingewilligt.

Diagnose: Rezidiv eines angeborenen Klumpfußes mit kontrakter Vorfußadduktion links

Operation: Subtraktive Cuboid- und additive Cuneiforme mediale-Osteotomie links

Vorgehen: Ungestörte ITN. Altersadaptierte i.v.-Gabe von Cefuroxim. Rückenlage mit leichter Erhöhung der linken Gesäßhälfte. Wiederholte Hautdesinfektion und übliches steriles Abdecken des OP-Feldes.

Hautschnitt am lateralen Fußrand direkt über dem Os cuboideum von 4 cm Länge. Teils stumpfe, teils scharfe Durchtrennung der Subkutis unter Erhalt des N. suralis, Darstellung des gesamten Os cuboideum extraperiostal. Markierung der geplanten Osteotomie-Ebene genau in der Mitte des Cuboids mit einem 1er-K-Draht unter BV-Kontrolle. Mit der zarten oszillierenden Säge und Meißeln vorsichtige Entnahme eines Keils mit 1 cm lateraler Basis aus dem Cuboid. Zweite Inzision am medialen Fußrand nach vorheriger klinischer und röntgenologischer Markierung des Os cuneiforme mediale. Der M. flexor hallucis erweist sich als kontrakt und wird nach einer Hautschnitterweiterung um 2 cm nach proximal an seinem Ansatz abgelöst. Die Kontraktur der Vorfußadduktion gibt bereits nach. Freilegung des Os cuneiforme mediale. Beiseitehalten der Sehne des M. tibialis anterior an der Insertionsstelle am Os cuneiforme mediale und der Basis des Os metatarsale I. Parallel zum MTK I-Cuneiforme-Gelenk wird das Os cuneiforme mediale mittig mit einem Meißel osteotomiert. Die Kuboid-Keil-Osteotomie kann nun lateral durch die Abduktion des Vorfußes verschlossen werden. Es erfolgt hier die Einbringung eines 1.6er-K-Drahtes mit Gewinde, der vom ventralen Fußrücken im Bereich zwischen dem 4. und 5. Metatarsale eingebracht wird und das verschlossene Cuboid und den Calcaneus fasst. Kontrolle mit dem BV, gute Stellung, gute Drahtlage. Am Os cuneiforme wird die Osteotomie durch Einbringen von 2 K-Drähten (1.2er) und mithilfe eines K-Draht-Distraktors gespreizt, sodass der lateral entnommene Span eingesetzt und mit dem Stößel vorsichtig passgerecht eingebolzt werden kann. Der Vorfuß hat nun eine gute Korrekturstellung. Es erfolgt die Einbringung eines weiteren perkutanen 1.6er-Kirschnerdrahts in den medialen Fußrand, ausgehend vom 1. Intermetatarsalraum, der das Os cuneiforme mediale mit Keil, das Os naviculare und den Talus erfasst.

Einlage je einer 8er-Redondrainage in die Wunden am lateralen und medialen Fußrand. Subkutannähte, resorbierbare Hautnaht intrakutan. Anlage eines Unterschenkelspaltgipses.

Procedere: Hochlagerung, Kühlung, Bettruhe für 2 Tage, Verbandswechsel und Drainageentfernung am 2. Tag p. o. über ein Gipsfenster. Belassen des Gipses für zunächst 6 Wochen, dann Entfernung der K-Drähte. Abdrucknahme für einen Feststell-Innenschuh und Neuanlage eines US-Gipses für weitere 2 Wochen. Tragen des Innenschuhs für 6 Monate mit zunehmender Steigerung der Belastung nach der Schuhversorgung.

OÄ Dr. M. Wojan (FÄ f. Orthopädie und Unfallchirurgie)

10.2.12 Korrekturarthrodese des vorderen und unteren Sprunggelenkes beim kontrakten Klumpfuß

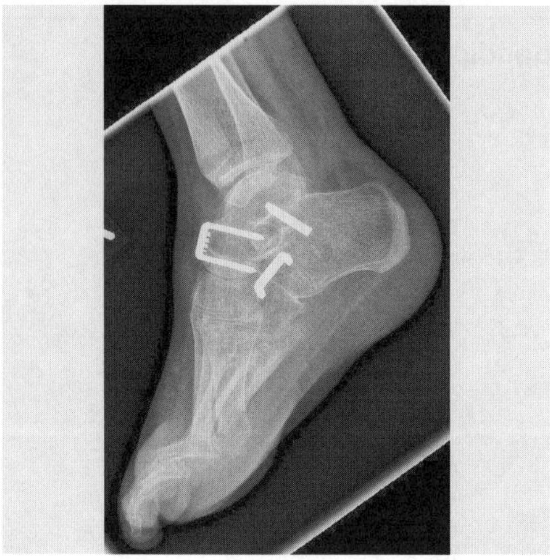

OP-Bericht, Klinik für Orthopädie

Pat.-Nr.: 10007978913
Aktuelle Klinik: Orthopädie
Pat.-Name: Salzmann, Mandy

Fall-Nr.: A9874261213/2010
Station: 2.1
Geb.-Dat.: 08.11.1994
Geschlecht/Alter: w, 16 J.

OP-Datum: 27.11.2010
OP-Dauer (Schnitt/Naht): 9.15 – 11.19
Saal: 7

Personal:
Operateur(e): OÄ Dr. M. Wojan
1. Assistent: Prof. Dr. G. v. Salis- Soglio
2. Assistent: M. Farag

Anästhesist: Fr. Dr. Lohmann
Anästhesieschw./-pfl.: B. Bachmann
OP-Schwester/-Pfl.: R. Fuchs
OP-Springer: R. Gallmeister

Vorgeschichte/Indikation: Die Indikation zur Operation ergibt sich aus dem Vorliegen einer therapieresistenten und die Patientin in ihrer Mobilität erheblich beeinträchtigenden Klumpfußfehlstellung rechts, die durch die familiär vorliegende hereditäre sensomotorische Neuropathie (HSMN) begründet ist. Physiotherapie, Schienen und Schuhversorgung haben in den letzten Monaten nicht mehr den gewünschten Erfolg gebracht. Patientin und Eltern haben in das nachfolgende operative Vorgehen nach Aufklärung der Risiken schriftl. eingewilligt.

Diagnose: Kontrakter Lähmungsklumpfuß rechts (bei HSMN)

Operation: Korrekturarthrodese des vorderen und unteren Sprunggelenkes rechts (Triple-Arthrodese), autologe Spongiosaplastik

Vorgehen: Ungestörte ITN, i.v.-Gabe von 1,5 g Cefuroxim. Blutsperre am rechten Oberschenkel mit 300 mm Hg. Rückenlagerung mit leichter Erhöhung der rechten Gesäßhälfte. Wiederholte Hautdesinfektion und übliches steriles Abdecken.

Geschwungener Hautschnitt über dem dorsolateralen Fußrücken rechts. Spalten der Retinacula und Ablösen des M. extensor digitorum brevis im Bereich des Fußrückens, schrittweises Darstellen des Calcaneo-Cuboidal-Gelenks (CC), des Talo-Calcanear-Gelenks (TC) sowie des Talo-Navicular-Gelenks (TN). Sukzessive Blutstillung. Unter Schonung der Extensorensehnen und der Gefäß- und Nervenbahnen mit Langenbeck-Haken Durchführen einer keilförmigen Osteotomie mit laterodorsaler Basis im Bereich der Chopartschen Gelenkreihe. Anschließend lässt sich der Fuß aus der Vorfußadduktion heraus korrigieren und der Hohlfuß deutlich mindern, wobei guter Knochenkontakt besteht. Einbringen von 2 Richards-Klammern, die den Calcaneus und das Cuboid sowie den Talus und das Os naviculare verbinden und die erreichte Position stabil halten. Befundkontrolle unter dem Bildwandler, gute Stellung der Fußwurzelknochen und regelhafte Lage der Klammern. Nun keilförmige Osteotomie mit lateraler Basis im TC-Gelenk, wodurch auch eine Korrektur der Varusstellung des Rückfußes erreicht wird. Anfrischen des Sinus tarsi und Einbringen von Knochenspänen in diesen Bereich, die aus den entnommenen Knochenkeilen gewonnen werden. Erneut unkompliziertes Einbringen der letzten Richards-Klammer in üblicher Weise zwischen Talus und Calcaneus.

Lösen der Blutsperre und Blutstillung durch Kompression und schrittweise Elektrokoagulation. Auflage blutstillender Gaze (Gelaspon). Naht des M. extensor digitorum brevis. Naht der Retinacula. Einlage einer 10er-Redondrainage. Fortlaufende resorbierbare Intrakutannaht. Steriler Verband. Anlage eines Unterschenkelspaltgipses.

Procedere: Bettruhe und Hochlagerung des operierten Beines für 2 Tage p. o., dann Mobilisation ohne Belastung. Gipsbehandlung für insgesamt 12 Wochen, ggf. Wechsel nach der 6. Woche. Im Anschluss Versorgung mit einem Feststell-Innenschuh, der für weitere 6 Monate zu tragen ist. Röntgenkontrolle direkt postoperativ, dann nach der 2., 6. und 12. Woche.

OÄ Dr. M. Wojan (FÄ f. Orthopädie und Unfallchirurgie)

Arthroskopie

11.1 Schultergelenk

P. Hepp

11.1.1 Arthroskopie und Bizepssehnentenodese

OP-Bericht, Klinik für Unfall- und Wiederherstellungschirurgie

Pat.-Nr.: 97864661
Aktuelle Klinik: Unfallchirurgie
Pat.-Name: Gollum, Fred

Fall-Nr.: B0986744/2011
Station: 2
Geb.-Dat.: 20.04.1960
Geschlecht/Alter: m, 51 J.

OP-Datum: 04.09.2011
OP-Dauer (Schnitt/Naht): 13.47 – 14.37 Uhr
Saal: B 3

Personal:
Operateur: PD Dr. P. Hepp
1. Assistent: Dr. B. Marquass
2. Assistent: Dr. J. Theopold

Anästhesist: Fr. Siekel-Wenzmann
Anästhesieschw./-pfl.: C. Geier
OP-Schwester/-Pfl.: I. Bär
OP-Springer: D. D. Beier

Vorgeschichte: Der Patient zog sich beim Snowboarden ein Hyperextensionstrauma der rechten Schulter zu. Die Indikation besteht bei persistierenden Schmerzen und dem V. a. auf eine Pulleyläsion in der MRT Untersuchung. Der Patient hat nach eingehender Risikoaufklärung schriftlich in das nachfolgende operative Vorgehen eingewilligt.

Diagnose: Teilruptur der langen Bizepssehne mit Teilzerreißung des Pulleysystems (SGHL-Läsion, Typ I nach Habermeyer) rechte Schulter

Operation: Arthroskopie Schultergelenk rechts, arthroskopische Tenotomie und Tenodese in Lasso-Loop Technik (Lafosse) mittels Fadenankersystem

Vorgehen: Ungestörte ITN, Beachchair-Lagerung, entsprechende Sicherung u. Polsterung, Anlage Armhalter. Wiederholte Hautdesinfektion und steriles Abdecken. Anzeichnen der anatomischen Landmarken.

Über das dorsale Standardportal (2-3 cm inferior und 1 cm medial des posterolateralen Akromionecks) wird das Gelenk punkiert und mit 60 ml NaCl aufgefüllt - regelrechte Lage bei zurückschießender Flüssigkeit. Stichinzision. Punktion mit stumpfem Trokar und Arthroskophülse, Einführen der Optik nach Trokarentfernung. Diagnostischer Rundgang: 1. Gesamteindruck: Insgesamt ist das Schultergelenk leicht synovitisch verändert. 2. Knorpel: keine fokale oder generalisierte Knorpelläsion. 3. Bizepssehne: Teilruptur mit Auffaserungen im intraartikulären Verlauf, keine SLAP-Läsion. Instabilität im Pulleysystem aufgrund einer Zerreißung des SGHL. 4. Blick auf den ventralen Kapsel-Band-Komplex: stabiles ventrales Labrum, die Subscapularissehne ist in ihrer Kontinuität erhalten. SGHL: zerrissen. MGHL: gut sichtbar, verläuft schräg über die Sehne des M. subscapularis (kein Buford-Komplex - strangförmiges MGHL bei fehlendem vorderen Labrum glenoidale ventrale) IGHL: kein auffälliger Befund. 5. Rotatorenmanschette: kein Anhalt für eine Läsion. Ventrale und dorsale Abschnitte (unter Rotation des Humeruskopfes) ohne Pathologie. 6. Pulley-System: Zerreißung des SGHL im Sinne einer Typ I Läsion nach Habermeyer. Intervall ohne Pathologie.

Unter Sicht werden der anteriore Arbeitszugang angelegt und mit dem Tasthaken die anatomischen Strukturen geprüft. Die Bizepssehne ist im Pulleysystem nicht stabil geführt. Entschluss zur Tenotomie und Tenodese der langen Bizepssehne. Nun wird unter Sicht ein weiterer Hilfszugang über der Sulcus bicipitalis etabliert. Der obere Anteil des Sulcus wird mittels Knochenfräse angefrischt. Nun wird eine Arbeitskanüle eingebracht und unter Sicht ein Fadenanker in den oberen Sulcus eingedreht. Über den ventralen Zugang wird ebenfalls eine Arbeitskanüle eingebracht. Es erfolgt ein shutteln der Fäden in Lasso-Loop-Technik und ein sicheres Verknoten. Nun wird die Bizepssehne in Sulcushöhe proximal des Knotens und am Glenoid tenotomiert. Das Präparat wird zur histologischen Begutachtung eingesandt.

Hautnaht, Verband, Anlegen eines Gilchrist-Verbands. Der Patient wird mit stabilen Vitalparametern nach komplikationsloser Narkoseführung und Extubation in den Aufwachraum gebracht.

Procedere: Erstverband und Röntgenkontrolle (Schulter rechts in 2 E) am 2. Tag. Analgesie nach Maßgabe der Stationsärzte. Gilchristverband für 6 Wochen, Nachbehandlung und Mobilisierung nach hausinterner Empfehlung für Bizepssehnentenodese.

OA PD Dr. med. Pierre Hepp (FA f. Orthopädie u. Unfallchirurgie, spez. Unfallchirurgie)

11.1.2 Arthroskopie und subakromiale Dekompression

OP-Bericht, Klinik für Unfall- und Wiederherstellungschirurgie

Pat.-Nr.: 97864662
Aktuelle Klinik: Unfallchirurgie
Pat.-Name: Elch, Ralf

Fall-Nr.: B0986745/2011
Station: 2
Geb.-Dat.: 19.04.1950
Geschlecht/Alter: m, 61 J.

OP-Datum: 05.09.2011
OP-Dauer (Schnitt/Naht): 12.40 – 13.19 Uhr
Saal: B 3

Personal:
Operateur: PD Dr. P. Hepp
1. Assistent: Dr. B. Marquass
2. Assistent: Dr. J. Theopold

Anästhesist: Fr. Siekel-Wenzmann
Anästhesieschw./-pfl.: C. Geier
OP-Schwester/-Pfl.: W. Sinn
OP-Springer: R. Fuchs

Vorgeschichte: Seit Jahren Schmerzen im linken Schultergelenk, klinisch »painfull arc«, Röntgendiagnostik: Typ III Akromion mit Sporn. Konservative Maßnahmen im ambulanten Rahmen (Analgetika, Infiltrationen usw.) brachten bisher keine Besserung der Beschwerden. Der Patient hat sich nach Aufklärung aller Therapieoptionen zu u. g. operativem Vorgehen entschieden.

Diagnose: Outletimpingement bei Typ III-Akromion mit Sporn rechtes Schultergelenk, Bursitis subacromialis.

Therapie: Arthroskopie linkes Schultergelenk, subakromiale Bursektomie und Dekompression

Vorgehen: Ungestörte ITN. Beachchair-Lagerung, entsprechende Sicherung u. Polsterung, Anlage Armhalter. Wiederholte Hautdesinfektion und steriles Abdecken. Anzeichnen der anatomischen Landmarken.

Über das dorsale Standardportal (2-3 cm inferior und 1 cm medial des posterolateralen Akromionecks) wird das Gelenk punkiert und mit 60 ml NaCl aufgefüllt – die regelrechte Lage wird durch zurückschießende Flüssigkeit bestätigt. Stichinzision, Punktion mittels stumpfem Trokar und Arthroskophülse und Einführen der Optik nach Trokarentfernung.

Diagnostischer Rundblick: 1. Gesamteindruck: Insgesamt ist das Schultergelenk leicht synovitisch verändert. 2. Knorpel: keine fokale oder generalisierte Knorpelläsion. 3. Bizepssehne: In der Kontinuität erhalten, im Ansatzbereich leichte Auffaserung ohne Instabilität, keine SLAP-Läsion. 4. Blick auf den ventralen Kapsel-Band-Komplex: leicht aufgefasertes ventrales Labrum, die Subscapularissehne ist in ihrer Kontinuität erhalten, kleine degenerative Läsion im ansatznahen Bereich. MGHL: gut sichtbar, verläuft schräg über Sehne des M. subscapularis (kein Buford-Komplex). IGHL: keine Pathologie. 4. Rotatorenmanschette: Insgesamt leicht entzündliche Veränderungen. Ansatzbereich am Humeruskopf ohne Anhalt für eine Läsion. Ventrale und dorsale Abschnitte (unter Rotation des Humeruskopfes) ohne Pathologie. 5. Pulley-System: keine Läsion der Bizepssehne, des coracohumeralen Bandes, des SGHL, des Supraspinatusanteils, Subscapularis Intervall ohne Pathologie.

Nun Anlegen des ventralen Standardzugangs in Outside-in-Technik: Punktion mit langer Nadel genau lateral der Korakoidspitze in Richtung Gelenk. Platzierung im Dreieck lange Bizepssehne-Subscapularissehne-Glenoidrand. Stichinzision bis ins Gelenk und Einführen des Tasthakens. Alle Strukturen ohne Instabilität. Nun Debridement der synovitisch veränderten Anteile mittels Shaver.

Nun Bursoskopie über das dorsale Standardportal: Das stumpfe Trokar wird in einem leichten Winkel nach oben unter die Akromionunterkante (Leitstruktur) gerichtet und vorgeschoben. Hier zeigen sich synovitische Veränderungen der Bursa. Anlegen des lateralen Arbeitsportals in Outside-in-Technik (ca. 3 cm lateral der anterolateralen Ecke des Akromions) und Einführen des Vaporisators und im Wechsel des Shavers. Ausgiebiges Debridement. Die bursalseitige Rotatorenmanschette ist aufgefasert, zeigt aber keine Ruptur. Darstellen der lateralen und ventralen Akromionkante unter Schonung des korakoakromialen Ligaments. Schließlich Einführen des Akromionizers von lateral, Fräsen einer Nut entlang einer gedachten Linie in Verlängerung der hinteren AC-Gelenkkante. Nun sukzessives Fräsen des Akromionsporns.

Hautnaht. Verband. Anlegen eines Gilchrist-Verbands. Der Patient wird mit stabilen Vitalparametern nach komplikationsloser Narkoseführung und Extubation in den Aufwachraum gebracht.

Procedere: Erstverband und Röntgenkontrolle (subakromiale Einsichtsaufnahme) am 2. Tag. Analgesie nach Maßgabe der Stationsärzte. Nachbehandlung und Mobilisierung nach hausinterner Empfehlung für »Subakromiale Dekompression«.

OA PD Dr. med. P. Hepp (FA f. Orthopädie und Unfallchirurgie, spez. Unfallchirurgie)

11.1.3 Arthroskopie und Rotatorenmanschettenrefixation

OP-Bericht, Klinik für Unfall- und Wiederherstellungschirurgie

Pat.-Nr.: 97864663
Aktuelle Klinik: Unfallchirurgie
Pat.-Name: Gerngroß, Renate

Fall-Nr.: B0986746/2011
Station: 2
Geb.-Dat.: 04.05.1951
Geschlecht/Alter: m, 60 J.

OP-Datum: 14.10.2011
OP-Dauer (Schnitt/Naht): 13.45 – 14.58 Uhr
Saal: B 3

Personal:
Operateur: PD Dr. P. Hepp
1. Assistent: Dr. B. Marquass
2. Assistent: Dr. J. Theopold

Anästhesist: Fr. Siekel-Wenzmann
Anästhesieschw./-pfl.: C. Geier
OP-Schwester/-Pfl.: R. Fuchs
OP-Springer: I. Bär

Vorgeschichte/Indikation: Die Patient stürzte vor 6 Wochen bei Gartenarbeiten auf die rechte Schulter. Seitdem bestehen deutliche therapieresistente Schmerzen und ein Kraftdefizit im Seitenvergleich. Schon zuvor waren intermittierend Schulterbeschwerden seit 1 Jahr bekannt. MRT-morphologisch Nachweis einer Ruptur der Supraspinatussehne. Die Pat. hat nach entspr. Risikoaufklärung schriftl. in u. g. Operation eingewilligt.

Diagnose: Komplettruptur der Supraspinatussehne (Bateman I, U-shaped, Retraktionsgrad 1)

Therapie: Arthroskopie, arthroskopische Rekonstruktion der Supraspinatussehne in Double-Row-Technik mit Suture Bridge (2x5 mm Titananker medial, 2x4,5er knotenloser Anker laterale Reihe), subacromiale Bursektomie

Vorgehen: Ungestörte ITN, Beachchair-Lagerung, entsprechende Sicherung u. Polsterung, Anlage Armhalter. Wiederholte Hautdesinfektion und steriles Abdecken. Anzeichnen der anatomischen Landmarken.

Über das dorsale Standardportal (2-3 cm inferior und 1 cm medial des posterolateralen Akromionecks) wird das Gelenk punkiert und mit 60 ml NaCl aufgefüllt – die regelrechte Lage wird bei zurückschießender Flüssigkeit bestätigt. Stichinzision, Einführung von stumpfem Trokar und Arthroskophülse, dann Einführen der Optik nach Trokarentfernung.

Diagnostischer Rundblick: 1. Gesamteindruck: Insgesamt ist das Schultergelenk synovitisch verändert. 2. Knorpel: keine fokale oder generalisierte Knorpelläsion. 3. Bizepssehne: In der Kontinuität erhalten, im Ansatzbereich leichte Auffaserung ohne Instabilität, keine SLAP-Läsion. 4. Blick auf den ventralen Kapsel-Band-Komplex: leicht aufgefasertes ventrales Labrum, die Subscapularissehne ist in ihrer Kontinuität erhalten. MGHL: gut sichtbar, verläuft schräg über Sehne des M. subscapularis (kein Buford-Komplex). IGHL: keine Pathologie. 4. Rotatorenmanschette: Es zeigt sich eine U-förmige Komplettruptur der Supraspinatussehne mit geringer Retraktion. Die übrigen Sehnen sind intakt. 5. Pulley-System: keine Läsion der Bizepssehne, des coracohumeralen Bandes, des SGHL und des anterioren Supraspinatusanteils, Subscapularis Intervall ohne Pathologie.

Nun Anlegen des ventralen Standardzugangs in Outside-in-Technik: Punktion mit langer Nadel genau lateral der Korakoidspitze in Richtung Gelenk. Platzierung im Dreieck lange Bizepssehne-Subscapularissehne-Glenoidrand. Stichinzision bis ins Gelenk und Einführen des Tasthakens. Alle Strukturen ohne Instabilität. Nun Debridement der synovitisch veränderten Anteile mittels Shavers. Anlegen des lateralen Portals nach Nadelmarkierung. Entfernen von Sehnenresten vom Footprint und Anfrischen des knöchernen Ansatzbereichs mittels Fräse. Nun Wechsel nach Subacromial: Bursoskopie über das dorsale Standardportal: Das stumpfe Trokar wird in einem leichten Winkel nach oben unter die Akromionunterkante (Leitstruktur) gerichtet und vorgeschoben. Hier zeigen ausgeprägte Vernarbungen. Es erfolgt eine arthroskopische Bursektomie. Debridement unter Zuhilfenahme des Vaporisators. Darstellen der lateralen und ventralen Akromionkante unter Schonung des Ligamentum coracoacromiale. Ein Akromionsporn ist nicht vorhanden. Nun Etablierung eines zweiten lateralen Portals und Wechsel der Optik. Blick von Lateral. Eindrehen einer Arbeitskanüle in das anterolaterale Portal. Mobilisierung der Supraspinatussehne nach Entnahme einer PE. Dann Platzieren von zwei Ankern in der medialen Reihe (Knorpel-Knochen-Übergang des Footprints) nach Nadelmarkierung im 45°-Winkel. Nun shutteln der Fäden und Platzierung von 2 U-Nähten mittels Nahtzange. Nach Fadenmanagement spannungsfreie Verknotung unter Sicht in ABER-Position des Arms. Die Fäden werden geshuttelt und über Kreuz in Suture-Bridge-Technik lateral mit 2 knotenlosen Ankern befestigt.

Bei Abduktion unter Sicht keine Einklemmung. Bilddokumentation. Auf ein Einlegen einer Redondrainage in den Subacromialraum wird verzichtet, Verschluss der Inzisionen und steriler Wundverband.

Procedere: Erstverband und Röntgenkontrolle (subacromiale Einsichtsaufnahme) am 2. Tag. Analgesie nach Maßgabe der Stationsärzte. Nachbehandlung und Mobilisierung nach hausinterner Empfehlung für »Rekonstruktion Rotatorenmanschette«. Histologie erfragen.

OA PD Dr. med. P. Hepp (FA f. Orthopädie u. Unfallchirurgie, spez. Unfallchirurgie)

11.1.4 Arthroskopie, offene Rotatorenmanschettenrefixation

OP-Bericht, Klinik für Unfall- und Wiederherstellungschirurgie

Pat.-Nr.: 97864664
Aktuelle Klinik: Unfallchirurgie
Pat.-Name: Halbermann, Udo

Fall-Nr.: B0986747/2012
Station: 2
Geb.-Dat.: 29.01.1952
Geschlecht/Alter: m, 60 J.

OP-Datum: 04.02.2012
OP-Dauer (Schnitt/Naht): 10.17 – 11.39 Uhr
Saal: B 3

Personal:
Operateur: PD Dr. P. Hepp
1. Assistent: Dr. B. Marquass
2. Assistent: Dr. J. Theopold

Anästhesist: Dr. Brandt
Anästhesieschw./-pfl.: C. Salzelmen
OP-Schwester/-Pfl.: D. D. Beier
OP-Springer: R. Fuchs

Vorgeschichte/ Indikation: Der Patient berichtet über seit 4 Wochen bestehende Schmerzen der linken Schulter sowie ein Kraft- und Bewegungsdefizit im Seitenvergleich. Ein eigentliches Trauma ist nicht bekannt. MRT-morphologisch Verdacht auf Massenruptur der Rotatorenmanschette mit Bizepssehnenluxation. Noch keine fettige Muskeldegeneration. Der Pat. hat nach entspr. Risikoaufklärung in das nachfolgende operative Vorgehen schriftl. eingewilligt.

Diagnose: Komplettruptur und Retraktion der Subscapularissehne mit Ruptur des Pulleysystems und Luxation der langen Bizepssehne, Ruptur der Supraspinatussehne, artikulärseititge Teilruptur der Infraspinatussehne (Elmans Typ AI) linkes Schultergelenk

Therapie: Arthroskopie linkes Schultergelenk, Tenotomie der langen Bizepssehne. Offene Rekonstruktion der Subscapularissehne und Supraspinatussehne jeweils in Double-Row-Technik mit Suture Bridge (jeweils 2x5 mm Titananker medial, 2x4,5er knotenlose Anker laterale Reihe, offene Tenodese der langen Bizepssehne mittels Titanfadenanker. Histologie.

Vorgehen: Ungestörte ITN, Beachchair-Lagerung, entsprechende Sicherung u. Polsterung, Anlage Armhalter. Wiederholte Hautdesinfektion und steriles Abdecken. Anzeichnen der anatomischen Landmarken.

Über das dorsale Standardportal (2-3 cm inferior und 1 cm medial des posterolateralen Akromionecks) wird das Gelenk mittels Spritzenkanüle punktiert und mit 60 ml NaCl aufgefüllt – die regelrechte Lage wird bei zurückschießender Flüssigkeit bestätigt. Stichinzision, Punktion mittels stumpfen Trokars und Arthroskophülse, Einführen der Optik nach Trokarentfernung. Es entleert sich bernsteinfarbenes Serom.

Diagnostischer Rundblick: 1. Gesamteindruck: viel Serom, das ausgespült wird. 2. Knorpel: keine fokale oder generalisierte Knorpelläsion. 3. Bizepssehne: luxiert. 4. Blick auf den ventralen Kapsel-Band-Komplex: Labrum intakt, MGHL, IGHL: keine Pathologie. 4. Rotatorenmanschette: Komplettruptur der Subscapularissehne und Supraspinatussehne. Teilruptur der Infraspinatusssehne, jeweils degenerativ imponierend. 5. Pulley-System: Typ IV Läsion nach Habermeyer. Es erfolgt die arthroskopische Tenotomie der langen Bizepssehne.

Nun weiteres offenes Vorgehen. Klassischer Deltoideopectoraler Zugang. Präparation in die Tiefe und Darstellen des Humeruskopfes. Darstellen des Bizepssehnenstumpfes und Tenodese der langen Bizepssehne im Sulcus mittels Fadenanker in Lasso-Loop-Technik. Darstellen des Subscapularis-Footprints, Gewinnung von Histologie. Anfrischen mittels Fräse. Mobilsierung der Subscapularissehne und Refixierung am Footprint in Doubel-Row-Technik und Suture-Bridge (Medial 2 Titanfadenanker, U-Naht. Überkreuzung der Fäden und laterale Verankerung mittels zwei 4,5er knotenloser Anker (Peekmaterial). Nun Darstellen der Supraspinatussehne in Abduktion und Innenrotation des Arms. Analoges Vorgehen und Refixation in Doubel-Row-Technik und Suture-Bridge. Spülung, Einlegen einer Redondrainage, schichtweiser Wundverschluss und steriler Wundverband.

Procedere: Erstverband und Röntgenkontrolle (Schulter a.-p.) am 2. Tag. Analgesie nach Maßgabe der Stationsärzte. Gilchristverband für 6 Wochen, Nachbehandlung und Mobilisierung nach hausinterner Empfehlung für »Rotatorenmanschetterekonstruktion mit Sonderfall Subscapularis«. Keine Streckung über 30° im Ellenbogengelenk für 6 Wochen. Histologie erfragen.

OA PD Dr. med. P. Hepp (FA f. Orthopädie und Unfallchirurgie, spez. Unfallchirurgie)

11.2 Ellenbogengelenk

P. Hepp

11.2.1 Arthroskopische Arthrolyse

OP-Bericht, Klinik für Unfall- und Wiederherstellungschirurgie

Pat.-Nr.: 97864668
Aktuelle Klinik: Unfallchirurgie
Pat.-Name: Jammelstanz, Vladimir

Fall-Nr.: B0986748/2011
Station: 3
Geb.-Dat.: 05.05.1971
Geschlecht/Alter: m, 40 J.

OP-Datum: 24.10.2011
OP-Dauer (Schnitt/Naht): 13.25 – 13.58 Uhr
Saal: B 4

Personal:
Operateur: PD Dr. P. Hepp
1. Assistent: Dr. B. Marquass
2. Assistent: Dr. J. Theopold

Anästhesist: Dr. Brandt
Anästhesieschw./-pfl.: C. Salzelmen
OP-Schwester/-Pfl.: D. D. Beier
OP-Springer: W. Sinn

Vorgeschichte/Indikation: Der Patient erlitt vor mehreren Jahren eine Ellenbogengelenksluxation rechts, die im Rahmen der BG-lichen Behandlung konservativ zur Ausheilung gebracht wurde. Jetzt bestehen deutliche Bewegungseinschränkungen in Extension/Flexion (0/30/100). Pro-/Supination hingegen sind frei. Konventionell radiologisch zeigen sich freie Gelenkkörper sowie teils Osteophyten. Der Pat. wurde über das empfohlene operative Vorgehen, die hierdurch bedingten Risiken und die voraussichtlich nur temporäre Beschwerdelinderung eingehend aufgeklärt, hat schriftl. in das operative Vorgehen eingewilligt.

Diagnose: Ellenbogenssteife und Cubitalarthrose rechts

Therapie: Arthroskopie des Ellenbogengelenks rechts, arthroskopische Arthrolyse mit Osteophytenresektion

Vorgehen: Schmerzlkatheteranlage, Intubationsnarkose. Bauchlagerung, entsprechende Polsterung und Sicherung. Vorlage der Oberarmblutsperre. Wiederholte Hautdesinfektion und steriles Abdecken des OP Feldes. Zunächst Anzeichnen der anatomischen Landmarken inkl. des N. ulnaris-Verlaufs. Blutsperre mit 250 mm Hg.

Nach Auffüllen des Gelenks über den Softspot des direkten lateralen Portals folgt die Etablierung der Arbeitszugänge für das humeroradiale und humeroulnare Kompartiment über entspr. Stichinzisionen: hier proximales und mittleres anterolaterales sowie proximales anteromediales Portal. Nun Inspektion des Gelenks. Im ventralen Kompartiment zeigen sich einige freie Gelenkkörper, die problemlos entfernt werden können. Einzelne Gelenkkörper sind mit der Kapsel verwachsen und werden mittels Vaper liberiert und geborgen. Problemloses Lösen einer Osteophytenspange im Radioulnargelenk mittels Meißels mit anschl. unkomplizierter Bergung. Nun vorsichtiges Mobilisieren der ventralen Gelenkkapsel unter wiederholtem Wechsel der Arbeits- und Sichtportale. Insgesamt zeigen sich teilweise chondropathische Veränderungen Grad II-III im Bereich der Epicondylen. Am Radiusköpfchen besteht eine Knorpelglatze im Sinne eines IV° Knorpelschadens.

Nun Etablierung zweier posterolateraler Portale und des posterozentralen Zugangs zur Fossa olecrani. Darstellen der Olecranonspitze, hier Abmeißeln der osteophytären Ausziehungen. Nun Fräsen und Formen der Epicondylen, bis unter arthroskopischer Kontrolle eine fast freie Streckung möglich ist. Abschließendes Bewegungsausmaß: 0/5/140. Desinfektion, Hautnaht, steriler Verband.

Procedere: Erstverband und Röntgen (Ellenbogengelenk in 2 Ebenen) am 2. Tag postoperativ. Analgesie nach Maßgabe der Stationsärzte. Nachbehandlung und Mobilisierung bei liegendem Schmerzkatheter auf E-Schiene sowie aktiv/passiv frei. Weiterbehandlung nach Entlassung in unserer ambulant BG-lichen Sprechstunde.

OA PD Dr. med. P. Hepp (FA f. Orthopädie und spez. Unfallchirurgie)

11.3 Handgelenk

L. Irlenbusch

11.3.1 Arthroskopie des Handgelenks

OP-Bericht, Klinik für Unfall- und Wiederherstellungschirurgie

Pat.-Nr.: 150578956
Aktuelle Klinik: Unfallchirurgie
Pat.-Name: Zimmer, Sascha

Fall-Nr.: A3338989/2012
Station: B2-1
Geb.-Dat.: 20.09.72
Geschlecht/Alter: m, 39 J.

OP-Datum: 09.03.2012
OP-Dauer (Schnitt/Naht): 09.44 – 10.30 Uhr
Saal: B 1

Personal:
Operateur: OA Dr. L. Irlenbusch
1. Assistent: Ch. Nettlau

Anästhesist: Fr. C. Rippenstiel-Beyerlein
Anästhesieschw./-pfl.: B. Bach
OP-Schwester/-Pfl.: D. Rameloh
OP-Springer: F. Fahrig

Vorgeschichte/Indikation: Bei Hrn. Zimmer wurde vor gut ¼ Jahr auswärtig eine distale Radiusfraktur mittels einer volaren Platte versorgt. Bei anhaltenden Beschwerden im linken Handgelenk und weitgehend unauffälligem Röntgenbild, wurde eine dynamische Untersuchung des Handgelenks unter Bildverstärker durchgeführt. Hierbei zeigt sich eine dynamische Instabilität des SL-Spaltes im Sinne einer Stadium-II-Läsion. Auf eine Magnetresonanztomographie (MRT) wurde aufgrund des einliegenden Materials im Handgelenk verzichtet. Klinisch finden wir außerdem einen positiven Watson-Test. Die Indikation zur operativen Intervention wurde nach Aufklärung des Patienten gestellt.

Diagnose: Skapholunäre Dissoziation Stadium II nach distaler Radiusfraktur rechts (05/10)

Operation: Arthroskopie des rechten Handgelenks und temporäre Arthrodese mittels zweier Kirschnerdrähte skapholunär Handgelenk rechts

Vorgehen: Patient in Rückenlage. Armtisch. Blutsperre mit 250 mm Hg. Desinfektion und steriles Abdecken des OP-Gebiets in üblicher Weise.

Nun zunächst Markierung der Landmarken. Anschließend Besetzen der Finger mittels Mädchenfänger und Aufbauen einer Traktion im Handgelenk mit 3 kg. Anschließend Auffüllen des Gelenks mittels 20 ml NaCl über den 3/4-Zugang. Stichinzision in diesem Bereich. Stumpfes Präparieren in das Gelenk mittels eines Klemmchens. Einführen eines Trocars und der Optik (2,4 mm, 30°). Nun Setzen eines Instrumentenzugangs. Hierfür Nutzung des 6/R-Zuganges radial der Sehne des M. extensor carpi ulnaris auf Höhe des Gelenkspalts. Einbringen eines Tasthakens. Es folgt der diagnostische Rundgang:

In Blickrichtung radial/proximal zum Proc. styloideus radii zeigt sich eine unauffällige Gelenkfläche. Umschwenken. Es werden Anteile des Os scaphoideum nach distal sichtbar. Hier deutliche Auffaserung des SL-Bands im Sinne einer SL-Läsion. Umschwenken nach palmar. Hier weiterführende unauffällige ligamentäre Verhältnisse im Sinne eines intakten Lig. radioscapholunatum und radiolunotriquetrum. Nun Ausrichten des Arthroskops mit Blickrichtung nach ulnar und Vorschieben in diese Richtung. Der radiale Anteil des TFCC stellt sich insgesamt unauffällig dar. Bei der Tasthakenprüfung finden wir einen stabilen TFCC-Komplex. Keine begleitende Synovitis. Bei fehlender Pathologie wird auf das Anlegen eines 6/U-Zugangs zur weiteren Beurteilung des TFCC verzichtet. Nun Einführen eines Shavers und sparsames Debridement im Bereich der einschlagenden Fasern des SL-Spaltes. Danach Spülen des Gelenks und Beenden der Arthroskopie.

Es erfolgt nun eine nochmalige Prüfung der SL-Instabilität unter BV. Hierbei finden wir im seitlichen Bild eine mäßig ausgeprägte DISI-Stellung. Es erfolgt nun eine temporäre Arthrodese mittels zweier Kirschnerdrähte, die von radial eingebracht werden. Diese Arthrodese wird skapholunär durchgeführt. Nach Stichinzision werden zwei 1,2er-K-Drähte unkompliziert und nahezu parallel eingebracht. Leichtes Umbiegen und Kürzen der Drähte und Versenkung unter Hautniveau. Abschlussbilder unter BV in beiden Ebenen. Regelrechte Stellung und Weite des SL-Spaltes sowie des skapholunären Winkels.

Anschließend Spülen des OP-Situs. Kontrolle auf Bluttrockenheit. Wundverschluss. Steriler Verband. Milde elastokompressive Wickelung.

Procedere: Dorsale Handgelenksschiene für 6 Wochen postoperativ, danach Entfernung der Drähte und funktionelle Nachbehandlung. Tgl. aus der Schiene heraus Mobilisation, nicht gegen Schmerz oder Widerstand. Röntgen nach 2 Tagen sowie 2 + 6 Wochen. Weiterbehandlung in unserer Arthroskopiesprechstunde.

Dr. med. L. Irlenbusch (FA f. Orthopädie u. spez. Unfallchirurgie)

11.4 Hüftgelenk

L. Irlenbusch

11.4.1 Hüftarthroskopie bei CAM-Impingement

OP-Bericht, Klinik für Unfall- und Wiederherstellungschirurgie

Pat.-Nr.: 150578074
Aktuelle Klinik: Unfallchirurgie
Pat.-Name: Pech, Rainer

Fall-Nr.: A3334574/2010
Station: B2-1
Geb.-Dat.: 20.10.72
Geschlecht/Alter: m, 38 J.

OP-Datum: 04.02.2010
OP-Dauer (Schnitt/Naht): 12.44 – 14.12 Uhr
Saal: B 1

Personal:
Operateur: OA Dr. L. Irlenbusch
1. Assistent: PJ-Student
2. Assistent:

Anästhesist: Fr. C. Rippenstiel-Beyerlein
Anästhesieschw./-pfl.: B. Bach
OP-Schwester/-Pfl.: D. Rameloh
OP-Springer: F. Fahrig

Vorgeschichte/Indikation: Bei dem Pat. besteht ein ausgeprägtes CAM-Impingement sowie eine im MRT nachgewiesene Zyste im Azetabulum dorsokranial. Die Indikation zur Arthroskopie des Hüftgelenks mit Schenkelhalstrimmung wurde gestellt. Die Aufklärung einschl. der Operationsrisiken und alternative Therapiemöglichkeiten ist erfolgt, die schriftliche Einwilligung zur u. g. Operation liegt vor.

Diagnose: CAM-Impingement Hüftgelenk links

Operation: Arthroskopie und Schenkelhalstrimmung Hüftgelenk links

Bericht: Patient in Rückenlage auf dem Extensionstisch. Nun zunächst Anlage der Distraktion. Anschließend Desinfektion und steriles Abdecken in üblicher Weise. Nun wird aufgrund der nur geringen Möglichkeit der Dislokation des Hüftkopfes aus dem Azetabulum mit dem peripheren Kompartiment begonnen.

Es erfolgte die Anlage des proximalen anterolateralen Portals und die Einführen der Optik. Dann unkomplizierte Anlage des ventralen Portals mittels Crosstrack. Über das ventrale Portal wird ein elektrochirurgisches Device eingeführt, es folgt das Release der Kapsel und der Zona orbicularis. Hiernach lässt sich der Hüftkopf weit genug distrahieren. Aufgrund dessen nun Übergang in das zentrale Kompartiment. Hier zeigt sich ventrokranial ein deutlich positives Carpet-Sign. Im Bereich der Fossa acetabuli ist das Lig. teres etwas ausgefasert und degeneriert. Lateral der Fossa besteht partiell, in klein umschriebenen Herden, bereits eine 4.-gradige Arthrose. Die Befunde werden mit dem Tasthaken gesichert. Im Bereich des ventralen Labrum und des Pfannendachs erfolgen eine vorsichtige Entfernung der abgelösten Knorpelanteile und die Glättung des Labrums mittels Shavers. Der dorsokraniale Pfannenrand und das Labrum sind intakt. Die in der MRT gesichtete Zyste zeigt hier keinerlei Durchbruch in das Gelenk. Daher erfolgt hier keine Intervention. Nun Entfernung aller Geräte und der Optik aus dem zentralen Kompartiment. Die Distraktion wird aufgehoben. Im Anschluss wird nun die Trimmung des Schenkelhalses mittels Acromionizer über das ventrale und anterolaterale Portal durchgeführt. Hierzu ist es erforderlich, teilweise ein wenig Distraktion und Innen- und Außenrotation durchzuführen, um die dementsprechenden Anteile des Schenkelhalses zu erreichen. Die Taillierung des Schenkelhalses mittels Acromionizers gelingt ohne Probleme. Es erfolgt parallel dazu eine ausgiebige Blutstillung. Anschließend Entfernung der Instrumente und Optiken. Hautverschluss mittels Einzelknopfnähten. Steriler Verband.

Procedere: Schmerzorientierte Vollbelastung erlaubt. Moderate Mobilisation, nicht gegen Schmerz und Widerstand. Forcierte Rotation 6 Wochen meiden. Röntgen nach 48 h. Aufgrund der fortgeschrittenen Knorpelschädigung im Azetabulum ist bei Beschwerdepersistenz bzw. Progredienz die Indikation zur Hüfttotalendoprothese zu stellen. Weiterbehandlung in unserer Arthroskopiesprechstunde.

Dr. med. L. Irlenbusch (FA f. Orthopädie u. spez. Unfallchirurgie)

11.5 Kniegelenk

L. Irlenbusch, M. Schulz

11.5.1 Arthroskopische Außenmeniskusresektion bei Degeneration

OP-Bericht, Klinik für Unfall- und Wiederherstellungschirurgie

Pat.-Nr.: 150576234
Aktuelle Klinik: Unfallchirurgie
Pat.-Name: Danke, Silvio

Fall-Nr.: A3336266/2012
Station: B2-1
Geb.-Dat.: 11.03.51
Geschlecht/Alter: m, 61 J.

OP-Datum: 19.04.2012
OP-Dauer (Schnitt/Naht): 09.48 – 10.11 Uhr
Saal: B 1

Personal:
Operateur: A. Eisenkrämer
1. Assistent: OA Dr. Irlenbusch

Anästhesist: Fr. Dr. L. Leerlauf
Anästhesieschw./-pfl.: B. Blau
OP-Schwester/-Pfl.: F. Fahrig
OP-Springer: R. Rot

Vorgeschichte/Indikation: Herr Danke klagt seit einem Fehltritt vor 3 Monaten über vermehrte Schmerzen des rechten Kniegelenks. Beschwerden würden aber schon seit ca. 2 Jahren bestehen. Klinisch finden wir bei intakten Bandverhältnisse deutliche Hinweise für eine Außenmeniskusläsion. MR-tomografisch konnte dies neben lateralen und medialen Knorpelläsionen Grad II bestätigt werden. Die Indikation zur Arthroskopie wurde gestellt, der Pat. hat nach entsprechender Risikoaufklärung schriftlich eingewilligt..

Diagnose: Degenerative Außenmeniskushinterhornläsion und beginnende Gonarthrose Kniegelenk rechts

Operation: Arthroskopie und partielle Außenmeniskushinterhornresektion Kniegelenk rechts

Vorgehen: Ungestörte ITN. Rückenlagerung, entspr. Polsterung. Es erfolgt die Narkoseuntersuchung. Hier finden wir stabile Bandverhältnisse sowohl für die Seiten- als auch für die Kreuzbänder. Vorlage einer Blutsperre.

Wiederholte Hautdesinfektion und steriles Abdecken in üblicher Weise. Blutsperre mit 300 mm Hg. Setzen eines anterolateralen Standardzugangs zur Kniegelenksarthroskopie. Einführen des Trokars. Hierbei entleeren sich ca. 20 ml bernsteinfarbene Flüssigkeit. Spülung des Gelenks. Anschließend wird unter Sicht der anteromediale Zugang zum Kniegelenk mittels einer Kanüle und nachfolgender Stichinzision angelegt. Einführen des Tasthakens. Im Rahmen des diagnostischen Rundgangs finden wir unauffällige und altersentsprechende Knorpelverhältnisse im Suprapatellarraum. Nur dezent ausgeprägte Reizsynovitis. Schwenken über den medialen Seitenrecessus, der sich unauffällig darstellt, in das mediale Kompartiment. Hier besteht eine flächige Chondropathie Grad II tibial und femoral. Intakter Innenmeniskus bei erhaltener Ringspannung.

In der Interkondylärregion finden wir ein unauffälliges vorderes und hinteres Kreuzband bei intaktem Synovialschlauch. Keine Unterblutungen. Unauffällige Tasthakenprüfung. Die ventrale Translation des Tibiakopfes unter Sicht ist unauffällig.

Umschwenken ins laterale Kompartiment unter Einnahme der Viererposition. Lokale Knorpelverhältnisse mit Degeneration Grad II tibial und femoral, nicht interventionsbedürftig. Im Bereich des Außenmeniskushinterhorns finden wir eine diffuse Zerfaserung mit Lappenbildung. Aufgrund dessen wird mittels einer Hinterhornstanze der Lappen sparsam debridiert. Anschließend erfolgt eine Glättung der Ränder mittels Shavers. Wir erhalten stabile Resektionsgrenzen. Die Popliteussehne stellt sich unauffällig dar. Nun Umschwenken über den unauffälligen lateralen Seitenrecessus zurück in den Suprapatellarraum.

Zum Abschluss Spülung des Gelenks. Drainage nicht notwendig. Wundverschluss. Steriler Verband. Elastische Wickelung.

Procedere: Mobilisation unter Vollbelastung nach Maßgabe der Beschwerden, intensive physiotherapeutische Beübung und Propriozeptionsschule. Weiterbehandlung beim überweisenden Orthopäden.

A. Eisenkrämer (Assistenzärztin)

11.5.2 Arthroskopische Innenmeniskusresektion bei Degeneration

OP-Bericht, Klinik für Unfall- und Wiederherstellungschirurgie

Pat.-Nr.: 150578545
Aktuelle Klinik: Unfallchirurgie
Pat.-Name: Dunkel, Steffen

Fall-Nr.: A3334000/2012
Station: B2-1
Geb.-Dat.: 20.10.61
Geschlecht/Alter: m, 50 J.

OP-Datum: 11.04.2012
OP-Dauer (Schnitt/Naht): 08.09 – 08.32 Uhr
Saal: B 1

Personal:
Operateur: C. Nettlau
1. Assistent: OA Dr. Irlenbusch

Anästhesist: Fr. Dr. L. Leerlauf
Anästhesieschw./-pfl.: B. Bach
OP-Schwester/-Pfl.: R. Rot
OP-Springer: F. Fahrig

Vorgeschichte/Indikation: Herr Dunkel klagt seit ca. 1 Jahr über nunmehr zunehmende Beschwerden im rechten Kniegelenk. Klinisch und MR-tomografisch finden sich eindeutige Hinweise einer Innenmeniskusläsion. Die Indikation zur Arthroskopie wurde gestellt, der Pat. hat in die Operation schriftlich eingewilligt.

Diagnose: Degenerative Innenmeniskushinterhornläsion Kniegelenk rechts

Operation: Arthroskopie und partielle Innenmeniskushinterhornresektion Kniegelenk rechts

Vorgehen: Ungestörte Spinalanästhesie. Rückenlagerung, entspr. Polsterung. Narkoseuntersuchung: Stabile Bandverhältnisse. Ventrale und dorsale Translation mit festem Anschlag. Vorlage einer Blutsperre.

Nun wiederholte Hautdesinfektion und steriles Abdecken in üblicher Weise. Blutsperre mit 300 mm Hg. Zunächst Setzen des anterolateralen Standardzugangs zur Kniegelenksarthroskopie. Danach Platzieren des anteromedialen Portals mittels einer Nadel und anschließender Stichinzision. Einführen des Tasthakens. Über das Arthroskop bzw. über den Trokar entleert sich wenig bernsteinfarbene Flüssigkeit. Abstrich. Nun Einführen des Arthroskops mit folgendem diagnostischem Rundgang:

Im Suprapatellarraum finden wir eine mäßig ausgeprägte Reizsynovitis. Altersentsprechender Knorpelbefund mit regelrechtem zentriertem Patellalauf in der funktionellen Prüfung. Umschwenken über den medialen Seitenrecessus, der sich unauffällig darstellt, in das mediale Kompartiment. Auch hier finden wir einen altersentsprechenden Knorpelbefund mit zentralen Grad-II-Läsionen nach ICRS im Bereich der Hauptbelastungszone der Femurrolle und des Tibiaplateaus. Im Bereich des Innenmeniskushinterhorns finden wir degenerative Auffaserungen mit einer teilweisen Lappenbildung. Diese werden mittels einer Hinterhornstanze und des Shavers entfernt und die Ränder geglättet. Der restliche Meniskus stellt sich intakt, bei gut erhaltender Ringspannung, dar. In der Interkondylärregion finden wir ein unauffälliges vorderes und hinteres Kreuzband bei erhaltenem Synovialschlauch. Bei der Tasthakenprüfung finden wir stabile Verhältnisse. Nun Umschwenken in das laterale Kompartiment nach Einnahme der Viererposition. Hier ebenfalls altersentsprechend unauffällige Knorpelverhältnisse. Intakter Meniskus bei erhaltener Ringspannung. Unauffällige Popliteussehne. Über dem lateralen Recessus, der sich ebenso unauffällig darstellt, gelangen wir wieder in den Suprapatellarraum. Hier erfolgt noch ein sparsames Debridement der Synovialzotten.

Anschließend Spülen des Gelenks. Einlage einer Redondrainage. Wundverschluss. Steriler Verband. Elastische Wickelung des Beines.

Procedere: Mobilisation unter Vollbelastung nach Maßgabe der Beschwerden, intensive krankengymnastische Beübung und Propriozeptionsschule. Weiterbehandlung beim überweisenden Orthopäden.

OA Dr. med. L. Irlenbusch (FA f. Orthopädie u. spez. Unfallchirurgie)

11.5.3 Zentrale Knorpelläsion – Chondropicks

OP-Bericht, Klinik für Unfall- und Wiederherstellungschirurgie

Pat.-Nr.: 150576234
Aktuelle Klinik: Unfallchirurgie
Pat.-Name: Stallmann, Bernd

Fall-Nr.: A3336268/2012
Station: B2-1
Geb.-Dat.: 11.03.71
Geschlecht/Alter: m, 41 J.

OP-Datum: 07.04.2012
OP-Dauer (Schnitt/Naht): 12.48 – 13.12 Uhr
Saal: B 1

Personal:
Operateur: P. Derst
1. Assistent: OA Dr. Irlenbusch

Anästhesist: Fr. C. Rippenstiel-Beyerlein
Anästhesieschw./-pfl.: B. Bach
OP-Schwester/-Pfl.: F. Fahrig
OP-Springer: D. Rameloh

Vorgeschichte/Indikation: Der Pat. beklagt seit ca. 6 Monaten bestehende zunehmende Knieschmerzen rechts. Klinisch finden wir bei intakten Bandverhältnissen deutliche Hinweise für eine Pathologie medial. MR-tomografisch konnte dies in Form einer umschriebenen Chondropathie bis Grad III in der Hauptbelastungszone des medialen Kondylus bestätigt werden. Die Indikation zur Arthroskopie wurde gestellt, der Pat. hat nach entsprechender Risikoaufklärung schriftlich eingewilligt. Auch über die Möglichkeit einer MACI wurde der Pat. in Orientierung am Lokalbefund informiert.

Diagnose: Knorpelschaden Grad III medialer Femurkondylus bei beginnender generalisierter Gonarthrose rechts

Operation: Arthroskopie, Knorpelshaving sowie femoral medial Chondropick-Behandlung

Vorgehen: Ungestörte Spinalanästhesie. Rückenlagerung, entspr. Polsterung. Es erfolgt die Narkoseuntersuchung. Hier finden wir stabile Bandverhältnisse sowohl für die Seiten- als auch für die Kreuzbänder. Vorlage einer Blutsperre.

Wiederholte Hautdesinfektion und steriles Abdecken in üblicher Weise. Blutsperre mit 300 mm Hg. Setzen eines anterolateralen Standardzugangs zur Kniegelenksarthroskopie. Einführen des Trokars. Hierbei entleeren sich ca. 20 ml bernsteinfarbene Flüssigkeit. Abstrich. Spülung des Gelenks. Anschließend wird unter Sicht der anteromediale Zugang zum Kniegelenk mittels einer Kanüle und nachfolgender Stichinzision angelegt. Einführen des Tasthakens. Im Rahmen des diagnostischen Rundgangs finden wir unauffällige und altersentsprechende Knorpelverhältnisse im Suprapatellarraum. Nur dezent ausgeprägte Reizsynovitis. Schwenken über den medialen Seitenrecessus, der sich unauffällig darstellt, in das mediale Kompartiment. Hier bestehen eine flächige Chondropathie Grad II tibial sowie eine 1,5x1 cm messende überwiegend Grad III-Chondropathie femoral. Wenig Randauffaserungen des Innenmeniskus bei erhaltener Ringspannung.

In der Interkondylärregion finden wir ein unauffälliges vorderes und hinteres Kreuzband bei intaktem Synovialschlauch. Keine Unterblutungen. Unauffällige Tasthakenprüfung. Die ventrale Translation des Tibiakopfes, unter Sicht, ist unauffällig.

Umschwenken ins laterale Kompartiment unter Einnahme der Viererposition. Lokale Knorpelverhältnisse mit Degeneration Grad II tibial und femoral, jedoch nicht interventionsbedürftig. Im Bereich des Außenmeniskushinterhorns finden wir leichte Randauffaserungen. Hier erfolgte die schonende Glättung des Randes mittels Shavers. Die Popliteussehne stellt sich unauffällig dar.

Erneute Einstellung medial, schonendes Glätten des Meniskusrandes mittels Shavers. Mittels Taststabs unterfahren der femoralen Knorpelläsionsränder, fest haftend. Entscheid zur Chondropickapplikation, die im Anschluss unter Sicht im Bereich der zentral femoralen Läsion in üblicher Weise durchgeführt wird. Nun Umschwenken über den unauffälligen lateralen Seitenrecessus zurück in den Suprapatellarraum.

Zum Abschluss Spülung des Gelenks. Einlage einer 10er-Redondrainage. Wundverschluss. Steriler Verband. Elastische Wickelung.

Procedere: Teilbelastung von 20 kg für 6 Wochen, dann Mobilisation unter schmerzorientierter Vollbelastung, intensive physiotherapeutische Beübung und Propriozeptionsschule. Ambulante Weiterbehandlung beim überweisenden Orthopäden.

A. Eisenkrämer (Assistenzärztin)

11.5.4 Zentrale Knorpelläsion – ASK und offene MACI (Chondrozytentransplantation)

OP-Bericht, Klinik für Unfall- und Wiederherstellungschirurgie

Pat.-Nr.: 150578951
Aktuelle Klinik: Unfallchirurgie
Pat.-Name: Timmelberg, Uta

Fall-Nr.: A3365127/2012
Station: B3-3
Geb.-Dat.: 31.01.80
Geschlecht/Alter: w, 32 J.

OP-Datum: 11.05.2012
OP-Dauer (Schnitt/Naht): 09.07 – 10.32 Uhr
Saal: B 3

Personal:
Operateur: OA Dr. L. Irlenbusch
1. Assistent: Ch. Nettlau

Anästhesist: Dr. Y. Habib
Anästhesieschw./-pfl.: B. Blau
OP-Schwester/-Pfl.: D. Rameloh
OP-Springer: F. Fahrig

Vorgeschichte/Indikation: Bei der Pat. wurde vor 7 Wochen arthroskopisch eine Knorpelentnahme zur MACI-Anzüchtung durchgeführt. Hierbei wurde ein medial gelegener, umschriebenen femoraler Knorpelschaden Grad III-IV nachgewiesen. Nunmehr ist nach Aufklärung der Pat. die Implantation der MACI gegeben.

Diagnose: Degenerative Knorpelläsion Grad IIIb (nach ICRS) medialer Femurkondylus 3x2 cm Kniegelenk re.

Operation: Arthroskopie und offene matrix-gekoppelte autologe Chondrozytentransplantation (MACI – Matrix-gekoppelte autologe Chondrozytentransplantation) Kniegelenk rechts

Vorgehen: Ungestörte Spinalanästhesie. Rückenlagerung. Blutsperre angelegt. Wiederholte Hautdesinfektion, übliches steriles Abdecken. Zunächst arthroskopischer Rundgang durch das Gelenk. Stichinzision, Zugang über die Narbe des alten Arthroskopieports anterolateral. Intraartikulär finden wir ein reizfreies Gelenk. Die Knorpelläsion wird bestätigt. Ansonsten erneut unauffälliger Befund. Beenden der Arthroskopie.

Geschwungener Hautschnitt im Bereich der medialen Patellafacette, etwas weiterführend medial des Lig. patellae. Teils stumpfe, teils scharfe Präparation. Darstellung der Kapsel. Spaltung mittels Schere. Darstellen des medialen Femurkondylus und Einstellen der Läsion ohne größere Probleme bei ca. 60° Kniebeuge. Es folgt das Debridement der Läsion bis auf die verbliebene subchondrale Lamelle, ohne diese zu eröffnen. Instabile Anteile in den Randbereichen der Läsion werden ebenfalls mittels scharfen Löffels und Kürette debridiert. Nach Beenden des Debridements besteht ein Defekt von ca. 4x2 cm Größe. Anfertigen einer Schablone der Defektgröße, mittels derer aus dem Knorpeltransplantat die entsprechende Größe ausgeschnitten wird. Einpassen des Knorpeltransplantats mittels zweier Pinzetten. Nachbearbeitung des Transplantats, bis eine sichere Einpassung möglich ist. Erneutes Entfernen des Transplantats. Austrocknen der Läsionsstelle unter Beachtung der Bluttrockenheit. Einbringen von Fibrinkleber und Einkleben des Transplantats mit der knorpelbesiedelten Seite zur Knochenlamelle hin. Es findet sich kein Überstand zu den gesunden Knorpelschultern. Anschl. wird der Übergangsbereich vom Transplantat zur Knorpelschulter noch mittels Fibrinklebers bedeckt. Insgesamt gute Einpassung des Transplantats. Eine Fixation der Ränder mittels Fadens ist nicht notwendig.

Nun mehrfaches Durchbewegen des Kniegelenks mit anschließender Kontrolle. Das Transplantat ist weiterhin stationär und stabil. Fotodokumentation.

Kapselnaht ohne vorherige Einlage einer Redondrainage bzw. einer Spülung des Gelenks. Die Kapsel kann sicher verschlossen werden. Nun Spülen des Situs und Einlage einer Redon subkutan. Schichtweiser Wundverschluss. Steriler Verband. Elastische Wickelung. Listra-Schiene im OP.

Procedere: Mobilisation, Physiotherapie und Belastung entsprechend dem hauseigenen Nachbehandlungsschema »MACI«. Analgesie und Thromboseprophylaxe nach Maßgabe der Stationsärzte. Weiterbehandlung in unserer Arthroskopiesprechstunde.

OA Dr. med. L. Irlenbusch (FA f. Orthopädie u. spez. Unfallchirurgie)

11.5.5 Zentrale Knorpelläsion – ASK und offene OATS

OP-Bericht, Klinik für Unfall- und Wiederherstellungschirurgie

Pat.-Nr.: 150584512
Aktuelle Klinik: Unfallchirurgie
Pat.-Name: Schleier, Urda

Fall-Nr.: A3378737/2012
Station: B3-3
Geb.-Dat.: 26.03.81
Geschlecht/Alter: w, 31 J.

OP-Datum: 11.05.2012
OP-Dauer (Schnitt/Naht): 14.07 – 15.12 Uhr
Saal: B 2

Personal:
Operateur: OA Dr. L. Irlenbusch
1. Assistent: Ch. Nettlau

Anästhesist: Dr. Y. Habib
Anästhesieschw./-pfl.: B. Bach
OP-Schwester/-Pfl.: F. Fahrig
OP-Springer: D. Rameloh

Vorgeschichte/Indikation: Bei der Pat. erfolgte bei seit ca. 6 Monaten bestehenden medial betonten Beschwerden mittels MRT der Nachweis einer medial gelegenen umschriebenen femoralen Knorpeldegeneration Grad III-IV. Die Indikation zur Arthroskopie ist nach Aufklärung der Pat. gegeben. Über mögliche Therapieoptionen (Chondrpick, OATS, MACI) wurde die Pat. präoperativ aufgeklärt.

Diagnose: Degenerative Knorpelläsion Grad IIIb (nach ICRS) medialer Femurkondylus 1,5x0,8 cm Kniegelenk rechts

Operation: Arthroskopie und arthroskopische gestützte OATS Kniegelenk re.

Vorgehen: Ungestörte ITN. Cefuroxim 1,5 g intravenös. Rückenlagerung. Narkoseuntersuchung mit stabilem Kreuz- und Kollateralbandapparat. Blutsperre vorgelegt.

Wiederholte Hautdesinfektion und steriles Abdecken in üblicher Weise. Blutsperre mit 300 mm Hg. Setzen eines anterolateralen Standardzugangs zur Kniegelenksarthroskopie. Einführen des Trokars. Hierbei entleeren sich ca. 20 ml bernsteinfarbene Flüssigkeit. Abstrich. Spülung des Gelenks. Anschließend wird unter Sicht der anteromediale Zugang zum Kniegelenk mittels einer Kanüle und nachfolgender Stichinzision angelegt. Einführen des Tasthakens. Im Rahmen des diagnostischen Rundgangs finden wir unauffällige und altersentsprechende Knorpelverhältnisse im Suprapatellarraum. Patellarückfläche unauffällig, regelhaftes zentrales Gleitverhalten bei Funktionsprüfung. Nur dezent ausgeprägte Reizsynovitis. Schwenken über den medialen Seitenrecessus, der sich unauffällig darstellt, in das mediale Kompartiment. Hier bestehen eine abgegrenzte zentrale Knorpelläsion Grad III-IV femoral (1,5x0,8 cm), tibial eine flächige Chondropathie überwiegend Grad I. Intakter Innenmeniskus bei erhaltener Ringspannung.

In der Interkondylärregion finden wir ein unauffälliges vorderes und hinteres Kreuzband bei intaktem Synovialschlauch. Keine Unterblutungen. Unauffällige Tasthakenprüfung. Die ventrale Translation des Tibiakopfes, unter Sicht, ist unauffällig.

Umschwenken ins laterale Kompartiment unter Einnahme der Viererposition. Lokale Knorpelverhältnisse femoral und tibial unauffällig. Außenmeniskus unauffällig, auch bei Taststabuntersuchung. Die Popliteussehne stellt sich ebenso unauffällig dar. Rückschwenken ins mediale Kompartiment. Aufgrund der Defektkonfiguration Entscheid zur offenen OATS.

Entfernung von Taststab und Optik nach nochmaliger Spülung. Nun mediale Arthrotomie mit Hautlängsschnitt medial der Patella und weitere subkutane Präparation. Lösung des med. Retinaculums von der Patella und Belassen eines ausreichenden Streifens an selbiger. Längsarthrotomie auf ca. 8 cm Länge. Gute Einstellung des zentralen femoralen Defekts bei 65° Beugung. Mittels 2-maliger Bohrungen mit der 9 mm-Hohlfräse kann der gesamte Defekt unter Mitnahme von ca. 1,5 cm großen Knochenbolzen reseziert werden.

Zuwenden zum lateralen Kondylus. Hier erfolgt die Entnahme eines Knochen-/Knorpelzylinders entsprechender Tiefe. Aufsuchen der Entnahmestelle an der anterolateralen Femurrolle, weit außerhalb der Belastungszonen. Nun orthograde Positionierung des 10 mm-Donormeißels auf der Knorpeloberfläche. Auf eine exakte Positionierung wird geachtet. Anschließend zweimalig Vortreiben des Donormeißels mit leichten Hammerschlägen bis auf eine Tiefe von ca. 15 mm. Anschließend Gewinnen des osteochondralen Zylinders und Entfernung des Meißels. Sodann werden die gewonnenen Transplantatzylinder in der Höhe den Entnahmezylindern am medialen Femurkondylus angepasst und nach Orientierung in der Rotation zum Erreichen einer möglichst stufenlosen Transplantation mittels des Stößels vorsichtig und ohne Komplikationen eingebolzt. Ausgiebige Spülung. Abschließende Fotodokumentation. Ausgiebige Spülung. Ausleitung einer 10er-Redon über den lateralen Arthroskopiezugang mit Annaht. Öffnen der Blutsperre. Koagulation lokaler Blutungen. Schichtweiser Wundverschluss, sichere Naht des Retinaculums. Subkutane Naht. Spannungsfreie Hautrückstichnähte. Steriler Verband. Öffnen der Drainage bei regelhaftem Sog. Milde elastokompressive Wickel. Listra-Schiene im OP.

Procedere: Mobilisation, Physiotherapie und Belastung entsprechend dem hauseigenen Nachbehandlungsschema »OATS«. Analgesie und Thromboseprophylaxe nach Maßgabe der Stationsärzte. Drainagenzug nach 24 h. Weiterbehandlung in unserer Arthroskopiesprechstunde.

OA Dr. med. L. Irlenbusch (FA f. Orthopädie u. spez. Unfallchirurgie)

11.5.6 Rez. Patellaluxationen – mediale Retinaculumrekonstruktion

OP-Bericht, Klinik für Unfall- und Wiederherstellungschirurgie

Pat.-Nr.: 194622944
Aktuelle Klinik: Unfallchirurgie
Pat.-Name: Salzmann, Günther

Fall-Nr.: A3874900/2012
Station: B3-1
Geb.-Dat.: 09.05.78
Geschlecht/Alter: m, 33 J.

OP-Datum: 17.04..2012
OP-Dauer (Schnitt/Naht): 08.10 – 09.21 Uhr
Saal: B 1

Personal:
Operateur: OA Dr. L. Irlenbusch
1. Assistent: Dr. M. Schulz
2. Assistent: Ch. Nettlau

Anästhesist: Fr. C. Rippenstiel-Beyerlein
Anästhesieschw./-pfl.: B. Bach
OP-Schwester/-Pfl.: D. Rameloh
OP-Springer: F. Fahrig

Vorgeschichte/Indikation: Der Pat. beklagt seit 4 Jahren rezidivierende Patellaluxationen rechts. Vor gut 2 Jahren erfolgte auswärtig eine mediale Fesselung mit lateralem Release. Im weiteren Verlauf kam es in den letzten 2 Monaten erneut zu Luxationsereignissen. Radiologisch findet sich eine abgeflachte laterale Femurkondyle bei Patellaform Wiberg II. Die Instabilität besteht jedoch hauptsächlich zwischen 0° und 30°. Die Indikation zur MPFL-Plastik ist gegeben.

Diagnose: Rezidivierende habituelle Patellaluxationen re.

Operation: Arthroskopie und arthroskopisch gestützte Rekonstruktion des medialen patellofemoralen Ligaments (MPFL) mittels Gracilissehnentransplantats

Vorgehen: Rückenlagerung, entsprechend gepolstert. Ungestörte ITN. Anlage Blutsperre. Wiederholte Hautdesinfektion, übliches steriles Abdecken.

Zunächst Arthroskopie des Gelenks. Setzen eines anterolateralen Ports zum Kniegelenk. Einführen des Trokars und des Arthroskops. Auffüllung des Gelenks mit Ringer. Retropatellare Einstellung, deutliche Lateralisation der Patella bei forcierter Beugung im Kniegelenk. Leichte Aufrauhung des Knorpels ubiquitär (Grad I). Nun zunächst Beenden der Arthroskopie und Vorbereitung zur Sehnenentnahme.

Schräg laufender Hautschnitt über dem Pes anserinus. Teils stumpfes, teils scharfes Präparieren bis auf die Faszie. Diese wird längs gespalten. Darstellung der Gracilissehne. Dies gelingt ohne Probleme. Anschlingen und scharfes Ablösen der Gracilissehne unter Schonung der Semitendinosussehne. Gewinnung der Sehne mittels eines Sehnenstrippers in üblicher Weise. Nun wird die Sehne durch den Assistenten von jeglichem Muskel befreit. Zuschneiden auf 20 cm. Armierung an beiden Enden mit Baseball-Stitch-Naht mittels Mersilenefaden.

Zwztl. Setzen eines ca. 3 cm langen Hautschnitts an der medialen Patellafacette, beginnend am Oberrand der Patella 3 cm nach distal ziehend. Darstellen des medialen Patellafirstes. Mittels eines Luers wird eine Rinne von ca. 2 cm Länge in den medialen Patellafirst, beginnend an der anteromedialen Ecke nach distal ziehend, präpariert. Diese Rinne dient zur Aufnahme der Sehne. Zwei 3,5 mm-Fadenanker werden in diese Rinne eingebracht, der erste sitzt direkt auf der anteromedialen Ecke, der zweite im Abstand von ca. 2 cm davon. Nun wird von dem Hautschnitt aus ein Tunnel nach medial in der 3. Schicht präpariert. Aufsuchen des Tub. adductorium. Hierüber Hautschnitt von 3 cm Länge. Mittels streng seitlich positioniertem BV wird die femorale Insertion der Bandplastik aufgesucht. Hierfür bilden wir einen Schnittpunkt aus einer Verlängerung der Linien der dorsalen Femurkortikalis sowie der Blumensaat'schen Linie. Von diesem Schnittpunkt aus wird ein Punkt, der sich ca. 0,5 cm ventral/proximal davon befindet, mittels eines K-Drahts markiert. Einbringen dieses K-Drahts parallel zur Gelenklinie und Ausleitung über eine Stichinzision auf der Gegenseite. Überbohren des Drahts mittels eines 4,5 mm-Bohrers bis auf eine Tiefe von 30 mm. Ersetzen des K-Drahts durch einen Ösendraht und Einzug eines Shuttle-Fadens transfemoral. Nun Vorbereitung zum Einziehen der Sehne.

Die Gracilissehne wird zunächst mittels eines Luers bzw. eines Elevatoriums in die Rinne an der Patella eingedrückt. Hierbei wird auf eine gleichmäßige Schenkellänge geachtet. Anschließend Knoten der beiden vorgelegten Fäden der Fadenanker an beiden Seiten des Patellafirstes. Danach Einziehen der Sehne in den subkutanen Tunnel unter den Vastus. Ausleiten im Bereich des Tub. adductorium. Anschließend werden die Fäden in den Shuttle-Faden eingelegt und femoral nach lateral ausgeführt. Danach Einzug der Gracilissehne mit Zug nach lateral in den femoralen Tunnel. Dies gelingt ohne Probleme. Nun Einführen des Arthroskops in das Gelenk. Straffen der Sehnenenden unter Sicht. Bei Beugung von ca. 90° erreichen wir einen regelrechten zentrierten Patellalauf, ohne vermehrte Kompression im Bereich der Patellagleitbahn. Anschließend Fixierung der Sehnen im Bereich des femoralen Tunnels mittels einer 6x30 mm-Biointerferenzschraube in 30° Flexion. Abschneiden der Fäden auf der lateralen Seite. Danach arthroskopische Abschlussbilder. Spülung des OP-Situs. Kontrolle auf Bluttrockenheit. Schichtweiser Wundverschluss. Steriler Verband. Elastische Wickelung. Listra-Schiene.

Procedere: Mobilisation, Physiotherapie und Belastung entsprechend dem hauseigenen Nachbehandlungsschema »MPFL«. Freigabe ab der 7. Woche.

OA Dr. med. L. Irlenbusch (FA f. Orthopädie u. spez. Unfallchirurgie)

11.6 Oberes Sprunggelenk

L. Irlenbusch

11.6.1 Arthroskopie und Debridement

OP-Bericht, Klinik für Unfall- und Wiederherstellungschirurgie

Pat.-Nr.: 150503542
Aktuelle Klinik: Unfallchirurgie
Pat.-Name: Block, Bernt

Fall-Nr.: A3333420/2012
Station: B3-1
Geb.-Dat.: 02.12.71
Geschlecht/Alter: m, 40 J.

OP-Datum: 12.12.2011
OP-Dauer (Schnitt/Naht): 12.00 – 12.32 Uhr
Saal: B 2

Personal:
Operateur: C. Bauer
1. Assistent: OA Dr. L. Irlenbusch
2. Assistent: Ch. Nettlau

Anästhesist: Fr. Dr. L. Leerlauf
Anästhesieschw./-pfl.: B. Blau
OP-Schwester/-Pfl.: S. Mahlmann
OP-Springer: R. Fuchs

Vorgeschichte/Indikation: Herr Starke klagt über zunehmende Beschwerden im Bereich des linken oberen Sprunggelenks seit 2 Jahren. Wiederholte Verdrehtraumata sind im Rahmen des privaten Squashspiels aufgetreten, er habe intermittierend immer mal Beschwerden im linken Sprunggelenk gehabt. Röntgenologisch finden sich deutliche, überwiegend an Innenknöchel und ventraler Tibialeiste gelegene Osteophyten. Speziell hier bestehen Beschwerden im Sinne eines Impingements bei Fußhebung. Die Indikation zur operativen Intervention ist gegeben, der Pat. wurde über Situation, Therapiemöglichkeiten und Operationsrisiken eingehend aufgeklärt.

Diagnose: Überwiegend Chondropathie Grad II-des OSG links mit osteophytären Randanbauten

Operation: Arthroskopie und arthroskopisch gestütztes Debridement mit Osteophytenresektion

Vorgehen: Ungestörte ITN. Rückenlagerung, entspr. Polsterung. Vorlage der Blutsperre. Wiederholte Desinfektion und steriles Abdecken in üblicher Weise. Markierung der »landmarks« mittels Stift.

Blutsperre mit 300 mm Hg. Setzen des anteromedialen Standardzugangs zum Sprunggelenk. Nach stumpfer Präparation ins Gelenk werden Trokar und Arthroskop eingeführt. Wenig bernsteinfarbener Erguss. Schaffung adäquater Sichtverhältnisse. Über ein anterolaterales Portal wird ein Tasthaken eingeführt.

Es folgt der diagnostische Rundgang durch das Gelenk. Anterolateral zeigen sich zwischen Talus und Mall. lateralis liegende Narbenstränge, die auch unter Zug mit dem Taststab straff bleiben. Es erfolgt die Resektion mittels Shavers, bis der gesamte Knorpel sichtbar liegt. Flächige Chondropathie Grad II-an Talus und AK.

Zuwenden zur Hauptgelenkfläche, auch hier ubiquitär Chondropathie Grad II-sowie der ventrale Osteophyt der Tibiagelenkkante, der hier komplett von medial nach lateral quert. Resektion der Vernarbungen, dann des Osteophyten mittels Shavers. Die Resektion gelingt unkompliziert. Soweit unter entspr. Manipulationen einsehbar und beurteilbar, reicht die Chondropathie breit bis ins dorsale Kompartiment. Die Syndesmose ist intakt.

Umsetzen des Arthroskops, Zuwenden medial, hier keine Narbenstränge, aber eine Chondropathie Grad I-II. Somit medial keine Interventionsnotwendigkeit. Freie Gelenkkörper finden sich nicht. Ausgiebige Spülung. Ausleitung einer 10er-Redon anterolateral, Annaht. Hautverschluss nach Arthroskopentfernung. Steriler Verband. Milde elastokompressive Wickelung.

Procedere: Mobilisation mit 20 kg Teilbelastung für 3 Wochen postoperativ. Bewegungsfreigabe ab sofort. Redonzug und Röntgen nach 24 h. Analgesie nach Maßgabe der Stationsärzte. Weiterbehandlung beim überweisenden Orthopäden.

C. Bauer (Assistenzarzt)

11.6.2 Arthroskopie und OATS

OP-Bericht, Klinik für Unfall- und Wiederherstellungschirurgie

Pat.-Nr.: 150503541
Aktuelle Klinik: Unfallchirurgie
Pat.-Name: Starke, Klaus

Fall-Nr.: A3333419/2012
Station: B2-1
Geb.-Dat.: 20.04.81
Geschlecht/Alter: m, 31 J.

OP-Datum: 02.05.2012
OP-Dauer (Schnitt/Naht): 12.44 – 14.02 Uhr
Saal: B 1

Personal:
Operateur: Dr. L. Irlenbusch
1. Assistent: J. Mathusalem
2. Assistent: Ch. Nettlau

Anästhesist: Fr. C. Rippenstiel-Beyerlein
Anästhesieschw./-pfl.: B. Bach
OP-Schwester/-Pfl.: I. Bär
OP-Springer: R. Fuchs

Vorgeschichte/Indikation: Herr Starke klagt seit einem Distorsionstrauma vor 3 Wochen über zunehmende Beschwerden im Bereich des linken oberen Sprunggelenkes. Vorgeschichtlich seien im Rahmen seines Fußballvereinssports schon häufiger Supinationstraumata aufgetreten, er habe intermittierend immer mal Beschwerden im linken Sprunggelenk. Röntgenologisch und MR-tomografisch kann eine Osteochondrosis dissecans Grad IV mit einem freien Dissekat nachgewiesen werden. Die Indikation zur operativen Intervention ist gegeben, der Pat. wurde über Situation, Therapiemöglichkeiten und Operationsrisiken eingehend aufgeklärt.

Diagnose: Osteochondrosis dissecans Grad IV, mediale Talusschulter oberes Sprunggelenk links

Operation: Arthroskopie und offene OATS der medialen Talusschulter des oberen Sprunggelenks links mit Zylinderentnahme vom gleichseitigen Kniegelenk

Vorgehen: Cefuroxim 1,5 g intravenös. Ungestörte ITN. Rückenlagerung, entspr. Polsterung. Vorlage der Blutsperre. Wiederholte Desinfektion und steriles Abdecken in üblicher Weise.

Blutsperre mit 300 mm Hg. Zunächst Setzen des anteromedialen Standardzugangs zum Sprunggelenk. Nach stumpfer Präparation ins Gelenk werden Trokar und Arthroskop eingeführt. Bernsteinfarbener Erguss, Abstrich. Dann Schaffung adäquater Sichtverhältnisse. Über ein anterolaterales Portal wird ein Tasthaken eingeführt.

Es folgt der diagnostische Rundgang durch das Gelenk. Im Bereich der medialen Talusschulter zeigt sich die besagte Osteochondrosis dissecans. Bei Tasthakenprüfung kann das Dissekat mobilisiert werden. Es findet sich danach eine Knorpelläsion von ca. 1x1 cm. Das übrige Gelenk zeigt teils bis II° reichende, nahezu uiquitäre Degenerationen. Beenden der Arthroskopie und Entscheid zur offenen OATS aufgrund der Defektlokalisation.

Nun Hautschnitt von ca. 5 cm Länge zentral axial über dem Innenknöchel. Schichtweise Präparation, Ligatur einer größeren subkutanen Vene. Darstellen des Innenknöchels. Von der Innenknöchelspitze her werden unter BV-Kontrolle zunächst 2 Kirschnerdrähte in typischer Art und Weise nach proximal/dorsal eingebracht. Diese werden in der hinteren Gegenkortikalis verankert. Anschließend Überbohren derselben mittels eines kanülierten Bohrers für 3,5 mm Schrauben und anschließend Entfernen der Drähte. Querosteotomie des Innenknöchels mittels Osteotoms unter Schonung der dorsal verlaufenden Sehnen. Zurückklappen des Innenknöchels ohne größere Probleme. Darstellen der medialen Talusschulter mit der Läsion. Diese wird zunächst mittels eines scharfen Löffels und einer Kürette debridiert. Bestimmung der Defektgröße mittels der vorkonfektionierten Meißel. Wir entscheiden uns für einen im Durchmesser 8 mm messenden Meißel. Feuchtkompresse im Zugangsbereich.

Es folgt die arthroskopisch gestützte Entnahme des Knochen-/Knorpelzylinders aus dem Kniegelenk links. Setzen des anterolateralen und -medialen Standardzugangs zum Kniegelenk. Kurzer diagnostischer Rundgang ohne sichtbare Läsionen an Knorpel, Bandapparat oder Menisken. Dann Aufsuchen der Entnahmestelle an der anterolateralen Femurrolle weit außerhalb der Belastungszone. Nun orthograde Positionierung des 8 mm-Donormeißels auf der Knorpeloberfläche. Hierbei wird auf eine exakte Positionierung geachtet. Vortreiben des Donormeißels mit leichten Hammerschlägen bis auf eine Tiefe von ca. 15 mm und Gewinnen des osteochondralen Zylinders unter Rückzug des Meißels. Spülung des Kniegelenks. Einlage einer 10er-Redondrainage. Wund. verschluss.

Erneut Hinzuwenden zum Sprunggelenk. Entfernung der Feuchtkompresse. Bestimmung der Tiefe des Empfängertunnels anhand der Zylinderlänge. Anschließend wird der Empfängermeißel über dem Defekt positioniert. Der Defekt wird vom Meißel vollständig umschlossen. Vortreiben des Empfängermeißels mit dem Hammer bis in die gewünschte Tiefe von 15 mm. Danach Entfernung des Meißels. Nochmalige Tiefenmessung der Empfängerstelle. Anschließend Aufsetzen der durchsichtigen Transplantierhülse auf das Ende des Donormeißels. Einbringen des Donors durch leichte Hammerschläge, dann Feinjustierung des Transplantats mit dem Stößel. Es entsteht eine nahezu plane bzw. flächige Knorpelknochendecke. Spülen des OP-Situs.

Nun Refixation des Innenknöchels. Hierfür Repositionierung und temporäre Retention des Innenknöchels mittels eines Einzinkerhakens. Über die vorgebohrten Löcher werden wiederum 2 Kirschnerdrähte eingebracht. Anschließend Einbringen von zwei 3,5x50 mm langen kanülierten Kompressionsschrauben.

Abschlussbilder unter BV in beiden Ebenen. Regelrechte Stellung der Sprunggelenksgabel und Lage der Implantate. Abschlussspülung. Kontrolle auf Bluttrockenheit. Einlage einer 10er-Redondrainage. Wundverschluss. Steriler Verband.

Procedere: Mobilisation mit 20 kg Teilbelastung für 6 Wochen postoperativ. Bewegungsfreigabe ab sofort. Redonzug und Röntgen nach 48 h, Röntgen im Verlauf nach 2 + 6 Wochen. Analgesie nach Maßgabe der Stationsärzte. Weiterbehandlung in unserer Arthroskopiesprechstunde.

OA Dr. med. L. Irlenbusch (FA f. Orthopädie u. spez. Unfallchirurgie)

11.6.3 Arthroskopie und Synovektomie

OP-Bericht, Klinik für Unfall- und Wiederherstellungschirurgie

Pat.-Nr.: 150578033
Aktuelle Klinik: Unfallchirurgie
Pat.-Name: Pechstein, Raik

Fall-Nr.: A3334537/2012
Station: B2-1
Geb.-Dat.: 18.04.53
Geschlecht/Alter: m, 59 J.

OP-Datum: 30.04.2012
OP-Dauer (Schnitt/Naht): 11.44 – 12.12 Uhr
Saal: B 1

Personal:
Operateur: OA Dr. L. Irlenbusch
1. Assistent: P. Derst

Anästhesist: Fr. C. Rippenstiel-Beyerlein
Anästhesieschw./-pfl.: B. Bach
OP-Schwester/-Pfl.: D. Rameloh
OP-Springer: F. Fahrig

Vorgeschichte/Indikation: Herr Pechstein zog sich vor Jahren eine trimalleoläre Luxationsfraktur des OSG rechts zu. Bei nunmehr intermittierenden persistierenden Beschwerden sowie Bewegungseinschränkungen wurde die Indikation zur Arthroskopie gestellt, in die der Pat. nach Aufklärung über die möglichen Operationsrisiken schriftlich eingewilligt hat..

Diagnose: Posttraumatische Arthrose Luxationsfraktur des oberen Sprunggelenks rechts

Operation: Arthroskopie, partielle Synovektomie und Chondroplastik oberes Sprunggelenk rechts

Vorgehen: Patient in Rückenlage auf dem OP-Tisch, die Fußenden hängen frei über dem Rand des Operationstisches. Vorlage der Blutsperre. Markierung der lokalen »landmarks« mittels Stift. Wiederholte Hautdesinfektion und steriles Abdecken in üblicher Weise.

Blutsperre mit 300 mm Hg. Setzen des anteromedialen Standardzugangs über eine Stichinzision. Anschließend stumpfes Präparieren in das Gelenk mittels eines kleinen Klemmchens. Dies gelingt ohne größere Probleme. Einführen des Trokars und des Arthroskops. Spülen, bis freie Sichtverhältnisse herrschen.

Darstellung der Tibiavorderkante. Hier finden wir bereits ausgeprägte narbige Veränderungen bzw. Verwachsungen. Führen des Arthroskops nach lateral. Hier wird über das anterolaterale Portal eine Nadel eingebracht. Anschließend auch hier Stichinzision und Einführen eines Tasthakens.

Nun Inspektion des Gelenks. Deutliche narbige Verwachsungen im Bereich des ventralen Gelenks sowie tibiofibular. Generalisierte Knorpelveränderungen Grad IIIa-IIIb nach ICRS im Bereich der vorderen tibialen Gelenkfläche sowie der Talusrolle.

Mittels eines Shavers erfolgen nun zunächst ein Debridement und eine Synovektomie der ventralen Gelenkanteile. Anschließend Freishaven des Raums zwischen Fibula und lateraler Talusschulter. Hier finden wir einige kleinere freie Gelenkkörper, die entfernt werden können. Im Bereich der vorderen Syndesmose finden wir stabile und deutlich narbig veränderte Gewebezüge.

Nun Einbringen eines Elevatoriums über das anterolaterale Portal in das Gelenk. Hiermit wird kurzzeitig das Gelenk, das sich unter deutlicher Plantarflexion befindet, aufgedrückt. Wir schauen in den Dombereich des Sprunggelenks. Hier finden wir degenerative Veränderungen Grad II-IIIa nach ICRS.

Nun Entfernung der Instrumente und Einführen des Trokars und des Arthroskops über das anterolaterale Portal. Dann erfolgt noch über das anteromediale Portal mittels eines Shavers das Debridement im medialen Gelenkspalt. Hier weitgehend unauffällige Verhältnisse.

Anschließend Spülen des Gelenkes. Einlage einer Redondrainage anterolateral. Wundverschluss. Steriler Verband. Elastische Wickelung.

Procedere: Mobilisation unter schmerzadaptierter Vollbelastung nach Maßgabe der Beschwerden

OA Dr. med. L. Irlenbusch (FA f. Orthopädie u. spez. Unfallchirurgie)

Periprothetische Frakturen, Korrekturen und Amputationen

12.1 Obere Extremitäten

H. Siekmann

12.1.1 Valgisierende Umstellungsosteotomie nach varisch verheilter subkapitaler Fraktur

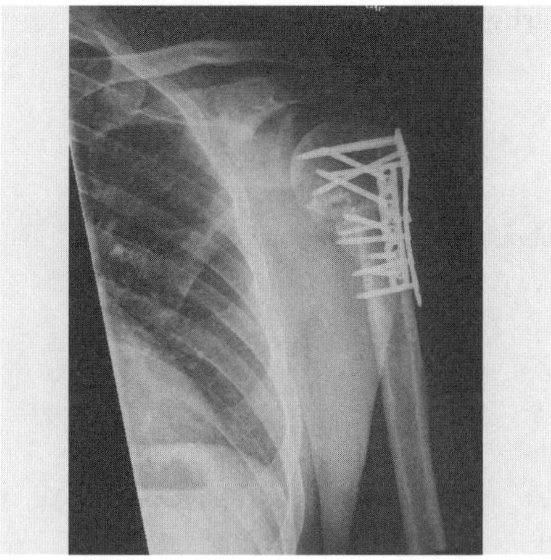

OP-Bericht, Klinik für Unfall- und Wiederherstellungschirurgie

Pat.-Nr.: 10079772
Aktuelle Klinik: Unfallchirurgie
Pat.-Name: Stehling, Gunther

Fall-Nr.: A2920034/2011
Station: 1
Geb.-Dat.: 02.08.1963
Geschlecht/Alter: m, 47 J.

OP-Datum: 17.07.2011
OP-Dauer (Schnitt/Naht): 10.11 – 11.23 Uhr
Saal: B 1

Personal:
Operateur: Dr. H. Siekmann
1. Assistent: J. Mathusalem
2. Assistent: C. Nettlau

Anästhesist: Dr. F. Schenk
Anästhesieschw./-pfl.: M. Ballauf
OP-Schwester/-Pfl.: M. Kopper
OP-Springer: C. Lindholm

Vorgeschichte: Der oben genannte Pat. zog sich im Rahmen eines Polytraumas bei einem BG-lich versicherten Verkehrsunfall eine kapitale/subkapitale Humerusfraktur links zu, die nach operativer Versorgung in deutlicher Varusstellung knöchern durchbaut ist. Bei deutlichem Bewegungsdefizit und lokalen Beschwerden ist eine operative Revision gewünscht. Nach entsprechend umfangreicher Risikoaufklärung liegt die Einwilligung zur Operation schriftlich vor. Eine Operationsplanung ist erfolgt, die Varusstellung beträgt 70°. Nebenbefundlich ist eine dialysepflichtige Niereninsuffizienz bekannt.

Diagnose: In deutlicher Varusstellung knöchern konsolidierte ehemalige subkapitale Humerusfraktur links

Operation: Narbenkorrektur, Materialentfernung, Abstrich, subtraktiv valgisierende subkapitale Umstellungsosteotomie des Humerus, Osteosynthese mittels LPH-Platte und winkelstabiler 5-Loch-Titan-LC-Platte, Bizepssehnentenodese mittels Mitek-Anker, lokale Drainage.

Bericht: Ungestörte ITN. Cefuroxim 1,5 g i.v. Beach-Chair-Lagerung unter entsprechend umfangreicher Sicherung und Polsterung. Wiederholt Hautdesinfektion, übliches steriles Abdecken.

Exzision der alten, etwas hypertrophen Narbe. Schichtweise Präparation bei deltoideopektoralem Zugang, wobei die lokale Anatomie bei deutlichen Vernarbungen nur schwer zu identifizieren ist. Knochennahe Lösung der Subscapularissehne, Armierung mit PDS. Darstellung der Platte auf ganzer Länge und schrittweises Entfernen der Schrauben, dann der Platte. Nach Materialentfernung zeigt sich das schon vorbekannte Bild einer in deutlicher Varusfehlstellung verheilten subkapitalen Humerusfraktur. Reinigung des Plattenlagers von Osteophyten und Narbengewebe. Makroskopisch kein Infektanhalt, Abstrich. Nun folgt mittels K-Draht die Markierung der Osteotomiehöhe unter BV-Kontrolle. Mittels oszillierender Säge und Osteotom wird die geplante doppelte (subtraktive) Osteotomie subtuberkulär im alten Frakturbereich durchgeführt. Es zeigt sich gut durchbluteter spongiöser Knochen nach Entfernung des Keils. Nun wird die Reponierbarkeit des Kopfes auf den Schaft kontrolliert. Hierbei zeigen sich deutliche Zugkräfte der Rotatoren auf den Kopf, die eine alleinige laterale Plattenanlage bedenklich erscheinen lassen. Nun unter BV Platzierung der Platte am lateralen Kopf in gewünschter (präoperativ gewählter) Position und Fixierung mit 4 winkelstabilen Schrauben. Anschl. wird der Kopf über die Platte auf den Schaft reponiert und mit einer Repositionszange fixiert. Hierbei erreichen die beiden Osteotomieflächen breiten Kontakt. Über ein zusätzliches Bohrloch distal der Platte wird das Plattenspanngerät am distalen Loch der Platte und am Schaft fixiert, hierüber eine kräftige Kompression aufgebaut. Eine Spongiosaanlagerung ist entspr. dieser makroskopischen Situation nicht notwendig. In dieser Position werden nun 2 winkelstabile, nach anschl. Abnahme des Plattenspanngerätes eine weitere winkelstabile sowie eine Spongiosa-KFI-Schaube platziert. Sämtliche Schrauben haben kräftigen Zug im Knochen.

Bei oben genannter Situation ist zur Stabilitätserhöhung die Fixierung einer weiteren ventralen Platte notwendig. Aufgrund der lokalen Anatomie nach stattgehabter Fraktur ist hierzu jedoch eine zusätzliche Bizepssehnentenodese notwendig, um eine sichere Plattenplatzierung zu ermöglichen. Proximale Durchtrennung der Bizepssehne. Anschließend leichtes Anbiegen einer winkelstabilen 5-Loch-Titan-LC-Platte, die im Anschluss sicher mit 5 Schrauben unter jeweils exzentrischem Besatz fixiert wird. Über einen Mitek-Anker wird noch die Tenodese der Bizepssehne am proximalen ventralen Humerus im Sulcus bicipitalis durchgeführt. Abschlusskontrolle unter BV, regelhafte Lage der Implantate, gewünschte Stellung des Humeruskopfes zum Schaft. In einem letzten Schritt werden subakromiale, ventrale, kraniale und dorsale gut palpierbare und gespannte Narbenstränge vorwiegend digital, zu einem geringen Anteil auch mittels Schere, durchtrennt, sodass mit Ende der Operation bei angelegtem Arm keine Vernarbungen mehr spannen.

Ausgiebige Spülung des Wundgebietes, Kontrolle auf Bluttrockenheit. Einlage einer 10er-Redondrainage. Mittels PDS Naht der Subscapularis-Sehne. Schichtweiser anatomischer Wundverschluss. Spannungsfreie Hautrückstichnähte. Steriler Verband. Öffnen der Drainage bei regelhaftem Sog.

Procedere: Abduktionskissen für 2-3 Wochen, Abduktion schrittweise reduzieren. Geführte Krankengymnastik in den ersten 3 Wochen schmerzorientiert, anschließend zügig aktiv gesteigert. Aktive Adduktion und Innenrotation in den ersten 3 Wochen meiden. Analgesie nach Maßgabe der Stationsärzte. Röntgen im Verlauf nach Drainagenzug am 2. Tag sowie nach 2 + 6 Wochen.

Dr. med. H. Siekmann (Komm. Direktor)

12.1.2 Reosteosynthese des Humerus nach pseudarthrotisch verheilter Schaftfraktur

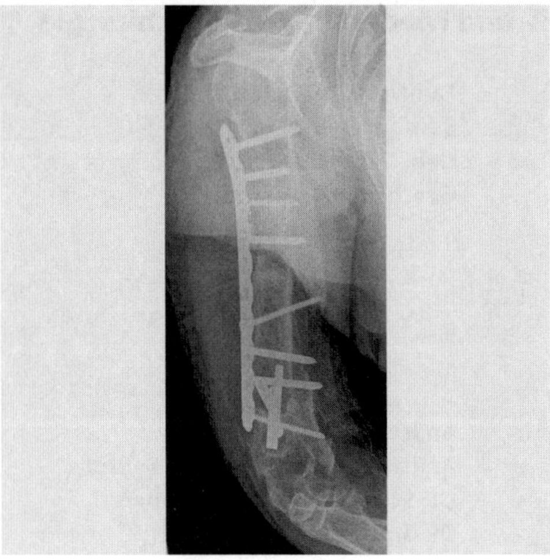

Klinik für Unfall- und Wiederherstellungschirurgie

Pat.-Nr.: 10024145
Aktuelle Klinik: Unfallchirurgie
Pat.-Name: Schuppen, Kaspar

Fall-Nr.: A2209452/2011
Station: 1
Geb.-Dat.: 11.05.1933
Geschlecht/Alter: m, 78 J.

OP-Datum: 20.08.2011
OP-Dauer (Schnitt/Naht): 09.32 – 11.15 Uhr
Saal: B 1

Personal:
Operateur: Dr. H. Siekmann
1. Assistent: J. Mathusalem
2. Assistent: C. Nettlau

Anästhesist: Dr. F. Schenk
Anästhesieschw./-pfl.: M. Ballauf
OP-Schwester/-Pfl.: M. Kopper
OP-Springer: C. Lindholm

Vorgeschichte: Bei dem Pat. erfolgte die operative Versorgung einer Humerusschaftspiralmehrfragmentfraktur (soweit intraoperativ beurteilbar 5 Fragmente) in einem auswärtigen Krankenhaus. Partiell sind die Fragmente verheilt, im Hauptfrakturspalt verblieb eine instabile Pseudarthrose. Zwischenzeitlich ist der eingebrachte Nagel distal gebrochen, es besteht eine drohende Durchspießung auf der ventralen Oberarmseite mit subkutan gut tastbarem Knochenspitz sowie tastbarer Instabilität. Neurologische Probleme bestehen nicht. Es besteht bei der genannten Situation die Indikation zur Reosteosynthese. Eine schriftl. Einwilligungen zur Operation (Betreuer) liegt nach ausführlichem Aufklärungsgespräch (***einschließlich möglicher N. radialis-Schädigungen***) vor.

Diagnose: Geschlossene, instabile Pseudarthrose des Humerusschafts rechts (bei liegendem gebrochenem Marknagel) und bei drohender Durchspießung.

Therapie: 1. Subtotale Materialentfernung (Nagelspitze und Bolzen verblieben), 2. Offene Revision, Neurolyse des N. radialis, Debridement der Weichteile, Abstrich, Anfrischen der Knochenenden und Osteosynthese mittels winkelstabiler Platte (schmale 10-Loch-Großfragment-Titan-Platte).

Bericht: Komplikationslose ITN, übliche Single Shot-Antibiose intravenös. Beach-Chair-Lagerung unter entsprechender Sicherung und Polsterung. Wiederholte Hautdesinfektion. Übliches steriles Abdecken.

Eröffnen der alten Narbe über der rechten Schulter, schichtweise Präparation durch kaum blutendes Narbengewebe. Darstellen der Rotatorenmanschette, scharfe Inzision der nur noch dürftig vorhandenen Restfasern der Rotatorenmanschette im Faserverlauf und Freilegen des proximalen Nagelanteils. Dies gelingt problemlos. Lokale Metallose ohne Infektanhalt. Laterale Stichinzision und stumpfes Spreizen mit Aufsuchen des prox. Verriegelungsbolzens unter BV. Erweiterung der Hautinzision, da sich der Bolzen nach Einsatz des Schraubendrehers nicht bergen lässt. Leichte Zugangserweiterung bis zur guten Darstellung des Bolzenkopfes und vollständige Entfernung desselben. Nun unkompliziertes Entfernen der proximalen 5/6 des Marknagels. Die distalen Anteile lassen sich durch den Humerusschaft nicht bergen. Makroskopisch kein Infekt, Markraumabstrich. Ausgiebige Spülung. Schichtweiser spannungsfreier Verschluss der letzten Fasern der Rotatorenmanschette und weiterer schichtweiser spannungsfreier Wundverschluss. Steriler Verbandes.

Nun Bauchlagerung unter entsprechender umfangreicher Sicherung und Polsterung. Rechter Arm frei beweglich. Unter BV gute Darstellung des Humerus auf ganzer Länge. Verbandsentfernung. Wiederholte Hautdesinfektion und übliches steriles Abdecken.

Axialer dorsaler Hautschnitt, beginnend am Olecranon nach kranial auf 3/4 Länge des Oberarms. Schichtweise Präparation unter sukzessiver Blutstillung. Subkutane Inzision, Längsspaltung der Trizepsfaszie und, soweit möglich, im Faserverlauf zentrale Längsspaltung des M. triceps brachii. Vorsichtige Präparation bis zur sicheren Detektion des N. radialis einschl. seiner Begleitgefäße. Der Nerv ist im Bereich der Pseudarthrose massiv auf dem Humerus, sowohl am proximalen als auch am distalen Fragment, adhärent und lässt sich nur schwierig vom Knochen lösen. Dies gelingt unter subtiler Präparation mit dem Skalpell scharf am Knochen. Sichtbare Nervenläsionen treten nicht auf. Züglung des Nervens mit seinen Gefäßen und, je nach OP-Stadium, Medialisierung oder Lateralisierung. Nun ausgiebiges Debridement mit Darstellung der Pseudarthrosensituation. Makroskopisch kein Infektanhalt, Entnahme eines ausgiebigen Abstrichs. Soweit eruierbar, wird eine Spiralfraktur aus 5 separaten Fragmenten bestanden haben, von denen eines mit dem proximalen Hauptfragment konsolidiert ist. Dieses Fragment droht mit seiner Spitze ventral zu durchspießen. Je ein weiteres zentrales Spiralfragment ist auf dem proximalen bzw. distalen Hauptfragment unter Dopplung der Kortikalis konsolidiert.

Da die beiden letztgenannten Schalen nicht mehr vom Knochen gelöst werden können, bleibt unter Würdigung der Situation des Pat. (bettlägerig, pflegebedürftig u. a.) nur die Indikation zur Osteosynthese des Humerus in Verkürzung. Die Knochenenden werden somit frei präpariert und mittels Luers angefrischt. Es zeigen sich gute Blutungen aus dem Knochen. Nun werden proximales und distales Fragment aufeinander geführt, erlangen guten Kontakt. Zubiegen einer 10-Loch-Titan-LCP (Großfragment) und Auflage.

Eine Retention mittels unterschiedlicher Repositionszangen bzw. mittels einer umlegten 1,25er-Cerclage gelingt in dieser Situation nicht, die Reposition und Retention wird somit manuell gehalten.

Exzentrischer Plattenbesatz mit je einer proximalen und distalen Schraube, die aufgrund der genannten adhärenten Spiralfragmente jeweils trikortikal fixiert werden können und die beiden Fragmente unter guten Kontakt setzen. Unter BV- und makroskopischer Kontrolle kommen proximal nur unzureichend Schrauben zu liegen. Daher nochmals Lösen der Platte, weiteres Anbiegen und nach Auflage Neufixation proximal und distal mit je einer Schraube in den vorherigen Löchern. Unter BV und makroskopisch zeigt sich nun proximal und distal ein ausreichend möglicher Schraubenbesatz. Nach Einbringen einer interfragmentären Zugschraube in üblicher Weise erfolgt der weitere Besatz der Platte proximal und distal nun überwiegend in winkelstabiler Form. Alle Schrauben ziehen trotz des hohen Patientenalters gut, teils weiterhin trikortikal im Knochen. Die genannte trikortikale Situation erlaubt zudem ungewöhnliche Schraubenlängen. Auf Einlage von Spongiosa kann bei gutem Fragmentkontakt und akzeptablen ossären Blutungen verzichtet werden. Der N. radialis liegt spannungsfrei über den zentralen freien Löchern. BV-Abschlussbilder. Guter Kontakt der Knochenenden, gute Implantatlage.

Ausgiebige Spülung (1000 ml). Kontrolle auf Bluttrockenheit. Einlage einer 10er-Redondrainage. Schichtweiser Wundverschluss unter spannungsfreier Adaptation der Trizepsfasern. Faszien- und Subkutanadaptation. Spannungsfreier Hautverschluss. Steriler Verband.

Procedere: Patient auf ITS. ***Nach Extubation neurologischer Status erbeten (N. radialis).*** Analgesie und Thromboseprophylaxe nach Maßgabe der Stationsärzte. Röntgen in üblichen Ebenen nach Redonzug nach 48 h sowie nach 2 + 6 Wochen. Weiterbehandlung in unserer rekonstruktiven Ambulanz. Mobilisation schmerzorientiert frei erlaubt.

Dr. med. H. Siekmann (Komm. Direktor)

12.1.3 Weberdrehosteotomie bei rezidivierender posttraumatischer Schulterluxation

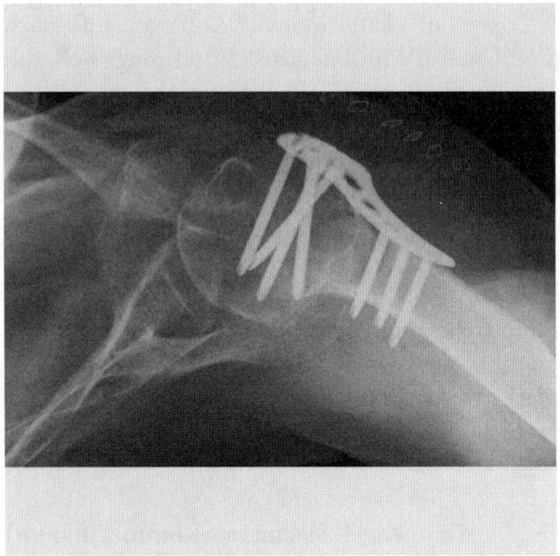

OP-Bericht, Klinik für Unfall- und Wiederherstellungschirurgie

Pat.-Nr.: 10076745
Aktuelle Klinik: Unfallchirurgie
Pat.-Name: Zappel, Philipp

Fall-Nr.: A2920452/2011
Station: 1
Geb.-Dat.: 13.02.1943
Geschlecht/Alter: m, 68 J.

OP-Datum: 17.07.2011
OP-Dauer (Schnitt/Naht): 09.31 – 11.13 Uhr
Saal: B 1

Personal:
Operateur: Dr. H. Siekmann
1. Assistent: J. Mathusalem
2. Assistent: C. Nettlau

Anästhesist: Dr. F. Schenk
Anästhesieschw./-pfl.: M. Ballauf
OP-Schwester/-Pfl.: M. Kopper
OP-Springer: C. Lindholm

Vorgeschichte: Bei dem Pat. besteht bei rezidivierenden posttraumatischen Schulterluxationen rechts die Indikation zur operativen Versorgung. Bei großem Hill-Sachs-Defekt und unter Würdigung des Alters und der zu erwartenden Degeneration des Gelenks erfolgt der Entscheid zum primär offenen Vorgehen in u. g. Weise. Eine entspr. umfangreiche Risikoaufklärung des Pat. ist erfolgt, er hat schriftl. in den Eingriff eingewilligt.

Diagnose: Rezidivierende posttraumatische Schulterluxationen rechts

Operation: Subkapitale Weber-Drehosteotomie, Subscapularisdopplung nach Putti-Platt, lokale Drainage.

Bericht: Ungestörte ITN. Cefuroxim 1,5 g i.v. Beach-Chair-Lagerung unter entspr. Sicherung und Polsterung. Rechter Arm/Schulter frei beweglich. Wiederholte Hautdesinfektion, übliches steriles Abdecken.

Typischer deltoideopectoraler Zugang, Schonung der V. cephalica, die mit dem M. pectoralis nach medial gehalten wird, Lateralisation des M. deltoideus unter Haken. Ansatznahe Lösung des M. subscapularis und Armierung mit Vicrylfäden. Axiale Spaltung der vorderen Gelenkkapsel, anschl. gute Sicht auf das Gelenk. Es zeigt sich eine nahezu symmetrische Arthrose Grad II an Humeruskopf und Glenoid. Weitere Präparation mit dem Raspatorium am Schaft unter Schonung der langen Bizepssehne. Lateral von dieser wird das gewählte Plattenlager weiter mittels Raspatorium präpariert, hierbei Glättung des Sulcus bicipitalis, da er später unter der Platte zu liegen kommt. Ausgiebige Spülung. Nun Auflage der gewählten LPH-Platte und nach BV-Lagekontrolle Fixierung am Kopf mittels Schrauben in üblicher Weise. Diese werden alle bis subchondral vorgebohrt und vorgeschraubt. Nun werden in Mitte der Platte senkrecht auf den Schaft durch hier lokalisierte Plattenlöcher parallel 2 Kirschnerdrähte in den Schaft gebohrt, hiervon der untere wieder entfernt. Anschl. wird die Osteotomie subkapital zwischen den beiden genannten Kirschnerdrähten gesetzt und sodann der Humerus nach außen rotiert. Hierbei wird im unteren Kirschnerdrahtloch erneut der Kirschnerdraht eingebracht, nachdem das entsprechend zuvor präparierte Loch nach Osteotomie und beginnender Drehung lateral der Platte erscheint. In Orientierung an den Kirschnerdrähten kann nun nahezu exakt die gewünschte Außenrotation von 30° erreicht werden. Nach entsprechender Außenrotation und bei gehaltenem gutem Kontakt in der Osteotomie wird schaftseits exzentrisch eine erste Schraube eingebracht, die die Osteotomie unter gute Kompression bringt. Weitere exzentrische Löcher sind hierauf nicht mehr notwendig. Der weitere Plattenbesatz am schaftseitigen Plattenende erfolgt winkelstabil in üblicher Weise. Sämtliche Schrauben haben exzellent im Knochen gezogen. Makroskopisch weiterhin exzellenter Kontakt in der Osteotomie. BV-Kontrolle, regelhafte Lage der Platte, regelhaft Stellung der Knochenfragmente zueinander im Bereich der Osteotomie. Ausgiebige Spülung. Nach Entfernung der Vicrylfäden folgt die Dopplung der Subscapularissehne mit PDS, die gut und fest bei breiter Adaptation gelingt.

Ausgiebige Spülung, Kontrolle auf Bluttrockenheit. Lokale Einlage einer 10er-Redondrainage. Schichtweiser Wundschluss. Spannungsfreie Hautklammernaht. Öffnen der Drainage bei regelhaftem Sog. Steriler Verband. Anlage eines Gilchristverbands.

Procedere: Wundkontrollen bis zur zeitgerechten Nahtmaterialentfernung. Röntgen nach Zug der Drainage nach 48 h, anschl. nach 2 + 6 Wochen postoperativ. Weiterbehandlung ambulant in unserer rekonstruktiven Sprechstunde. Zwei Wochen Ruhigstellung im Gilchrist, in dieser Zeit nur Isometrie. Dann schrittweise Mobilisation, beginnend mit Pendelübungen. Analgesie und Thromboseprophylaxe nach Maßgabe der Stationsärzte. Bei unkomplizierter Heilung ist eine Materialentfernung nur relativ.

Dr. med. H. Siekmann (Komm. Direktor)

12.1.4 Offene Reposition und Plattenosteosynthese einer Humerusschaftfraktur bei liegender Humeruskopfprothese

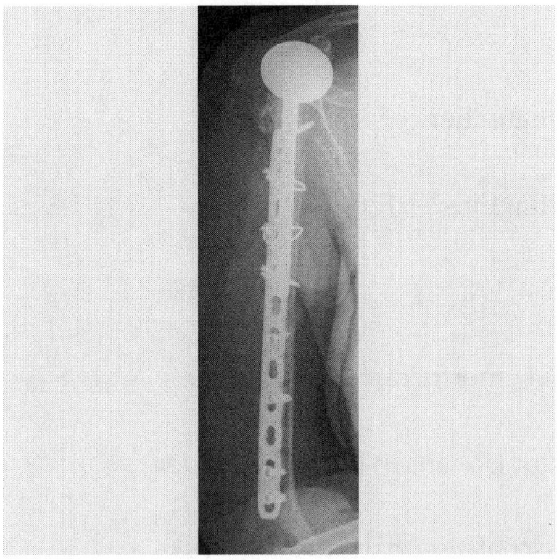

Klinik für Unfall- und Wiederherstellungschirurgie

Pat.-Nr.: 10024151
Aktuelle Klinik: Unfallchirurgie
Pat.-Name: Schneller, Gundula

Fall-Nr.: A2209458/2011
Station: 2
Geb.-Dat.: 22.06.1935
Geschlecht/Alter: w, 76 J.

OP-Datum: 12.09.2011
OP-Dauer (Schnitt/Naht): 012.42 – 14.08 Uhr
Saal: B 1

Personal:
Operateur: Dr. H. Siekmann
1. Assistent: Dr. K. Schendel
2. Assistent: C. Nettlau

Anästhesist: Dr. F. Schenk
Anästhesieschw./-pfl.: M. Ballauf
OP-Schwester/-Pfl.: C. Lindholm
OP-Springer: M. Kopper

Vorgeschichte: Bei der Pat. wurde 2007 bei proximaler Humerustrümmerfraktur rechts eine Frakturprothese auswärtig implantiert. Bei periprothetischer Fraktur nach Bagatelltrauma Verlegung der Pat. in unsere Klinik. *Nach entspr. eingehender Risikoaufklärung und unter Abwägung konservativer vs. operativer Therapieoptionen erfolgte der Entscheid zur unten genannten Operation. Die Pat. hat schriftlich eingewilligt.*

Diagnose: Geschlossene, dislozierte periprothetische Humerusschaftfraktur rechts (Johanssen III).

Therapie: Revision, Neurolyse des N. radialis, Abstrich. Offene Reposition und Osteosynthese mit schmaler 12-Loch-Titan-Großfragmentplatte und Cerclagen, lokale Drainage.

Vorgehen: Ungestörte ITN. Cefuroxim 1,5 g i.v. Bauchlage unter entspr. umfangreicher Polsterung und Sicherung (Beckengurt). Arm rechts ausgelagert. BV-Kontrolle, gute Darstellbarkeit des Humerus a.-p. und seitlich bis zum Humeruskopf. Wiederholte Hautdesinfektion und übliches steriles Abdecken.

Dorsaler Hautlängsschnitt am rechten Oberarm vom Unterrand des dorsalen Deltoideusbauchs bis über die Fossa olecrani. Subkutane Längsspaltung bis auf die Trizepsfaszie, die ebenfalls von der Fossa nach kranial längs gespalten wird. Bei nun auf ganzer Länge liegendem M. triceps brachii wird dieser teils stumpf, teils scharf von distal beginnend längs gespalten. Sukzessive Blutstillung. Zuerst Darstellung des distalen Humerusschafts und auf diesem weiteres vorsichtiges Präparieren nach kranial, bis der N. radialis sicher identifiziert werden kann. Dieser liegt direkt über die dislozierte Fraktur gespannt. Präparation nach kranial und kaudal auf knapp 8 cm Länge, Zügelung. Nun weitere Präparation nach kranial bis zum Erreichen des dorsalen Deltoideusbauchs. Dieser wird über Haken angehoben, muss nicht gekerbt werden. Digital kann nun schon das T. majus, somit der sich um die prox. Prothese verbreiternde Anteil des prox. Humerus erreicht werden. Hier wird unter BV-Kontrolle unter Führung an der Prothese entlang etwas schräg ein 1. bikortikales Bohrloch gesetzt. Markierung des Bohrlochs mit K-Draht (als oberes Plattenloch). Nun Wahl der o. g. Platte, die unter dem Nerven am Humerus entlang eingeschoben wird. Ihr kraniales Loch liegt gewünscht neben dem K-Draht. Die Platte endet kaudal vor der Fossa olecrani. Rückzug der Platte und leichtes Zuwringen des kranialen Plattenendes auf den K-Draht zu, in Orientierung am K-Draht am Verlauf (Lochstellung senkrecht zum K-Draht). Erneutes Einschieben der Platte in gleicher Weise. Entfernung des Drahts und nach Längenmessung lockerer Besatz des kranialen Lochs mit einer exzentrischen Schraube. Bei exakter Reposition der Fraktur erfolgt nun der exzentrische Besatz des distalen Plattenlochs oberhalb der Fossa mit einer weiteren, nicht winkelstabilen Schraube. Im Anschluss werden die beiden Schrauben sukzessive angezogen. Hierbei ist eine deutliche Frakturkompression sichtbar. Ein weiteres distales Loch wird ebenfalls exzentrisch besetzt. Vor endgültigem Anzug dieser neuerlichen Schraube wird die erste distale Schraube leicht gelöst. Es gelingt nochmals eine weitere Frakturkompression. Nachziehen aller Schrauben. Zwei weitere distale Schrauben werden nun winkelstabil in üblicher Weise eingebracht. Alle Schrauben werden mit Drehmoment nachgezogen. Abschl. werden insgesamt drei 1,5er-Cerclagen in üblicher Weise hart am Periost um Platte und prox. Fragment gezogen, über die entsprechenden Plattenadapter mit der Platte verbunden, über das entsprechende Modul mit 50 kp angezogen. Mit Abschluss der Osteosynthese imponiert das Konstrukt stabil bei engem Fragmentkontakt. BV-Abschluss. Gute Reposition, gewünschte Implantatlage. ***Der N. radialis quert direkt unterhalb der Fraktur (des Prothesenendes, Platte und Humerus).***

Ausgiebige Spülung (1000 ml). Kontrolle auf Bluttrockenheit. 10er-Redon im Plattenverlauf. Schichtweiser, spannungsfreier Wundschluss. Hautrückstichnähte. Steriler Verband. Öffnen der Drainage bei regelhaftem Sog.

Procedere: Die Pat. ist bei der Operation etwas ausgekühlt, geht intubiert auf die Intensivstation. ***Nach Extubation klinisch neurologische Kontrolle (N. radialis).*** Die Osteosynthese ist übungsstabil, darf 2x tgl. aus dem Gilchrist heraus in den folgenden 3 Wochen an Schultern und Ellenbogen geführt beübt werden. Anschl. freie Mobilisation. Röntgen nach Drainagezug nach 48 h sowie nach 2 + 6 Wochen. Thromboseprophylaxe und Analgesie nach Maßgabe der Stationsärzte. Weiterbehandlung in unserer rekonstruktiven Sprechstunde.

Dr. med. H. Siekmann (Komm. Direktor)

12.2 Untere Extremitäten

H. Siekmann, C. Josten

12.2.1 Valgisierende subtrochantäre Umstellungsosteotomie bei posttraumatischer Schenkelhalspseudarthrose

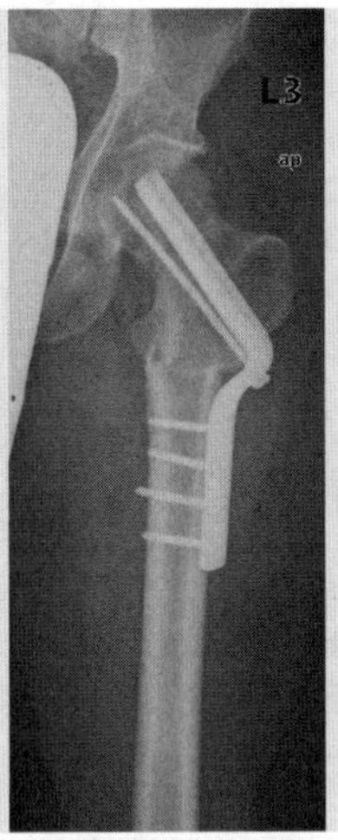

OP-Bericht, Klinik für Unfall- und Wiederherstellungschirurgie

Pat.-Nr.: 100073461
Aktuelle Klinik: Unfallchirurgie
Pat.-Name: Ostendorfler, Joachim

Fall-Nr.: A2920345/2011
Station: 2
Geb.-Dat.: 27.10.71
Geschlecht/Alter: m, 39 J.

OP-Datum: 07.04.2011
OP-Dauer (Schnitt/Naht): 10.08 – 11.42 Uhr
Saal: B 2

Personal:
Operateur: Prof. Dr. Josten
1. Assistent: Dr. Jarvers
2. Assistent: Dr. Theopold

Anästhesist: Dr. F. Schenk
Anästhesieschw./-pfl.: M. Ballauf
OP-Schwester/-P fl.: C. Lindholm
OP-Springer: M. Kopper

Vorgeschichte: Der Pat. zog sich vor 8 Monaten im Rahmen eines Sturzes aus 1,5 m Höhe von einer Bühne bei einem Freilichtkonzert als Besucher eine dislozierte mediale Schenkelhalsfraktur links zu. Diese wurde primär geschlossen reponiert und mittels dynamischer Schrauben operativ stabilisiert. Der Pat. wurde im Verlauf nicht beschwerdefrei, sodass nach 7 Monaten eine MRT-Kontrolle durchgeführt wurde. Diese erbrachte den Nachweis einer Schenkelhalspseudarthrose links bei vitalem Femurkopf. Hierauf erfolgte der Entscheid zu u. g. Vorgehen. Eine umfangreiche schriftliche Aufklärung mit Erklärung konservativer und operativer Therapiemaßnahmen liegt vor.

Diagnose: Pseudarthrose des Collum femoris nach operativ versorgter medialer Schenkelhalsfraktur links

Therapie: Materialentfernung, Abstrich, subtraktiv valgisierende subtrochantäre Umstellungsosteotomie links, Osteosynthese mit 140°-4-Loch-Klingenplatte, lokale Drainage

Vorgehen: Ungestörte ITN. Rückenlagerung, entsprechende Polsterung, frei bewegliches linkes Bein, rechtes Bein gepolstert ausgelagert. Cefuroxim 1,5 g i.v. Wiederholte Hautdesinfektion. Übliches steriles Abdecken.

Leicht spindelförmige Hautinzision am lateral proximalen Oberschenkel links unter Einschluss der beiden Narben nach perkutaner Schenkelhalsverschraubung. Subkutanpräparation bis auf die Fascia lata, die ebenfalls längs getrennt wird. Der darunter liegende M. vastus lateralis wird dorsal umfahren und über Hohmann-Hebel angehoben, hier noch vom Femur mit dem Raspatorium gelöst. Darunter kommen 3 Schraubenköpfe zur Darstellung. Das um die Schrauben herum mit dem Luer gewonnene Gewebe wird in ein Abstrichröhrchen gegeben, von den Schrauben speziell noch der Abstrich genommen. Dann Entfernung aller Schrauben, die noch relativ fest im Knochen ziehen. Kürettage der Bohrlöcher mit einem scharfen Löffel. Entsprechend der präoperativen Planung wird nun über 2 K-Drähte subtrochantär die Osteotomiehöhe keilförmig (8°) markiert. Anschl. erfolgt teils mit der oszillierenden Säge und soweit möglich mit dem Osteotom das Setzen der beiden Osteotomieschnitte unter Gewinnung des Keils (subtraktiv). In Orientierung an der präoperativen Planung wird nun ein K-Draht knapp unterhalb des T. major auf den Schenkelhals zu und parallel zu diesem bis subchondral in den Femurkopf vorgebohrt. Die exakte Platzierung gelingt im dritten Versuch. Parallel zum K-Draht Eintreiben der Platzierungsklinge für die folgende Winkelplatte unter gleichzeitiger Ausrichtung am Femurschaft. Nach Herausziehen der Klinge wird nun die Klinge der gewählten 4-Loch-Platte bis subchondral in den proximalen Femur vorgetrieben. Hierbei spürbar fester Halt im Knochen. Über die Platte wird nun das proximale Fragment auf den Schaft gehebelt, am Schaft mit einer Repositionszange fixiert. BV-Kontrolle. Enger und breiter Kontakt der Fragmente. Der Einsatz eines Plattenspanngeräts ist nicht notwendig. Die distale Schraube der Platte wird nun nach leichtem Lösen der fixierenden Repositionszange in üblicher Weise exzentrisch bikortikal besetzt und angezogen. Hierunter sichtbare Kompression im Bereich der Osteotomie. Zweites exzentrisches bikortikales Setzen einer Großfragmentschraube in die Platte. Vor letztem Anziehen dieser Schraube wird die distale Schraube nochmals gelöst, hierunter eine weitere, nun exzellente Kompression, in der Osteotomie erreicht. Die beiden letzten Schrauben werden neutral gesetzt. Unterhalb der Klinge kann eine zusätzlich sichernde Großfragmentschraube von 100 mm Länge sicher gesetzt werden. Klinge und alle Schrauben haben fest im Knochen angezogen. BV-Kontrolle in den üblichen Ebenen, sichere Implantatlage, sehr guter Kontakt der Osteotomie. Der Schenkelhals/Femurkopf wurde in gewünschter Weise valgisch aufgerichtet.

Ausgiebige Spülung des Wundgebietes. Kontrolle auf Bluttrockenheit. Einlage einer tiefen 10er-Redondrainage, über der kulissenförmig der M. vastus lateralis fällt. Fortlaufende enge Fasziennaht. Subkutannaht. Spannungsfreier Verschluss der Haut über Rückstichnähte. Steriler Verband.

Procedere: 6 Wochen Teilbelastung mit 20 kg, dann Vollbelastung. Röntgen nach Drainagezug nach 2 Tagen sowie nach 2 + 6 Wochen postoperativ. Materialentfernung frühestens in 2 Jahren. Hüftmobilisation frei. Kontrolle der Beinlänge, ggf. Schuhsohlenausgleich. Abstrich erfragen.

Prof. Dr. med. C. Josten (Direktor der Klinik)

12.2.2 Reosteosynthese nach Pseudarthrose einer subtrochantären Femurfraktur

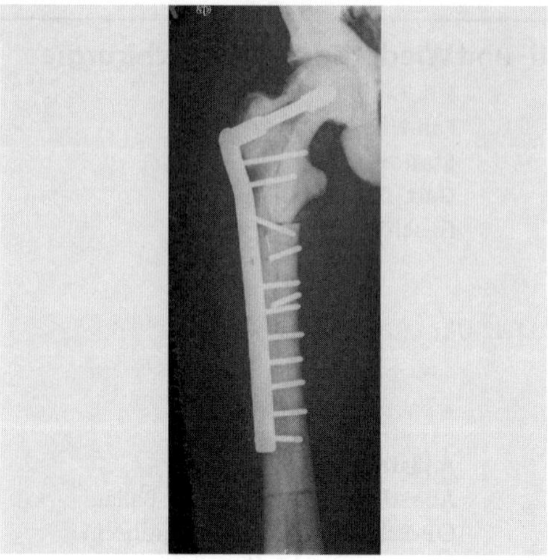

OP-Bericht, Klinik für Unfall- und Wiederherstellungschirurgie

Pat.-Nr.: 10079655
Aktuelle Klinik: Unfallchirurgie
Pat.-Name: am Feld, Wilhelm

Fall-Nr.: A2920391/2011
Station: 1
Geb.-Dat.: 18.10.60
Geschlecht/Alter: m, 51 J.

OP-Datum: 11.11.2011
OP-Dauer (Schnitt/Naht): 12.12 – 13.54 Uhr
Saal: 10

Personal:
Operateur: Dr. H. Siekmann
1. Assistent: J. Mathusalem
2. Assistent: C. Nettlau

Anästhesist: Dr. H. Schimanski
Anästhesieschw./-pfl.: C. Thanner
OP-Schwester/-Pfl.: C. Lindholm
OP-Springer: E. Saalfeld

Vorgeschichte: Der Patient zog sich vor 7 Monaten eine subtrochantäre Femurfraktur rechts zu, die in einem auswärtigen Haus mit einer DHS stabilisiert wurde. Erschwert war die Situation bei einer Osteopetrose des Patienten mit schwieriger Implantatplatzierung. Im weiteren Verlauf trat eine Pseudarthrose auf, aufgrund derer der Pat. nun in unsere Klinik verlegt worden ist. Bei bekannt erhöhten Risiken der Operation hat der Pat. nach entsprechender Risikoaufklärung in das nachfolgende operative Vorgehen schriftlich eingewilligt.

Diagnose: Subtrochantäre Femurpseudarthrose rechts nach DHS-Osteosynthese bei bekannter Osteopetrose

Operation: Materialentfernung (DHS), Abstrich, Pseudarthrosenanfrischung, offene Reposition, Osteosynthese mittels dynamischer Kondylenschraube (Chrom-Nickel-Implantat), BMP VII-Applikation

Bericht: Ungestörte ITN. Intravenöse Gabe von 1,5 g Cefuroxim. Rückenlagerung unter Auslagerung des linken Beines. Entspr. Sicherung und Polsterung. Wiederholte Hautdesinfektion, übliches steriles Abdecken.

Axialer Hautschnitt unter Exzision der alten Narbe am lateralen Oberschenkel auf 20 cm Länge. Schrittweise Präparation überwiegend durch Narbengewebe, sukzessiver Blutstillung. Hierbei lässt sich die Fascia lata noch gut darstellen. Unter üblichem Anheben des M. vastus lateralis auf Hohmann-Hebeln folgt mit dem Raspatorium die komplette Darstellung des Osteosynthesematerials. Dieses wird in üblicher Weise Schritt für Schritt entfernt, wobei die bekannt abgebrochenen Schraubenschäfte im Femurschaft verbleiben. Die Pseudarthrose ist teils mit Granulationsgewebe gefüllt, der Knochen wirkt ebonisiert. Es erfolgt nach umfangreichem Abstrich die Anfrischung der Pseudarthrose unter Resektion des Granulationsgewebes, bis glatte Knochenflächen bestehen. Die Kortikalis wird ober- und unterhalb der Pseudarthose mehrfach mit dem 2,5er-Bohrer angebohrt, ohne dass wesentliche Blutungen aus dem Knochen auftreten. Sodann erfolgt unter BV-Kontrolle in üblicher Weise die Festlegung der DCS-Lage. Trotz wiederholter Versuche gelingt jedoch die Platzierung eines Kirschnerführungsdrahts aufgrund der massiven Knochenverhärtung nicht. Somit erfolgt der Entscheid, die adäquate Implantathöhe in Freihandtechnik zu detektieren, wobei der Knochen aufgrund seiner Qualität eine gewisse Führung des einlaufenden Bohrers übernimmt. Hierbei hakt der Bohrer mehrfach spürbar am Knochen an. Das Bohrmehl wird gesammelt. Sodann wird das Gewinde für die DCS-Schraube gezogen, wobei sich hier eine Fissur im Schaftverlauf zeigt (am ehesten im Rahmen des Bohrvorgangs). Auch jetzt wird das Knochenmehl gesammelt. Einschrauben der Schraube. Über diese folgt das exakte Anführen der Platte an den Femurschaft, Retention mittels Verbrügge-Zange. Die Pseudarthrose hat nach Sichtung noch keinen ausreichenden Kontakt, sodass die Platte erneut entfernt wird. Mit der oszillierenden Säge erfolgt nun die Anpassung der Pseudarthrosenränder zueinander, wobei erneut keine wesentlichen Blutungen aus dem Knochen auftreten. Aneinanderlagerung der Knochenränder und nochmaliges Anlegen der Platte an den Femurschaft über die schon einliegende Schraube. Retention mittels Verbrügge-Zange. Das proximale Fragment wird mit einer zusätzlichen Großfragmentschraube fixiert, wobei der Bohrer kaum den Knochen durchdringt. Distal wird nun in üblicher Weise das Plattenspanngerät am distalen Loch der Platte sowie über eine isolierte Schraube kaudal der Platte fixiert. Über den entsprechenden Mechanismus des Plattenspanngerätes wird nun die Pseudarthrose BV- und klinisch kontrolliert sichtbar unter Kompression gebracht, wobei die Pseudarthrosenenden breit aufeinander aufsetzen. Anschl. werden undulierend distal 2 Schrauben nach vorheriger Bohrung und Gewindeschneidung exzentrisch komprimierend gesetzt. Anschl. werden in üblicher Weise weitere neutrale Großfragmentschrauben an der Platte fixiert. Mit einer letzten Schraube wird der Pseudarthrosenspalt diagonal überbrückt. Alle Schrauben ziehen exzellent im Knochen an. BV-Abschluss, guter Kontakt der Pseudarthrosenränder zueinander bei gewünschter Lage des Implantats.

Ausgiebige Spülung des Wundgebietes. Zubereiten von BMP VII unter Mischung mit dem gewonnenen Bohrmehl. Platzierung des Gemischs breit um die Pseudarthrose herum nach vorheriger Abschlusskontrolle auf Bluttrockenheit. Es erfolgt der schichtweise Wundverschluss. Zur Sicherung des BMP wird nur eine subkutane Redondrainage eingelegt. Subkutannaht. Spannungsfreie Hautrückstichnähte. Steriler Verband.

Procedere: Soweit möglich Teilbelastung mit 20 kg für 6 Wochen postoperativ, dann Vollbelastung erlaubt. Die freie Mobilisation der Gelenke ist erlaubt. Thromboseprophylaxe und Analgesie nach Maßgabe der Stationsärzte. Röntgen am 2. postoperativen Tag nach Entfernung der Drainage sowie nach 2 + 6 Wochen. Weiterbehandlung in unserer rekonstruktiven Sprechstunde.

Dr. med. H. Siekmann (Komm. Direktor)

12.2.3 Femurschaftverlängerung über eine Treppenosteotomie

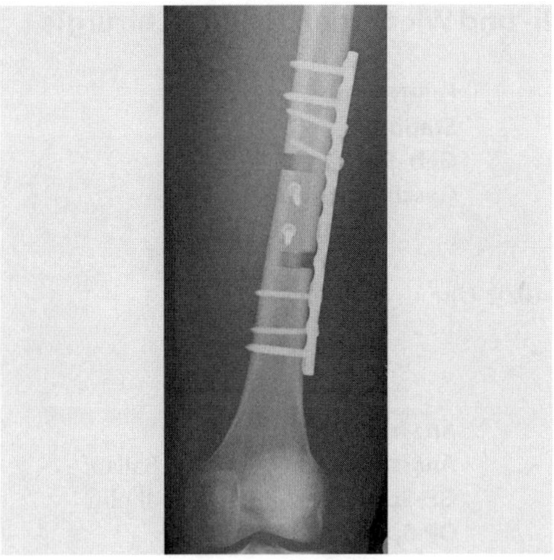

OP-Bericht, Klinik für Unfall- und Wiederherstellungschirurgie

Pat.-Nr.: 10079652
Aktuelle Klinik: Unfallchirurgie
Pat.-Name: Ross, Ulf

Fall-Nr.: A2920389/2010
Station: 1
Geb.-Dat.: 20.10.88
Geschlecht/Alter: m, 22 J.

OP-Datum: 07.09.2010
OP-Dauer (Schnitt/Naht): 10.11 – 11.23 Uhr
Saal: B 1

Personal:
Operateur: Dr. H. Siekmann
1. Assistent: Dr. K. Schendel
2. Assistent: Dr. M. Schulz

Anästhesist: Dr. F. Schenk
Anästhesieschw./-pfl.: M. Ballauf
OP-Schwester/-Pfl.: M. Kopper
OP-Springer: C. Lindholm

Vorgeschichte/Indikation: Seit Kindheit bestehen bei dem Pat. eine Missbildung des Armes rechts sowie eine Beinverkürzung links. Aus kosmetischen Gründen hat der Pat. nie eine Absatzerhöhung getragen, lehnt diese auch weiterhin vehement ab. Bei rez. Rückenschmerzen ist jedoch eine Beckengradstellung anzustreben. Diese Situation wurde mit dem Pat. in Anwesenheit der Lebensgefährtin eingehend unter nochmaligem Hinweis auf konservative Therapieoptionen besprochen. Letztendlich Entscheid zu u. g. operativem Vorgehen unter umfangreicher Aufklärung möglicher Risiken sowie ***nach entsprechender präoperativer OP-Planung***. Beinlängendifferenz von 4 cm, jeweils hälftig zu Lasten von OS u. US. In ca. 3 Wochen erfolgt dann die definitive Verriegelung des Tibiamarknagels nach abgeschlossenem Transport.

Diagnose: Anlagebedingte Beinverkürzung links (4,2 cm), jeweils hälftig an Ober- sowie Unterschenkel

Operation: Treppenosteotomie (5,5 cm) am distalen Femurdrittelübergang und Femurverlängerung (2 cm), Stabilisierung mittels Zugschrauben und breiter 10-Loch-Titan-Großfragmentplatte, Spongiosaanlagerung (Entnahme Tibiakopf bei Voroperation ***(siehe separaten OP-Bericht 12.3.4))***, lokale Drainage

Vorgehen: Nach steriler Verbandanlage Zuwendung zum Femur. Weiterhin ungestörte ITN. Wiederholte Hautdesinfektion und übliches steriles Abdecken.

Hautlängsinzision über dem lateralen Femur (distaler Drittelübergang). Typischer lateraler Zugang mit schichtweiser Präparation bis auf die Fascia lata, die anschl. längs gespalten wird. Die Faszie des M. vastus lateralis wird dorsal knochennah ebenfalls längs gespalten, der Muskel mittels des Raspatoriums vom Knochen gelöst und über Hohmannhaken ventralisiert. Eine blutende Brückenvene wird sicher ligiert. Mittels Raspatorium weitere Darstellung des lateralen Femurs auf der notwendigen Länge unter Präparation des Plattenlagers. Markierung der gewünschten Treppenosteotomie (5 cm), dann vorsichtige (gut gekühlte) Treppenosteotomie mittels der oszillierenden Säge. Die Osteotomie gelingt in gewünschter Weise unkompliziert, sichtbarer Blutaustritt aus den Knochenflächen. Nun mittels Arthrodesenspreizer und Repositionszange »Verlängerung« des Femurs. Bei guter Relaxation kann letztendlich die geplante Länge von 2,1 cm komplett erreicht werden. Das Halten der Reposition gestaltet sich aber erst schwierig, gelingt dann im 3. Versuch mit der stumpfen Repositionszange. Stellen der Osteotomie mittels in üblicher Weise eingebrachter Zug- bzw. Neutralisationsschrauben (2). Nach Entfernung des Arthrodesenspreizers und der Repositionszange kann im Anschluss die o. g. Platte unkompliziert eingeschoben, platziert und mittels bikortikaler Schrauben, teils auch winkelstabil, fixiert werden. Alle Schrauben ziehen exzellent im Knochen an. Das Konstrukt imponiert komplett stabil. BV-Abschluss, gute Stellung, gute Materiallage. Ausgiebige Spülung. Platzierung der zuvor am Tibiakopf gewonnenen Spongiosa in den bd. entstandenen Defektzonen ***(siehe OP-Bericht 12.3.4)***. Kontrolle auf Bluttrockenheit. 10er-Redon. Schichtweiser Wundschluss in üblicher Weise. Hautklammernaht. Steriler Verband aller Lokalisationen. Öffnen der Drainage bei regelhaftem Sog.

Procedere: Mobilisation frei mit 20 kg Teilbelastung für 6 Wochen, dann zügig Vollbelastung. Röntgen nach Drainagenzug nach 48 h und nach 2 + 6 Wochen p. o. Übliche Analgesie und Thromboseprophylaxe. Weiterbehandlung nach Entlassung in unserer Rekonstruktionssprechstunde.

Dr. med. H. Siekmann (Komm. Direktor)

12.2.4 Femurschaftreosteosynthese bei chronischer Infektpseudarthrose

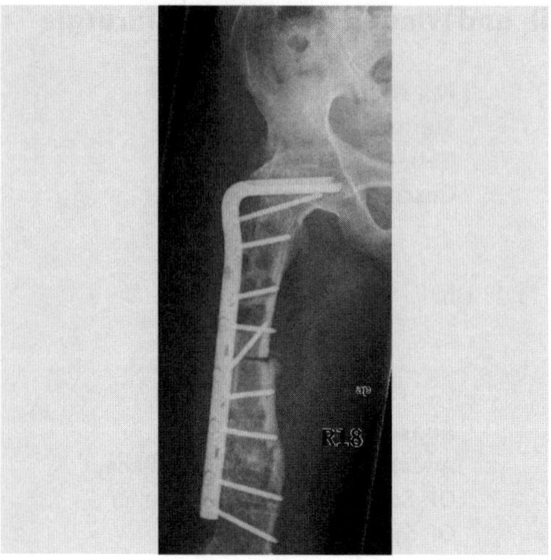

OP-Bericht, Klinik für Unfall- und Wiederherstellungschirurgie

Pat.-Nr.: 100071111
Aktuelle Klinik: Unfallchirurgie
Pat.-Name: Wackel, Peter

Fall-Nr.: A2922257/2011
Station: 1
Geb.-Dat.: 28.09.41
Geschlecht/Alter: m, 69 J.

OP-Datum: 17.02.2011
OP-Dauer (Schnitt/Naht): 08.09 – 10.02 Uhr
Saal: B 1

Personal:
Operateur: Dr. H. Siekmann
1. Assistent: C. Bauer
2. Assistent: Dr. M. Schulz

Anästhesist: Dr. F. Schenk
Anästhesieschw./-pfl.: M. Ballauf
OP-Schwester/-Pfl.: C. Lindholm
OP-Springer: M. Kopper

Vorgeschichte: Bei o. g. Pat. besteht schon seit ca. 2 Jahren eine Pseudarthrose des Femurschafts rechts. Primär war hier bei vormaliger Hüftarthrodese vor 10 Jahren eine Stressfraktur aufgetreten, die primär verplattet wurde. Bei folgender Pseudarthrose, nachfolgenden Revisionseingriffen mit zusätzlicher Infektion und letztendlich fehlender Ausheilung wurde der Pat. in unserer rekonstruktiven Sprechstunde vorgestellt. Es erfolgte ein eingehendes Aufklärungsgespräch einschl. der erhöhten Risiken, wobei sich der Patient nach Aufklärung über alternative Therapieoptionen für das u. g. operative Vorgehen entschieden hat.

Diagnose: Chronische Infektpseudarthrose des Femurschafts rechts

Operation: Revision, Abstrich, Debridement, Jetlavage, Pseudarthrosenresektion, Histologie, offene Reposition und Plattenosteosynthese (12-Loch-95 °-Winkelplatte), lokale Drainage

Bericht: Ungestörte ITN. Rückenlage unter entsprechender Polsterung. Das linke Bein kann nicht ausgelagert werden, da teilkontrakt. Gabe von 600 mg Sobelin i.v. (bekannte Cephalosporin-Allergie). Wiederholte Hautdesinfektion, übliches steriles Abdecken unter Einschluss des vorderen Beckenkammes rechts.

Axialer Hautlängsschnitt im alten Narbenbereich, wobei selbige spindelförmig unter zentralem Einschluss eines Fistelausgangs exzidiert wird. Durch das Narbengewebe wird weiterhin schichtweise vorgegangen, wobei mit tiefem Schnitt die Fistel bis auf das liegende Osteosynthesematerial spindelförmig exzidiert wird. Die Fascia lata kann im Narbengewebe gut identifiziert werden. Soweit vorhanden, wird der überwiegend narbig veränderte M. vastus lateralis über Hohmann-Hebel ventralisiert. Sukzessive Blutstillung. Sodann mit Raspatorium Darstellung der zuletzt eingebrachten, zwischenzeitlich gelockerten Platte auf ganzer Länge. Hierbei zeigt sich das Osteosynthesematerial kaudal von Pus umgeben sowie in polyporösem Granulationsgewebe liegend. Eine zusätzliche Spongiosaplastik verbietet sich somit. Es erfolgt das schrittweise Entfernen der nahezu komplett ausgelockerten Schrauben sowie der Platte. Sämtliche aktuellen sowie sichtbar älteren Bohrlöcher werden dezidiert kürettiert. Das gewonnene Kürettage-Gewebe wird in einen Abstrich gegeben einschließlich einer Probe Granulationsgewebe. Nun folgt das ausgiebige Debridement des gesamten Plattenlagers. Folgend ausgiebige Jetlavage (5 l). Resektion der Pseudarthrose unter BV-Orientierung, überwiegend unter Nutzung eines Osteotoms sowie durch Abschlussglättung mittels Luers. Histologie. Es lassen sich glatte Resektionsgrenzen präparieren. Wahl der oben genannten Platte mit Orientierung der Lage. Anschließend wird mit dem Setzinstrumentarium über einen zuvor eingebrachten Kirschnerdraht das Klingenlager im proximalen Femur hüftarthrodesennah präpariert. Nun Einschlagen der Platte, die exakt mit dem Plattenschaft dem Femur anliegt. Fixation proximal mittels Verbrügge-Zange. Setzen einer ersten Schraube im proximalen Fragment in üblicher Weise, hierbei wird darauf geachtet, dass diese sowie die folgenden Schrauben eher fern ehemaliger Bohrlöcher liegen. Feinreposition der Pseudarthrose und Fixieren des Plattenspanngerätes im distalen Schraubenloch sowie über eine weitere kaudale separate Schraube. Nun übliche Kompression der Knochenenden über das Plattenspanngerät, die gut sichtbar gelingt. BV-Kontrolle, gute Stellung der Pseudarthrosenenden unter Kompression, gute Implantatlage. Einbringen einer interfragmentären Zugschraube über ein zentrales Plattenloch mit gutem Zug im Knochen. Die Schraube kreuzt regelhaft den Pseuarthrosenspalt. Im Anschluss werden weitere Plattenlöcher mit Großfragmentschrauben jeweils bikortikal in üblicher Weise besetzt, wobei alle Schrauben unerwartet gut im Knochen anziehen. BV-Abschluss, gute Implantatlage, gute Stellung der Pseudarthrose bei regelhafter Kompression.

Erneute Jetlavage (3 l), 12er-Redon plattenlagernah. Schichtweiser Wundverschluss. Spannungsfreie Hautrückstichnähte. Steriler Verband. Milde elastokompressive Wickelung vom Fuß bis zur Leiste.

Procedere: Drainagenzug nach 48 h. Röntgenkontrolle nach 48 h sowie nach 2 + 6 Wochen. Antibiose für 3 Wochen fortsetzen (s. o.). Analgesie und Thromboseprophylaxe nach Maßgabe der Stationsärzte. Mobilisation mit 20 kg Teilbelastung (soweit dem Patienten möglich) an Unterarmgehstützen, im Anschluss Vollbelastung erlaubt. Antibiose zunächst mit Sobelin oral, dann in Anpassung an das Abstrichergebnis für 3 Wochen fortsetzen. Weiterbehandlung in unserer rekonstruktiven Sprechstunde.

Dr. med. H. Siekmann (Komm. Direktor)

12.2.5 Valgisierende (open wedge) Tibiakopfosteotomie

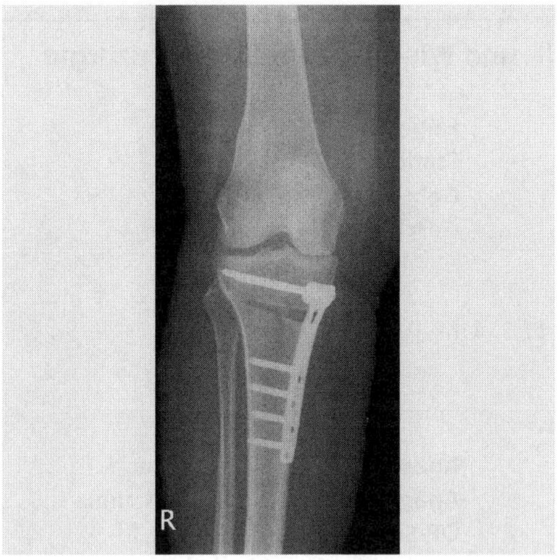

OP-Bericht, Klinik für Unfall- und Wiederherstellungschirurgie

Pat.-Nr.: 100071111
Aktuelle Klinik: Unfallchirurgie
Pat.-Name: Rose, Heinz

Fall-Nr.: A2932257/2011
Station: 1
Geb.-Dat.: 20.10.61
Geschlecht/Alter: m, 49 J.

OP-Datum: 17.02.2011
OP-Dauer (Schnitt/Naht): 07.44 – 09.02 Uhr
Saal: B 1

Personal:
Operateur: Dr. H. Siekmann
1. Assistent: Dr. K. Schendel
2. Assistent: Dr. M. Schulz

Anästhesist: Dr. F. Schenk
Anästhesieschw./-pfl.: M. Ballauf
OP-Schwester/-Pfl.: C. Lindholm
OP-Springer: F. Leitmayr

Vorgeschichte/Indikation: Bei Hrn. Rose besteht eine unikompartimentäre mediale Gonarthrose mit Varusdeformität rechts nach Tibiakopffraktur 2005, Osteosynthese und späterer Materialentfernung. Bestätigung dieser Situation im MRT. Vor 8 Wochen ist im Rahmen einer Arthroskopie zudem eine partielle Innenmeniskusresektion erfolgt. Nach erneuter Aufklärung erfolgt nun u. g. operatives Vorgehen nach entsprechender Planung der Operation.

Diagnose: Posttraumatische Varusgonarthrose rechts

Operation: Additiv valgisierende Tibiakopfumstellungsosteotomie rechts (open wedge), Osteosynthese mit Tomofix (Fa. Synthes)

Vorgehen: Ungestörte ITN, Rückenlage, entsprechende Polsterung. Unter BV Markierung der lokalen Anatomie. Cefuroxim 1,5 g i.v. Wiederholte Hautdesinfektion, übliches steriles Abdecken.

7 cm langer Hautschnitt in Höhe des Ansatzes des Pes anserinus. Teils stumpfes, teils scharfes Durchtrennen der Subkutis und der Faszie. Darstellung des Pes anserinus und der Hamstringsehnen. Anschließend Darstellen der Patellarsehne mit Insertion an der Tuberositas tibiae. Nun nochmals unter BV Einstellen des gestreckten Kniegelenkes im a.-p.-Strahlengang. Anschl. werden zwei 2 mm starke K-Drähte von medial mit Zielpunkt auf das unteren Drittels des Tibiofibulargelenks eingebracht. Es wird nun die Tiefe des Sägeschnitts ermittelt. Hierzu wird ein dritter gleichlanger Draht an die Kortikalis gehalten und jeweils der Überstand an den eingebohrten Drähten gemessen. Nun erster Osteotomieschnitt mittels oszillierender Säge horizontal, direkt distal der beiden eingebrachten Kirschnerdrähte. Die dorsomedialen Strukturen werden mittels eines Hohmannhakens geschützt. Beenden des Sägevorgangs nach Erreichen der geplanten Schnitttiefe und -breite. Wechsel auf ein schmaleres Sägeblatt und Sägeschnitt ca. 135° aufsteigend vom Horizontalschnitt unter Schonung der Tuberositas. Es wird die gewünschte winkelförmige Osteotomie erreicht. Nun Einbringen eines breiten Flachmeißels in die Querosteotomie und Vortreiben bis zur lateralen Knochenbrücke. Sodann wird ein weiterer Flachmeißel eingebracht. Unter leichten Hammerschlägen öffnet sich der Osteotomiespalt. Die Osteotomie wird nun langsam über das Einbringen eines weiteren Flachmeißels geöffnet. In Extensionsstellung wird nun die Beinachse mittels eines Kauterkabels unter BV-Kontrolle kontrolliert. Mittels des Spreizmeißels folgt die Feineinstellung der Beinachse. Der Öffnungsabstand entspricht zum Schluss annähernd der präoperativ geplanten Strecke. Nun Einbringen eines Plattenfixateurs (Tomofix). Ausrichtung unter Bildwandlerkontrolle. Nun Fixierung des Plattenfixateur proximal mittels dreier winkelstabiler 4,3 mm Schrauben. Im Folgenden wird das 1. Plattenloch distal der Osteotomie mittels einer temporären Zugschraube besetzt. Hierbei kommt es zum Heranziehen der Platte an den Knochen. Auf eine unveränderte Stellung des Osteotomiespalts wird hierbei geachtet. Dann Besetzen der restlichen Plattenlöcher mittels winkelstabiler Kopfverriegelungsschrauben. BV-Abschluss, Stellung entsprechend der präoperativen Planung. Regelhafte Implantatlage.

Ausgiebige Spülung (500 ml). Kontrolle auf Bluttrockenheit. Einlage einer 10er-Redon. Schichtweiser Wundschluss. Hautrückstichnähte. Steriler Verband. Elastische Wickelung des Beines.

Procedere: Mobilisation, Physiotherapie und Belastung entsprechend dem hauseigenen Nachbehandlungsschema »Tibiakopfumstellung«. Röntgen nach Drainagenzug nach 48 h und nach 2 + 6 Wochen. Übliche Analgesie und Thromboseprophylaxe. Weiterbehandlung nach Entlassung in unserer Kniesprechstunde.

Dr. med. H. Siekmann (Komm. Direktor)

12.2.6 Offene Reposition und Plattenosteosynthese einer suprakondylären Femurfraktur bei liegender Knieprothese

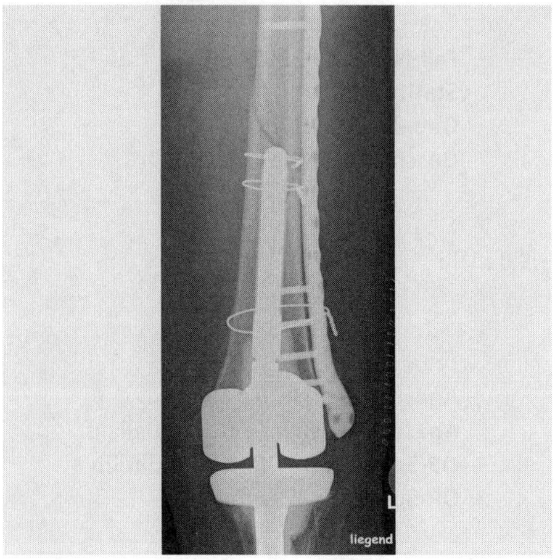

OP-Bericht, Klinik für Unfall- und Wiederherstellungschirurgie

Pat.-Nr.: 10079653
Aktuelle Klinik: Unfallchirurgie
Pat.-Name: Hackepeter, Gerd

Fall-Nr.: A2920390/2011
Station: 1
Geb.-Dat.: 19.10.50
Geschlecht/Alter: m, 61 J.

OP-Datum: 08.11.2011
OP-Dauer (Schnitt/Naht): 10.10 – 11.53 Uhr
Saal: 2

Personal:
Operateur: Dr. H. Siekmann
1. Assistent: Dr. K. Schendel
2. Assistent: A. Eisenkrämer

Anästhesist: Dr. H. Schimanski
Anästhesieschw./-pfl.: C. Thanner
OP-Schwester/-Pfl.: E. Saalfeld
OP-Springer: C. Lindholm

Vorgeschichte: Multiple Voroperationen an beiden Kniegelenken mit Prothesenimplantationen, Infekten, Spacerimplantationen und letztendlich der Kniegelenksmotorik über eine gestielte Knieprothese. Klinisch und laborchemisch derzeit kein Infektanhalt, vorgeschichtlich MRSA. In der Nacht erfolgte die Verlegung aus einem nahegelegenen Klinikum bei periprothetischer distaler, bis in das Kondylenmassiv reichender Spiralfraktur links.

Die Situation wurde mit dem Pat. besprochen, er hat schriftlich in die u. g. Operation eingewilligt.

Diagnose: Geschlossene periprothetische Femurschaftspiralfraktur links mit langstreckigen fisuralen Ausläufern nach kranial und kaudal bei liegender gestielter Kniegelenkstotalendoprothese (Vancouver B 3). Adipositas

Operation: Offene Reposition, Osteosynthese mittels lokaler Cerclagen sowie polyaxial winkelstabilen Plattensystem (NCB-PP lang, Fa. Zimmer), lokale Drainage.

Bericht: Ungestörte ITN. Rückenlagerung, entsprechend umfangreiche Polsterung. BV-Kontrolle, gute Darstellung des Femurs auf ganzer Länge. Stiftmarkierung der Frakturhöhe. Wiederholte Hautdesinfektion und übliches steriles Abdecken.

Hautlängsschnitt von ca. 8 cm Länge über dem lateralen Oberschenkel. Schichtweise Präparation mit subkutaner Längsspaltung sowie Spaltung der Fascia lata unter successiver Blutstillung. Typisches Anheben und Lösen des M. vastus lateralis vom Femur direkt über der Frakturzone. Ventralisation des Muskels über Hohmann-Hebel. Lokale Lösung letzter Fasern des Muskels vom Femur mittels Raspatorium. Abstrich aus dem Frakturbereich. Die Reposition gestaltet sich insgesamt schwierig, teils durch Muskelinterponate, die aus dem Frakturspalt gelöst werden müssen, teils bei relativ kurzer Hauptfrakturzone, die die folgende Fixation einer Repositionszange schwierig macht. Daher wird letztendlich nach Grobreposition mittels des Elevatoriums eine erste lockere Cerclage in typischer Weise um die Fraktur gelegt, die die beiden Hauptfragmente einbezieht. Diese wird schrittweise angezogen, wobei unter weiteren Repositionsmanövern nun eine gut akzeptable Reposition gelingt. Im Anschluss in identischer Weise Legen einer weiteren Cerclage etwas proximaler der ersten, die diese Reposition noch etwas optimiert und weiter stabilisiert. Kürzen und Biegen der Cerclagedrähte.

Zuwenden zum distalen Femur. Laterale Längsinzision der Haut über dem Kondylenmassiv. Schichtweise Präparation. Faszienlängsspaltung, Gewinnung eines deutlichen Hämatoms. Weitere Präparation bis auf den Knochen, hierbei Arthrotomie unter Entlastung eines deutlichen klaren Ergusses. Makroskopisch kein Infektanhalt. Erneuter Abstrich unter Beilage von gewonnener Synovialis. Noch leichte Schnitterweiterung nach proximal. Tunnelung der beiden Zugänge entlang des Knochens mittels Raspatorium bei der oben genannten langen Platte, die nun über die zweite Inzision am Knochen nach proximal geschoben wird. Dies gelingt unkompliziert, der Lauf der Platte kann digital über den frakturbezogenen Zugang unkompliziert auch weiter nach proximal geführt werden. BV-orientiert in beiden Ebenen Feinplatzierung der Platte, Fixation distal mittels eines 1. K-Drahtes, der zwischen Prothesenschild und Prothesenstiel eingebracht wird, sodass hier über das entsprechende Loch späterhin genau an dieser Stelle eine Schraube platziert werden kann. BV-orientiert folgt in beiden Ebenen die Feinplatzierung der Platte am Schaft.

Zuwenden proximal, hier Fixation der Platte über 2 Stichinzisionen mit insgesamt 4 bikortikalen Schrauben, die anschließend mit den üblichen Verriegelungskappen arretiert werden. Primär ideale Wahl der längs möglichen NCB bestätigt sich mit Setzen der beiden distaleren Schrauben, da jetzt, zuvor nicht bekannt, ein noch unterhalb der distalen Schraube liegender Fissurausläufer sichtbar wird.

Zuwenden nach distal, BV-Kontrolle. Hier zeigt sich, dass das distale Fragment zwischenzeitlich wieder etwas nach medial disloziert ist. Die BV-Kontrolle über der Fraktur zeigt hier zwar ein Abweichen der Fragmente von ca. 15°, die beiden Fragmente werden jedoch weiterhin durch die Cerclagen nach achsgerecht unter Kontakt gehalten. Die NCB wird nun auch distal schritt- und in üblicher Weise mit überwiegend bikortikalen Schrauben belegt, die undulierend angezogen werden und das distale Fragment sicher an die Platte ziehen. Somit erfolgt wieder die komplett achsgerechte Einstellung des distalen zum proximalen Fragment bei weiterhin gutem Kontakt.

Alle Schrauben haben proximal und distal exzellent im Knochen gezogen. Abschließend wird noch um das distale Fragment, in dem schon primär ein fissuraler Frakturausläufer bekannt war, in üblicher Weise eine letzte Cerclage gelegt und schrittweise angezogen. Da die erste Cerclage beim Anziehen reißt, wird dieser Vorgang nochmals wiederholt. BV-Abschluss. Nahezu achsgerechte Position der Fraktur in allen Ebenen, gute und in dieser Form nahezu gewünschte stabil imponierende Implantatlage. Kontrolle auf Bluttrockenheit nach Koagulation. Ausgiebige Spülung (1000 ml), schichtweiser Wundverschluss aller Zugänge. Spannungsfreie Hautklammernähte. Steriler Verband. Elastokompressive Wickel.

Procedere: Mobilisation des Kniegelenkes frei im Rahmen der Möglichkeiten des Patienten. Teilbelastung mit 20 kg für 6 Wochen. Intermittierend Hochlagerung und Kühlung. Vancomycin i.v. für 5 Tage bei üblichen Kontrollen (bei vormaligem Infekt, MRSA). Abstriche erfragen. Analgesie und Thromboseprophylaxe nach Maßgabe der Stationsärzte. Röntgenkontrolle nach Entfernung der Drainagen nach 48 h sowie nach 2 + 6 Wochen. Weiterbehandlung in unserer rekonstruktiven Sprechstunde.

Dr. med. H. Siekmann (Komm. Direktor)

12.2.7 Offene Reposition und Plattenosteosynthese einer Femurschaftfraktur (Johansen III) bei liegender Hüftprothese

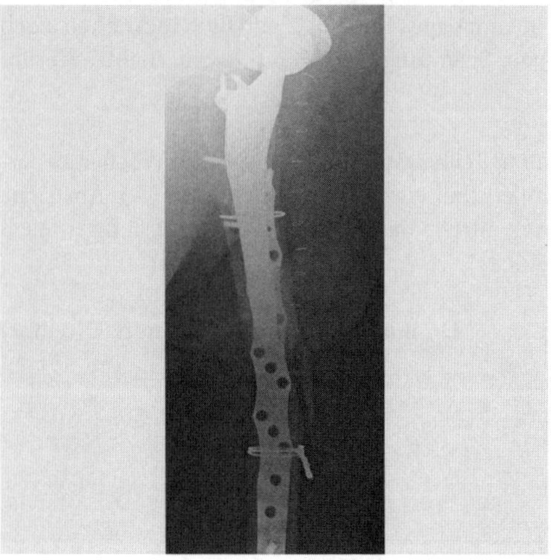

OP-Bericht, Klinik für Unfall- und Wiederherstellungschirurgie

Pat.-Nr.: 100042499
Aktuelle Klinik: Unfallchirurgie
Pat.-Name: Medicus, Werner

Fall-Nr.: A1078977/2010
Station: 2
Geb.-Dat.: 18.05.1936
Geschlecht/Alter: m, 73 J.

OP-Datum: 20.02.2010
OP-Dauer (Schnitt/Naht): 12.12 – 13.51 Uhr
Saal: B 1

Personal:
Operateur: Dr. H. Siekmann
1. Assistent: Dr. K. Schendel
2. Assistent: Dr. M. Schulz

Anästhesist: Dr. H. Schimanski
Anästhesieschw./-pfl.: M. Ballauf
OP-Schwester/-Pfl.: C. Lindholm
OP-Springer: E. Saalfeld

Vorgeschichte/Indikation: Implantation einer zementierten HTEP links vor 11 Jahren, bis zum Sturz hier kaum Beschwerden. Nach privatem Sturz mit dem Rad besteht u. g. Fraktur. Radiologisch Zeichen des Inlay-Aufbrauchs. Bei internistischen Nebenbefunden und radiologisch festem Sitz der Prothese erfolgt der Entscheid gegen eine Revisionsprothese, um den ossären Schaden zu minimieren. Die Situation wurde so mit dem Pat. besprochen, er hat schriftlich in die u. g. Operation eingewilligt. Keine Allergieanamnese (Chrom-Nickel).

Diagnose: Geschlossene, dislozierte periprothetische Femurschaftmehrfragmentfraktur links bei fest liegender zementierter Hüfttotalendoprothese (Johansen III) und Inlayabnutzung

Operation: Offene Reposition, Osteosynthese mittels Cerclage und polyaxial winkelstabiler Platte (Fa. Zimmer, NCB – Periprothetic Femur Plate System), lokale 10er-Drainagen

Vorgehen: Ungestörte ITN. Cefuroxim 1,5 g i.v. Rückenlagerung, rechtes Bein auf Beinschale ausgelagert, entsprechende umfangreiche Polsterung. BV-Kontrolle mit guter Darstellbarkeit des Femurs links. Wiederholte Hautdesinfektion, übliches steriles Abdecken.

BV-kontrolliert Aufsuchen der Frakturhöhe. 8 cm langer Hautlängsschnitt am lateralen Oberschenkel. Subkutane Spaltung, Längsspaltung der Fascia lata. Briefschlitzförmiges Anheben des M. vastus lateralis, dorsale Längsspaltung seiner Faszie und Anheben des Muskels über zwei Hohmann-Hebel. Reinigung des Frakturspalts. Trotz guter Relaxation des Patienten gelingt die Reposition und Retention trotz unterschiedlicher Manöver nicht ausreichend. Entscheid zum breit offenen Vorgehen, nun mit Schnitterweiterung nach kranial und kaudal, erneut bei schichtweiser Präparation unter Schonung des M. vastus lateralis, der weiter über Hohmann-Hebel ventralisiert wird. Sukzessive Blutstillung. Der proximale Zugang über die alte Narbe zeigt deutliche Verwachsungen der einzelnen Gewebeschichten. Mit dem Raspatorium wird das Plattenlager am lateralen Femur präpariert. Mit dem gebogenen Raspatorium wird das Femur in Frakturhöhe umfahren, hierbei spürbar die breitere Frakturstrecke zentral. Zwei 1,25er-Drahtcerclagen werden um das Femur gelegt und angezogen. Unter gleichzeitigem Zug am Bein kann die Fraktur akzeptabel gestellt werden. Nun Anlage der o. g. NCB, diese legt sich dem Knochen gut an. BV-Orientierung in bd. Eb., gute Lage der NCB. Die Cerclagen stören die Lage nicht. Die NCB wird nun sowohl proximal als auch distal in üblicher Weise systemgerecht, teils mit Spongiosa- und Kortikalisschrauben besetzt. Die Schrauben können aufgrund der Polyaxialität der Platte proximal teils vor, teils hinter der Prothese vorbeigeschraubt werden. Alle Schrauben ziehen akzeptabel im Knochen, teils auch im Zement. Zur Sicherung wird kranial noch eine weitere Cerclage um Knochen und Platte gelegt. BV-Abschluss, gute Reposition, gewünschte Implantatlage.

Ausgiebige Spülung (1000 ml). Kontrolle auf Bluttrockenheit, 2x10er-Drainagen. Lockere Refixation des M. vastus lateralis. Faszien- und Subkutannähte, Hautklammerverschluss. Steriler Verband. Elastische Wickelung.

Procedere: Falls mögl. 20 kg Teil-, sonst Vollbelastung. Röntgen nach Entfernung der Drainagen nach 48 h sowie nach 2 + 6 Wochen. ME ggf. nach 18-24 Monaten. Analgesie und Thromboseprophylaxe nach Plan. Weiterbehandlung in unserer rekonstruktiven Sprechstunde.

Dr. med. H. Siekmann (Komm. Direktor)

12.2.8 Aufgebohrte Kompressionsmarknagelung einer hypertrophen Tibiaschaftpseudarthrose

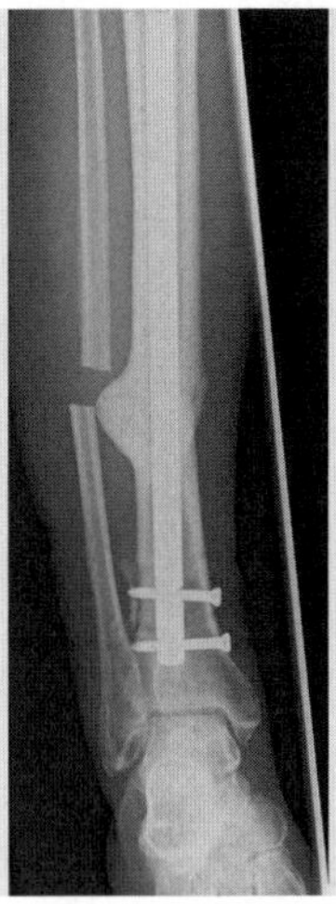

OP-Bericht, Klinik für Unfall- und Wiederherstellungschirurgie

Pat.-Nr.: 54399872
Aktuelle Klinik: Unfallchirurgie
Pat.-Name: Motor, Otto

Fall-Nr.: B0170904/2011
Station: 1
Geb.-Dat.: 24.05.1960
Geschlecht/Alter: m, 41 J.

OP-Datum: 18.07.2011
OP-Dauer (Schnitt/Naht): 09.48 – 11.26 Uhr
Saal: B 6

Personal:
Operateur: Dr. H. Siekmann
1. Assistent: Dr. L. Irlenbusch
2. Assistent: U. Stephanek (PJ)

Anästhesist: Fr. Siekel-Wenzmann
Anästhesieschw./-pfl.: C. Geier
OP-Schwester/-Pfl.: R. Fuchs
OP-Springer: I. Bär

Vorgeschichte: Nach Marknagelung einer Unterschenkelschaftfraktur (10/2009) ist im Verlauf eine überwiegend hypertrophe Pseudarthrose aufgetreten. Entsprechend wurde das weitere operative Vorgehen mit dem Pat. eingehend besprochen. Nach Aufklärung über alternative Therapieoptionen sowie sämtliche Risiken hat der Pat. schriftlich in die Operation eingewilligt.

Diagnose: Geschlossene, überwiegend hyper-, teils atrophe Tibiaschaftpseudarthrose rechts

Operation: Materialentfernung (Sirus-Nagel, Fa. Zimmer, 10/360 mm), Markraumaufbohrung (13 mm) plus Abstrich, Reosteosynthese mittels statisch verriegelter Kompresssionsmarknagelung (Fa. Stryker, T 2-Nagel, 12/375 mm), lokale Drainage

Bericht: Ungestörte ITN. Rückenlage, entspr. Polsterung, rechtes Bein am Oberschenkel im Beinhalter. Cefuroxim 1,5 g i.v.. Wiederholte Hautdesinfektion und übliches steriles Abdecken.

Axialer Hautschnitt über der Patellasehne, schichtweise Präparation durch altes Narbengewebe unter sukzessiver Blutstillung auf den ehemaligen Nageleintritt zu. Mittels Raspatorium wird das proximale Nagelende unkompliziert dargestellt. Nach Stichinzisionen an den alten Zugängen werden nun die proximalen sowie distalen Bolzen aufgesucht und unkompliziert entfernt, wobei ein letzter distaler Bolzen zwar dargestellt, jedoch noch belassen wird. Dann wird der Universalausschläger in das prox. Nagelende eingeschraubt, sodann der letzte Bolzen distal entfernt und der Nagel unkompliziert ausgeschlagen. Abstrich aus dem Markraum und ausgiebige Spülung. Einführung eines Olivendrahts, der unkompliziert die Pseudarthrosenregion passiert und in der distalen Tibiaepiphyse fixiert werden kann. Über diesen Draht folgt das schrittweise Aufbohren des Markraumes bis Kaliber 13 mm, wobei jeweils guter Zug des Bohrers im Markraum spürbar ist. Abstrichentnahme aus dem gewonnenen Bohrmehl. Nun wird der oben genannte Nagel in üblicher Weise eingeschoben und mit leichten Hammerschlägen vorgetrieben. Er passiert unkompliziert die Pseudarthrosenregion, wird weiter vorgetrieben und sicher unter BV-Kontrolle im distalen Fragment platziert. Teils über die alten, teils über neue Längsstichinzisionen erfolgt in Freihandtechnik die dreifach bikortikale distale Verriegelung des Nagels mit entsprechenden Bolzen. Alle Bolzen haben guten Zug im Knochen. Zuwenden kranial und Platzierung des dynamischen Bolzens über das Zielgerät unkompliziert in üblicher Weise. Bikortikal guter Zug.

Nun Einbringen der Kompressionsschraube vom kranialen Nagelende aus. Mit langsamem Vorschrauben und Auftreffen auf den Querbolzen zieht diese Kompressionsschraube exzellent, wobei unter weiterem Vorschrauben eine sehr gute Kompression im Pseudarthrosenspalt erreicht wird. Diese wird BV dokumentiert. Der quere Bolzen biegt sich unter dem Vorgehen in typischer Weise. Vor Bruch des Bolzens wird ein weiteres Vortreiben der Kompresssionsschraube vermieden. Nun noch Einbringen eines weiteren queren statischen Verriegelungsbolzens bikortikal in üblicher Weise, ebenfalls unter gutem Zug im Knochen. BV-Abschluss, regelhafte Implantatlage. gute Kompression im Pseudarthrosenspalt. Unter Würdigung des breiten Aufbohrens des Markraums sowie des BV-Ergebnisses kann auf zusätzliche Spongiosa verzichtet werden. Ausgiebige Spülung aller Zugänge. Kraniale 10er-Redondrainageneinlage. Schichtweiser Wundverschluss an allen Lokalisationen. Spannungsfreie der Patellasehne. Jeweils Hautrückstichnähte. Steriler Verband. Elastokompressive Wickelung.

Procedere: Freie Gelenkmobilisation unter Vollbelastung erlaubt. Röntgen nach Entfernung der Drainage nach 48 h sowie nach 2 + 6 Wochen p. o. Engmaschige Wund- und Laborkontrollen, zeitgerechte Nahtmaterialentfernung. Abstrichergebnis erfragen. Bei unkompliziertem Verlauf Nagelentfernung frühestens nach 24 Monaten. Weiterbehandlung in unserer rekonstruktiven Sprechstunde.

Dr. med. H. Siekmann (Komm. Direktor)

12.3 Segmenttransport

C. Josten, H. Siekmann

12.3.1 Segmenttransport Femur

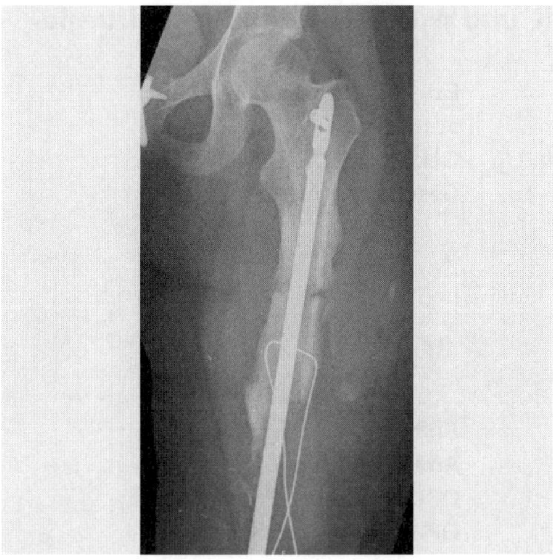

OP-Bericht, Klinik für Unfall- und Wiederherstellungschirurgie

Pat.-Nr.: 100076350
Aktuelle Klinik: Unfallchirurgie
Pat.-Name: Kutscher, Nadja

Fall-Nr.: A2920234/2010
Station: 1
Geb.-Dat.: 24.07.89
Geschlecht/Alter: w, 21 J.

OP-Datum: 01.12.2010
OP-Dauer (Schnitt/Naht): 08.17 – 10.01 Uhr
Saal: B 1

Personal:
Operateur: Prof. Dr. C. Josten
1. Assistent: Dr. B. Thquam
2. Assistent: Dr. J. Theopold

Anästhesist: Dr. K.-W. Brei
Anästhesieschw./-pfl.: B. Blau
OP-Schwester/-Pfl.: R. Rot
OP-Springer: S. Mahlmann

Vorgeschichte: Im Rahmen eines privaten Motorradunfalls wurde die Pat. als Sozia gegen eine Leitplanke geschleudert, zog sich eine komplexe, bis 3-gradig offene distale Femurfraktur sowie Frakturen von Patella und Tibiakopf links zu. Nach Osteosynthesen der Frakturen trat am distalen Femur ein Wund- und Knocheninfekt auf, der ein ausgedehntes Debridement notwendig machte. Im Verlauf erfolgte später über einen Fixateur externe die interne Stabilisierung mittels eines retrograden Nagelsystems, trotz verbleibender Femurdefektstrecke von suprakondylär bis Femurschaftmitte von knapp 15 cm. Bei nun reizlosen Weichteilen ist über dem liegenden Nagel der Segmenttransport geplant. Die Pat. wurde schon vormals wiederholt über die operativen Maßnahmen sowie jetzt nochmals im Detail aufgeklärt und hat in die neuerliche OP schriftlich eingewilligt.

Diagnose: Knöcherne Defektstrecke des distalen Femurs nach multiplen Voroperationen, Osteitis und Sequestrektomie, aktuell bei liegendem retrograden Femurnagel

Therapie: Revision, Debridement, proximale Femurkortikotomie am proximalen Femurdrittelübergang und Montage eines Transportsystems über einen Ilizarov-Ring suprakondylär

Vorgehen: Ungestörte ITN. Cefuroxim 1,5 g i.v. Rückenlagerung. Entsprechende Polsterung. BV-Kontrolle. Das gesamte Femur einschl. des einliegenden Nagels ist regelhaft darstellbar. Markierung der Osteotomiehöhe. Wiederholte Hautdesinfektion und übliches steriles Abdecken.

Beginn mit der Revision suprakondylär, spindelförmige Exzision der Narbenplatte am distalen/lateralen Femur, von hier weitere Präparation überwiegend durch Narbengewebe bis auf die Fascia lata. Diese wird längs durchtrennt. Darunter kommen noch Reste des M. vastus lateralis zur Darstellung, die briefkastenförmig angehoben werden. Resektion von Vernarbungen und hierunter Darstellung vom suprakondylären Knochenende auf 10 cm Länge nach kranial. Über diesen Zugang erfolgt ein ausgedehntes Debridement nach Abstrichentnahme. Anschl. liegt der Nagel auf ganzer Länge bis zum prox. Femuranteil frei. Ausgedehnte Spülung bzw. Jetlavage. Schichtweiser Wundverschluss von Faszie, Subkutangewebe und Haut.

Nun Zuwenden zum prox. Femurdrittelübergang. Hier 5 cm lange axiale Hautinzision lateral. Präparation durch das Subkutangewebe bis auf die Fascia lata, die auch hier längs gespalten wird. Originärer M. vastus lateralis wird über Hohmann-Hebel ventralisiert, darunter das regelhaft strukturierte Femur dargestellt. Längsinzision des Periosts, das so weit wie möglich mit dem Raspatorium abgehoben wird. Soweit möglich, wird subperiostal der Knochen mit einem Dechamp umfahren, über den ein 1 mm starker Cerclage-Draht um den Knochen herumgeführt wird. Mit diesem wird eine Öse gebildet und der Sägedraht der Gigli-Säge um das Femur geführt. Mit diesem erfolgt nun die Osteotomie auf der Medialseite des Femurs. Von lateral wird die Osteotomie durch Knocheneinkerbung mit der oszillierenden Säge fortgesetzt und über Meißel-Osteotome beendet. BV-Kontrolle. Komplette Durchtrennung des Femurs am Drittelübergang. Nun wird am kaudalen Ende eine Querbohrung durch das Transportsegment gebohrt, hier ein 1,5 mm starker Cerclage-Draht durchzogen. Klinisch orientiert werden nun von ventral/distal durch die Weichteile zwei kräftige Kanülen auf das Femur zu gestochen, über welche die Drahtenden nach ventral durch das Weichgewebe geführt werden. Ausgiebige Spülung des Wundgebiets, Kontrolle auf Bluttrockenheit. Drainage nicht notwendig. Schichtweiser Wundverschluss. Im Bereich des Kondylenmassivs werden nun diagonal zueinander 2 Olivendrähte platziert, über die ein »Ilizarov-Ring« montiert wird. Dieser wird zusätzlich mit einer Schanzschraube weiter an den Kondylen fixiert. Am Ring erfolgt die Montage einer längslaufenden 12 cm langen Gewindestange, an der zwecks Transports nun über ein Mutternsystem die vormals durch das Weichgewebe geführten 1,5mm-Cerclagedrähte montiert werden. BV-Kontrolle, in gewünschter Weise montierter Ilizarov-Ring bei frei mobilem Transportsegment und weiterhin regelhaft liegendem Marknagel. Steriler Verband an allen Zugängen.

Procedere: WeiterTeilbelastung mit 20 kg bei frei mobilisierbarem Kniegelenk. Transportbeginn in 5-6 Tagen, tgl. Transport von 1 mm in 3 Portionen. Erstes Röntgen 6 Tage nach Transportbeginn sowie dann in Abständen von 2 Wochen. Engmaschige Wund- und Laborkontrollen (Cave: Aufflammender Infekt).

Prof. Dr. med. C. Josten (Direktor der Klinik)

12.3.2 Segmenttransport Tibia

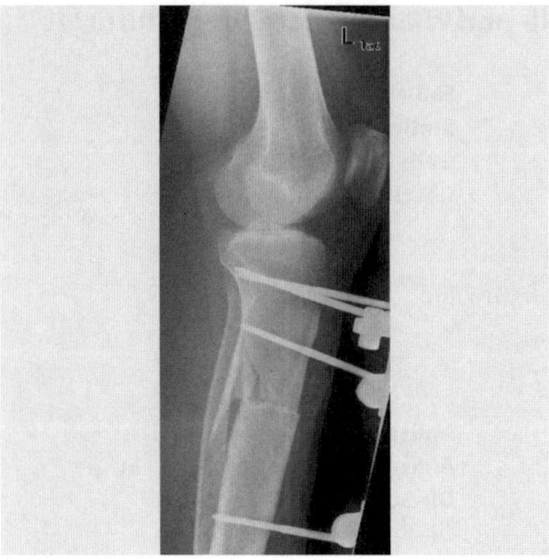

OP-Bericht, Klinik für Unfall- und Wiederherstellungschirurgie

Pat.-Nr.: 100071113
Aktuelle Klinik: Unfallchirurgie
Pat.-Name: Schwarz genannt Reich, Ulf

Fall-Nr.: A2924393/2011
Station: 1
Geb.-Dat.: 02.04.1990
Geschlecht/Alter: m, 21 J.

OP-Datum: 07.09.2011
OP-Dauer (Schnitt/Naht): 09.14 – 11.06 Uhr
Saal: B 1

Personal:
1. Operateur: Dr. H. Siekmann
2. Operateur: Dr. M. Schulz
2. Assistent: P. Derst

Anästhesist: Dr. F. Schenk
Anästhesieschw./-pfl.: C. Thanner
OP-Schwester/-Pfl.: F. Leitmayr
OP-Springer: M. Kopper

Vorgeschichte: Nach ehemals 2.-3.-gradig offener distaler Tibiafraktur, notwendiger Beinverkürzung und infektfreier Konsolidierung besteht bei dem jungen Pat. eine Verkürzung von Tibia und Fibula von 5,5 cm. Aus kosmetischen Gründen und da der Pat. eine Schuhabsatzanpassung verweigert, erfolgt nun nach umfangreicher Risikoaufklärung und schriftlicher Einwilligung des Patienten das nachfolgende operative Vorgehen.

Diagnose: Unterschenkelverkürzung links (5,5 cm) nach komplexer ehemals 2.-3.-gradig offener distaler Unterschenkelfraktur, Sequestrektomie, freier Lappenplastik und OSG-Arthrodese

Operationen: Montage eines AO-Transportfixateurs, proximale Tibia-*Kortikotomie* links (Dr. Siekmann),
distale Fibula Osteotomie links (Dr. Schulz)

Bericht: Ungestörte ITN. Rückenlage, entspr. Polsterung. Cefuroxim 1,5 g i.v. Wiederholte Hautdesinfektion, übliches steriles Abdecken. Unter BV Markierung der lokalen Anatomie der proximalen Tibia, Markierung der Tibiaosteotomie entsprechend der präoperativen Planung.

Über Stichinzisionen werden nun 2 Schanz´sche Schrauben in üblicher Weise am späteren distalen sowie proximalen Tibiasegment jeweils bikortikal fixiert. Hieran erfolgt die erste Längsträgermontage mit der schon zugerichteten und längenangepassten Gewindestange mit entsprechender Transportzurichtung. Die Montage erfolgt BV-kontrolliert in beiden Ebenen, jeweils parallel zum Tibiaschaft. Nun werden distal eine sowie proximal 2 weitere Schanz´sche Schrauben in den Fixateurverbund aufgenommen und am genannten Gewindelängsträger fixiert. Platzierung dieser Schanz´schen Schrauben erneut über Stichinzisionen und in üblicher Weise bikortikal. Nun erfolgt der 2 cm lange Hautlängsschnitt zur Kortikotomie am proximalen ventrolateralen Tibiaviertelübergang. Subkutane Trennung, Längstrennung des Periosts, das mit dem Raspatorium nach medial und lateral abgeschoben wird. Einsatz zweier schmaler Hohmann-Hebel. Setzen multipler paralleler bikortikaler Bohrlöcher mit dem 2,5er-Bohrer, um ein »Auslaufen« der anschl. Kortikotomie nach proximal oder distal zu verhindern. Sodann erfolgt mit dem Osteotom von medialseits parallel zu den Bohrlöchern die Durchtrennung der Tibia metaphysär. Trotz oben genannter Prophylaxe bricht die dorsale Tibiakortikalis nach kranial schräg unter einer Keilbildung aus. Unter BV-Kontrolle in den maßgeblichen Ebenen zeigt sich jedoch die komplette Tibiadurchtrennung. Abschl. folgt erneut über eine Stichinzision das Setzen einer letzten Schanz´schen Schraube am distalen Segment, erneut Fixation derselben am Fixateur. Es folgt die Endmontage des Fixateur externe zum Transport. Schichtweiser Wundschluss über der Kortikotomie nach vorheriger Spülung und Kontrolle auf Bluttrockenheit. Periostnaht, Subkutannaht, Adaptation, Hautrückstichnähte.

Zuwenden zur Fibula distal. Kurzer Hautlängsschnitt über dem distalen Fibulaviertelübergang. Präparation durch wenig blutendes Narbengewebe auf die Fibula zu, die anschließend über 2 kleine Hohmann-Hebel dargestellt wird. Präparation in Höhe der gewünschten Osteotomie mit dem Raspatorium. Sodann Setzen der Osteotomie mit der oszillierenden Säge. Diese gelingt komplett. Auch hier BV-Dokumentation der kompletten Trennung. Spülung. Kontrolle auf Bluttrockenheit, keine Drainage notwendig. Schichtweiser Wundschluss. Spannungsfreie Hautrückstichnähte. Steriler Verband an allen Lokalisationen. Milde elastokompressive Wickelung.

Procedere: Mobilisation des Pat. mit 20 kg Teilbelastung für 3 Wochen postoperativ, dann Belastungsaufbau bis zur Vollbelastung erlaubt. Analgesie und Thromboseprophylaxe nach Maßgabe der Stationsärzte. Gelenkmobilisation frei erlaubt nach kurzer Ruhephase von 3–5 Tagen. Mit 6. Tag postoperativ Beginn mit dem Transport, täglich 1 mm in 3 Portionen (entsprechende Einweisung des Pat. in den Transport schon erfolgt). Tägliche eigenständige Fixateurpflege. Röntgen nach Entfernung der Drainage sowie nach 2, 4 und 6 Wochen. Nach erreichtem Längenausgleich ggf. (je nach Weichgewebesituation) segmentstreckenüberbrückende Plattenosteosynthese.

Dr. med. H. Siekmann (Komm. Direktor)
Dr. med. M. Schulz (Assistenzarzt)

12.3.3 Sekundäre Plattenosteosynthese nach Tibiasegmenttransport

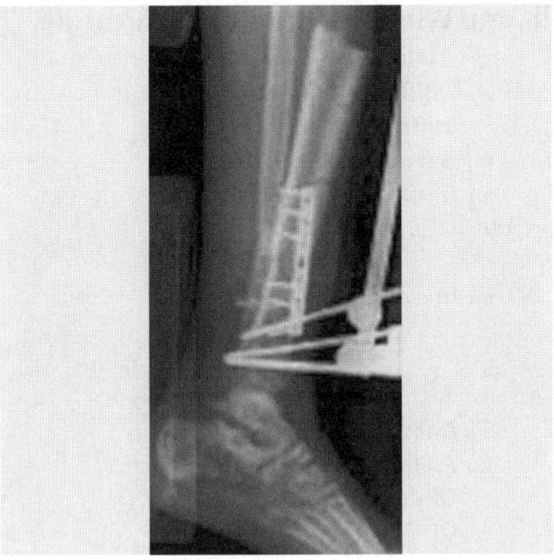

OP-Bericht, Klinik für Unfall- und Wiederherstellungschirurgie

Pat.-Nr.: 100074519
Aktuelle Klinik: Unfallchirurgie
Pat.-Name: Samtfuss, Kitty

Fall-Nr.: A2924546/2011
Station: 1
Geb.-Dat.: 02.05.1979
Geschlecht/Alter: w, 32 J.

OP-Datum: 09.09.2011
OP-Dauer (Schnitt/Naht): 12.14 – 13.13 Uhr
Saal: 6

Personal:
1. Operateur: Dr. H. Siekmann
2 Operateur: Dr. M. Schulz
1. Assistent: P. Derst

Anästhesist: Dr. F. Schenk
Anästhesieschw./-pfl.: C. Thanner
OP-Schwester/-Pfl.: F. Leitmayr
OP-Springer: C. Lindholm

Vorgeschichte: Bei der Pat. ist nach ehemals 2.-gradiger offener Unterschenkelfraktur mit Segmentresektion bei Sequester und lokal freier Lappenplastik über einen Transportfixateur ein Segmenttransport in den distalen Tibiadefekt hinein erfolgt. Bei reizlosen Wundverhältnissen und Abschluss des Transports unter schon jetzt radiologisch gutem Kontakt des Transportsegments zum distalen Segment steht das distale Docking an. Die Pat. hat in das erneute operative Vorgehen bei bekannten Risiken und erhöhtem Infektrisiko eingewilligt.

Diagnose: Abgeschlossener Segmenttransport nach ehemals 2.-gradig offener Unterschenkelfraktur rechts, Segmentresektion und freier Lappenplastik.

Operation: Distales Docking über eine 6-Loch-Titan-KFI-LC-Platte, Beckenkammspongiosaanlagerung und Fixateurummontage (Dr. Siekmann), Spongiosaentnahme vom vorderen Beckenkamm rechts (Dr. Schulz).

Bericht: Ungestörte ITN. Rückenlage, entspr. Polsterung. Cefuroxim 1,5 g i.v. Wiederholte Hautdesinfektion, übliches steriles Abdecken an rechtem Unterschenkel und rechtem vorderen Beckenkamm. Hautschnitt im Verlauf des rechten vorderen Beckenkamms auf 3 cm Länge. Schichtweise Präparation unter sukzessiver Blutstillung. Typische Fensterung des Beckenkamms mittels Meißels, anschl. Gewinnung einer sehr großen Portion Spongiosa mit dem scharfen Löffel. Spülung, Kontrolle auf Bluttrockenheit, Gelasponeinlage. Keine auffällige Blutung, auf eine Drainage kann verzichtet werden. Refixation des Knochendeckels mittels Vicryl, dann schichtweiser Wundschluss und spannungsfreie Hautrückstichnähte. Steriler Pflasterverband (Dr. Schulz).

Bei eher medialer Fixateurlage sowie bei ehemaligen PIN-Infekten Entscheid, von lateral auf die distale Tibia zu gehen. Leicht nach lateral geschwungener axialer Hautschnitt über der Docking-Region. Schichtweise Präparation unter sukzessiver Blutstillung. Nach subkutaner und Faszientrennung sowie Lateralisation/Medialisation der Sehnen Darstellung der Docking-Region. Dezidierte Reinigung des Dockings von lokalem Narbengewebe, das auch noch zwischen den Knochenenden liegt. Anfrischung der Knochenenden, die gute Blutungen zeigen. Ein Teil der Spongiosa wird in das Docking eingelegt. Nun Lösung der Schanz´schen Schrauben aus dem Transportsegment. Hierbei zeigt sich ein vages, elastisches Zurückgleiten des Segments nach kranial. Auflage der oben genannten Platte, die sodann mit 2 Schrauben am distalen Fragment fixiert wird. Mittels scharfer Repositionszange wird nun Kontakt des Transportsegments mit dem distalen Fragment herbeigeführt, diese Situation gehalten. Sodann erfolgt die exzentrische Fixation des Transportsegments über die Platte, mit schon beim ersten Schraubeneinbringen sehr gutem Kontakt der Knochenenden, die dann über eine 2. exzentrische Schraube nach leichter Lösung der 1. noch erhöht werden kann. Nunmehr zeigt sich zudem eine Kompression der im Docking liegenden Spongiosa. Weiterer Besatz der Platte nun mit neutralen KFI-Schrauben. Alle Schrauben ziehen sehr gut im Knochen an. Ausgiebige Spülung. Kontrolle auf Bluttrockenheit. BV-Kontrolle, guter Kontakt der Knochenenden zueinander, regelhafte Implantatlage. Anlagerung der Restspongiosa und Kompression mittels Stößels.

Schichtweiser Verschluss der Wunde mit adaptierenden Faszien- und Subkutannähten. Spannungsfreie Hautrückstichnähte. Steriler Pflasterverband. Abschl. werden noch die schon von der Gewindestange gelösten Schanz´schen Schrauben des Transportsegments komplett aus dem Transportsegment gelöst, die PIN-Eintritte kürettiert. Es folgt der Tausch der Gewindestange in eine starre Fixateurstange. Sodann folgt noch der Versuch der Bergung von Resten einer Gentamycinkette über eine mediale Stichinzision, die jedoch nicht gelingt. Entsprechend der vorherigen Absprache mit dem Patienten wird hier auf umfassendere operative Maßnahmen im Anschluss verzichtet. Hautverschluss dieser Inzision. Steriler Verband. Elastokompressive Wickelung.

Procedere: Engmaschige Wund- und Laborkontrollen. Röntgenverlaufskontrollen in 24 h sowie 2 und 6 Wochen postoperativ. Mobilisation mit 20 kg Teilbelastung für 6 Wochen, dann Vollbelastung erlaubt. Thromboseprophylaxe und Analgesie nach Maßgabe der Stationsärzte. Entscheidung zur Entfernung des Fixateurs in Abhängigkeit von den Röntgenkontrollen.

Dr. med. H. Siekmann (Komm. Direktor)
Dr. med. M. Schulz (Assitenzarzt)

12.3.4 Unterschenkelverlängerung mittels Fixateur externe über einem liegenden Tibianagel

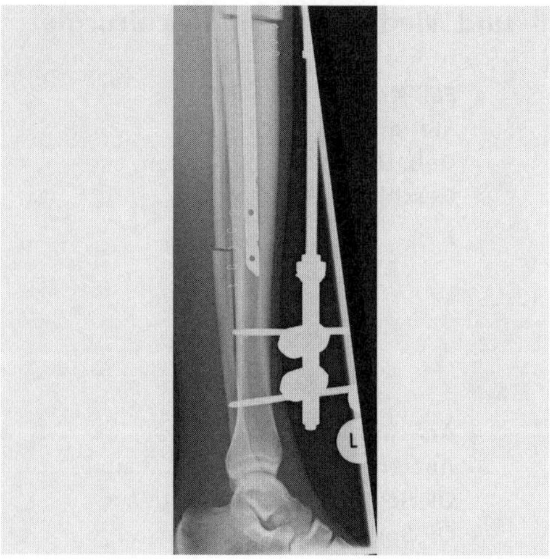

OP-Bericht, Klinik für Unfall- und Wiederherstellungschirurgie

Pat.-Nr.: 100071111
Aktuelle Klinik: Unfallchirurgie
Pat.-Name: Rossmann, Sebastian

Fall-Nr.: A2924389/2010
Station: 1
Geb.-Dat.: 20.10.88
Geschlecht/Alter: m, 22 J.

OP-Datum: 07.09.2010
OP-Dauer (Schnitt/Naht): 08.14 – 10.04 Uhr
Saal: B 1

Personal:
Operateur: Dr. H. Siekmann
1. Assistent: Dr. K. Schendel
2. Assistent: Dr. M. Schulz

Anästhesist: Dr. K.-W. Brei
Anästhesieschw./-pfl.: B. Blau
OP-Schwester/-Pfl.: R. Rot
OP-Springer: S. Mahlmann

Vorgeschichte/Indikation: Seit Kindheit besteht bei dem Pat. eine Missbildung des Armes rechts sowie eine Beinverkürzung links. Aus kosmetischen Gründen hat der Pat. nie eine Absatzerhöhung getragen, lehnt diese auch weiterhin vehement ab. Bei rez. Rückenschmerzen ist jedoch eine Beckengradstellung anzustreben. Diese Situation wurde mit dem Pat. in Anwesenheit der Lebensgefährtin eingehend unter nochmaligem Hinweis auf konservative Therapieoptionen besprochen. Letztendlich Entscheid zu u. g. operativem Vorgehen unter umfangreicher Aufklärung möglicher Risiken ***(spez. Nervendehnungen und -verletzungen)*** sowie nach entsprechender präoperativer OP-Planung. Beinlängendifferenz von 4 cm. In ca. 3 Wochen erfolgt dann die definitive Verriegelung des Tibiamarknagels nach abgeschlossenem Transport.

Diagnose: Anlagebedingte Beinverkürzung links (4,2 cm), jeweils hälftig an Ober- sowie Unterschenkel

Operation: Montage Transportfixateur an der Tibia, proximale Tibiaosteotomie, Spongiosaentnahme ***(siehe separaten OP-Bericht 12.2.3)***, prox. verriegelte aufgebohrte Tibiamarknagelung (Fa. Zimmer, Sirusnagel, 9/270 mm), Fibulaschaftosteotomie

Vorgehen: Ungestörte ITN. Rückenlagerung, entsprechende Polsterung. Cefuroxim 1,5 g i.v. Beginn am Unterschenkel. Lagerung im beweglichen Beinhalter. Wiederholte Hautdesinfektion, übliches steriles Abdecken. Unter BV Markierung der lokalen Anatomie, Längenmessung für den US-Nagel. Dann an den zuvor markierten Punkten Stichinzisionen über dem Tibiakopf ventromedial und ventrolateral. Nach stumpfem Spreizen etwas konvergierendes, ansonsten nahezu paralleles Einbringen zweier Schanz'scher Schrauben in gewünschter Weise ***entfernt vom folgenden Nageleintrittspunkt***. Dann an der distalen Tibia, ebenso über eine Stichinzision, Platzierung einer weiteren Schanz-schen Schraube. Zurichtung und Längsmontage der Gewindestange in paralleler Orientierung am Tibiaverlauf. Fixierung einer weiteren Schanz'schen Schraube distal am Konstrukt. Nun im Beinhalter Aufrichtung/Beugung des Beines im Knie und nach Inzision vor der Patellasehne Längsspaltung derselben. Mittels des Führungsdrahts Wahl des üblichen Nageleintritts unter BV. Eröffnung mit dem Hohlpfriem, dann Gewinnung von Spongiosa (für die Femurosteotomie). Aufbohrung des Markraumes bis 10,5 mm über einen zuvor eingebrachten Olivenführungsdraht. Dies geschieht unkompliziert, bei letztem Bohrvorgang typisches Kratzen der Bohrerspitze an der inneren Kortikalis im mittleren Schaftbereich. Daher Wahl des o. g. Nagels. Nun mediolaterale Längsinzision eine Handbreite unter dem Kniegelenk (metaphysär). Präparation bis auf das Periost unter sukzessiver Blutstillung, Längsspaltung eines noch kräftigen Periosts. Dieses wird mittels Hohmannhaken nach lateral u. medial gehalten. Im Anschluss wird mittels oszillierender Säge, dann durch Osteotom die Osteotomie gesetzt und abgeschlossen. Diese geschieht BV-dokumentiert komplett. Es folgt die unkomplizierte Platzierung und proximal 2-fache Verriegelung des Nagels in üblicher Weise (die diagonalen Verriegelungen sind erst nach Fixateurdemontage im späteren Verlauf möglich).

Abschließend wird noch eine letzte Schanz'sche Schraube in üblicher Weise und unkompliziert am Tibiakopf gesetzt, mit dem Konstrukt verbunden. BV-Dokumentation, gute Implantatlagen, keine Irritationen der Osteosynthesesysteme zueinander, achsgerechte Stellung. Ausgiebige Spülung. Kontrolle auf Bluttrockenheit. Unkomplizierter Verschluss der Osteotomieinzision, hier mit weitestgehender Adaptation der Periostinzision, 10er-Redon, schichtweiser Wundschluss der Inzision sowie der Stichinzisionen der Nagelbolzen. Hautklammernähte.

Zuwenden zum Fibulaschaft, Längsinzision, schichtweise Präparation unter sukzessiver Blutstillung. Darstellung über kleine Hohmannhaken und Osteotomie mit der oszillierenden Säge. BV-Dokumentation der kompletten Osteotomie. Spülung, Kontrolle auf Bluttrockenheit. Schichtweiser Wundschluss. Hautklammernaht. Sterile Verbände.

Procedere: Gelenkmobilisation schmerzorientiert frei. 20 kg Teilbelastung bis zur definitiven Nagelverriegelung. Erster VW wenn möglich nach 48 h mit Entfernung der Drainagen. 5-6 Tage abwarten, dann Transportbeginn (tgl. 1 mm in 3 Portionen). 12 Tage nach Transportbeginn klinische u. radiologische Abklärung des Resttransports und Terminierung der definitiven Nagelverriegelung (hierbei ggf. proximal medial zusätzliche Diagonalverriegelung). Analgesie und Thromboseprophylaxe nach Maßgabe der Stationsärzte.

Dr. med. H. Siekmann (Komm. Direktor)

12.4 Amputationen

H. Siekmann

12.4.1 Amputation Oberarm

Klinik für Unfall- und Wiederherstellungschirurgie

Pat.-Nr.: 18759660
Aktuelle Klinik: Unfallchirurgie
Pat.-Name: Ben Saleh, Adel Ramadhan

Fall-Nr.: A0980398/2011
Station: 4
Geb.-Dat.: 02.06.1956
Geschlecht/Alter: m, 55 J.

OP-Datum: 12.12.2011
OP-Dauer (Schnitt/Naht): 10.03 – 10. 47 Uhr
Saal: 5

Personal:
Operateur: Dr. H. Siekmann
1. Assistent: C. Nettlau
2. Assistent: Meierlein, Svante (PJ)

Anästhesist: Fr. Siekel-Wenzmann
Anästhesieschw./-pfl.: B. Blau
OP-Schwester/-Pfl.: R. Rot
OP-Springer: S. Mahlmann

Vorgeschichte/Indikation: Der Pat. zog sich 04/11 eine Granatsplitterverletzung mit subtotaler Amputation des Unterarms im Rahmen des libyschen Bürgerkrieges zu. Primär erfolgte in einem dortigen Lazarett die Exartikulation im Ellenbogengelenk rechts. Seither bestehen hier regelmäßige Infektionszeichen, teilweise Fistelungen. Mit Ende der Kampfhandlungen erfolgte die Verlegung in unsere Klinik. Bei aktuell relativ blandem Befund, aber radiologisch nachgewiesener Osteitis im distalen Humerus und letztendlich bei Wunsch des Pat., erfolgt nun u. g. operatives Vorgehen, in das der Pat. nach entsprechender Risikoaufklärung schriftlich eingewilligt hat.

Diagnose: Chronische Stumpffistelung bei chronischer distaler Humerusosteitis nach Exartikulation im Ellenbogengelenk rechts

Operation: Amputatio humeri rechts, Histologie

Vorgehen: Ungestörte ITN. Rückenlage, rechter Oberarm ausgelagert. Cefuroxim 1,5 g i.v. Fischmaulförmige Stiftmarkierung am distalen Oberarmdrittelübergang im Bereich der geplanten Schnittführung. Wiederholte Hautdesinfektion und übliches steriles Abdecken.

Nun Führen des Hautschnitts im Bereich der Markierung um den Oberarm herum. Schnittführung bis auf die Faszie unter Koagulation punktueller Blutungen sowie Ligatur größerer Venen. Dann zirkuläre Faszientrennung. Anschl. wird zuerst von ventral, dann von dorsal, mit dem Amputationsmesser sämtliches Muskelgewebe unter Anklemmen der größeren Gefäßstümpfe bis auf die letzte Faser durchtrennt. Lösen letzter Muskelansätze und des Periostes mit dem Raspatorium und Abschieben nach kranial. Nun ca. 5 cm oberhalb des Absetzungsrands Durchsägen des Humerus mit der Gigli-Säge. Im Folgenden werden die Blutgefäße sorgfältig ligiert, die A brachialis wird mittels Durchstichligatur verschlossen und mit einer weiteren Ligatur gesichert. Aufsuchen der Nervenstümpfe von N. radialis, N. ulnaris und N. medianus, Präparation nach kranial und Kürzen und Ligieren. Es folgt die Anpassung bzw. das Ausdünnen der Muskelweichteile, bis eine spannungsfreie Deckung des Knochenstumpfes möglich ist. Kontrolle auf Bluttrockenheit und Nachkoagulation. Ausgiebige Spülung des Wundgebiets. Sodann wird die Muskulatur mit einigen U-Nähten locker von dorsal nach ventral über eine eingelegte 10er-Redondrainage adaptiert. Subkutannaht. Spannungsfreie Hautrückstichnähte. Steriler Verband und stumpfe Wickelung.

Procedere: Engmaschige Wundkontrollen bis zur zeitgerechten Entfernung des Nahtmaterials. Anpassung einer Prothese. Röntgen nach Drainagenentfernung nach 48 h. Übliche Analgesie. Antibiose für 6 Tage mit 3x500 mg Cefuroxim oral fortsetzen.

Dr. med. H. Siekmann (FA für Chirurgie, Orthopädie und spezielle Unfallchirurgie)

12.4.2 Amputation Finger

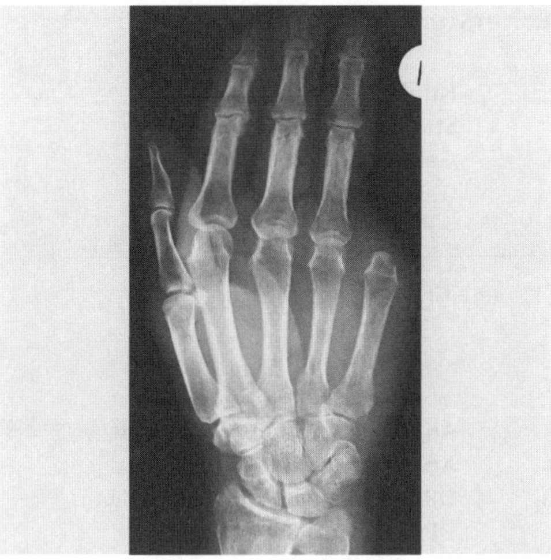

Klinik für Unfall- und Wiederherstellungschirurgie

Pat.-Nr.: 18759652
Aktuelle Klinik: Unfallchirurgie
Pat.-Name: Blitz, Fritz

Fall-Nr.: A0980389/2010
Station: 4
Geb.-Dat.: 02.06.1956
Geschlecht/Alter: m, 54 J.

OP-Datum: 08.06.2010
OP-Dauer (Schnitt/Naht): 11.11 – 11. 40 Uhr
Saal: 5

Personal:
1. **Operateur:** Dr. H. Siekmann
Assistent: Meierlein, Svante (PJ)

Anästhesist: Fr. Dr. L. Leerlauf
Anästhesieschw./-pfl.: B. Blau
OP-Schwester/-Pfl.: S. Mahlmann
OP-Springer: R. Rot

Vorgeschichte: Bei dem Pat. ist nach einer tiefen Stichverletzung durch einen Rosendorn vor 2 Jahren ein Panaritium articulare des Mittelgelenks des Kleinfingers rechts aufgetreten, das trotz mehrfacher Revisionen nicht zur Abheilung gebracht werden konnte. Hierbei besteht zudem eine chronische Osteitis des Mittelgliedköpfchens. Aufgrund der rezidivierenden Infektsituation sowie entsprechend Schmerzen wünscht der Patient jetzt die Amputation des Kleinfingers. Eine alternative Arthrodese hat der Pat. aufgrund seines langjährigen D. mellitus abgelehnt. Die Einwilligung zur Operation liegt schriftlich vor.

Diagnose: Chronisches Panaritium articulare des Kleinfingermittelgelenks rechts mit Osteitis des Mittelgliedköpfchens (bei insulinpflichtigem Diabetes mellitus)

Operation: Amputation des rechten Kleinfingers im Grundgelenk

Bericht: Ungestörte Plexusanästhesie des rechten Armes, Vorlage einer Oberarmblutsperre. Cefuroxim 1,5 g i. v. Wiederholte Hautdesinfektion und übliches steriles Abdecken. Mittels sterilen Stifts Markierung der Absetzungsgrenze unter Wahl eines volar nach distal überstehenden Weichteillappens.

Blutsperre mit 250 mm Hg. Hautschnitt, beginnend streckseitig, direkt über dem Grundglied. Subkutane Schnittführung bis auf die Strecksehnen, die durchtrennt und mittels PDS proximal gefasst werden. Aufsuchen der streckseitigen Gefäß-Nervenbündel. Durchtrennung und Elektrokoagulation. Nun Schnittführung beugeseitig entlang der Schnittmarkierung, hier Aufsuchen von tiefer und oberflächlicher Beugesehne, die ebenfalls durchtrennt und mit Faden armiert werden. Aufsuchen der beugeseitigen Gefäß-Nervenbündel, Durchtrennung und Elektrokoagulation. Abschieben der Weichteile vom Grundglied bis über die Grundgelenkskapsel und zirkuläre Durchtrennung der Kapsel. Präparat ad Histologie. Nun wird der beugeseitig präparierte Haut-Weichteillappen fein nachpräpariert. Der Hautlappen ist weit ausreichend zur Deckung des Stumpfes. Ausgiebige Spülung des OP-Gebiets. Anschließend wird mit PDS 3-0 der Beuge- mit dem streckseitigen Sehnenanteil über die Kondylen des MHK V weit adaptierend vernäht. Öffnen der Blutsperre und Koagulation letzter Blutungen. Abschl. tief durchgreifende Hauteinzelknopfnähte mit sicherem spanungsfreiem Stumpfverschluss. Steriler Verband. Elastische Wickelung.

Procedere: Engmaschige Wundkontrollen bis zur zeitgerechten Nahtmaterialentfernung. Antibiose oral fortsetzen für 6 Tage p. o. (3x500 mg Cefuroxim). 2 Tage Ruhe, anschließend Mobilisation ohne Limitierung. Röntgen des Stumpfes in 2 Ebenen postoperativ.

Dr. med. H. Siekmann (Komm. Direktor)

12.4.3 Amputation Oberschenkel

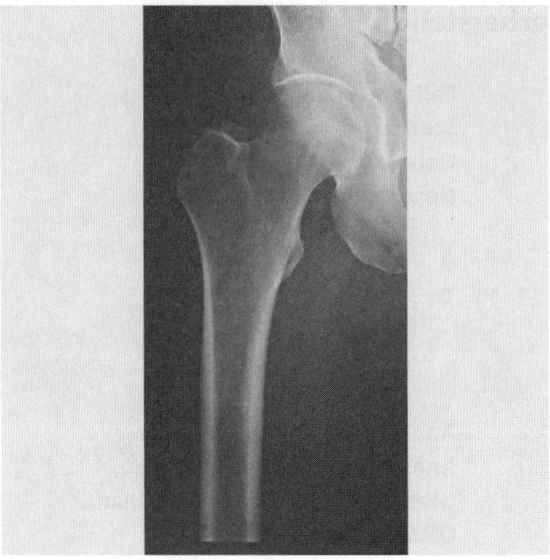

Klinik für Unfall- und Wiederherstellungschirurgie

Pat.-Nr.: 18739653
Aktuelle Klinik: Unfallchirurgie
Pat.-Name: Bleibtreu, Ursula

Fall-Nr.: A0880390/2011
Station: 3
Geb.-Dat.: 02.06.1936
Geschlecht/Alter: w, 74 J.

OP-Datum: 07.04.2011
OP-Dauer (Schnitt/Naht): 11.12 – 11. 49 Uhr
Saal: 5

Personal:
Operateur: C. Bauer
1. Assistent: Dr. H. Siekmann
2. Assistent: Meierlein, Svante (PJ)

Anästhesist: Fr. Dr. L. Leerlauf
Anästhesieschw./-pfl.: B. Blau
OP-Schwester/-Pfl.: S. Mahlmann
OP-Springer: R. Rot

Vorgeschichte: Bei der Pat. besteht ein zunehmend septisches Krankheitsbild bei foudroyant zunehmenden feuchten Nekrosen im Bereich des rechten Unterschenkels mit bis an das Kniegelenk reichender Rötung. Zudem besteht eine Lymphangitis bis zur Oberschenkelmitte rechts. Bei vitaler Bedrohung der intubierten Patientin besteht die Indikation zur Oberschenkelamputation rechts. Es besteht eine Notfallindikation, ein Betreuer bzw. Angehörige sind nicht bekannt. Ein Ergebnis des Abstrichs liegt noch nicht vor, dieser wurde schon auf der Intensivstation entnommen.

Diagnose: Feuchte, bis an das Kniegelenk rechts reichende Unterschenkelgangrän mit Lymphangitis des Oberschenkels, Sepsis

Operation: Offene Oberschenkelamputation rechts, Histologie, Abstrich

Vorgehen: Ungestörte ITN. Rückenlagerung der Pat. unter entsprechender Polsterung. Cefuroxim 1,5 g i.v. Wiederholte Hautdesinfektion und übliches steriles Abdecken. Hierbei Abdecken des gesamten Unterschenkels über das Knie mit steriler Stockinette. Typische, fischmaulförmige Hautmarkierung am distalen Drittelübergang des Oberschenkels rechts über makroskopisch (mit Ausnahme der Lymphangitis) gesundem Gewebe.

Fischmaulförmig verlaufender Hautschnitt im Bereich des distalen Drittelüberganges, der vorherigen Markierung folgend. Nach dem Hautschnitt folgt die Trennung von Haut und Subkutis bis auf das Fasziengewebe unter Koagulation punktueller Blutungen. Bei Identifikation der V. saphena magna erfolgt deren Unterbindung und Durchtrennung. Nun von ventral aus Präparation des Gefäß-Nervenstrangs im Adduktorenkanal und nach Identifikation Anklemmen und Ligatur. Im Folgenden wird mit dem Elektrokauter die Quadrizepsmuskulatur bis auf den Femur durchtrennt. Punktuelle Muskelblutungen werden koaguliert. Nun folgt das stumpfe Umfahren des Femurs. Sodann wird das Amputationsmesser dorsal des Femurs quer angebracht. Es folgt die zügige und komplette Durchtrennung der rückseitigen Oberschenkelmuskulatur. Hierbei werden die Stümpfe von A. und V. femoralis angeklemmt und getrennt voneinander nach proximal präpariert. Sodann sichere Durchstechungsligatur beider Gefäße. Jeweils sichernde zweite Ligatur. Auch der N. femoralis wird nach proximal verfolgt, nach ausreichender Präparation ligiert und abgetrennt. Weitere punktuelle Blutungen werden elektrochirurgisch verschorft. Sodann wird das Periost weit nach ventral über den Femur geschoben und nach Kontrolle einer genügenden Weichteil-/Stumpfdeckung das Femur mit der Gigli-Säge durchtrennt. Glättung der Femurschnittkanten mit der Raspel. Nochmalige Kontrolle auf Bluttrockenheit. Sodann ausgiebige Spülung der Wundfläche. Das vormobilisierte Periost wird über den Absetzungsrand des Femurs gezogen und verschlossen. Auf eine schichtgenaue Rekonstruktion des Amputationsstumpfes muss aufgrund des septischen Krankheitsbildes sowie der ausgedehnten Infektion vorerst verzichtet werden. Es erfolgt über einer 20 Ch Robinsondrainage die lockere Adaptation der Kutis bei gesichertem Sekretabfluss. Steriler Verband.

Procedere: Engmaschige Wund- und Laborkontrollen, Second-Look-OP in 2 Tagen, dann ggf. Stumpfverschluss (in Anlehnung an Klinik und Labor). Übliche Thromboseprophylaxe. Intubierter Rücktransport der Pat. auf die Intensivstation. Antibiose fortsetzen, ggf. in Anpassung an das noch ausstehende Abstrichergebnis. Histologie erfragen.

C. Bauer (Assistenzarzt)

12.4.4 Amputation Unterschenkel

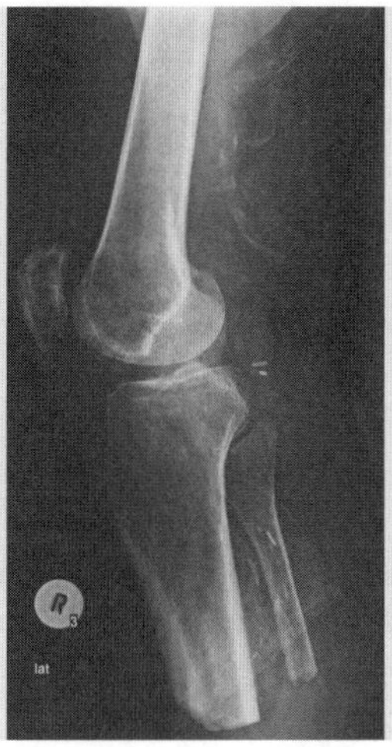

Klinik für Unfall- und Wiederherstellungschirurgie

Pat.-Nr.: 18739773
Aktuelle Klinik: Unfallchirurgie
Pat.-Name: Gamsbarth, Rudolf

Fall-Nr.: A0880770/2011
Station: 3
Geb.-Dat.: 12.07.1938
Geschlecht/Alter: m, 73 J.

OP-Datum: 07.09.2011
OP-Dauer (Schnitt/Naht): 09.12 – 09. 53 Uhr
Saal: 5

Personal:
Operateur: C. Bauer
1. Assistent: Dr. H. Siekmann
2. Assistent: Meierlein, Svante (PJ)

Anästhesist: Fr. Siekel-Wenzmann
Anästhesieschw./-pfl.: B. Blau
OP-Schwester/-Pfl.: S. Mahlmann
OP-Springer: R. Rot

Vorgeschichte: Bei dem Pat. besteht eine periphere AVK im Stadium IV mit fortgeschrittener, überwiegend trockener Gangrän des Vorfußes sowie livider Färbung der Haut bis zum Außenknöchel. Keine fortgeleiteten Entzündungszeichen, keine Hinweise auf Sepsis. Der Patient wurde über die Situation aufgeklärt, unter Würdigung des Krankheitsbildes bestehen keine Alternativen zur Unterschenkelamputation. Nach typischer Risikoaufklärung hat der Pat. schriftlich eingewilligt.

Diagnose: Periphere AVK Stadium IV mit überwiegend trockener Fußgangrän rechts

Operation: Unterschenkelamputation rechts, Histologie

Vorgehen: Ungestörte ITN. Rückenlage, entspr. Polsterung. Cefuroxim 1,5 g i.v. Wiederholte Hautdesinfektion, übliches steriles Abdecken. Mit Stift wird die Hautinzision unter Bildung eines möglichst langen dorsalen Weichgewebelappens markiert.

Schnitt entlang der Markierung, anschl. subkutane Trennung und Koagulation lokaler Blutungen. Hierbei auch Identifikation der V. saphena magna, die ligiert und durchtrennt wird. Nun ventral Trennung von Faszie und Muskulatur bis auf Tibia und Fibula. Nun Präparation des dorsalen Haut-/Subkutan-/Muskellappens unter Belassen eines ausreichenden Weichteillappens dorsal nach distal. Trennung der fibulaseitigen Muskulatur. Darstellung des entsprechenden Nervens sowie der Gefäße. Anklemmen, Ligieren und Trennen der Gefäße. Der N. fibularis wird nach proximal bis nah an das Wadenbeinköpfchen verfolgt, hier ligiert und abgetrennt. Das mit Absetzung der Muskulatur ebenfalls identifizierte posteriore neurovaskuläre Bündel zwischen M. soleus und M. popliteus wird ebenfalls identifiziert, angeklemmt und mittels Durchstechungsligaturen ligiert. Planung der tibialen Absetzung ca. 2-3 cm oberhalb des ventralen Hautschnitts. Planung der Absetzungsgrenze der Fibula ca. 1,5 cm proximal der tibialen Absetzung und Umfahren der Fibula mittels Gigli-Säge. Unkomplizierte Trennung des Knochens. Über der Tibia wird Periost und Muskulatur nach proximal geschoben, sodann die Tibia über Sicherung mit Hohmann-Haken leicht schräg nach ventral mit der Knochensäge durchtrennt. Präparat zur Histologie. Weiteres ventrales Anschrägen der Tibia, anschl. Glättung der fibularen und tibialen Knochenkanten mit der Raspel. Ausgiebige Spülung, Kontrolle auf Bluttrockenheit nach Koagulationen. Distal wird der M. soleus bei hohem Volumen noch etwas ausgedünnt. Der N. suralis kann identifiziert werden, ist nur filiform vorhanden, wird, soweit möglich, verfolgt und proximal elektrokoaguliert sowie durchtrennt. Kontrolle der Durchblutung der Weichteillappen und Kontrolle der spannungsfreien Annäherung. Die Knochenenden sind ausreichend und spannungsfrei mit Weichgewebe gedeckt. Einlage einer 10er-Redon. Nun werden die Köpfe des medialen und lateralen M. gastrocnemius mit dem ventralen Tibiaperiost vernäht. Hierzu wird eine ergänzende Bohrung im Knochen gesetzt. Kontrolle auf Bluttrockenheit. Ausgiebige Spülung. Soweit möglich, erfolgt noch eine lockere Adaptation der Faszie. Subkutannaht. Lockere und spannungsfreie Hautrückstichnähte. Steriler Verband. Übliche Stumpfwickelung.

Procedere: Röntgenkontrolle und Entfernung der Drainage nach 48 h. Intermittierende Hochlagerung und Kühlung. Regelmäßige Stumpfwickelung und Prothesenplanung. Fäden frühestens nach 16 Tagen postoperativ entfernen. Analgesie und Thromboseprophylaxe nach Maßgabe der Stationsärzte. Antibiose für 6 Tage fortsetzen.

C. Bauer (Assistenzarzt)

12.4.5 Amputation Zehe

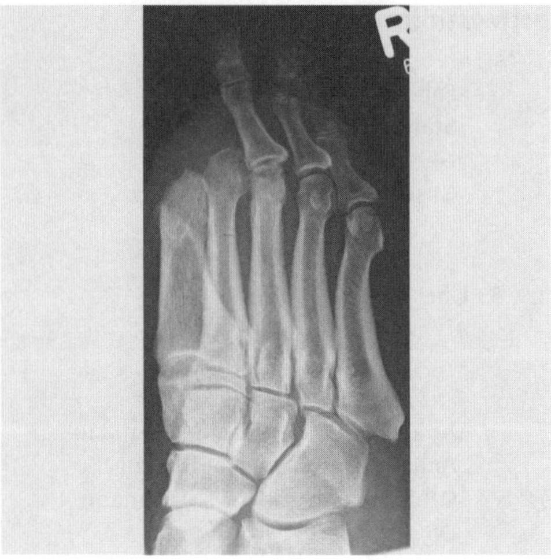

Klinik für Unfall- und Wiederherstellungschirurgie

Pat.-Nr.: 18759444
Aktuelle Klinik: Unfallchirurgie
Pat.-Name: Bender, Bernhard

Fall-Nr.: A0980432/2011
Station: 4
Geb.-Dat.: 13.06.1946
Geschlecht/Alter: m, 65 J.

OP-Datum: 28.06.2011
OP-Dauer (Schnitt/Naht): 15.01 – 15. 29 Uhr
Saal: 5

Personal:
1. Operateur: P. Derst
Assistent: Dr. H. Siekmann

Anästhesist: Fr. Dr. L. Leerlauf
Anästhesieschw./-pfl.: B. Blau
OP-Schwester/-Pfl.: S. Mahlmann
OP-Springer: R. Rot

Vorgeschichte: Bei dem Pat. ist bei insulinpflichtigem D. mellitus mit peripherer Mikroangiopathie eine trockene Gangrän an den Zehen 1 + 2 rechts aufgetreten. Bei Demarkierung bis in Grundgelenksnähe als noch trockene Gangrän erfolgt der Entscheid zur Amputation der beiden Zehen. Fortgeleitete Entzündungszeichen bestehen nicht, auch laborchemisch noch kein Anhalt für eine fortschreitende Infektion. Der Pat. hat schriftlich in das operative Vorgehen eingewilligt.

Diagnose: Trockene Zehengangrän 1 + 2 rechts

Therapie: Amputation der Zehen 1 + 2 rechts

Vorgehen: Ungestörte ITN. Cefuroxim 1,5 g i.v. Rückenlagerung. Entsprechende Polsterung. Wiederholte Hautdesinfektion. Übliches steriles Abdecken. Mittels sterilen Stifts Markierung der Absetzungsgrenze unter Wahl eines fischmaulartigen Zuganges an beiden Zehen.

Entsprechender Hautschnitt, beginnend streckseitig, etwas proximal des D I-Endgelenks nahe an der Demarkationslinie, jedoch noch im sicher vitalen Hautbereich. Subkutane Schnittführung bis auf die Strecksehnen. Diese werden nun mit einer Kocherklemme so weit als möglich hervorluxiert und kranial abgesetzt. Mit dem Raspatorium abschieben des Weichgewebes vom Knochen bis zum Grundgelenk. Kapseldurchtrennung streckseitig sowie medial und lateral. Die Gefäß-Nervenbündel werden aufgesucht, durchtrennt und elektrokoaguliert. Bei Gefäßdurchtrennung zeigen sich hier teils Gefäßthromben. Weitere Schnittführung sohlenseitig. Aufsuchen der Beugesehnen, die ebenfalls hervorluxiert und kranial abgesetzt werden. Erneutes Abschieben des Weichgewebes vom Knochen bis zum Grundgelenk. Nun Vervollständigung der Amputation nach sohlenseitig unter der entsprechenden Kapseldurchtrennung. Kontrolle auf Bluttrockenheit. Koagulation verbliebener punktueller Blutungen. Kontrolle der Weichteildeckung des Stumpfes, hier zeigt sich, dass der Stumpfverschluss nicht spannungsfrei gelingt. Hierauf erfolgt mit dem Luer noch die partielle Resektion des MFK I-Köpfchens, bis kontrolliert ein spannungsfreier Verschluss des Stumpfes möglich ist. Sodann subkutane Adaptation und locker adaptive Hauteinzelknopfnähte.

Anschließend wird am D II in gleicher Weise vorgegangen, wobei sich hier die Haut über dem MFK II-Köpfchen noch spannungsfrei schließen lässt. Vor diesem Stumpfverschluss wird das Köpfchen noch sparsam mit dem Luer entknorpelt. Subkutane Adaptation, locker adaptiver Hautverschluss über Einzelknopfnähte. Steriler Verband. Elastokompressive Wicklung.

Procedere: Engmaschige Wundkontrollen bis zur zeitgerechten Nahtmaterialentfernung. Antibiose für 5 Tage postoperativ (3x500 mg Cefuroxim oral). Röntgen nach 48 h. Engmaschige Laborkontrollen (Entzündungsparameter, Glukosespiegel).

P. Derst (Assistenzarzt)

Rheumachirurgie

13.1 Hand

S. Rehart, M. Henniger, R. Scholz

13.1.1 Tenosynovialektomie der Strecksehnen

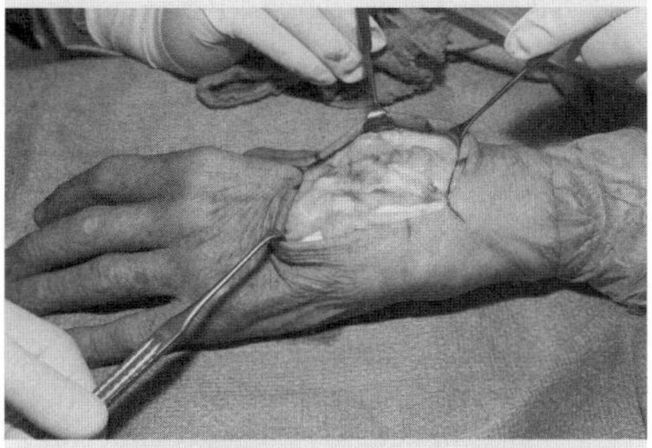

OP-Bericht, Klinik für Orthopädie

Pat.-Nr.: 1234011216
Aktuelle Klinik: Orthopädie
Pat.-Name: Jaksch, Robert

Fall-Nr.: A121154355/2011
Station: E.2.1
Geb.-Dat.: 25.07.1957
Geschlecht/Alter: m, 54 J.

OP-Datum: 18.08.2011
OP-Dauer (Schnitt/Naht): 08.39 – 09.30
Saal: 1

Personal:
Operateur: OA Dr. Scholz
1. Assistent: L. Köhler
2. Assistent: C. Schmidt

Anästhesist: Dr. B. Habib
Anästhesieschw./-pfl.: T. Schmidtbauer
OP-Schwester/-Pfl.: K. Züll
OP-Springer: K. Fiernberg

Vorgeschichte: Die Indikation zur Operation ergibt sich aus der trotz adäquater medikamentöser Therapie persistierenden Tenosynovialitis der Strecksehnen über dem Handgelenk rechts bei derzeit noch regelrechter Funktion. Klinisch und radiologisch liegt keine relevante intraartikuläre Synovialitis vor. Die Substitution von Methotrexat wird fortgesetzt, der Pat. wurde schriftlich eingehend über die OP-Risiken aufgeklärt.

Diagnose: Rheumatische Tenosynovialitis der Strecksehnen der rechten Hand

Operation: Tenosynovialektomie der Strecksehnen, Histologie

Vorgehen: Ungestörte ITN. Rückenlagerung, entspr. Polsterung. Verwendung eines Armtisches, Vorlage einer OA-Blutsperre. Wiederholte Hautdesinfektion und übliches steriles Abdecken (Handset).

Blutsperre mit 250 mm Hg. Schrägverlaufende dorsale Hautinzision über dem Handgelenk, Durchtrennung der spärlichen Subkutis und Darstellung des Retinaculum extensorum. Es findet sich eine deutliche Schwellung zu beiden Seiten des etwas ausgedünnten Retinaculums. Sukzessive Eröffnung der einzelnen Strecksehnenfächer (II-VI) durch Zurückpräparation des Retinaculums. Es folgt die subtile schrittweise Entfernung der Tenosynovialmembran von den in unterschiedlicher Ausprägung betroffenen Strecksehnen. Die entfernte Synovialmembran wird zur histopathologischen Begutachtung eingesandt. Die Kontinuität aller Sehnen ist noch erhalten. Vereinzelt werden intratendinöse synoviale Infiltrationen entfernt, die so entstandenen längsovalen Defekte können mit Protektionsnähten PDS 4x0 übernäht werden. Abschließend folgt die Rekonstruktion des Retinaculum extensorum derart, dass besonders das 3. Strecksehnenfach die korrekte Führung der Daumenstrecksehne erlaubt. Das 4. und 5. Fach wird vereint (Langfingerextensoren), die Sehne des M. extensor carpi ulnaris schließlich rezentriert und das 6. Strecksehnenfach rekonstruiert. Abschließend Öffnen der Blutsperre, zunächst Kompression, anschließend definitive Blutstillung durch bipolare Koagulation. Ausgiebige Spülung des Wundgebietes. Einlage einer Redondrainage (8 Ch.), Subkutannähte, spannungsfreie Einzelknopfnähte der Haut mit Prolene, steriler weicher Verband.

Weiteres Procedere: Hochlagerung (Keil), lokale Kryotherapie. Unmittelbarer postoperativer Beginn der KG als aktiv-assistive Übungsbehandlung der Finger zur Vermeidung von Verklebungen. Regelmäßige Wundkontrollen. Drainagenzug am 1. postoperativen Tag, Fadenzug ab 12. postoperativem Tag. Weitere ambulante krankengymnastische und ergotherapeutische Nachbehandlung. Ambulante Nachbetreuung in unserer Rheumasprechstunde.

OA Dr. Roger Scholz (FA f. Orthopädie und Unfallchirurgie, Orhopädische Rheumatologie)

13.1.2 Tenosynovialektomie der Beugesehnen mit Medianusdekompression

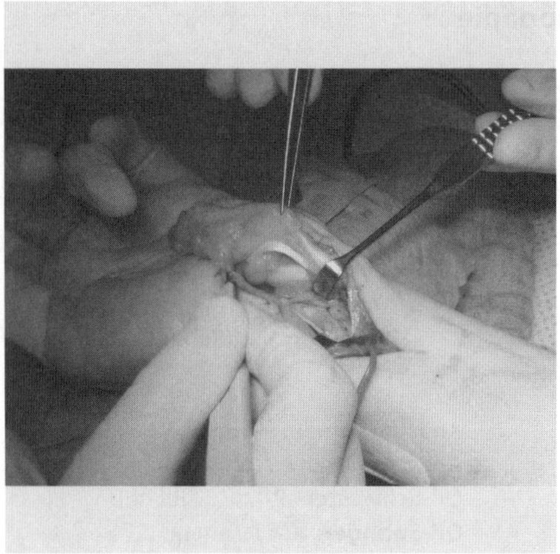

OP-Bericht, Klinik für Orthopädie und Unfallchirurgie

Pat.-Nr.: 864242 **Fall-Nr.:** B06627/2011
Aktuelle Klinik: Orthopädie u. Unfallchirurgie**Station:** 1
Pat.-Name: Löwe, Leo **Geb.-Dat.:** 23.07.1948
Geschlecht/Alter: m, 63 J.

OP-Datum: 14.08.2011
OP-Dauer (Schnitt/Naht): 14.00 – 15.21 Uhr
Saal: 3b

Personal:
Operateur: Prof. Dr. St. Rehart **Anästhesist:** Dr. S. Trubel
1. Assistent: OÄ Dr. M. Henniger **Anästhesieschw./-pfl.:** O. Gschwendner
2. Assistent: U. Reulsinger (PJ) **OP-Schwester/-Pfl.:** B. Haupt
OP-Springer: W. Kammer

Vorgeschichte: Bekannte rheumatoide Arthritis des Patienten seit ca. 30 Jahren. Persistierende, sonografisch gesicherte, Tenosynovialitis der Flexorensehnen im Beugekanal rechts. Neurologische Messung der NLG und EMG mit Nachweis der massiven Affektion des N. medianus. Perioperatives Absetzen der TNF-α-Blocker, kontinuierliche weitere Einnahme von Methotrexat. Präoperativ schriftliche Aufklärung des Patienten über OP-Risiken und Komplikationsmöglichkeiten.

Diagnose: Tenosynovialitis im Beugesehnenkanal am Handgelenk rechts mit neurologisch gesicherter Kompression des N. medianus im Karpaltunnel

Operation: Offene Tenosynovialektomie aller Beugesehnen im Karpaltunnel rechts und Dekompression des N. medianus unter Spaltung des Retinaculum flexorum

Vorgehen: Präoperative Gabe von Cefuroxim 1,5 g intravenös. Ungestörte ITN. Rückenlage mit entspr. Polsterung. Orthopädisches bewegliches Abwaschen und Abdecken des rechten Armes in typischer Weise. Auswickeln der Extremität und Schließen der Blutleeremanschette am Oberarm mit 250 mm Hg. Anzeichnen des Hautschnitts längs gestellt in der Palma manus bis zur Raszetta. Dann nach ulnar geschwungener Hautschnitt unter Schonung des Ramus palmaris des N. medianus und geschwungenes Weiterführen bis in den Unterarmbereich hinein (ca. 8 cm). Schichtweise Präparation in die Tiefe, distal beginnend auf die Palmaraponeurose zu. Diese wird distal beginnend stichartig inzidiert und der N. medianus identifiziert. Anschließend folgt unter sicherer Schonung des Nervs die schichtweise weitere Präparation bis in die Faszie des Unterarmes hinein unter Spaltung des Retinaculum flexorum. Jetzt Anschlingen des N. medianus im Unterarmbereich. Darstellen aller Flexorensehnen im Karpaltunnel und subtile Synovialektomie bis in die Hohlhand hinein von allen aktiv und chronisch imponierenden synovialitischen Veränderungen und um alle Beugesehnen herum. Der Ramus thenaris des N. medianus wird identifiziert, dieser zieht im Beugekanal mit dem N. medianus und tritt distal des Retinaculums in die Thenarmuskulatur ein. Am Hiatus ist keine Verengung festzustellen. Ausgiebige und wiederholte Spülung. Schichtweiser spannungsfreier Wundverschluss. Hautverschluss in Einzelknopfnahttechnik. Steriler Verband nach Grassolind-Auflage.

Nachbehandlung: Aktive Öffnung der Finger und kompletter Faustschluss erlaubt. Zweimalig in der Woche Verbandwechsel. Nach 14 Tagen Entfernung des Hautnahtmateriales. Ggf. neurologische Kontrolle nach 3 bis 6 Monaten. Sollte eine Biologikum-Therapie präoperativ ausgesetzt worden sein, kann diese nach gesicherter Wundheilung wieder aufgenommen werden.

Prof. Dr. med. St. Rehart (Chefarzt)

13.1.3 Synovialektomie des Handgelenks

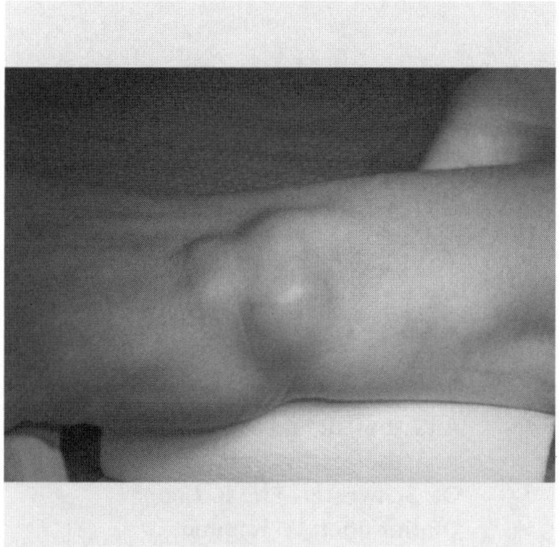

OP-Bericht, Klinik für Orthopädie und Unfallchirurgie

Pat.-Nr.: 864253 **Fall-Nr.:** B06638/2011
Aktuelle Klinik: Orthopädie u. Unfallchirurgie**Station:** 2
Pat.-Name: Zuckermann, Leah **Geb.-Dat.:** 22.01.1958
Geschlecht/Alter: w, 53 J.

OP-Datum: 20.08.2011
OP-Dauer (Schnitt/Naht): 09.11 – 10.21 Uhr
Saal: 2b

Personal:
Operateur: Prof. Dr. St. Rehart **Anästhesist:** Fr. Dr. S. Zipfel
1. Assistent: OÄ Dr. M. Henniger **Anästhesieschw./-pfl.:** U. Schweins
2. Assistent: T. Benndorf (PJ) **OP-Schwester/-Pfl.:** B. Haupt
OP-Springer: W. Kammer

Vorgeschichte: Bekannte rheumatoide Arthritis seit ca. 25 Jahren. Schwere Synovialitis der Strecksehnen am Handgelenk rechts streckseitig und sonografisch gesicherte Artikulosynovialitis des Handgelenks. Schon makroskopisch eindrucksvoller Befund. Keine fortgeschrittene artikuläre Destruktion oder Fehlstellung im Handgelenk und im distalen Radioulnargelenk. Perioperatives Absetzen der TNF-α-Blocker bei kontinuierlicher Substitution von Methotrexat. Die schriftl. Aufklärung der Patientin über die OP-Risiken und Komplikationsmöglichkeiten ist erfolgt.

Diagnose: Dorsale Tenosynovialitis und Artikulosynovialits im Handgelenk rechts

Operation: Offene dorsale Tenosynovialektomie und Artikulosynovialektomie Handgelenk rechts

Vorgehen: 600 mg Sobelin i.v. präoperativ bei bekannter Penizillinallergie. Ungestörter Armplexus. Rückenlagerung. Vorlage einer OA-Blutdruckmanschette. Übliches steriles Abwaschen und Abdecken bei frei bewegl. Arm. Auswickeln des Armes. Schließen der Blutldruckmanschette mit 250 mm Hg. Anzeichnen des längs gestellten Hautschnittes über dem Handgelenk dorsal von 5 cm Länge.

Schichtweise Präparation in die Tiefe auf das Retinaculum extensorum. Dieses wird proximal und distal definiert, dann ulnarseitig eröffnet. Darstellen des 3.-6. Strecksehnenfachs. Hier findet sich eine mäßig bis deutliche Synovialitis peritendineal. Jeweils subtile Tenosynovialektomie vom Muskel-Sehnenursprung bis nach distal, soweit erforderlich. Zuletzt finden sich hier einwandfreie Verhältnisse, die Sehnen zeigen noch kein Durchwachsen der synovialitischen Massen und sind insgesamt völlig intakt. Palpatorisch unauffälliges distales Radioulnargelenk (sonografisch präoperativ verifiziert: hier keine Artikulosynovialitis). Jetzt Darstellen des PIN-Nerven, der über eine Strecke von 1 cm reseziert, proximal und distal kauterisiert und proximal in die Unterarmmuskulatur versenkt wird. Dann Eingehen auf die Gelenkkapsel des Handgelenks dorsal, diese wird längs eröffnet und das Handgelenk unter Schonung der interkarpalen Bänder nach radial und ulnar dargestellt. Es findet sich eine hoch floride Synovialitis radiokarpal und mediokarpal. Entfernen aller synovialitischen Massen in allen Gelenkbereichen nach entsprechender Darstellung radial, ulnar, radiokarpal, mediokarpal, dorsal und palmar. Zuletzt finden sich dbzgl.einwandfreie Verhältnisse. Die Knorpeloberflächen entsprechen einem Larsen-Stadium I–II. Die interkarpalen Bänder sind alle suffizient vorhanden. Eine Translokation des Karpus nach ulnar oder supinatorisch gegenüber dem Unterarm besteht nicht, dieses ist auch radiologisch präoperativ bestätigt. Ausgiebige und mehrfache Spülung. Einlage einer 8er-Redondrainage. Rekonstruktion der Handgelenkkapsel. Schichtweise weiterer Wundverschluss unter Rekonstruktion des Retinaculum extensorum. Spannungsfreier Hautverschluss in Intrakutantechnik. Steriler Verband nach Grassolind-Auflage. Milde elastokompressive Wickelung.

Nachbehandlung: 2x/Woche Verbandwechsel. Nach 14 Tagen Entfernung des Hautnahtmaterials, aktive eigenständige Bewegung des Handgelenks und der Finger in allen Ebenen. Entfernung des Redons am 1. postoperativen Tag. Wiederaufnahme einer ggf. ausgesetzten Biologikum-Therapie nach 14 Tagen und nach gesicherter Wundheilung.

Prof. Dr. med. St. Rehart (Chefarzt)

13.1.4 Synovialektomie der Metakarpophalangealgelenke (MCP)

OP-Bericht, Klinik für Orthopädie und Unfallchirurgie

Pat.-Nr.: 864245
Aktuelle Klinik: Orthopädie u. Unfallchirurgie
Pat.-Name: Tiger, Thea

Fall-Nr.: B0663011/2011
Station: 1
Geb.-Dat.: 24.08.1949
Geschlecht/Alter: w, 62 J.

OP-Datum: 15.09.2011
OP-Dauer (Schnitt/Naht): 12.59 – 14.11 Uhr
Saal: 3b

Personal:
Operateur: OÄ Dr. M. Henniger
1. Assistent: Prof. Dr. St Rehart
2. Assistent: U. Reulsinger (PJ)

Anästhesist: Fr. Dr. S. Zipfel
Anästhesieschw./-pfl.: U. Schweins
OP-Schwester/-Pfl.: B. Haupt
OP-Springer: W. Kammer

Indikation: Bekannte rheumatoide Arthritis bei der Patientin seit ca. 30 Jahren. Schwere Synovialitis der MCP-Gelenke II-V rechts bei Ulnardeviation an allen Gelenken im Larsen-Stadium I-II. Perioperatives Aussetzen der TNF-α-Blocker-Therapie, kontinuierliche weitere Einnahme von Methotrexat. Aufgrund der massiven Einschränkung der Handfunktionen hat sich die Pat. jetzt zur empfohlenen Operation entschieden. Präoperative erfolgte die eingehende schriftl. Aufklärung der Patientin über OP-Risiken und Komplikationsmöglichkeiten.

Diagnose: Rheumatoide Arthritis. Hochfloride Synovialitis der MCP-Gelenke II-V rechts bei mäßiger Ulnardeviation an allen Gelenken (Larsen-Stadien I-II)

Operation: Offene Synovektomie MCP-Gelenke II-V mit Rezentrierung der Streckhauben

Vorgehen: Ungestörte ITN. Cefuroxim 1,5 g i.v. Rückenlagerung, entspr. Sicherung und Polsterung. Der Arm rechts ist auf einem Armtisch ausgelagert. Wiederholte Hautdesinfektion und übliches steriles Abdecken. Dann Auswickeln der Extremität und Schließen der Blutleeremanschette am Oberarm mit 250 mm Hg. Anzeichnen des Hautschnitts dorsal quer über den MCP-Gelenken II-V.

Schichtweise Präparation in die Tiefe auf die Streckhauben unter sicherer Schonung der Gefäß-Nervenstrukturen. Es zeigt sich an allen MCP-Gelenken eine nach ulnar abgeglittene Streckhaube mit Ulnardeviation der Langfinger von 10-20° in den MCP-Gelenken. Eine Palmardislokation der Grundphalanx gegenüber dem Metakarpale liegt jeweils nicht vor, sodass ein Intrinsic-release verzichtbar erscheint. Nunmehr an allen MCP-Gelenken identisches Vorgehen: Eröffnen der Streckhaube radial und ulnar, Eingehen auf das Gelenk und Auslösen der massiv vorhandenen synovialitischen Massen intraartikulär. Dabei erfolgt auch die palmare Synovialektomie unter vorsichtiger Längsextension des Fingers mit Separation der Gelenkpartner. Ausgiebige Spülung. Die Knorpeloberflächen entsprechen einem Larsen-Stadium I-II. Jetzt erfolgt der Positionsausgleich der Finger mit Zug in die radiale Richtung. Rekonstruktion der Streckhaube mit Rezentrierung derselben über dem MCP-Gelenk in Form einer raffenden überlappenden radialen Naht. Die ulnare Seite wird offen gelassen. Identisches Vorgehen an allen Gelenken.

Schichtweiser Wundverschluss, Hautverschluss in Rückstichnahttechnik. Steriler Verband nach Grassolind-Auflage. Zügelnde Kompressen mit Zug nach radial und dorsal von D II-V. Die Fehlstellungen sind sehr gut ausgeglichen und passiv zeigt sich die ausgezeichnete Rezentrierung der Streckhaube über den MCP-Gelenken. Einlage in die präoperativ gefertigte palmare Gipsschale von der Mitte des Unterarms bis zur Mitte der Grundphalangen.

Nachbehandlung: 2x/Woche Verbandwechsel, Entfernung des Hautnahtmateriales nach frühestens 14 Tagen, bendende Kompressen, Anlage mit Zug nach radial aller Langfinger über die gesamte Zeit. Ab dem 10. Tag und ausreichender Abschwellung Anfertigen einer dynamischen Fingerextensionsschiene, die für 3 Monate zu tragen ist, mit Zugrichtung dorsal und radial bei vollständiger Bewegungsfreiheit aller MCP-Gelenke. Die Schlaufen werden sehr weit proximal am Grundglied angebracht.

OÄ Dr. med. M. Henniger

13.1.5 Extensor indicis-Plastik bei Spontanruptur der Daumenstrecksehne

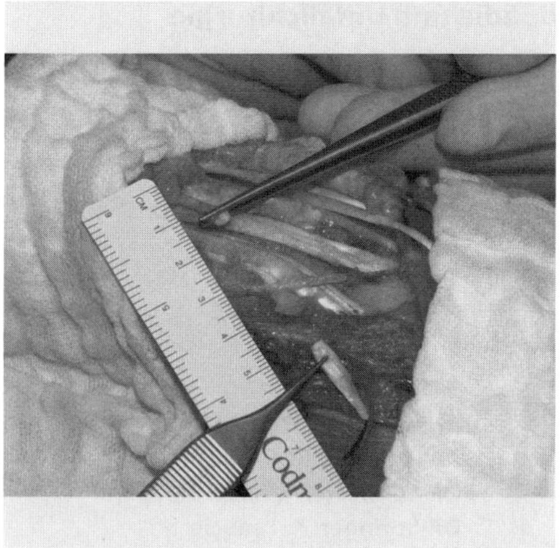

OP-Bericht, Klinik für Orthopädie

Pat.-Nr.: 1234011215
Aktuelle Klinik: Orthopädie
Pat.-Name: Jänsch, Max

Fall-Nr.: A121154324/2011
Station: E.2.1
Geb.-Dat.: 05.08.1956
Geschlecht/Alter: m, 55 J.

OP-Datum: 18.10.2011
OP-Dauer (Schnitt/Naht): 8.40 – 09.59
Saal: 1

Personal:
Operateur: OA Dr. Scholz
1. Assistent: C. Schmidt
2. Assistent: L. Köhler

Anästhesist: Dr. B. Habib
Anästhesieschw./-pfl.: T. Schmidtbauer
OP-Schwester/-Pfl.: K. Züll
OP-Springer: K. Fiernberg

Vorgeschichte: Die Indikation zur Operation ergibt sich aus der fehlenden Extensionsmöglichkeit des Daumens nach eingetretener Spontanruptur der langen Daumenstrecksehne. Dies führt zu erheblichen Behinderungen im Alltag. Die Ruptur ist ohne adäquates Trauma vor ca. 3 Wochen eingetreten. Der Pat. hat schriftl. in das operative Vorgehen eingewilligt.

Diagnose: Rheumatisch bedingte Spontanruptur der langen Daumenstrecksehne links

Operation: Transpositionsplastik zur Rekonstruktion der langen Daumenstrecksehne (Extensor indicis-Plastik), Histologie

Vorgehen: Ungestörter Armplexus. Cefuroxim 1,5 g i.v. Operation in Rückenlage, Verwendung des Armtisches. Vorlage einer OA-Blutdruckmanschette. Wiederholte Hautdesinfektion und übliches steriles Abdecken (Handset). Anzeichnen der Hautinzisionen.

Blutsperre mit 250 mm Hg. S-förmig geschwungener Hautschnitt über der Handgelenksstreckseite radial über das Os metacarpale I auslaufend. Durchtrennung der spärlichen Subkutis und Darstellung des Retinaculum extensorum. Zunächst Präparation und Anschlingen des oberflächlichen Astes des N. radialis im radialen Wundanteil und Beiseitehalten desselben. Es findet sich eine noch mäßige Tenosynovialitis der Strecksehnen sowie eine Ruptur der Sehne des M. extensor pollicis longus im 3. Strecksehnenfach mit Retraktion der Rupturenden und unregelmäßiger Begrenzung derselben. Daher Eröffnung der einzelnen Strecksehnenfächer (II-VI) durch Zurückpräparation des Retinaculums. Dann subtile schrittweise Entfernung der Tenosynovialmembran von den in unterschiedlicher Ausprägung betroffenen Strecksehnen. Das gewonnene Gewebe wird zur histopathologischen Begutachtung eingesandt. Die Kontinuität der Handgelenksstrecksehnen und aller Langfingerstrecksehnen ist erhalten. Die Distanz der Rupturenden der langen Daumenstrecksehne beträgt ca. 2,5 cm. Nun Resektion der entzündlich destruktiv veränderten Rupturenden zu beiden Seiten und ebenfalls Übersendung dieses Materials zur histopathologischen Begutachtung. Die Distanz der Sehnenenden beträgt nun ca. 4 cm. Die Rekonstruktion der Sehne erfolgt nun durch Transpositionsplastik unter Nutzung der Sehne des M. extensor indicis. Dazu bogenförmige kurze Hautinzision ulnar des MCP-II-Gelenks, Darstellung der Streckerhaube und Absetzen der Extensor-indicis-Sehne sowie Armierung des proximalen Sehnenendes mit einem Haltefaden (4x0 Mersilene). Das distale Ende wird mit 2 Nähten (PDS 4x0) an der Sehne des M. extensor digitorum II fixiert. Nun Umleitung der Spendersehne nach radial, Einstellung der entsprechenden Vorspannung und Einflechten der Extensor-indicis-Sehne in die Extensor-pollicis-longus-Sehne in der Technik nach Pulvertaft unter Nutzung der Strehli-Zange. Bei entsprechender Vorspannung erfolgt nun die stabile Naht mit PDS an den Durchflechtungsstellen. Es entsteht somit eine stabile Sehnenrefixation mit guter Funktion bei passiver Prüfung. Das proximale Rupturende wird zur Kraftverstärkung der Zeigefingerextension auf die Sehne des M. extensor digitorum II transponiert und dort stabil vernäht (PDS). Es folgt die Rekonstruktion des Retinaculum extensorum derart, dass besonders das 3. Strecksehnenfach die korrekte Führung der neuen Daumenstrecksehne erlaubt. Das 4. und 5. Fach wird vereint (Langfingerextensoren). Öffnen der Blutsperre, zunächst Kompression, anschl. definitive Blutstillung durch bipolare Elektrokoagulation. Ausgiebige Spülung. Einlage einer Redondrainage (8 Ch.). Subkutannähte, Einzelknopfnähte der Haut. Steriler weicher Verband, palmare Castlonguette.

Procedere: Hochlagerung (Keil), lokale Kryotherapie, unmittelbarer Beginn der KG als aktiv-assistive Übungsbehandlung der Langfinger zur Vermeidung von Verklebungen. Engmaschige Wundkontrollen. Drainagezug am 1. postoperativen Tag. Fadenzug ab 12. Tag. Weitere ambulante krankengymnastische und ergotherapeutische Nachbehandlung. Ambulante Nachbetreuung in unserer Rheumasprechstunde.

OA Dr. Roger Scholz (FA f. Orthopädie und Unfallchirurgie, Orthopädische Rheumatologie)

13.1.6 Beugesehnenplastik bei Spontanruptur

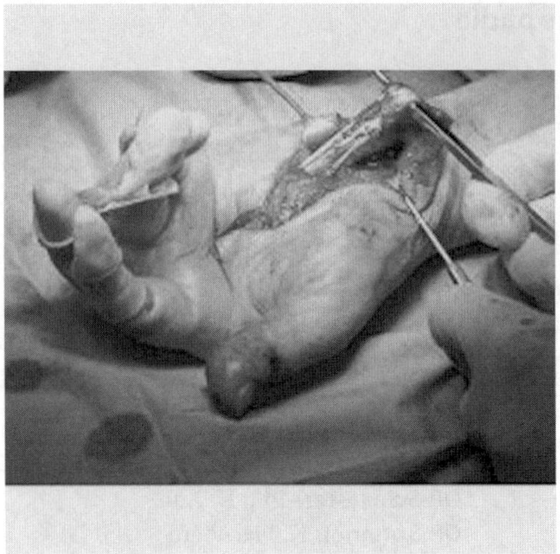

OP-Bericht, Klinik für Orthopädie und Unfallchirurgie

Pat.-Nr.: 864260
Fall-Nr.: B0663860/2011
Aktuelle Klinik: Orthopädie u. Unfallchirurgie **Station:** 2
Pat.-Name: Rost, Ragnar
Geb.-Dat.: 18.01.1960
Geschlecht/Alter: m, 51 J.

OP-Datum: 10.02.2011
OP-Dauer (Schnitt/Naht): 08.10 – 09.23 Uhr
Saal: 1b

Personal:
Operateur: Prof. Dr. St. Rehart
1. Assistent: OÄ Dr. M. Henniger
2. Assistent: T. Benndorf (PJ)
Anästhesist: Dr. D. Mut
Anästhesieschw./-pfl.: G. Dicht
OP-Schwester/-Pfl.: K. Toffel
OP-Springer: L. Fenbein

Vorgeschichte: Seit 15 J. bekannte rheumatoide Arthritis, jetzt Auftritt einer Spontanruptur der Sehne des M. flexor pollicis longus rechts bei einer Bagatellbewegung des Daumens. Larsen-Stadium I-II am IP-Gelenk des Daumens. Perioperativ wird die TNF-α-Blocker-Therapie ausgesetzt, kontinuierliche Substitution von Methotrexat. Die präoperative Aufklärung des Patienten über die OP-Risiken und Komplikationsmöglichkeiten ist erfolgt.

Diagnose: Rheumatoide Arthritis. Spontanruptur der Sehne des M. flexor pollicis longus rechts

Operation: Offene Synovialektomie im Karpaltunnel und Rekonstruktion der Sehne des M. flexor-pollicis-longus mit einem Palmaris-longus-Transplantat

Vorgehen: Cefuroxim 1,5 g intravenös. Ungestörte ITN. Rückenlage, entspr. Polsterung. Rechter Arm auf Armtisch ausgelagert. Übliches wiederholtes Abwaschen und steriles Abdecken. Auswickeln des Armes, Blutsperre mit 250 mm Hg. Anzeichnen des Hautschnitts längs gestellt in der Palma manus bis zur Raszetta.

Nach ulnar geschwungener Hautschnitt (Schonung des Ramus palmaris des N. medianus) und geschwungenes Weiterführen des Schnittes in den palmaren Unterarmbereich (ca. 8 cm). Schichtweise Präparation in die Tiefe auf die Palmaraponeurose und das Retinaculum flexorum, das distal beginnend inzidiert wird. Identifikation des N. medianus. Unter Schutz des Nervs folgt die Inzision des Retinaculum flexorum bis in den Faszienbereich im Unterarm. Der Ramus thenaris zieht distal des Retinaculums ungehindert und ohne Einengung in die Thenarmuskulatur. Isolieren des N. medianus und Anschlingen desselben sowie Schützen über die gesamte OP-Zeit. Soweit erforderlich Tenosynovialektomie der Beugesehnen im Karpaltunnel. Darstellen der Sehne des M. flexor pollicis longus. Die Stumpfenden werden proximal und distal identifiziert. Es besteht eine Defektstrecke von gut 4 cm. Dabei sind die Enden völlig ausgefranst und können nicht End-zu-End genäht werden. Anfrischen der Sehnenenden. Ausgiebige Spülung. Dann Darstellen der Sehne des M. palmaris longus ***(präoperativ ist das Vorhandensein nachzuprüfen!).*** Gewinnen eines Sehnentransplantats des M. palmaris longus von gut 6 cm Länge. Dieses wird proximal auf den Sehnenstumpf des M. flexor pollicis longus in der Technik nach Pulvertaft durchflochten. Dann wird der Daumen in eine mittlere Oppositionsposition bei leicht flektiertem MCP- und IP-Gelenk gebracht. In dieser Position wird unter zarter Vorspannung die Konnektion, ebenfalls in der Technik nach Pulvertaft, zwischen dem distalen Stumpf und dem Transplantat vorgenommen. Die Situation imponiert sehr solide.

Ausgiebige Spülung. Einlage einer 8er-Redon-Drainage. Schichtweiser Wundverschluss ohne Verschluss des Retinaculum extensorum. Hautverschluss in Einzelknopfnahttechnik. Steriler Verband nach Grassolind-Auflage, elastokompressive Wickelung.

Nachbehandlung: 2x-wöchentlicher Verbandwechsel, Entfernung des Hautnahtmateriales nach 14 Tagen. Nach sicherer Wundheilung Wiederaufnahme einer evtl. bestehenden Biologikum-Therapie. Aktive und passive Beübung von CMC-, MCP-, und IP-Gelenk frei, ohne Last für 3 Monate. Handgelenkbandage bzw. Orthese mit Daumeneinschluss.

Prof. Dr. med. St. Rehart (Chefarzt)

13.1.7 Korrektur der Schwanenhalsdeformität

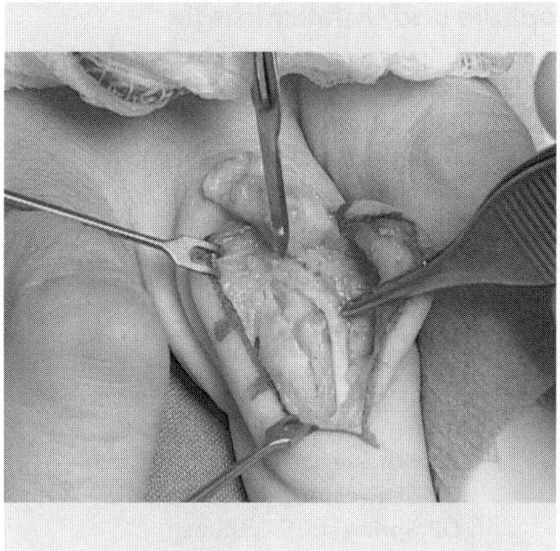

OP-Bericht, Klinik für Orthopädie und Unfallchirurgie

Pat.-Nr.: 8642602
Fall-Nr.: B0663862/2011
Aktuelle Klinik: Orthopädie u. Unfallchirurgie
Station: 3
Pat.-Name: Little, Lisbeth
Geb.-Dat.: 18.01.1948
Geschlecht/Alter: w, 63 J.

OP-Datum: 10.02.2011
OP-Dauer (Schnitt/Naht): 08.08 – 09.28 Uhr
Saal: 1b

Personal:
Operateur: Prof. Dr. St. Rehart
1. Assistent: OÄ Dr. M. Henniger
2. Assistent: T. Benndorf (PJ)
Anästhesist: Dr. D. Mut
Anästhesieschw./-pfl.: S. Bahn
OP-Schwester/-Pfl.: L. Ritze
OP-Springer: T. Beutel

Vorgeschichte: Schwanenhalsdeformität D II-V links im Stadium I bei bekannter langjähriger rheumatoider Arthritis. Die Schwanenhalsdeformität wird durch eine Palmarsubluxation der Basis der Grundphalanx an den Langfingern induziert, mit einer reaktiven Hyperextension im PIP-Gelenk mit zuletzt resultierender Flexionsfehlstellung im DIP-Gelenk. Im hier vorliegenden Stadium I ist die Fehlstellung noch aktiv korrigierbar. Perioperatives Aussetzen der TNF-α-Blocker-Therapie nicht notwendig, kontinuierliche Substitution von Methotrexat. Übliche präoperative Aufklärung der Patientin über die OP-Risiken und die Komplikationsmöglichkeiten.

Diagnose: Rheumatoide Arthritis. Schwanenhalsdeformität D II-V Hand links im Stadium I

Operation: Offene Synovialektomie der MCP-Gelenke II-V mit Intrinsic release der Hand links

Vorgehen: Ungestörter Armplexus links. Cefuroxim 1,5 g i.v. Rückenlagerung, entspr. Polsterung. Vorlage einer Blutsperre. Der linke Arm wird auf einem separaten Armtisch gelagert. Handchirurgische Hautdesinfektion bei beweglichem Arm links und steriles Abdecken in typischer Weise. Blutsperre am Oberarm mit 250 mm Hg.

Querer Zugang über den MCP-Gelenken II-V analog der Synovialektomie und Strecksehnenrezentrierung. Schichtweise Präparation in die Tiefe unter sicherer Schonung der Gefäß-Nervenstrukturen und der Strecksehnen. Darstellen der Streckhauben, die radial und ulnar inzidiert werden. Vollständige Synovektomie der MCP-Gelenke dorsal und palmar. Anschließend stumpfes Eingehen mit der Schere in den Bereich zwischen Haut und Streckapparat bis zum PIP-Gelenk unter Schutz durch Langenbeck-Haken. Unter Sicht Inzision der Strukturen zwischen Tractus lateralis und Tractus zentralis auf der radialen und der ulnaren Seite vom PIP-Gelenk bis zum MCP-Gelenk (Lamina intertendinea superficialis). Hierdurch gelingt es ausgezeichnet, die Basis der Grundphalanx wieder nach dorsal zu bewegen. Ausgiebige Spülung mehrfach. Radial raffende Naht der Streckhaube. Das Vorgehen ist an allen Langfingern identisch.

Schichtweiser Wundverschluss, spannungsfreier Hautverschluss in Rückstichtechnik. Steriler Verband nach Grassolind-Auflage. Zügelnde Kompressen, Anlage in Richtung dorsal und radial. Einlage in die präoperativ gefertigte Gipsschale (von der Mitte des Unterarms bis zur Mitte der Grundphalangen).

Nachbehandlung: 2x-wöchentlicher Verbandwechsel, Entfernung des Hautnahtmateriales nach frühestens 14 Tagen. Ab dem 10. Tag Anfertigen einer dynamischen Fingerextensionsschiene mit Schlaufenzug nach dorsal und radial. Die Schlaufen werden weit proximal an der Basis der Grundphalanx angebracht. Die Schiene wird für 3 Monate 22 h am Tag getragen.

Prof. Dr. med. St. Rehart (Chefarzt)

13.1.8 Korrektur der Knopflochdeformität

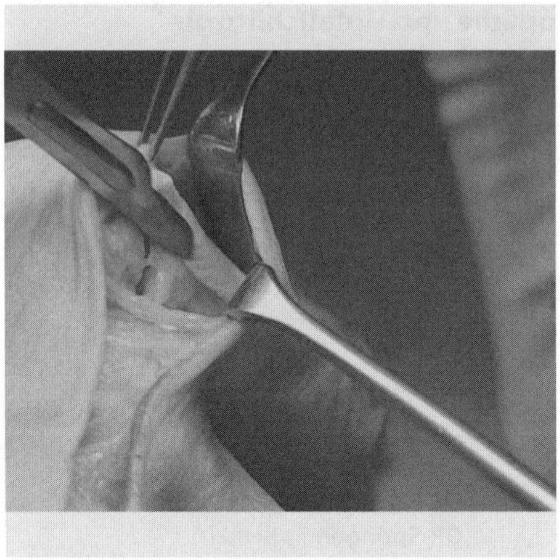

OP-Bericht, Klinik für Orthopädie und Unfallchirurgie

Pat.-Nr.: 864270
Fall-Nr.: B0663071/2012
Aktuelle Klinik: Orthopädie u. Unfallchirurgie
Station: 1
Pat.-Name: Muster, Caro
Geb.-Dat.: 24.08.1961
Geschlecht/Alter: w, 50 J.

OP-Datum: 15.04.2012
OP-Dauer (Schnitt/Naht): 09.59 – 10.24 Uhr
Saal: 3b

Personal:
Operateur: OÄ Dr. M. Henniger
1. Assistent: Prof. Dr. St Rehart
2. Assistent: U. Reulsinger (PJ)
Anästhesist: Fr. Dr. S. Zipfel
Anästhesieschw./-pfl.: U. Schweins
OP-Schwester/-Pfl.: B. Haupt
OP-Springer: W. Kammer

Vorgeschichte: Bei der Betroffenen besteht seit ca. 25 Jahren eine rheumatoide Arthritis. Deutliche Synovialitis mit zunehmender Flexionsfehlstellung des PIP-Gelenks am Zeigefinger rechts (Larsen-Stadium II). Ein perioperatives Aussetzen der TNF-α-Blocker ist nicht notwendig. Die Substitution von Methotrexat erfolgt kontinuierlich weiter. Eine schriftl. Aufklärung der Patientin über die Risiken und Komplikationsmöglichkeiten der Operation ist präoperativ erfolgt.

Diagnose: Rheumatoide Arthritis. Knopflochdeformität am Zeigefinger rechts im Stadium II nach Larsen

Operation: Korrektur Knopflochdeformität im Stadium II

Vorgehen: Ungestörter Armplexus. Cefuroxim 1,5 g i.v. Rückenlagerung, Auslagerung des Armes rechts auf einem separaten Armtisch, entspr. Polsterung. Vorlage einer Oberarmblutsperre. Übliches handchirurgisches Abwaschen und steriles Abdecken bei frei beweglichem Arm. Auswickeln der Extremität, Blutsperre mit 250 mm Hg.

Von dorsal nach radial geschwungener Hautschnitt über dem PIP-Gelenk von 4 cm Länge. Schichtweise Präparation in die Tiefe auf die Streckhaube zu. Hier zeigen sich die synovialitisch bedingte Elongation des Tractus centralis und das konsekutive Abrutschen der Tractus lateralis unter die Rotationsebene. Mäßige Synovialitis im PIP-Gelenk. Eröffnen des PIP-Gelenks zwischen Tractus centralis und Tractus lateralis. Absetzen des Tractus zentralis an der Basis der Mittelphalanx dorsal. Vollständige Synovektomie in den dorsalen und palmaren Anteilen des PIP-Gelenks. Die knöchernern Oberflächen entsprechen einem Larsen-Stadium I-II. Keine Kontrakturen der Ligg. obliqua, in völligem Ausgleich der Knopflochdeformität kann das Endgelenk passiv frei gebeugt werden. Nunmehr längs gestellte hälftige Inzision der Tractus lateralis bds. über eine Strecke von 4 cm. Anfrischen der Ansatzstelle des Tractus centralis. Vorlegen von Bohrlöchern und Hindurchführen eines 3.0er-Fadens. Jetzt in völliger Extension des PIP-Gelenks transossäre Naht des Tractus centralis unter entspr. Vorspannung. Dieses gelingt ausgezeichnet. Anschließend Vereinigung der beiden gehälfteten Flächen des Tractus centralis oberhalb des PIP-Gelenks und Naht derselben. Hiermit ist das Knopfloch vollständig verschlossen, passiv ist die Beweglichkeit frei bei solider Fixation der Sehnen in der Korrekturstellung. Ausgiebige Spülung, schichtweiser Wundverschluss. Spannungsfreier Hautverschluss in Einzelknopftechnik. Steriler Verband nach Grassolind-Auflage, elastokompressive Wickelung. Einlage des Fingers in eine Alu-Schiene in Intrinsic plus-Stellung an MCP- und PIP-Gelenk.

Nachbehandlung: 2x-wöchentlicher Verbandwechsel und nach 14 Tagen Entfernung der Hautfäden. Anlage der Intrinsic plus-Fingerschiene für 6 Wochen postoperativ. In dieser Zeit Flexion des PIP-Gelenks bis 30° passiv, anschließend zunehmende freie Beweglichkeit des PIP-Gelenks.

OÄ Dr. med. M. Henniger

13.1.9 Panarthrodese des Handgelenks

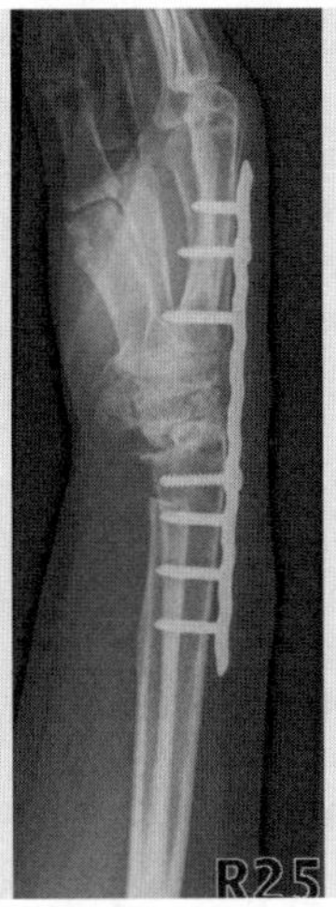

OP-Bericht, Klinik für Orthopädie

Pat.-Nr.: 1234011218
Aktuelle Klinik: Orthopädie
Pat.-Name: Glück, Hans

Fall-Nr.: A121154365/2011
Station: E.2.1
Geb.-Dat.: 15.06.1956
Geschlecht/Alter: m, 55 J.

OP-Datum: 13.09.2011
OP-Dauer (Schnitt/Naht): 08.39 – 09.30
Saal: 1

Personal:
Operateur: OA Dr. Scholz
1. Assistent: L. Köhler
2. Assistent: C. Schmidt

Anästhesist: Dr. B. Habib
Anästhesieschw./-pfl.: T. Schmidtbauer
OP-Schwester/-Pfl.: K. Fiernberg
OP-Springer: K. Züll

Vorgeschichte / Indikation: Die Indikation zur OP ergibt sich aus der stark schmerzhaften sekundären Handgelenksarthrose bei rheumatischer Destruktion mit Subluxation und erheblicher Minderung des karpalen Höhenindex (Stadium IV nach Larsen-Dale-Eek). Eine gelenkerhaltende Alternativmethode oder eine bewegliche Lösung (Endoprothese) ist aufgrund der fortgeschrittenen Destruktion und der erheblichen Höhenminderung des Karpus nicht mehr sinnvoll möglich.

Diagnose: Rheumatische Handgelenksdestruktion mit Sekundärarthrose (LDE-Stadium IV) rechts

Operation: Panarthrodese des Handgelenks in Neutralstellung (Fixation mittels winkelstabiler KFI- LC-DC-Platte) rechts

Vorgehen: OP in Rückenlage, Verwendung des Armtisches, vorgelegte Oberarm-Blutsperre. Cefuroxim 1,5 g i.v. 3x Desinfektion des Wundgebietes mit Cutasept und steriles Abdecken (Handset).

Blutsperre mit 250 mm Hg. Schrägverlaufende dorsale Hautinzision, Durchtrennung der spärlichen Subkutis und Darstellung des schon deutlich destruierten Retinaculum extensorum. Es liegt eine geringe Tenosynovialitis der Strecksehnen vor, sodass nach Eröffnung der Strecksehnenfächer durch Präparation des Retinaculums die Tenosynovialektomie erfolgt (ad Histo). Die Strecksehnen sind alle in ihrer Kontinuität erhalten. Über dem dorsalen distalen Radius nun Aufsuchen des N. interosseus dorsalis und elektrochirurgische Denervierung sowie Exhärese desselben zur Schmerzreduktion. In der Folge Kapselinzision und Spätsynovialektomie des Handgelenks incl. der Interkarpal- und der Karpo-Metakarpal-Gelenke (ad Histo). Nun subperiostale Darstellung des Ulnakopfes, der deutliche erosive Veränderungen aufweist. Resektion des Ulnakopfes unter Schutz zweier umfahrender Hohmannhebel. Bergung zur späteren Spongiosaplastik. Es folgt die Randglättung des Resektionsrands mit Luer und Feile. Nun subtiles Anfrischen der Arthrodeseflächen (distaler Radius, einzelne Handwurzelknochen, Metakarpalebasen II und III) sowie Aufeinanderstellen der Arthrodesenpartner in Neutralstellung des Gelenks unter Interposition des resezierten Ulnakopfes, um eine Distraktion zu erreichen. Anlegen der geraden KFI-Platte (9-Loch) und zunächst Fixation am Os metacarpale III mit einer Kopfverriegelungsschraube sowie in entsprechend gehaltener Korrekturstellung auch am distalen Radius unter Nutzung der dynamischen Kompression mit einer Kortikalisschraube. BV-Kontrolle der Gelenkstellung, die korrekt eingestellt ist. Auf eine Dorsalextensionsstellung wird wegen der rheumatischen Genese und des doppelseitigen Handgelenksbefalls bewusst verzichtet und eine Fixation in Nullstellung angestrebt. Die vorbestehende palmare Subluxation ist beseitigt, es wurde zudem eine leichte Distraktion mit günstigerer Vorspannung der Sehnen erreicht. Schließlich Einbringen der homologen Spongiosaplastik aus der Knochenbank und Vervollständigung der Osteosynthese mit entspr., teils winkelstabilen Schrauben. BV-Kontrolle mit regelrechtem Ergebnis. Bei korrekter Stellung und stabiler Fixation folgt die Rekonstruktion des Retinaculum extensorum unter hälftiger querer Teilung, wobei die eine Hälfte im Zusammenhang mit der Handgelenkskapsel zur Deckung des Osteosyntheseimplantats Verwendung findet. Ein schmaler Streifen des Retinaculums wird noch zur Rekonstruktion der Strecksehnenfächer (Vereinigung der Fächer IV und V) verwendet. Öffnen der Blutsperre, zunächst Kompression, dann definitive Blutstillung durch bipolare Elektrokoagulation, Einlage einer 8er-Redondrainage, Subkutannaht mit Vicryl 4x0, Einzelknopfnaht der Haut mit Prolene, steriler weicher Verband und Anlage einer palmaren Castlonguette (one-step-splint).

Procedere: Hochlagerung (Keil), lokale Kryotherapie, unmittelbarer Beginn der KG als aktiv-assistive Übungsbehandlung der Finger zur Vermeidung von Verklebungen, regelmäßige Wundkontrollen. Entfernung der Drainage im Rahmen des ersten VW am 1. p. o. Tag, Fadenzug ab 12. Ta. Nach abgeschlossener Wundheilung Anlage eines Unteram-Cast-Verbandes für 8 Wochen, regelmäßige Röntgenkontrolle (2., 6. und 12. Woche), weitere Bandagenbehandlung. Ambulante krankengymnastische und ergotherapeutische Nachbehandlung zur Beweglichkeitsverbesserung der Langfinger und des Daumens mit dem Ziel der Kräftigung der Greiffunktion und zum Training von Kompensationsmechanismen. Histologie erfragen.

OA Dr. med. R. Scholz (FA f. Orthopädie und Unfallchirurgie, Orthopädische Rheumatologie)

13.1.10 Arthrodese des Daumengrundgelenks

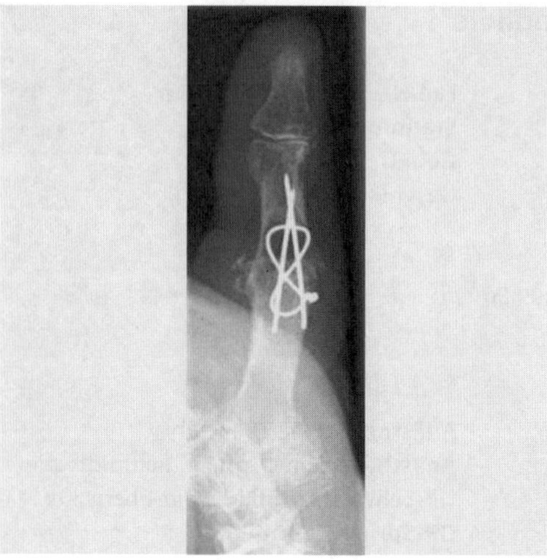

OP-Bericht, Klinik für Orthopädie und Unfallchirurgie

Pat.-Nr.: 8642456 **Fall-Nr.:** B06678/2011
Aktuelle Klinik: Orthopädie u. Unfallchirurgie **Station:** 2
Pat.-Name: Bandner, Griseldis **Geb.-Dat.:** 30.07.1950
Geschlecht/Alter: w, 61 J.

OP-Datum: 14.08.2011
OP-Dauer (Schnitt/Naht): 14.02 – 14.58 Uhr
Saal: 1b

Personal:
Operateur: Prof. Dr. St. Rehart
1. Assistent: U. Reulsinger (PJ)
Anästhesist: Fr. Dr. S. Zipfel
Anästhesieschw./-pfl.: U. Schweins
OP-Schwester/-Pfl.: B. Haupt
OP-Springer: W. Kammer

Vorgeschichte: Seit ca. 25 Jahren bekannte rheumatoide Arthritis der Patientin. Die Indikation zur Operation wird aufgrund der kompletten schmerzhaften Destruktion des MCP-Gelenks des Daumens links gestellt. Perioperativ werden die TNF-α-Blocker bei Fortsetzung der Substitution von Methotrexat ausgesetzt. Die übliche präoperative Diagnostik ist erfolgt. Eine präoperative Aufklärung der Patientin über die OP-Risiken und Komplikationsmöglichkeiten ist erfolgt.

Diagnose: Komplette Destruktion des Metakarpophalangealgelenks D I links bei rheumatoider Arthritis (Larsen-Stadium V)

Operation: Offene Synovektomie MCP-Gelenk D I und Cerclagenarthrodese des MCP-Gelenks D I in 10° Flexion

Vorgehen: Ungestörter Armplexus. Cefuroxim 1,5 g i.v. Rückenlage, linker Arm auf separatem Armtisch ausgelagert, übliche Polsterung. Vorlage der Blutdruckmanschette am Oberarm links. Typische handchirurgische Hautdesinfektion und steriles Abdecken bei frei beweglichem Arm links. Auswickeln der Extremität, Blutsperre am Oberarm mit 250 mm Hg.

Dorsal radial geschwungener Zugang über dem MCP-Gelenk D I. Schichtweise Präparation in die Tiefe auf die Streckhaube zu. Diese wird radial- wie auch ulnarseitig inzidiert und die massiven synovialitischen Schwellungen im Gelenk dargestellt. Schrittweise Entfernung derselben in allen Gelenkanteilen. Die Knorpeloberflächen zeigen ein Larsen-Stadium V, das Gelenk ist völlig destruiert. Sehr sparsames Absetzen des Köpfchens des Metacarpale I in 10°-Flexionsstellung mit einer leichten Radialdeviationseinstellung. Anschließend Absetzen der Basis der Grundphalanx, ebenfalls sehr sparsam, senkrecht auf die Längsachse in allen Ebenen. Ausgiebige Spülung. Die Positionierung und das feste Aufeinanderpressen der Arthrodesenpartner zeigt eine Flexion von 10° bei leichter radialer Öffnung des Daumens gegenüber dem M I. Zunächst Vorbohren der beiden Cerclagenverschlussdraht-Öffnungen am Übergang der Meta- zur Diaphyse dorsal, radial und ulnar, mit dem 2,7er-Bohrer. Hindurchführen eines 0,8er-Cerclagendrahts in ca. 15 cm Länge. Dann Verpressen der Arthrodesenpartner in Korrekturposition und Vorlegen von zwei 1,5er-Kirschner-Drähten am Os metakarpale proximal-dorsal durch die Arthrodesenposition in die Grundphalanx (bis zum Übergang der distalen Dia- bzw. Metaphyse). Schon jetzt ist die Arthrodesenposition relativ solide gefasst. Nun 8er-Tour des Cerclagendrahts um die K.-Drähte herum. Festes Verdrillen des Cerclagenschlosses, wobei die dorsale knöcherne Brücke von der Arthrodesenposition sicher erhalten bleibt. Ausgiebige Spülung. Rekonstruktion der Streckhaube radial und ulnar. Schichtweiser Wundverschluss, Hautverschluss in Einzel- oder Rückstichtechnik. Röntgenkontrolle mit der ausgezeichneten Positionierung der eingebrachten Osteosynthesematerialien bei einwandfreier Stellung der Arthrodesenpartner. Einlage in eine palmare Alu-Schiene in Funktionsstellung des Daumens.

Nachbehandlung: 2x/Woche Verbandwechsel, Fädenzug nach 14 Tagen. 6 Wochen kein Heben und Tragen von Lasten über 100 g. Röntgen am 2. Tag postoperativ sowie nach 2 + 6 Wochen.

Prof. Dr. med. St. Rehart (Chefarzt)

13.1.11 Implantation einer Handgelenksendoprothese

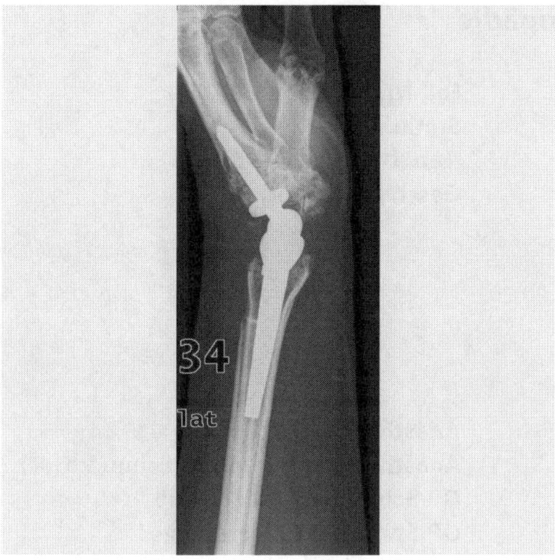

Klinik für Orthopädie

Pat.-Nr.: 10079640
Aktuelle Klinik: Orthopädie
Pat.-Name: Jannoth, Jana

Fall-Nr.: A2920388/2011
Station: 2
Geb.-Dat.: 13.05.1965
Geschlecht/Alter: w, 46 J.

OP-Datum: 08.06.2011
OP-Dauer (Schnitt/Naht): 11.20 – 13. 49 Uhr
Saal: 6

Personal:
Operateur: OA Dr. Scholz
1. Assistent: C. Schmidt
2. Assistent: L. Köhler

Anästhesist: Fr. Dr. Bleifuß
Anästhesieschw./-pfl.: F.. Mann
OP-Schwester/-Pfl.: F. Thom
OP-Springer: C. Achilles

Vorgeschichte: Die Indikation zur OP ergibt sich aus der persistierenden Schmerzsymyptomatik bei deutlich schmerzhafter mittelgradiger Bewegungseinschränkung am linken Handgelenk und einer radiologisch fortgeschrittenen Handgelenksarthrose im Larsen-Stadium IV, sekundärarthrotischer Typ nach Simmen. Eine präoperative Aufklärung der Patientin über die OP-Risiken und Komplikationsmöglichkeiten ist erfolgt.

Diagnose: Rheumatische Sekundärarthrose des linken Handgelenks (LDE-Stadium IV)

Operation: Implantation einer zementfreien, nicht gekoppelten Handgelenksendoprothese (MPH-Prothese, Fa. Link)

Vorgehen: OP in Rückenlage, Cefuroxim 1,5 g i.v. Verwendung des Armtisches, Oberarm-Blutsperre, 3x Hautdesinfektion mit Cutasept und übliches steriles Abdecken (Handset).

Schrägverlaufende dorsale Hautinzision über dem Handgelenk, Durchtrennung der spärlichen Subkutis und Darstellung des Retinaculum extensorum. Es zeigt sich autoptisch eine nur geringe Tenosynovialitis der Strecksehnen. In der Folge Eröffnung der einzelnen Strecksehnenfächer (II–V) durch Zurückpräparation des Retinaculums und Tenosynovialektomie der Strecksehnen (1. histopathologisches Präparat). Die Kontinuität aller Sehnen ist erhalten. Nun elektrochirurgische Denervierung (N. interosseus posterior) und anschließend türflügelartige Inzision der Handgelenkskapsel sowie subtile Artikulosynovialektomie in allen Gelenkanteilen des eigentlichen Handgelenks und der Interkarpalgelenke (2. histopathologisches Präparat). Nun subperiostale Darstellung des Ulnaköpfchens, Umfahren mit Hohmann-Hebeln und Osteotomie mit Resektion desselben. Im weiteren Verlauf Anlegen der Resektionslehre für den Karpus in Flexion des Handgelenks und übliches Ausrichtung auf die Basis des Os metacarpale III (BV-Kontrolle) zu. Nun Durchführung der Resektion im Karpusbereich (nach distal bis incl. der proximalen Spitze des Os capitatum reichend) und Entfernung des Resektats sowie Anbringen der üblichen 3 Verankerungsbohrlöcher und der Verbindungsfinne mit der entsprechenden Lehre, ebenfalls unter BV-Kontrolle. Dann Eröffnung der Radiusgelenkfläche mittels des Pfriems, Lagekontrolle eines eingebrachten K-Drahts sowie Korrektur zur zentralen Lage im Markraum des distalen Radius. Es folgt die Entfernung des K-Drahts und die subtile Markraumpräparation mit den entsprechenden Formraspeln (bis zur Größe 2). Einbringen der Passprobe, die einen korrekten Sitz ergibt. Nach Entfernung derselben Lavage, Montage der Radiuskomponente (Gelenkteil) incl. der Sicherungsschraube, Implantation der Radiuskomponente, die in korrekter Position einen sicheren Halt findet. Anschließend zementfreie Implantation des Karpusteils, das sich ebenfalls in korrekter Position stabil verankern lässt. Die BV-Kontrolle zeigt einen regelrechten Sitz der Komponenten. Nun Montage der Gelenkolive, Reposition des Gelenks und Funktionsprobe, wobei sich intraoperativ ein Bewegungsumfang von Dorsalextension und Palmarflexion von 60/0/50° ergibt. Das Gelenk ist stabil geführt. Abschließend Lavage, Nahtverschluss der Kapsel mit Vicryl 2x0 unter zusätzlicher Verwendung eines Anteils des Retinaculums zur dorsalen Handgelenksstabilisierung. Retinaculumrekonstruktion zur Führung der Extensorensehnen unter Vereinigung des 4. und 5. Strecksehnenfachs. Öffnen der Blutsperre, definitive Blutstillung durch bipolare Elektrokoagulation, Einlage einer Redondrainage (8 Ch.), Subkutannaht mit Vicryl 3x0. Spannungsfreie Hautnaht mit Prolene 4x0, steriler Verband, volare Unterarm-Cast-Longuette.

Procedere: Hochlagerung (Keil), lokale Kryotherapie, unmittelbarer Beginn der KG als aktiv-assistive Übungsbehandlung der Finger zur Vermeidung von Verklebungen. Regelmäßige Wundkontrollen, Drainageentfernung im Rahmen des ersten VW am 1. p. o.-Tag, Fadenzug ab 12. p. o.-Tag, Castverband für 4 Wochen, nach Castabnahme Krankengymnastik zur Beweglichkeitsverbesserung des Handgelenks und Ergotherapie. Röntgen nach Drainagenzug sowie nach 2 + 6 Wochen.

OA Dr. R. Scholz (FA f. Orthopädie und Unfallchirurgie, Orthopädische Rheumatologie)

13.1.12 Fingergrundgelenksendoprothese

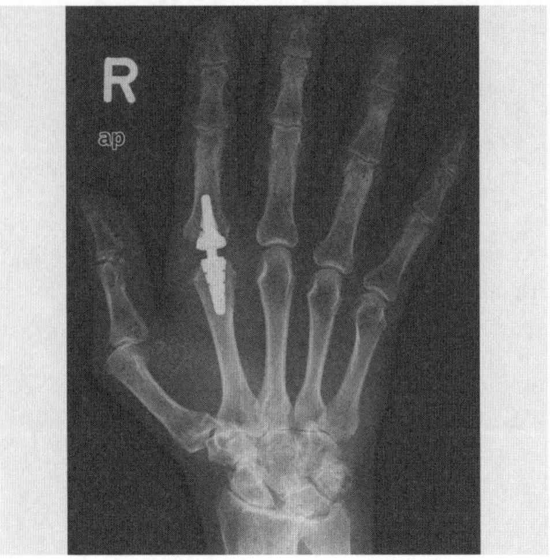

OP-Bericht, Klinik für Orthopädie

Pat.-Nr.: 1234011230
Aktuelle Klinik: Orthopädie
Pat.-Name: Numis, Roberta

Fall-Nr.: A121154331/2011
Station: E.2.1
Geb.-Dat.: 15.06.1958
Geschlecht/Alter: w, 53 J.

OP-Datum: 20.08.2011
OP-Dauer (Schnitt/Naht): 08.39 – 09.29
Saal: 1

Personal:
Operateur: OA Dr. Scholz
1. Assistent: L. Köhler
2. Assistent: C. Schmidt

Anästhesist: Dr. B. Habib
Anästhesieschw./-pfl.: T. Schmidtbauer
OP-Schwester/-Pfl.: K. Züll
OP-Springer: K. Fiernberg

Vorgeschichte/Indikation: Die Indikation zur OP ergibt sich aus der persistierenden Schmerzsymptomatik und der schmerzhaften mittelgradigen Bewegungseinschränkung am Zeigefingergrundgelenk rechts bei radiologisch gesicherter entzündlich-destruktiv bedingter Arthrose im Larsen-Stadium IV und vorliegender rheumatoider Arthritis. Eine präoperative Aufklärung der Patientin über die OP-Risiken und Komplikationsmöglichkeiten ist erfolgt.

Diagnose: Rheumatische Sekundärarthrose des Metakarpophalangealgelenks D II rechts (LDE-Stadium IV)

Operation: Implantation einer zementfreien, ungekoppelten Endoprothese für das MCP-Gelenk (Typ Elogenics, Fa. Zimmer)

Vorgehen: Ungestörter Armplexus. OP in Rückenlage, Cefuroxim 1,5 g i.v. Verwendung des Armtisches. Vorlage einer Oberarm-Blutsperre. 3x Hautdesinfektion mit Cutasept und übliches Abdecken (Handset).

Blutsperre mit 250 mm Hg. Längsgestellte, radial konvex geschwungene dorsale Hautinzision über dem Grundgelenk D II, Durchtrennung der spärlichen Subkutis u. Darstellung der Streckerkappe. Nun Längsinzision der Streckerkappe radial neben dem zentralen Strecksehnenzügel u. Präparation der Gelenkkapsel. Dann dorsale Längsinzision derselben, Ergussentleerung und Darstellung einer mittelgradig ausgebildeten rheumatischen Synovialitis. Daher in der Folge zunächst subtile Synovialektomie (histopathologisches Präparat), wobei besonders sowohl der seitlichen Rezessus als auch die palmare Region gründlich synovialektomiert werden. Autoptisch bestätigt sich die rheumatische Sekundärarthrose mit Knorpeldestruktion an beiden Gelenkflächen sowie deutlichen erosiven Veränderungen am Metakarpalkopf. Die Achsdeviation ist hingegen nur relativ gering u. betrifft bevorzugt den ulnaren Drift. Eine palmare Subluxation ist bisher nicht eingetreten, ebenso liegt keine Beugekontraktur vor. Es erfolgen daher zunächst ein ulnares Kapsel-Band-Release u. schließlich die Einstellung des Metakarpalkopfes und die Größenbestimmung desselben (M), der danach zum Schutz des Ansatzes der Kollateralligamente durch kleine Hohmann-Hebel umfahren wird. Dann Resektion des Metakarpalkopfes mit der kleinen oszillierenden Säge rechtwinklig zur Schaftachse und Vervollständigung der palmaren Synovialektomie. Nun Nachbearbeitung der Resektionsfläche mit der Planfräse. Anschließend Einstellen der Grundgliedbasis u. Eröffnung derselben mittels des Pfriems. Markierung der Schaftachse mit einem kleinen K-Draht. Zunächst vorsichtiges Aufbohren. Dann Bearbeiten der Basisgelenkfläche mit dem Senkfräsinstrument. Nun vorsichtiges Einschlagen der Lamellenschneider mit »S« beginnend bis zur Größe »M«. Zur korrekten Achsausrichtung wird der Lamellenschneider mit dem Richtstab eingebracht. Mit der Größe »M« ist die korrekte Größe erreicht, sodass nun wieder die Resektionsfläche des Os metacarpale eingestellt werden kann. Hier zentrales Einbringen des Pfriems in die Markhöhle. Nun identisches Aufbougieren der Markhöhle mit den speziellen Lamellenfräsern ebenso bis zur Größe »M«. Abschließend Einsetzen des Probeimplantats u. Funktionsprobe bzgl. der Achsausrichtung u. des Gelenkspiels sowie der Seitenbandführung. Im weiteren Explantation der Probeprothese, wobei sich weitgehend korrekte Verhältnisse zeigen u. lediglich noch ein geringfügiges Release der palmaren Platte erforderlich ist. Anschließend Entfernen des Probeimplantats. Spülung sowie zementfreie Implantation zunächst der phalangealen Komponente mit dem Impaktor, dann der metakarpalen Komponente ebenfalls mittels des Impactors bis zum kompletten Aufsitz. Die Implantate finden, auch unter BV kontrolliert, in regelrechter Position einen sicheren Halt. Abschl. Funktionsprobe mit regelrechtem Ergebnis. Daher Kapselverschluss mit Vicryl 4x0, radial raffende Naht des Streckapparats zur Strecksehnenzentrierung. Öffnen der Blutsperre, definitive Blutstillung durch Kompression, dann durch bipolare Elektrokoagulation, Einlage einer Redondrainage (6 Ch.), Nahtverschluss des Zugangs durch Subkutannaht mit Vicryl 5x0, Hautnaht mit Prolene 4x0, steriler Verband, volare Hand-Cast-Longuette (handgelenkübergreifend) für die Finger II und III in ca. 20° Flexion nur für die unmittelbar postoperative Phase.

Procedere: Hochlagerung (Keil), lokale Kryotherapie, Verbandwechsel mit Drainagezug und Röntgen am 1. Tag p.o., unmittelbarer KG-Beginn ab 3. Tag p.o. als aktiv-assistive Übungsbehandlung der Finger mit aktiver Flexion u. passiver Extension (bis zur 2. Woche mit Limit auf E/F 0/0/60°). Regelmäßige Wundkontrollen, Fadenzug ab 12. Tag p.o. Anfertigung einer Mannerfeldt-Orthese zur frühfunktionellen Nachbehandlung ab dem 3. Tag bis zur 6. Woche, zusätzlich Nachtlagerungsschiene bis zur 6. Woche mit Retention der MCP-Gelenke in 10° Flexion. Ab der 3. Woche Steigerung des Bewegungsumfanges, bis 90° erreicht sind, dann unlimitierte KG-Übungsbehandlung u. Funktionsverbessserung sowie Alltagsschulung durch Ergotherapie. Röntgen nach 2 + 6 Wochen im Verlauf.

OA Dr. R. Scholz (FA f. Orthopädie und Unfallchirurgie, Orthopädische Rheumatologie)

13.1.13 Fingermittelgelenksendoprothese (PIP-Arthroplastik)

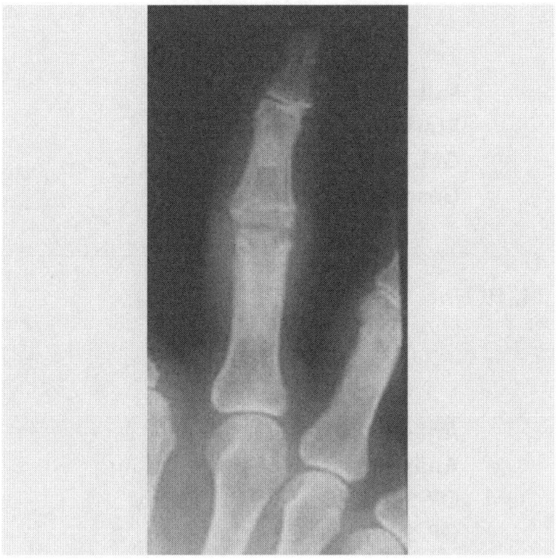

OP-Bericht, Klinik für Orthopädie und Unfallchirurgie

Pat.-Nr.: 8642333
Fall-Nr.: B0664321/2011
Aktuelle Klinik: Orthopädie u. Unfallchirurgie
Station: 2
Pat.-Name: Panther, Paul
Geb.-Dat.: 12.12.1959
Geschlecht/Alter: m, 51 J.

OP-Datum: 15.12.2011
OP-Dauer (Schnitt/Naht): 14.08 – 14.51 Uhr
Saal: 2b

Personal:
Operateur: OÄ Dr. M. Henniger
1. Assistent: Prof. Dr. St Rehart
2. Assistent: U. Reulsinger (PJ)
Anästhesist: Dr. D. Mut
Anästhesieschw./-pfl.: S. Bahn
OP-Schwester/-Pfl.: L. Ritze
OP-Springer: W. Leiden

Vorgeschichte: Seit ca. 25 Jahren ist bei dem Pat. eine rheumatoide Arthritis bekannt. Die Indikation zu u. g. Operation ist im Larsen-Stadium V mit deutl. Bewegungsdefizit im PIP-Gelenk des linken Ringfingers gegeben. Perioperativ werden die TNF-α-Blocker abgesetzt, die Substitution mit Methotrexat erfolgt kontinuierlich weiter. Eine umfangreiche präoperative Aufklärung des Patienten über die OP-Risiken und Komplikationsmöglichkeiten ist erfolgt.

Diagnose: Rheumatoide Arthritis. Larsen-Stadium V im PIP-Gelenk des Ringfingers links mit Funktionsdefizit und Synovialitis

Operation: Offene Synovektomie und TEP-Versorgung nach Swanson (Gr. III)

Vorgehen: Ungestörte ITN. Cefuroxim 1,5 g intravenös. Rückenlage, Arm links auf separatem Armtisch ausgelagert, entspr. Polsterung. Vorlage einer Blutdruckmanschette am Oberarm links. Übliches steriles Abwaschen und Abdecken bei frei beweglichem Arm links. Auswickeln der Extremität Schließen der Blutdruckmanschette mit 250 mm Hg. Anzeichnen des Hautschnittes dorsal-radial geschwungen über dem PIP-Gelenk von 4 cm Länge.

Schichtweise Präparation in die Tiefe auf den Streckapparat. Darstellen desselben und Eröffnen zwischen Tractus centralis und Tractus lateralis radial und ulnar. Absetzen des Tractus centralis flächig am Ansatz der Basis der Mittelphalanx dorsal. Eröffnen des Gelenks. Dieses ist völlig destruiert und entspricht einem Larsen-Stadium V bei erheblichem Aufbrauch. Ausgiebige Synovektomie aller Gelenkanteile, dann sehr sparsames Absetzen des Köpfchens der Grundphalanx in 10°-Flexionsstellung und der Basis der Mittelphalanx (senkrecht auf die Längsachse). Ausgiebige Spülung. Eröffnung der Markräume mit dem Pfriem. Aufraspeln der Markräume mit Raspeln in aufsteigender Größe. Einbringen der Probeprothese Größe 3, die ausgezeichnet passt. Bei der Reposition ergeben sich eine vollständige Streckung und eine vollständige Beugung passiv ohne Luxationstendenz der Prothese oder Impingement. Ausgiebige Spülung der Markräume. Austamponieren derselben. Vorlegen der Bohrlöcher für die transossäre Naht des Mittelzügels an der Mittelphalanx im meta-diaphysären Bereich radial und ulnar mit dem 2,7er-Bohrer. Vorlegen eines 3,0er-Vicryl-Fadens durch dieses Bohrloch. Dann Einbringen der endgültigen Prothese Größe 3. BV-Kontrolle in bd. Ebenen mit ausgezeichnetem Sitz der eingebrachten Prothese und guter Positionierung der Osteotomieschnitte. In Extensionsposition des PIP-Gelenks Refixation des Mittelzügels transossär über den vorgelegten Faden ansatznah.

Spülung, schichtweise Rekonstruktion des Streckapparats radial- und ulnarseitig zum sicheren Verschluss des Gelenks. Dieses gelingt ausgezeichnet. Spannungsfreier Hautverschluss in Einzelknopftechnik. Steriler Verband nach Grassolind-Auflage, zügelnde Kompressen. Elastokompressive Wickelung. Positionieren der Klein- und Ringfinger in einer Alu-Schiene in Intrinsic plus-Position.

Nachbehandlung: 2x/Woche Verbandwechsel, nach 14 Tagen Entfernung des Hautnahtmaterials. Belassen der Finger-Alu-Schiene für 6 Wochen, in dieser Zeit zunächst 30° Flexion bis zur 4. Woche, dann zunehmende Flexion bis zur 6. Woche bis auf 60°, ab der 6. Woche zunehmende aktive und passive Flexion des PIP-Gelenks bis 90°. Röntgen nach 2 Tagen p. o. sowie nach 2 + 6 Wochen.

OÄ Dr. med. M. Henniger

13.1.14 Resektions-Suspensions-Arthroplastik des Daumensattelgelenks

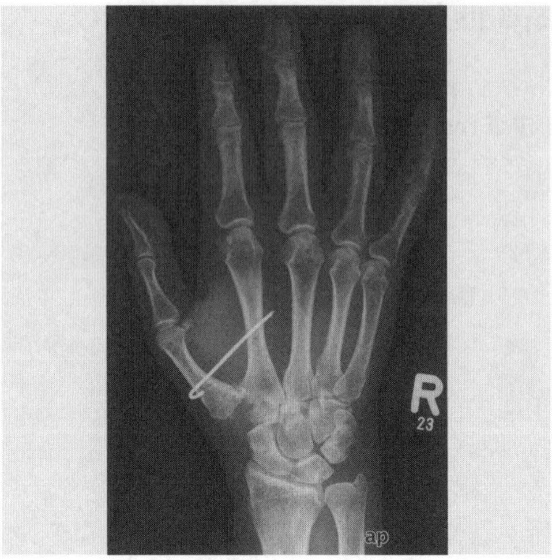

Klinik für Orthopädie

Pat.-Nr.: 10079655
Aktuelle Klinik: Orthopädie
Pat.-Name: Geldermeier, Fritzi

Fall-Nr.: A2920399/2011
Station: 1
Geb.-Dat.: 12.05.1956
Geschlecht/Alter: w, 55 J.

OP-Datum: 08.06.2011
OP-Dauer (Schnitt/Naht): 13.21 – 14. 19 Uhr
Saal: 6

Personal:
Operateur: OA Dr. Scholz
1. Assistent: C. Schmidt
2. Assistent: L. Köhler

Anästhesist: Fr. Dr. Bleifuß
Anästhesieschw./-pfl.: F. Mann
OP-Schwester/-Pfl.: F. Thom
OP-Springer: C. Achilles

Vorgeschichte/Indikation: Die Indikation zur OP ergibt sich aus den trotz adäquater konservativer Therapie persistierenden Schmerzen sowie schmerzhaften Bewegungseinschränkungen am Daumensattelgelenk. Radiologisch besteht eine fortgeschrittene Rhizarthrose. Die Alternativmethoden und hier insbesondere die endoprothetische Versorgung mit ihren Vor- und Nachteilen wurden präoperativ ausführlich besprochen. Auch die prinzipielle Möglichkeit zur Gelenkversteifung wurde mit der Patientin besprochen.

Diagnose: Fortgeschrittene Rhizarthrose rechts

Operation: Resektions-Suspensions-Arthroplastik des rechten Daumensattelgelenks (modifizierte Epping-Plastik mit Exstirpation des Os trapezium, Suspensionsplastik mittels hälftiger M. extensor carpi radialis longus-Sehne [ECRL], tempoäräre K-Draht-Transfixation, Daumen-Hand-Cast-Longuette)

Vorgehen: OP in Rückenlage, ungestörte Plexusanästhesie. Verwendung des Armtisches, Vorlage der Oberarm-Blutsperre. 3x Desinfektion des Wundgebiets mit Cutasept und übliches steriles Abdecken (Handset).

Blutsperre mit 250 mm Hg. Längsgestellte Hautinzision über der Dorsalseite des Daumensattelgelenks, vorsichtige subkutane Präparation unter Schonung und Anschlingen des oberflächlichen R. superficialis N. radialis. Präparation auf die Kapsel des Daumensattelgelenks und T-förmige Inzision sowie Präparation der Kapsellefzen, die angeschlungen werden. Autoptisch bestätigt sich die schwere Rhizarthrose mit komplettem Knorpelverschleiß. Daher Präparation des Os trapezium und K-Draht-Markierung sowie BV-Kontrolle mit Darstellung einer korrekten Markierung. Nun Trapezektomie durch Zerteilen und schrittweises Entfernen des gesamten Knochens. Die erneute BV-Kontrolle zeigt die vollständige Exstirpation des Os trapezium. Nun Verfolgen der ECRL-Sehne nach proximal und Präparation eines ca. 6 cm langen, distal gestielten hälftigen Sehnenanteils sowie stabile Armierung des Sehnenendes mit Mersilene 4x0. Schließlich Anlegen eines schrägen Bohrloches in die Basis des Os metacarpale I (3,2 mm-Bohrer und Erweiterung auf 4,5 mm) sowie Hindurchziehen des armierten Sehnenanteiles, sodass damit das Os metacarpale I in korrekter Position gehalten (unter Annäherung an die Basis des MHK II »aufgehangen«) werden kann. Anschließend stabiles Vernähen der Sehne unter entsprechender Vorspannung mit sich selbst und der rekonstruierten Kapsel, sodass die gewünschte Aufhängeplastik realisiert ist. Zur Verbesserung der Sehneneinheilung im Borhloch erfolgt nun das Einstößeln autologer Spongiosa (aus dem Resektat des Trapeziums). Unter manuellem Fixationsschutz der Stellung schräges Einbringen eines 1,6 mm-K-Drahtes zur Transfixation der Ossa metacarpalia I und II in korrekter Stellung sowie Prüfung mittels des BV, Umbiegen des Drahts und Vorstößeln desselben. Abschließend nach Öffnen der Blutsperre Spülung, definitive Blutstillung durch bipolare Elektrokoagulation und schichtweiser Verschluss der Wunde. Steriler Verband. Anlage einer Daumen-Unterarm-Cast-Longuette unter Einschluss des Daumengrundglieds in der gewünschten Stellung sowie abschließende BV-Kontrolle mit regelrechtem Ergebnis.

Weiteres Procedere: Hochlagerung (Keil), lokale Kryotherapie, regelmäßige Wundkontrollen. Drainageentfernung im Rahmen des ersten VW am 1. p. o. Tag, Fadenzug ab 12. p. o. Tag. Anlage eines zirkulären Daumen-Unterm-Casts nach abgeschlossener Wundheilung für die Dauer von 6 Wochen postoperativ, danach Entfernung des Transfixations-K-Drahts via Stichinzision, funktionelle Nachbehandlung mit KG und Ergotherapie.

OA Dr. R. Scholz (FA f. Orthopädie und Unfallchirurgie, Orthopädische Rheumatologie)

13.2 Fuß

R. Scholz, S. Rehart

13.2.1 Arthrodese des unteren Sprunggelenks (T-Arthrodese)

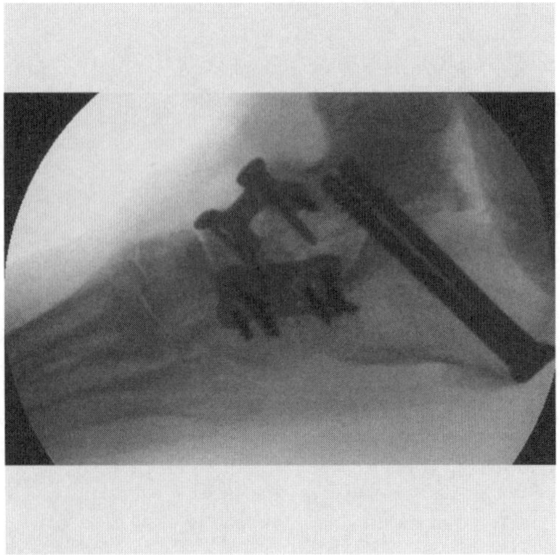

Klinik für Orthopädie

Pat.-Nr.: 10079461
Aktuelle Klinik: Orthopädie
Pat.-Name: Schwalm, Gunther

Fall-Nr.: A2920892/2011
Station: 2
Geb.-Dat.: 23.07.1965
Geschlecht/Alter: m, 46 J.

OP-Datum: 08.06.2011
OP-Dauer (Schnitt/Naht): 10.20 – 12. 09 Uhr
Saal: 6

Personal:
Operateur: OA Dr. Scholz
1. Assistent: C. Schmidt
2. Assistent: L. Köhler

Anästhesist: Fr. Dr. Bleifuß
Anästhesieschw./-pfl.: F.. Mann
OP-Schwester/-Pfl.: F. Thom
OP-Springer: C. Achilles

Vorgeschichte: Die Indikation zur komplexen T-Arthrodese (Subtalargelenk, Talonavikular- und Calcaneo-Cuboid-Gelenk) am Rückfuß re. ergibt sich aus der hochgradigen rheumatischen Sekundärarthrose am USG und der eingetretenen Knick-Plattfuß-Fehlstellung mit schmerzhafter Funktionseinschränkung und konsekutiver Gehbehinderung. Eine präoperative Aufklärung des Patienten über die OP-Risiken und die Komplikationsmöglichkeiten ist in üblicher Form erfolgt.

Diagnose: Fortgeschrittene rheumatisch bedingte Sekundärarthrose am unteren Sprunggelenk rechts mit Pes planovalgus

Operation: Korrekturarthrodese des unteren Sprunggelenks (3 Kammern [Subtalargelenk, Talonavikulargelenk, Calcaneo-Cuboid-Gelenk]), Fragmentfixation durch kanülierte Spongiosaschrauben 7,0 mm für das Subtalargelenk, winkelstabile Osteosyntheseplatten für das TNG- und das CC-Gelenk, autologe Beckenkammspan- und Spongiosa-Plastik aus dem Beckenkamm rechts

Vorgehen: Ungestörte ITN, Cefuroxim 1,5 g i.v. Rückenlage mit angehobenem Becken rechts (halbe Rolle), Blutsperre am Oberschenkel rechts. 3x Hautdesinfektion mit Cutasept und übliches steriles Abdecken einschl. des Beckenkamms.

Blutsperre mit 300 mm Hg. Hautinzision dorsolateral bogenförmig retromalleolär beginnend und auf den latero-dorsalen Rückfuß auslaufend, Durchtrennung der Subkutis und Darstellung des N. suralis sowie Spaltung des Peronealsehnenretinaculums, Retraktion der Peronealsehnen, partielle Ablösung der kurzen Fußmuskulatur.

Nun direkter Zugang zum Subtalargelenk durch Kapselinzision, Entfernen des Weichteilgewebes aus dem Sinus tarsi und Anfrischen der einzelnen Gelenkkompartimente des Subtalargelenks unter Resektion der knorpeltragenden Flächen. Dabei subtile Einstellung der einzelnen Bereiche unter Nutzung des Knochenspreizers, um eine zuverlässige Anfrischung der Arthrodeseflächen zu erreichen. Nachdem dies gelungen ist, probatorisches Aufeinanderstellen der Resektionsflächen für die Arthrodese und Kontrolle der erreichbaren Achseinstellung.

Es ist eine Spanplastik zur Achskorrektur erforderlich. Daher zunächst temporäre Wundabdeckung und Entnahme eines trikortikalen Beckenkammspans und autologer Spongiosa zur späteren Knochenplastik aus dem rechten Beckenkamm. Hierzu Palpation des Beckenkamms, Hautschnitt lateral über der Spina iliaca, Durchtrennung der Subkutis und Spaltung der Faszie sowie partielle Ablösung der Muskulatur. Subperiostale Darstellung des zur Entnahme vorgesehenen Areales und Einbringen von Hohmann-Hebeln sowie Entnahme eines trikortikalen Beckenkammspans mit ausreichendem Sicherheitsabstand zur Spina iliaca anterior superior sowie schließlich noch Entnahme von Spongiosa aus den Resektionsflächen mittels des scharfen Löffels. Es kann so eine ausreichende Menge für die Knochenplastik in den Kompartimenten des unteren Sprunggelenks gewonnen werden, sodass nach definitiver Blutstillung und Abdeckung der offenen Spongiosaflächen mit Kollagenflies die Einlage einer tiefen Redondrainage 12 Ch. und die Reinsertion der Muskulatur mit der Faszie sowie die Einlage einer subkutanen Redondraiange 10 Ch., die Subkutannaht und die intrakutane Hautnaht erfolgen können. Auch hier dann temporäre Wundabdeckung und erneutes Einstellen der Wunde am lateralen Fuß.

Hier jetzt Eröffnung des Calcaneo-Cuboid-Gelenks und Resektion der knorpeltragenden Gelenkflächen, sodass auch hier gut durchblutete spongiöse Flächen entstehen. Erneutes Abdecken der lateralen Wunde und Anlage einer dorsomedialen Hautinzision am Rückfuß, Durchtrennung der Subkutis und Spaltung der Faszie sowie Beiseitehalten der Sehnen, Zugang zum Talonaviculargelenk durch Kapselinzision und in der Folge subtile Entknorpelung der Gelenkflächen. Am Ende dieses Operationsschritts sind alle 3 Kompartimente des unteren Sprunggelenks entknorpelt und für die Arthrodese zugerichtet. Er wird der gewonnene Beckenkammspan geteilt und zum Teil in das Subtalargelenk eingebolzt, sodass hier eine gute Stellungskorrektur erfolgt ist. Der andere Teil wird zur Verwendung für das TNG und CC-Gelenk aufbewahrt.

Nun zunächst unter Halten der erreichten Korrektur Einbringen von K-Drähten in das Subtalargelenk und entsprechende Korrektur deren Lage nach BV-Kontrolle. Bei guter Achsstellung und regelrechter Lage folgt die Tiefenmessung für die erforderlichen Schraubenlängen, das Überbohren zunächst des eines K-Drahts und das Einbringen der kanülierten Spongiosaschraube (7 mm Durchmesser) mit kurzem Gewinde von der Ferse her, identisches Einbringen der 2. Schraube für das Subtalargelenk und Auffüllung der restlichen Spalten mit autologer Spongisoa sowie definitives Anziehen der Schrauben mit gutem Kompressionseffekt. Anschließend Einstellen des TNG, Reposition der Arthrodesepartner, Einbringen eines Spananteils und stabile Fragmentfixation mit einer winkelstabilen Platte (im Os naviculare mit 2,7 mm-Schrauben, im Talus mit 3,5 mm-Schrauben).

Schließlich identisches Vorgehen am CC-Gelenk, wobei hier eine andere Plattenkonfiguration mit durchgängig 3,5 mm-Schrauben Verwendung findet.

Mit diesem Vorgehen ist eine stabile und achsgerechte Rückfußsituation erreicht, die BV-Kontrolle zeigt die korrekte Arthrodeseeinstellung und die reizfreie Lage des Osteosynthesematerials. Nach Öffnen der Blutsperre temporäre Kompression und schließlich definitive Blutstillung durch bipolare Elektrokoagulation, Einlage von Redondrainagen sowie schichtweiser Wundverschluss, Desinfektion, steriler Verband, Anlage einer Cast-Longuette.

Weiteres Procedere: Hochlagerung, Kryotherapie, Verbandwechsel und Drainageentfernung am 2. Tag postoperativ, Röntgenkontrolle am 1. p. o. Tag. Stehmobilisation ab dem 1. p. o. Tag, Gehmobilisation zunächst unter Entlastung der operierten Extremität möglich, Entfernung des Nahtmaterials ab dem 12. Tag, bei reizlosen Wundverhältnissen Unterschenkel-Castverband für 8 Wochen und Gehmobilisation unter Teilbelastung mit 20 kg KG, danach sind eine Röntgenkontrolle und die castfreie Nachbehandlung vorgesehen.

OA Dr. R. Scholz (FA f. Orthopädie und Unfallchirurgie, Orthopädische Rheumatologie)

13.2.2 Offene Tenosynovialektomie des oberen Sprunggelenks

OP-Bericht, Klinik für Orthopädie und Unfallchirurgie

Pat.-Nr.: 861271
Aktuelle Klinik: Orthopädie u. Unfallchirurgie
Pat.-Name: Spachtelmann, Bettina

Fall-Nr.: B0673862/2012
Station: 2
Geb.-Dat.: 07.01.1962
Geschlecht/Alter: w, 50 J.

OP-Datum: 10.02.2012
OP-Dauer (Schnitt/Naht): 10.14 – 11.23 Uhr
Saal: 1b

Personal:
Operateur: Prof. Dr. St. Rehart
1. Assistent: OÄ Dr. M. Henniger
2. Assistent: T. Benndorf (PJ)

Anästhesist: Dr. D. Mut
Anästhesieschw./-pfl.: G. Dicht
OP-Schwester/-Pfl.: L. Ritze
OP-Springer: L. Fenbein

Vorgeschichte: Seit ca. 15 Jahren ist bei der o. g. Patientin eine rheumatoide Arthritis bekannt. Sonografisch und klinisch sowie subjektiv sicher keine artikuläre Synovialitis im oberen Sprunggelenk rechts. Larsen-Stadium I-II artikulär, somit keine Indikation zu einem artikulären operativen Vorgehen. Perioperatives Absetzen der TFN-alpha-Blocker, Methotrexat wird weiter gegeben. Eine präoperative Aufklärung der Patientin über die OP-Risiken und die Komplikationsmöglichkeiten ist in üblicher Form erfolgt.

Diagnose: Rheumatoide Arthritis. Tenosynovialitis der Strecksehnen am rechten Sprunggelenk sowie der Peroneal- und Tibialis posterior-Sehnen

Operation: Offene Tenosynovialektomie dorsal sowie retromalleolär medial und lateral am Sprunggelenk rechts

Vorgehen: Ungestörte ITN. Cefuroxim 1,5 g intravenös. Rückenlage, entspr. Polsterung. Vorlage einer Blutdruckmanschette am OS rechts. Wiederholte Hautdesinfektion und übliches steriles Abdecken des Beines. Auswicklung des Beines, Blutsperre mit 300 mm Hg. Anzeichnen des Hautschnitts dorsal längs gestellt zentral über dem Sprunggelenk von 10 cm Länge, retromalleolär geschwungen, medial und lateral ebenfalls jeweils 10 cm.

Durchführung des Hautschnitts. Beginnend medial schichtweise Präparation in die Tiefe auf die Retinaculum-Strukturen über dem Tibialis-posterior-Sehnenkonvolut. Eröffnen derselben und Darstellen der massiven tenosynovialitischen Konvolute über den Sehnen von M. tibialis posterior und M. flexor hallucis longus. Eröffnen der Sehnenscheiden und Tenosynovialektomie in dem gesamten Bereich, soweit erforderlich unter Luxation der Sehnen. Präparat zur Pathologie. Zuletzt ausgezeichnete Verhältnisse. Ausgiebige Spülung. Schichtweiser Wundverschluss unter Rekonstruktion der Retinacula. Spannungsfreier Hautverschluss in Rückstichtechnik. Nun folgt das identische Vorgehen über den Peronealsehnen lateral. Auch hier können ausgedehnte tenosynovialitische Massen entfernt werden.

Zuletzt längs gestellter Hautschnitt zentral über den Strecksehnen, schichtweise Präparation in die Tiefe auf das Retinaculum extensorum, dieses wird längs inzidiert und die Strecksehnen werden komplett dargestellt. Auch hier erhebliche synovialitische Massen peritendineal, die in allen Anteilen entfernt werden. Überprüfung der sicheren Freiheit des oberen Sprunggelenks von synovialitischen Veränderungen. Dies ist gegeben. Ausgiebige Spülung. Rekonstruktion des Retinaculum extensorum. Spannungsfreier Hautverschluss. Steriler Verband nach Grassolind-Auflage, elastokompressive Wicklung.

Nachbehandlung: 2x/Woche Verbandwechsel. Nach 14 Tagen Entfernung des Hautnahtmaterials. Vollbelastung unter begleitender Nutzung von UA-Gehstützen erlaubt. Histologie erfragen.

Prof. Dr. med. St. Rehart (Chefarzt)

13.2.3 Komplexe Rückfußarthrodese

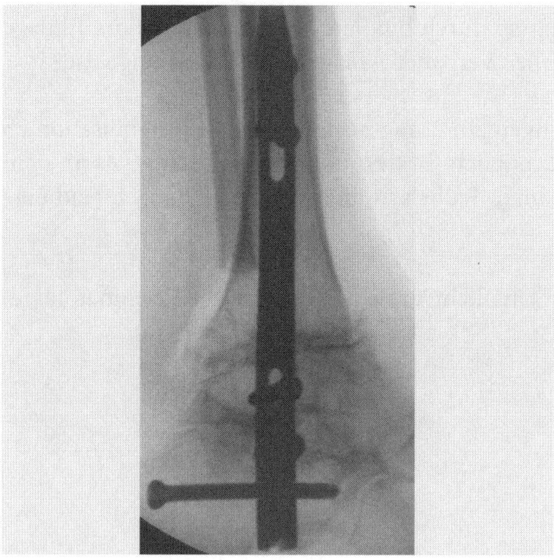

OP-Bericht, Klinik für Orthopädie

Pat.-Nr.: 87491334
Aktuelle Klinik: Orthopädie
Pat.-Name: Pectoris, Angina

Fall-Nr.: B9567213/2010
Station: 2
Geb.-Dat.: 18.08.1950
Geschlecht/Alter: w, 60 J.

OP-Datum: 14.10.2010
OP-Dauer (Schnitt/Naht): 09.38 – 11.35 Uhr
Saal: B 6

Personal:
Operateur: OA Dr. R. Scholz
1. Assistent: L. Köhler
2. Assistent: C. Schmidt

Anästhesist: Dr. B. Habib
Anästhesieschw./-pfl.: C. Geier
OP-Schwester/-Pfl.: R. Rot
OP-Springer: R. Fuchs

Vorgeschichte: Die Indikation zur komplexen Korrekturarthrodese am Rückfuß rechts ergibt sich aus der hochgradigen rheumatischen Sekundärarthrose am OSG und USG mit erheblich schmerzhafter Bewegungseinschränkung, deutlicher varischer Rückfußdeformität und der konsekutiven schmerz- und fehlstellungsbedingten Gehbehinderung. Eine präoperative Aufklärung der Patientin über die OP-Risiken und die Komplikationsmöglichkeiten ist in üblicher Form erfolgt.

Diagnose: Fortgeschrittene rheumatisch bedingte Sekundärarthrose am rechten oberen Sprunggelenk und am Subtalargelenk mit varischer Rückfußdeformität im Larsen-Stadium V

Operation: Komplexe Korrekturarthrodese des oberen Sprunggelenks und des Subtalargelenks rechts (Fragmentfixation durch retrograden Kompressions-Verriegelungs-Nagel Typ Phönix, Fa. Biomet, 10/150 mm mit 5 Verriegelungsbolzen, 1 Endkappe), autologe Spongiosaplastik

Vorgehen: Ungestörte ITN. Cefuroxim 1,5 g i.v. Linksseitlage unter entspr. Sicherung und Polsterung. Das rechte Bein ist mittels eines U-Kissens unterstützt und stabil horizontal gelagert. Vorlage der Blutsperre. 3x Hautdesinfektion, übliches steriles Abdecken einschl. des Beckenkamms.

Blutsperre mit 300 mm Hg. Hautinzision lateral L-förmig geschwungen über der distalen Fibula, am Außenknöchel nach ventral umbiegend, auf dem lateralen Rückfuß auslaufend. Trennung der Subkutis und Fasziensspaltung sowie Spaltung des Peronealsehnenretinaculums. Zugang auf den Malleolus lateralis und die distale Fibula. Dieser Abschnitt wird subperiostal präpariert.

Es erfolgt die leicht schräg verlaufende Osteotomie der distalen Fibula unter Schutz mit Hohmann-Hebeln mit Entfernung des Außenknöchels sowie dessen Asservierung zur späteren autologen Knochenplastik. Weitere Präparation in die Tiefe und Eröffnung des OSG, wobei sich autoptisch eine hochgradige Sekundärarthrose an beiden Artikulationspartnern darstellt. Nun Resektion der noch knorpeltragenden Gelenkflächen so, dass später eine orthograde Einstellung möglich wird. Dabei wird auch der dem Gelenk zugewandte Bereich des Innenknöchels mit der Fräse angefrischt, sodass gut durchblutete spongiöse Flächen im gesamten Bereich des OSG erzielt werden können. Darstellen des USG im Subtalargelenksbereich unter Beiseitehalten der Peronealsehnen. Entfernen des Weichteilgewebes aus dem Sinus tarsi und Anfrischen der einzelnen Gelenkkompartimente des Subtalargelenks unter Resektion der knorpeltragenden Flächen.

Nun Wundspülung, probatorisches Aufeinanderstellen der Resektionsflächen für die Arthrodese und Kontrolle der erreichbaren Achseinstellung unter BV. Bei zufriedenstellendem Ergebnis nun plantare Hautinzision an der geplanten Insertionsstelle des Nagels, stumpfe Präparation in die Tiefe und Einbringen des Zieldrahts, der platziert und nach BV-Kontrolle etwas korrigiert werden muss. Überbohren des Drahts mit dem starren 7,0 mm-Bohrer, Entfernung des K-Drahtes und Einbringen der Bohrsonde sowie Lagekontrolle derselben unter BV-Kontrolle. Schrittweises Aufbohren des Markraumes in 0,5 mm Schritten bis auf ein Endmaß von 11 mm und Einbringen des o. g. Arthrodesenagels in der entsprechend korrigierten Rückfußstellung. An dieser Stelle wird vor dem vollständigen Einbringen zunächst die Führungssonde entfernt, anschließend kann autologer Knochen, der aus dem Resektat der distalen Fibula gewonnen wurde, zur Auffüllung der Inkongruenzen und Defekte in das Subtalargelenk eingebracht werden. Jetzt definitives Vorschieben des Nagels bis zur gewünschten Endposition und BV-Kontrolle in beiden Ebenen. Es wird darauf geachtet, dass die Markierungen am distalen Nagelende so platziert werden, dass auch nach der noch durchzuführenden Kompression kein plantarer Nagelüberstand resultieren kann. Dann proximale Verriegelung mit dem Zielgerät, zuerst dynamisch, dann Besetzung des proximalen statischen Verriegelungslochs und Kontrolle der regelrechten Lage der Verriegelungsbolzen. Im weiteren Verlauf Aufbringen der externen Kompression unter visueller und BV-Kontrolle, wobei bei regelrechten Achsverhältnissen eine sehr stabile Situation verzeichnet werden kann. Daher quere statische Verriegelung im Talus und Aufbringen der internen Kompression für das Subtalargelenk mit dem Spezialschraubendreher sowie anschließend Einbringen zweier 90° versetzter Verriegelungsbolzen in den Calcaneus, ebenfalls unter Verwendung des Zielgeräts. Somit ist eine stabile und achsgerechte Situation hergestellt, das Nagelinsertionsinstrument kann entfernt werden, es wird die Endkappe eingeschraubt. Die abschließende

BV-Kontrolle zeigt die achsgerechte Rückfußeinstellung bei guter Kompression auf die Arthrodeseflächen und den reizfrei und korrekt liegenden Verriegelungsnagel.

Nach Öffnen der Blutsperre temporäre Kompression und folgend definitive Blutstillung durch bipolare Elektrokoagulation. Einlage von zwei 10er-Redondrainagen sowie schichtweiser Wundverschluss, Desinfektion, steriler Verband, Anlage einer Cast-Longuette.

Procedere: Hochlagerung, Kryotherapie, Verbandwechsel und Drainagenzug sowie Röntgen am 2. Tag postoperativ. Stehmobilisation ab dem 1. p. o. Tag, Gehmobilisation zunächst unter Entlastung der operierten Extremität möglich. Entfernung des Nahtmaterials ab dem 14. Tag. Bei reizlosen Wundverhältnissen US-Cast für 6 Wochen und Gehmobilisation unter Teilbelastung mit 1/2 KG, danach sind eine Röntgenkontrolle und die castfreie Nachbehandlung vorgesehen.

OA Dr. R. Scholz (FA f. Orthopädie und Unfallchirurgie, Orthopädische Rheumatologie)

13.2.4 Arthrodese des Großzehengrundgelenks

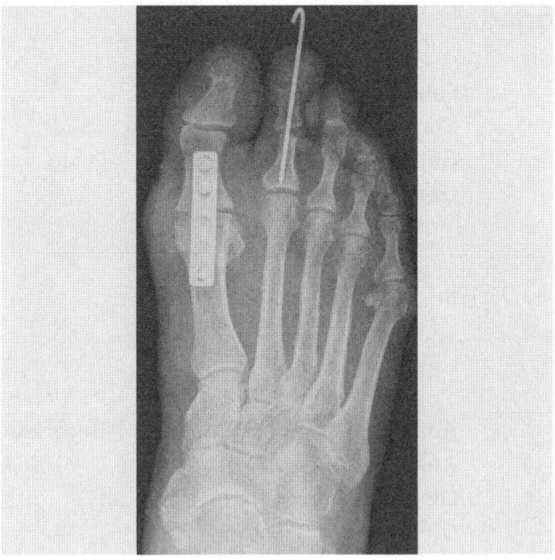

OP-Bericht, Klinik für Orthopädie

Pat.-Nr.: 169878454
Aktuelle Klinik: Orthopädie
Pat.-Name: Schwallmann, Ulla

Fall-Nr.: A3337454/2012
Station: B2-1
Geb.-Dat.: 09.09.51
Geschlecht/Alter: w, 50 J.

OP-Datum: 01.04.2012
OP-Dauer (Schnitt/Naht): 10.43 – 11.26 Uhr
Saal: B 2

Personal:
Operateur: OA Dr. R. Scholz
1. Assistent: L. Köhler
2. Assistent: D. Tunichgut (PJ)

Anästhesist: Fr. C. Rippenstiel-Beyerlein
Anästhesieschw./-pfl.: B. Bach
OP-Schwester/-Pfl.: D. Rameloh
OP-Springer: F. Fahrig

Vorgeschichte: Die Indikation zur Vorfußkorrektur mit Großzehengrundgelenksarthrodese und Resektionsarthroplastik des proximalen Interphalangealgelenks D II ergibt sich aus der stark schmerzhaften Bewegungseinschränkung bei gleichzeitiger Valgusdeviation und der radiologisch nachgewiesenen ausgeprägten Arthrose des Großzehengrundgelenks sowie der kontrakten Flexionsfehlstellung im proximalen Interphalangealgelenk D II (Hammerzehdeformität) mit Clavusbildung bei bekanntem CREST-Syndrom. Eine präoperative Aufklärung der Patientin über die OP-Risiken und die Komplikationsmöglichkeiten ist in üblicher Form erfolgt.

Diagnose: Hallux valgus et rigidus und kontrakte Hammerzehdeformität rechts

Operation: Arthrodese des Großzehengrundgelenks rechts (Fragmentfixation mittels einer 5-Loch-DC-Platte aus dem AO-Mini-Instrumentarium), Resektionsarthroplastik nach Hohmann D II mit temporärer K-Draht-Transfixation

Vorgehen: Ungestörte ITN. Rückenlage, entspr. Polsterung. Sobelin 600 mg i.v. bei bekannter Penizillinallergie. Vorlage der Blutsperre am rechten Oberschenkel, 3x Hautdesinfektion des Wundgebiets mit Cutasept und übliches steriles Abdecken.

Blutsperre mit 300 mm Hg. Längsgestellter dorsomedianer Hautschnitt über dem rechten Großzehengrundgelenk. Präparation der Strecksehne mit entsprechendem Release. Längsgestellte Inzision der Gelenkkapsel und Freilegung der Gelenkpartner. Darstellung des distalen Os metatarsale I und des proximalen Anteils der Grundphalanx. Zunächst Resektion der Pseudoexostose am Metatarsale-I-Kopf mit der Pendelsäge und Glättung der Ränder mittels des Luers und der Feile. Darstellung der Gelenkflächen (makroskopisch fortgeschrittene Arthrose) und Umfahren zunächst des Metatarsalkopfes I mit Hohmann-Hebeln, unter deren Schutz nun die Gelenkflächenresektion so erfolgt, dass später eine Einstellung in leichter Dorsalextension und in geringer Valgusstellung möglich wird. Nun Einstellung der Grundgliedgelenkfläche und ebenfalls Resektion derselben. Anschließend problemlose Einstellung der gewünschten Korrekturposition und Fixation der Arthrodese mit einer 5-Loch-DC-Mini-Titanplatte unter interfragmentärer Kompression. Klinisch zeigt sich eine adäquate Einstellung der Arthrodesepartner bei stabiler Fixation. Die BV-Kontrolle bestätigt in beiden Ebenen ebenfalls ein korrektes Ergebnis mit guter Fragmentstellung und reizloser Implantatlage.

Anschließend Durchführung der Resektionsarthroplastik des proximalen Interphalangealgelenks D II. Dazu medianer dorsaler Hautschnitt über dem PIP-Gelenk D II ohne Clavusexzision. Längsinzision der Strecksehne und Kapselinzision am PIP-Gelenk sowie subperiostale Präparation am Grundgliedköpfchen, sodass sich das Gelenk problemlos darstellen lässt. Umfahren des subkapitalen Bereichs mit Phalangen-Hebeln und Resektion des Grundgliedköpfchens mit der oszillierenden Säge, Glätten der Resektionsränder und Überprüfung des Effektes, wobei sich der Zeh jetzt achsgerecht und spannungsfrei einstellen lässt. Daher nun Einbringen eines 1,4 mm-K-Drahts zur temporären Transfixation des ehemaligen PIP-Gelenks. Umbiegen des Drahts, spannungsfreie adaptierende Naht der Strecksehnenlängsinzision und BV-Kontrolle, die eine regelrechte Resektionsarthroplastik mit korrekt liegendem K-Draht sowie die Großzehengrundgelenksarthrodese dokumentiert.

Öffnung der Blutsperre und subtile Blutstillung an beiden Wunden, Einlage einer Redondrainage mit 8 Ch. am Großzeh, Kapselnaht mit Vicryl 2x0, anschließend Subkutannaht mit Vicryl 3x0 am Großzeh und Hautnaht mit Mariderm 3x0 an beiden Wunden, steriler Verband.

Procedere: Hochlagerung, Kryotherapie. Verbandwechsel, Drainagenzug und Röntgen am 1. Tag postoperativ. Die Mobilisation ist im Vorfußentlastungsschuh, ansonsten unter Vollbelastung möglich. Die Entfernung des Nahtmaterials ist ab dem 12. Tag vorgesehen, nach 4 Wochen Entfernung des Transfixationsdrahts und ggf. noch weitere Tape-Zügelung, nach 6 Wochen postoperativ ist eine Röntgenkontrolle vorgesehen. Bei regelrechtem Befund dann Anfertigung einer Spezialeinlage mit vorgezogenem 1. Strahl unter Karbonverstärkung.

OA Dr. R. Scholz (FA f. Orthopädie und Unfallchirurgie, Orthopädische Rheumatologie)

13.2.5 Resektionsarthroplastik der Metatarsophalangealgelenke

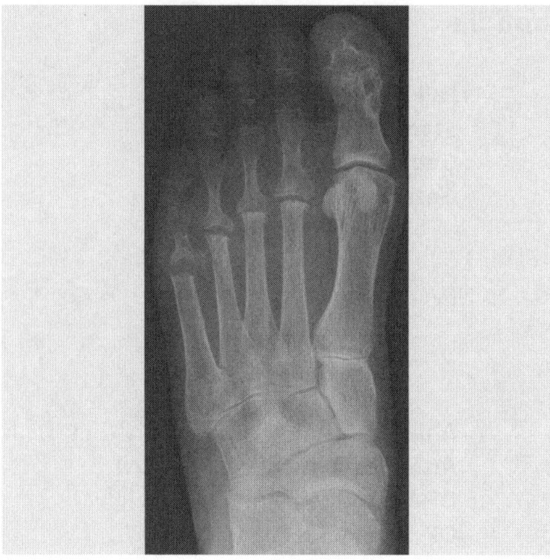

OP-Bericht, Klinik für Orthopädie

Pat.-Nr.: 169878957
Aktuelle Klinik: Orthopädie
Pat.-Name: Ganges, Indra

Fall-Nr.: A3337680/2012
Station: B2-1
Geb.-Dat.: 10.10.51
Geschlecht/Alter: m, 50 J.

OP-Datum: 10.03.2012
OP-Dauer (Schnitt/Naht): 10.44 – 11.31 Uhr
Saal: B 2

Personal:
Operateur: OA Dr. R. Scholz
1. Assistent: L. Köhler
2. Assistent: D. Tunichgut (PJ)

Anästhesist: Fr. C. Rippenstiel-Beyerlein
Anästhesieschw./-pfl.: B. Bach
OP-Schwester/-Pfl.: D. Rameloh
OP-Springer: F. Fahrig

Vorgeschichte: Die Indikation zur Resektionsarthroplastik der Zehengrundgelenke II-V links ergibt sich aus den starken Belastungsbeschwerden plantar am Vorfuß im Kleinzehenbereich mit pathologischer Beschwielung und schmerzhafter Gangbildbeeinträchtigung. Bei achsgerecht stehender Großzehe und schmerzfreier Funktion im Großzehengrundgelenk kann die Operation auf die Kleinzehengrundgelenke beschränkt bleiben. An diesen liegt überwiegend ein Luxations- bzw. Subluxationszustand (LDE-Stadium IV und V) vor. Eine präoperative Aufklärung der Patientin über die OP-Risiken und die Komplikationsmöglichkeiten ist in üblicher Form erfolgt.

Diagnose: Rheumatische Vorfußdeformität links mit fortgeschrittener Destruktion der Zehengrundgelenke II-V

Operation: Resektionsarthroplastik der Zehengrundgelenke II-V links nach Hoffmann-Tillmann mit K-Draht-Transfixation

Vorgehen: Ungestörte Spinalanästhesie. Cefuroxim 1,5 g i.v. Rückenlagerung unter entspr. Polsterung. Vorlage einer Blutsperre am linken Oberschenkel. Wiederholte Hautdesinfektion des Wundgebiets mit Cutasept und übliches steriles Abdecken.

Blutsperre mit 300 mm Hg. Nun plantare Hautinzision (doppelt bogenförmig mit Exzision der Druckschwielen, sodass nach der vorgesehenen Resektion der Mittelfußköpfe eine spannungsfreie Dermodese realisiert werden kann). Durchtrennung der Subkutis und weitere Präparation in die Tiefe an D II beginnend. Dabei zunächst Darstellung der Beugesehne und schließlich unter Beiseitehalten derselben direkter Zugang auf die plantare Kapsel des luxierten Zehengrundgelenks. In der Folge längsgestellte Kapselinzision und subperiostale Präparation des luxierten Metatarsalkopfes (makroskopisch deutlich erosive Veränderungen). Unter dem Schutz von umfahrenden Hohmann-Hebeln Resektion des Metatarsalkopfes und Exstirpation desselben. Nun weitere Präparation der dorsalen Kapsel im Grundgliedbereich mit dem Raspatorium, um eine spannungsfreie orthograde Einstellung der Zehe zu erreichen. Anschließend identisches Vorgehen an den Strahlen III-V. Abschließend palpatorische Überprüfung des Mittelfußindexes und schließlich BV-Kontrolle desselben mit jeweils regelrechtem Ergebnis. Daher nun Einbringen der Transfixations-K-Drähte, an D II und III 1,6 mm, an D IV und V 1,4 mm Durchmesser zur Retention der Korrekturstellung. Auch die Lage dieser Drähte wird mit dem Bildverstärker überprüft, es macht sich eine Korrektur an D IV erforderlich, die vorgenommen und erneut kontrolliert wird (jetzt mit regelrechtem Ergebnis).

Abschließend Öffnen der Blutsperre, zunächst Tamponade der Wunde und schließlich definitive Blutstillung durch bipolare Elektrokoagulation. Rezentrierung der Beugesehnen über den jeweiligen Gelenkbereich, Subkutannaht mit Vircyl 3x0, Wundverschluss unter entsprechender Dermodese mit Mariderm 3x0, Desinfektion, steriler Verband.

Procedere: Hochlagerung, Kryotherapie. 1. Verbandwechsel und Röntgenkontrolle am 2. p. o. Tag. Die Mobilisation ist im Vorfußentlastungsschuh ansonsten unter Vollbelastung möglich. Die Entfernung des Nahtmaterials ist ab dem 12. Tag vorgesehen, nach 4 Wochen Entfernung der Transfixationsdrähte und Röntgenkontrolle sowie Einlagenversorgung.

OA Dr. R. Scholz (FA f. Orthopädie und Unfallchirurgie, Orthopädische Rheumatologie)

Degenerative und posttraumatische Fußchirurgie

14.1 Weichteileingriffe

M. Huschak

14.1.1 Umkehrplastik bei veralteter Achillessehnenruptur (Griffelschachtelplastik nach Lange)

OP-Bericht, Klinik für Unfall- und Wiederherstellungschirurgie

Pat.-Nr.: 10093546
Aktuelle Klinik: Unfallchirurgie
Pat.-Name: Hacke, Peter

Fall-Nr.: B2767132/2011
Station: 2
Geb.-Dat.: 14.02.67
Geschlecht/Alter: m, 44 J.

OP-Datum: 16.03.2011
OP-Dauer (Schnitt/Naht): 08.19 – 09.22 Uhr
Saal: B 1

Personal:
Operateur: OÄ Dr. Huschak
1. Assistent: A. Eisenkrämer
2. Assistent: P. Derst

Anästhesist: Dr. K.-W. Brei
Anästhesieschw./-pfl.: B. Blau
OP-Schwester/-Pfl.: S. Mahlmann
OP-Springer: R. Rot

Vorgeschichte/Indikation: Bei dem Pat. besteht eine alte, wohl zweizeitig verlaufene Ruptur der rechten Achillessehne. Das letzte Ereignis fand annehmbar vor ca. einem Vierteljahr statt. Eine ärztliche Behandlung erfolgte nicht, da sich der Pat. auf einer Weltreise befand. Er stellt sich jetzt in unserer Fußsprechstunde vor, da der Zehenspitzenstand weiterhin nicht möglich ist. Das Gangbild in festem Schuhwerk ist nahezu unauffällig. Beschwerden werden nicht geklagt. Sichtbare Delle an typ. Stelle, Thompson-Test eindeutig positiv. Sonografisch findet sich in der Lücke kein suffizientes Narbengewebe. Die dynamische Untersuchung illustriert den Thompson-Test. Da der Pat. einen hohen sportlichen und auch einen ästhetischen Anspruch hat, wird von ihm das operative Vorgehen gewünscht. Nach einem ausführlichen Gespräch über die Möglichkeiten und Grenzen einer Umkehrplastik der Achillessehne fällt die Entscheidung zur OP. Der Pat. ist über den Eingriff aufgeklärt. Das schriftliche Einverständnis liegt vor.

Diagnose: Veraltete Achillessehnenruptur rechts

Operation: Umkehrplastik der Achillessehne (Griffelschachtelplastik nach Lange)

Bericht: Ungestörte ITN. Clindamycin 600 i.v. (bei Cephalosporinallergie). Bauchlagerung, entspr. Sicherung und Polsterung. Vorlage einer OS-Blutsperre. Hautdesinfektion und steriles Abdecken in der hausüblichen Weise.

Blutsperre mit 300 mm Hg. Zugehen über einen Längsschnitt medial der Achillessehne. Dieser Schnitt erreicht proximal den Sehnenspiegel des M. gastrocnemius. Das Peritendineum ist nur partiell abgrenzbar und teilweise narbig in bindegewebigen Strukturen verbacken. Das Narbengewebe wird scharf präpariert und abgetragen, bis sich die jeweiligen Sehnenstümpfe darstellen. Sie werden angefrischt und begradigt. Es verbleibt ein Defekt von 4 cm, der auch bei maximaler Plantarflexion keinen Kontakt findet. Im mittleren Bereich des distalen Sehnenstumpfes wird vom freien Rand her eine ca. 2x2 cm Aussparung präpariert. Dann schließt sich die Präparation des ca. 8 cm langen und 2 cm breiten Sehnenstreifens aus dem Sehnenspiegel des M. gastrocnemius an. Der gewonnene Sehnenstreifen wird nach distal verschoben und bei leichter Spitzfußstellung (15°) in die oben erwähnte Aussparung eingenäht (PDS-Nähte). Die moderat gespannte Sehne wird in dieser Position auch proximal mittels Einzelkopfnähten mit dem Sehnenstumpf vernäht. Der Hebedefekt wird ebenfalls verschlossen. Die Nähte erscheinen stabil. Einlage einer 10er-Redondrainage. Kontrolle auf Bluttrockenheit. Wundverschluss durch subkutane Nähte und Rückstichnähte der Haut nach Donati. Wundsäuberung. Steriler Verband. Lösen der Blutsperre. Der Verband bleibt trocken. Anlage einer US-Gipslonguette in Spitzfußstellung.

Procedere: Wundkontrolle am 1. postoperativen Tag mit Drainagezug. Mobilisation unter Entlastung für die ersten 2 Wochen. Anlage eines »Walkers« bei entspannten Weichteilverhältnissen. Nachbehandlung nach der 2. Woche entsprechend Nachbehandlungsschema »Achillessehnenruptur«. Medikamentöse Thromboseprophylaxe für die Zeitdauer des Tragens des Walkers. Orale Analgesie. Weiterbehandlung in unserer Fußsprechstunde.

Fr. Dr. med. M. Huschak (FÄ f. Chir., Ortho. u. spez. Unfallchir.)

14.1.2 Kalkdepotresektion Achillessehne

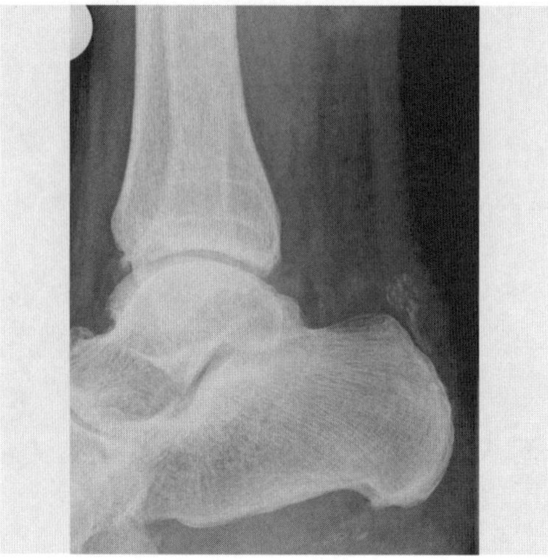

OP-Bericht, Klinik für Unfall- und Wiederherstellungschirurgie

Pat.-Nr.: 110935785
Aktuelle Klinik: Unfallchirurgie
Pat.-Name: Fischer, Fritz

Fall-Nr.: B3767454/2011
Station: 1
Geb.-Dat.: 02.04.51
Geschlecht/Alter: m, 60 J.

OP-Datum: 06.11.2011
OP-Dauer (Schnitt/Naht): 10.24 – 11.02 Uhr
Saal: B 3

Personal:
Operateur: Dr. M. Schulz
1. Assistent: OÄ Dr. Huschak

Anästhesist: Fr. Siekel-Wenzmann
Anästhesieschw./-pfl.: C. Geier
OP-Schwester/-Pfl.: S. Mahlmann
OP-Springer: R. Rot

Vorgeschichte/Indikation: Der Pat. hatte eine Distorsion des rechten OSG erlitten. In der folgenden Röntgendiagnostik fiel eine ca. walnussgroße Verkalkung unmittelbar proximal des Ansatzes der Achillessehne auf. Diese ist klinisch deutlich tastbar. Beschwerden wurden anamnestisch verneint. Nach Abschluss der konservativen Behandlung der Außenbandverletzung stellte sich Hr. Fischer nochmals in unserer Fußsprechstunde vor. Er berichtete über nun anhaltende Beschwerden in Projektion auf das Kalkdepot. Die klinische Situation zeigte sich unverändert. Hinzugekommen sind eine diskrete Umgebungsrötung und ein Schuhkonflikt. Auf Nachfrage wurde eine Hyperurikämie mitgeteilt. Komplettierung der Diagnostik mit einer MRT, in der sich zusätzlich Verkalkungsfiguren in der Plantaraponeurose fanden. Nach internistisch konsiliarischer Vorstellung ist jetzt die Entfernung des Kalkdepots geplant. Ggf. ist dabei die Reinsertion der Sehne über einen Anker notwendig. Der Pat. ist über den Eingriff aufgeklärt und hat schriftlich eingewilligt.

Diagnose: Kalkdepots in der Achillessehne (ansatznah) rechts

Operation: Exploration der distalen Achillessehne und Enukleation eines Kalkdepots rechts unter Kontinuitätserhalt der Achillessehne

Bericht: Ungestörte ITN. Bauchlagerung, entsprechende Sicherung und Polsterung. Vorlage einer OS-Blutsperre. Wiederholte Hautdesinfektion und steriles Abdecken in der hausüblichen Weise.

Blutsperre mit 300 mm Hg. Zugehen über einen lateral proximal beginnenden und medial distal auslaufenden sanft z-förmigen Hautschnitt (modifiziert nach Kocher). Präparation unter sorgfältiger Blutstillung bis auf das Sehnenhüllgewebe. Längseröffnung des Peritendineums. Beidseits wird das Gewebe mit Haltefäden arretiert. Die kalkharte Resistenz ist gut zu tasten. Dorsal ansatznah wird die Sehne darüber in Längsrichtung gespalten. Hauptsächlich stumpf kann das Kalkdepot unkompliziert entfernt werden. Die Palpation des restlichen Sehnengewebes bleibt ohne pathologischen Befund. Die Sehne wird speziell im Ansatzbereich nicht kompromittiert. Vicrylnähte mit versenkten Knoten werden adaptierend gelegt und so die Sehne über dem Defekt wieder verschlossen. Palpatorisch zeigt die Sehne eine noch gut ausreichende Stärke, sodass rekonstruktive Maßnahmen nicht notwendig sind. Das Sehnenhüllgewebe wird mit einer fortlaufenden Naht mit Vicryl verschlossen. Lösen der Blutsperre. Kompression des Situs. Abschl. Kontrolle auf Bluttrockenheit. Nach Stillen zweier kleiner subkutaner Randblutungen mit dem Bipolator ist diese gegeben, sodass auf eine Drainage verzichtet werden kann. Ausgiebige Spülung. Wundverschluss durch subkutane Nähte und Rückstichnähte der Haut nach Donati. Wundsäuberung. Steriler Verband. Watteverband. Elastische Wickelung des Beines.

Procedere: Wundkontrolle am 2. postoperativen Tag. Mobilisation unter voller Last im »Walker« für 2 Wochen mit 15°-Spitzfußstellung. Dann weitere 2 Wochen in Neutralstellung. Danach Freigabe. Medikamentöse Thromboseprophylaxe für die Zeitdauer des Tragens des Walkers. Orale Analgesie. Weiterbehandlung in unserer Fußsprechstunde.

Dr. med. M. Schulz (Assistenzarzt)

14.1.3 Operative Rekonstruktion des Außenbandapparates des OSG bei chronischer Instabilität

OP-Bericht, Klinik für Unfall- und Wiederherstellungschirurgie

Pat.-Nr.: 11093550
Aktuelle Klinik: Unfallchirurgie
Pat.-Name: Weichmann, Sarah

Fall-Nr.: B3767138/2011
Station: 1
Geb.-Dat.: 20.02.81
Geschlecht/Alter: w, 30 J.

OP-Datum: 16.12.2011
OP-Dauer (Schnitt/Naht): 10.13 – 11.12 Uhr
Saal: B 2

Personal:
Operateur: OÄ Dr. Huschak
1. Assistent: Dr. M. Schulz

Anästhesist: Fr. Siekel-Wenzmann
Anästhesieschw./-pfl.: C. Geier
OP-Schwester/-Pfl.: S. Mahlmann
OP-Springer: R. Rot

Vorgeschichte: Die Pat. hat einen flexiblen Knick-Senk-Fuß links. Die mediale Säule ist instabil. Es besteht eine chronische ALRI und eine Tibialis posterior-Insuffizienz Stadium II. Auswärts wurde vor Jahren eine fibulare Bandplastik nach Hintermann ausgeführt. Im Anschluss sei das OSG ca. 3 Jahre stabil gewesen, bevor wieder vermehrt Supinationsereignisse aufgetreten seien. Die generelle Bandsituation ist lax. Es besteht ein deutliches Genu valgum beidseits. Der Gastrocnemius-Soleus-Komplex ist nicht verkürzt. Wir planen die Tenodese der Sehne des M. tibialis posterior an die Sehne des M. flexor digitorum longus. Zudem soll eine Rekonstruktion der Ligg. fibulotalare anterius und fibulocalcaneare vorgenommen werden. Hierfür sollen Reste der Hintermann-Plastik rekonstruiert werden. Außerdem soll die Augmentation durch eine Periostlappenplastik und ein Broström-Gould-Manöver erfolgen. Die Pat. ist über den Eingriff und die Komplikationsmöglichkeiten aufgeklärt. Das schriftliche Einverständnis liegt vor. Ausführlich wurden die Probleme eines eventuellen Versagens der Re-Plastik und eine mögliche Dekompensation des Knick-Senk-Fußes im Verlauf besprochen.

Diagnose: Chronische anterolaterale Rotationsinstabilität des linken OSG nach Hintermann-Plastik

Operation: Re-Plastik mit Rekonstruktion des Lig. fibulocalcaneare und Augmentation durch eine Periostlappenplastik, Rekonstruktion des Lig. fibulotalare anterius und Augmentation durch ein Brostöm-Gould-Manöver. Seit-Seit-Tenodese der Sehnen von M. tibialis posterior und M. flexor hallucis longus

Bericht: Rückenlagerung, entspr. Polsterung. Ungestörte ITN. Cefuroxim 1,5 g i.v. Vorlage einer OS-Blutsperre. Wiederholte Hautdesinfektion und übliches steriles Abdecken.

Blutsperre mit 300 mm Hg. Zugehen bogenförmig unterhalb des Innenknöchels im Verlauf der Tibialis posterior-Sehne. Diese wird dargestellt, die Sehnenscheide eröffnet. Es findet sich wenig seröse Flüssigkeit. Die Sehne wird auf degenerative Veränderungen untersucht. An der Innenknöchelspitze findet sich eine rundliche Verdichtung in der Sehne. Diese wird eröffnet. Es kann kein Kalk gefunden werden. Verschluss mit einer fortlaufenden Naht. Anschließend wird die Tibialis posterior-Sehne unter Dorsalextension der Zehen Seit-zu-Seit mit der Sehne des M. flexor hallucis longus mit einem nicht resorbierbaren Faden vernäht. Die Sehnenscheide bleibt offen. Kontrolle auf Bluttrockenheit. Schichtweiser Wundverschluss. Hautnaht nach Donati.

Zuwenden lateral. Zugehen über die bestehende Narbe längs über dem Außenknöchel. Diese wird auf voller Länge benutzt. Die Gelenkkapsel ist ausgedünnt u. aufgedehnt. Die ehemaligen Bänder sind nur noch in Form von Narbensträngen vorhanden. Stabilität bieten sie nicht. Resektion insuffizienten Narbengewebes. Darstellung der Ursprünge und Ansatzpunkte der beiden vorderen Bänder. Aus Bandresten wird zunächst das Lig. fibulocalcaneare unter den Peronealsehnen arretiert. Zur Augmentation wird ein kräftiger Periostlappen darübergeschlagen und fortlaufend damit vernäht. Unter dauerndem Halten des Fußes wird in gleicher Weise das Lig. fibulotalare anterius rekonstruiert. Hier wird zur Augmentation ein Teil des Retinaculum extensorum verwendet. Die erreichte Situation scheint ausreichend stabil. Verschluss der Sehnenscheide der Peronealssehne. Kapselrekonstruktion. Bei Bluttrockenheit wird auf die Einlage einer Drainage verzichtet. Subkutannaht, Hautnaht nach Donati. Steriler Verband. Anlage einer US-Gipslonguette in Neutralstellung des OSG.

Procedere: Wechsel auf US-Spaltgips, nach Wundheilung unter Vollbelastung Vacoped-Schuh bis zum Ende der 6. Woche postoperativ unter Thromboseprophylaxe s. c. Angepasste orale Analgesie.

Fr. Dr. med. M. Huschak (FÄ f. Chir., Ortho. u. spez. Unfallchir.)

14.1.4 Dekompression des unteren Tarsaltunnels

OP-Bericht, Klinik für Unfall- und Wiederherstellungschirurgie

Pat.-Nr.: 11093549
Aktuelle Klinik: Unfallchirurgie
Pat.-Name: Tisch, Reiner

Fall-Nr.: B3767137/2011
Station: 2
Geb.-Dat.: 17.02.71
Geschlecht/Alter: m, 40 J.

OP-Datum: 16.12.2011
OP-Dauer (Schnitt/Naht): 10.13 – 11.12 Uhr
Saal: B 3

Personal:
Operateur: OÄ Dr. Huschak
1. Assistent: Dr. M. Schulz

Anästhesist: Fr. Siekel-Wenzmann
Anästhesieschw./-pfl.: C. Geier
OP-Schwester/-Pfl.: S. Mahlmann
OP-Springer: R. Rot

Vorgeschichte/Indikation: Bei dem Pat. besteht eine konservativ ausbehandelte Calcaneusfraktur rechts. Die CT nach einem Jahr zeigt eine gute Konsolidierung der Fraktur bei guter Stellung. Die Winkel nach Böhler sowie Gissane sind nahezu physiologisch. Es findet sich keine Verplumpung des Rückfußes. Der Pat. ist nach angemessener Physiotherapie, Gehschule und abschl. manueller Therapie weitgehend zufrieden. Er berichtet jedoch über intermittierende Taubheitsgefühle der Fußsohle sowie Episoden elektrisierender Schmerzen bei längeren Autofahrten. Beides lässt sich durch Dorsalflexion und Pronation des Fußes provozieren. Das p. m. der Schmerzen findet sich über dem Tarsaltunnel. Kein Nachtschmerz. Analgetika brachten über Wochen keine Besserung. Eine Infiltration mit Lokalanästhetikum brachte eine prompte kurzdauernde Besserung. Die neurologische Untersuchung bestätigte den Verdacht eines Tarsaltunnelsyndroms. Entscheid zur operativen Revision. Der Pat. ist über den Eingriff aufgeklärt. Das schriftliche Einverständnis liegt vor.

Diagnose: Posttraumatisches Tarsaltunnelsyndrom rechts

Operation: Tarsalkanalrevision rechts

Bericht: Der Eingriff erfolgt mit Lupenbrille. Rückenlageung. Ungestörte ITN. Vorlage einer OS-Blutsperre. Wiederholte Hautdesinfektion, übliches steriles Abdecken in der hausüblichen Weise. Das rechte Bein wird im Knie angewinkelt und unterpolstert in einer Vierer-Position gelagert.

Blutsperre mit 300 mm Hg. Zugehen über einen bogenförmigen Schnitt leicht dorsal und distal des Innenknöchels. Scharfe Präparation auf das Retinaculum flexorum zu. Die Sehne des M. tibialis posterior kann proximal davon gut getastet werden. Das Gefäß-Nerven-Bündel wird sicher identifiziert. Entlang der Hinterkante der Postikus-Sehnenscheide wird das Retinaculum vorsichtig über einem Klemmchen eröffnet. Nach proximal wird der N. tibialis dargestellt. A. und V. tibialis werden vorsichtig beiseite gehalten. Hier finden sich keine Auffälligkeiten. Wir wenden uns der Präparation der Nervenendäste zu. N. plantaris medialis und N. plantaris lateralis werden nach distal dargestellt. Hier finden sich, jeweils eher proximal, wenige Verwachsungen, aus denen die Nerven schonend gelöst werden. Alle Bindegewebsschichten werden durchtrennt. Sorgfältige Blutstillung nach Lösen der Blutsperre. Es verbleiben noch einige kleine Blutungen, die nicht gefahrlos gestillt werden können, sodass die Einlage einer Drainage erfolgt. Wundverschluss durch subkutane Nähte und Rückstichnähte der Haut nach Donati. Wundsäuberung. Steriler Verband. Anlage eines gespaltenen US-Gipses.

Procedere: Wundkontrolle am 1. postoperativen Tag mit Drainagezug. Mobilisation unter Entlastung für die ersten 2 Wochen. Dann Gipsentfernung und Vollbelastung. Medikamentöse Thromboseprophylaxe für die Zeitdauer des Tragens des Gipses. Angepasste orale Analgesie. Weiterbehandlung in unserer Fußsprechstunde

Fr. Dr. med. M. Huschak (FÄ f. Chir., Ortho. u. spez. Unfallchir.)

14.1.5 Weichteileingriff bei Morton-Neuralgie

OP-Bericht, Klinik für Unfall- und Wiederherstellungschirurgie

Pat.-Nr.: 11093551
Aktuelle Klinik: Unfallchirurgie
Pat.-Name: Sauer, Sabine

Fall-Nr.: B3767139/2011
Station: 1
Geb.-Dat.: 20.02.58
Geschlecht/Alter: w, 53 J.

OP-Datum: 07.08.2011
OP-Dauer (Schnitt/Naht): 10.19 – 11.41 Uhr
Saal: B 1

Personal:
Operateur: OÄ Dr. Huschak
1. Assistent: P. Derst

Anästhesist: Dr. K.-W. Brei
Anästhesieschw./-pfl.: B. Blau
OP-Schwester/-Pfl.: R. Rot
OP-Springer: S. Mahlmann

Vorgeschichte/Indikation: Die Pat. klagt über brennende Schmerzen im Bereich des dritten Interdigitalraumes. Diese bestünden seit einigen Wochen. Die Beschwerden bestehen unabhängig vom getragenen Schuhwerk. Sie betreibt trainigsintensiv Orientierungslauf. Die Beschwerden mit p. m. direkt distal der MT-Köpfchen können bei der manuellen Untersuchung provoziert werden, Verstärkung durch passive Zehenüberstreckung. Die MTP-Gelenke sind stabil. Die Sensibilität im 3. Interdigitalraum erscheint intakt. Eine Röntgenuntersuchung des Vorfußes zeigt keine Auffälligkeiten. Die Haut und das Beschwielungsmuster sind unauffällig. Die zweimalige probatorische Infiltration eines Lokalanästhetikums erbrachte eine prompte Besserung, die jedoch jeweils nur einige Stunden lang anhielt. Eine weitere konservative Behandlung mit Einschränkung des Aktivitätslevels wird von der Pat. nicht gewünscht. Es folgt die Entscheidung zur Operation nach Aufklärung über die Möglichkeiten und Grenzen der operativen Behandlung. Das schriftliche Einverständnis liegt vor.

Diagnose: Morton-Neuralgie des dritten Interdigitalraumes rechts

Operation: Resektion der N. digitalis plantaris

Bericht: Der Eingriff erfolgt mit Lupenbrille. Rückenlage der Pat., entspr. Polsterung. Vorlage einer OS-Blutsperre. Abwaschen und Abdecken in der hausüblichen Weise.

Blutsperre mit 300 mm Hg. Zugehen über einen längs verlaufenden geraden Hautschnitt über dem 3. Interdigitalraum. Präparation unter sorgfältiger Blutstillung bis auf das Lig. metatarseum transversum. Die Sehne des M. extensor digitorum longus wird dabei sicher beiseite gehalten. Distal des Ligamentes lässt sich nun der aufgetriebene Nerv darstellen. Durchtrennen des Bandes. Sichere Darstellung des Nerven in seinem Verlauf nach distal. Dann Absetzen der beiden Digitalnerven weit distal. Darstellung des Nerven nun auch nach proximal und anschließendes Absetzen weit proximal. Lösen der Blutsperre. Kompression der Wunde. Rückzug bei Bluttrockenheit. Wundverschluss durch subkutane Nähte und Hautrückstichnähte nach Donati. Wundsäuberung. Steriler Verband. Elastischer Verband des Unterschenkels.

Procedere: Wundkontrolle am 1. postoperativen Tag. Schmerzorientierte Vollbelastung im Verbandschuh bis zur Wundheilung. Medikamentöse Thromboseprophylaxe bis zur Wundheilung. Hochlagern. Kühlen. Schonen. Sportverbot für 6 Wochen. Angepasste orale Analgesie.

Fr. Dr. M. Huschak (FÄ f. Chir., Orthopädie und spez. Unfallchirurgie)

14.2 Knöcherne Eingriffe

M. Huschak, H. Siekmann, R. Scholz

14.2.1 OSG-Arthrodese mittels Schrauben

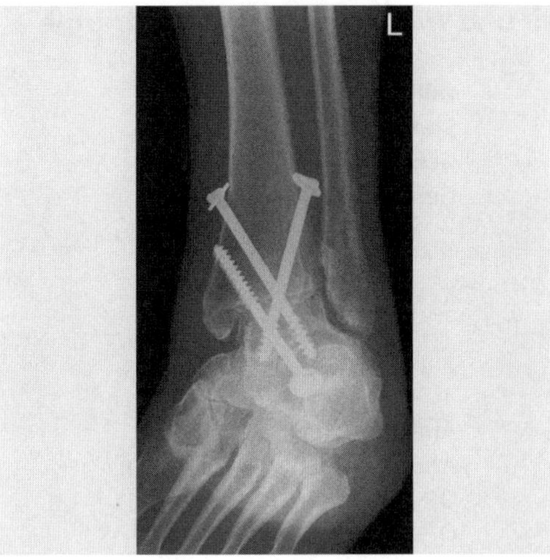

OP-Bericht, Klinik für Unfall- und Wiederherstellungschirurgie

Pat.-Nr.: 788543119
Aktuelle Klinik: Unfallchirurgie
Pat.-Name: Schinder, Hannes

Fall-Nr.: A8782220/2011
Station: 1
Geb.-Dat.: 11.06.1958
Geschlecht/Alter: m, 53 J.

OP-Datum: 17.07.2011
OP-Dauer (Schnitt/Naht): 07.44 – 09.02 Uhr
Saal: B 1

Personal:
Operateur: Dr. H. Siekmann
1. Assistent: Dr. K. Schendel
2. Assistent: A. Eisenkrämer

Anästhesist: Dr. K.-W. Brei
Anästhesieschw./-pfl.: B. Blau
OP-Schwester/-Pfl.: R. Rot
OP-Springer: S. Mahlmann

Vorgeschichte/Indikation: Bei dem Pat. ist nach trimalleolärer OSG-Luxationsfraktur rechts aus dem Jahr 2007 trotz operativer Versorgung und späterer ME (2009) eine ausgeprägte OSG-Arthrose aufgetreten. Es bestehen anhaltend starke Belastungs- und auch Ruheschmerzen. Ein arthroskopisches Debridement bei ME brachte ebenfalls keine wesentliche Besserung der Beschwerden. Der Pat. wünscht eine definitive Versorgung in Form einer Arthrodese. Diese wird nach entsprechender umfangreicher Risikoaufklärung in u. g. Form durchgeführt.

Diagnose: Posttraumatische Arthrose des oberen Sprunggelenks rechts

Operation: Revision des oberen Sprunggelenks rechts mit Abstrichentnahme, Knorpelresektion, Spongiosa An- und Einlagerung (nach Entnahme vom vorderen Beckenkamm rechts, Frau Eisenkrämer), Zugschraubenarthrodese (3), lokale Drainage

Vorgehen: Ungestörte Intubationsnarkose. Rückenlagerung unter entsprechender Polsterung, rechtes Gesäß zusätzlich unterpolstert. Cefuroxim 1,5 g i.v. Wiederholte Hautdesinfektion und übliches steriles Abdecken einschl. des vorderen Beckenkamms rechts.

Diagonalschnitt über dem rechten vorderen Beckenkamm von 3 cm Länge. Schichtweise Präparation, sukzessive Blutstillung. Fensterung des Beckenkamms mittels Osteotom. Im Anschluss Gewinnung einer großen Portion Spongiosa mittels scharfen Löffels. Spülung. Kontrolle auf Bluttrockenheit. Gelasponeinlage. Schluss des Knochendeckels mittels transossär geführter Vicrylnähte. Subkutannaht. Spannungsfreier Hautschluss.

Längsinzision über dem ventralen oberen OSG rechts. Schichtweise Präparation, wobei die Differenzierung der einzelnen Schichten aufgrund von narbigen Verklebungen des Gewebes schwierig ist. Nach Faszienlängsspaltung wird die Sehne des M. extensor hallucis longus mit Langenbeckhaken medialisiert und das sich darunter darstellende Gefäß-Nervenbündel lateralisiert. Die Gelenkkapsel wölbt sich schon deutlich vor. Gelenkeröffnung, Entlastung eines bernsteinfarbenen Ergusses, Abstrich, makroskopisch kein Infektanhalt. Lösung der Kapsel nach medial und lateral und Erhalt einer guten Sicht in das OSG. Es zeigt sich schon jetzt in den ventralen Knorpelanteilen eine dritt- und teils viertgradige Knorpeldegeneration, die nach Einsatz des Arthrodesenspreizers weit nach dorsal verfolgt werden kann. Mit Meißel, scharfem Löffel und teils mit Fräse folgt die komplette Entknorpelung von Tibia- und Talusgelenkfläche erst lateral, dann nach Umsetzen des Spreizers komplett auch medial im zentralen Gelenkspalt. Sodann folgt die Entknorpelung im lateralen und medialen Kompartiment zw. Talus und Außen- bzw. Innenknöchel. Hierbei bleiben nur die weit kaudalen Knorpelanteile, die nicht sicher erreicht werden können, ohne weitere Entknorpelung. Unter Kompression des OSG zeigt sich nun ein breiter und guter Knochenkontakt von Tibia und Talus. Sodann Einrichten der beiden Knochenflächen aufeinander in 0-Stellung des OSG. Über eine mediale Stichinzision wird in üblicher Weise eine KFI-Zugschraube (16 mm-Gewinde), die Arthrodesenregion gerade erreichend, eingebracht. Dann Einbringen einer weiteren Schraube, nun von lateral (16 mm-Gewinde). Einbringen weicherer Spongiosaanteile in den Arthrodesenspalt. Im Anschluss werden die beiden genannten Schrauben wechselnd zueinander angezogen, wobei durch den Zugmechanismus eine exzellente Kompression im ehemaligen Gelenkspalt erreicht werden kann. Die laterale Schraube zieht extrem gut, wodurch die Unterlegscheibe bricht. Rück- und erneutes Eindrehen der Schraube mit neuer Unterlegscheibe. Von lateral talarseits wird abschl. eine 3. Zugschraube (32 mm Gewinde) eingebracht. Alle Schrauben ziehen sehr gut im Knochen an und üben eine exzellente Kompression der Arthrodese aus. Weitere Spongiosa wird noch von ventral entlang dem gesamten OSG-Spalt eingelegt und komprimierend angestößelt. Ausgiebige Spülung unter Sicherung der Spongiosa.

BV-Abschluss. Gute Stellung des OSG, gute Implantatlage. Keine Materialirritationen des USG. 10er-Redon ventral. Schichtweiser Wundverschluss. Hautrückstichnähte. Steriler Verband. Elastokompressive Wickelung.

Procedere: Mobilisation, Physiotherapie und Belastung entsprechend dem hauseigenen Nachbehandlungsschema »Arthrodese OSG/USG«. Analgesie und Thromboseprophylaxe nach Maßgabe der Stationsärzte.

Dr. med. H. Siekmann (Komm. Direktor)

14.2.2 OSG-/USG-Arthrodese mittels retrograder Kompressionsverriegelungsnagelung

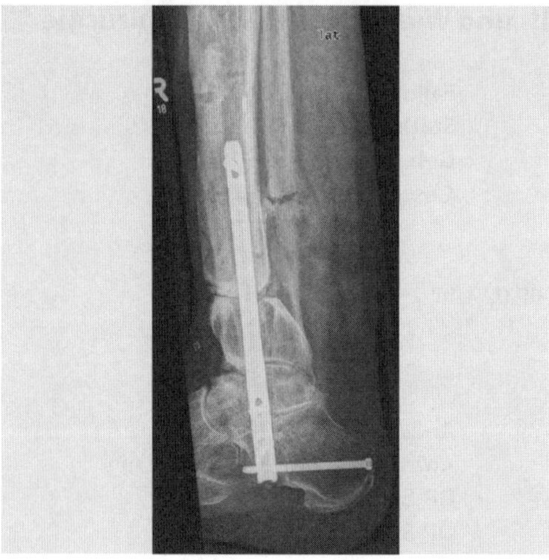

OP-Bericht, Klinik für Unfall- und Wiederherstellungschirurgie

Pat.-Nr.: 10093551
Aktuelle Klinik: Unfallchirurgie
Pat.-Name: Mente, Ali

Fall-Nr.: B2767139/2011
Station: 1
Geb.-Dat.: 22.02.57
Geschlecht/Alter: m, 54 J.

OP-Datum: 06.09.2011
OP-Dauer (Schnitt/Naht): 08.19 – 11.17 Uhr
Saal: B 1

Personal:
Operateur: Dr. H. Siekmann
1. Assistent: Dr. K. Schendel
2. Assistent: P. Derst

Anästhesist: Dr. K.-W. Brei
Anästhesieschw./-pfl.: B. Blau
OP-Schwester/-Pfl.: R. Rot
OP-Springer: S. Mahlmann

Vorgeschichte/Indikation: Der Pat. hat sich im 05/08 privat eine offene OSG- und Talusluxationsfraktur Grad III rechts zugezogen. In der Folge kam es zu einer Nekrose des Talus mit ausgeprägter OSG-Arthrose. Nach ME Ende 2010 zeigte sich keine Besserung der massiven Beschwerden. Im Abstrich kein Anhalt für einen Infekt. Nach entsprechender umfangreicher Risikoaufklärung hat der Pat. in die u. g. Operation eingewilligt.

Diagnose: Ausgeprägte posttraumatische USG- und OSG-Arthrose nach offener OSG-/Talusluxationsfraktur Grad III rechts (05/08)

Operation: Partielle Talusresektion, Abstrich. Panarthrodese (OSG und Subtalargelenk) mittels einer retrograden aufgebohrten Kompressionsmarknagelung (T 2 TM, 12/200 mm, Fa. Stryker), Spongiosaplastik (Entnahme vom rechten vorderen Beckenkamm, P. Derst).

Bericht: Ungestörte ITN. Rückenlagerung, entspr. Polsterung. Beide Füße überragen einschl. des OSG den OP-Tisch. Unterpolsterung der Waden, hierbei Hochlagerung des US rechts auf einem quaderförmigen Kissen. Anlage einer Blutsperre am OS rechts. Unter Nutzung der üblichen Blutsperrenzeit wird diese während des Eingriffs genutzt (300 mm Hg). Unter BV Markierung der lokalen Anatomie am OSG. Wiederholte Hautdesinfektion, übliches steriles Abdecken einschl. beider vorderer Beckenkämme.

Hautlängsschnitt über dem lateralen OSG unter spindelförmiger Exzision der alten Narbe, die auf ganzer Länge eröffnet wird. Schichtweise Präparation durch Narbengewebe, sukzessive Blutstillung. Darstellung des Gelenkbereichs des OSG einschl. des Mall. lateralis. Dieser ist massiv deformiert. Etwas schräge Osteotomie (lateral/proximal - medial/distal) mit oszillierender Säge und Osteotom. Intraossär deutlich sichtbare sklerotische Umbauprozesse, sodass die Außenknöchelspongiosa nur partiell zur Plastik geeignet ist. Entscheid zur Entnahme von Spongiosa vom rechten vorderen Beckenkamm (Durchführung durch Hrn. Derst). Abstrich.

Hautschnitt in typischer Weise über dem vorderen Beckenkamm rechts auf 3 cm Länge. Schichtweise Präparation unter sukzessiver Blutstillung bis auf das Periost, das längs gespalten wird. Typische Entdeckelung des Beckenkamms über Osteotome. Im Anschluss wird reichlich suffiziente Spongiosa aus dem Beckenkamm mittels der scharfen Löffel geborgen. Eine zusätzliche Entnahme am linken Beckenkamm ist nicht notwendig. Spülung, Gelaspon. Nur unwesentliche Blutungen, keine Drainage notwendig. Verschluss des Knochendeckels durch transossäre bzw. Fasziennähte mit Vicryl. Subkutannaht. Spannungsfreie Hautnaht. Steriler Verband.

Parallel zur Spongiosaentnahme wurden noch vorhandene Knorpelreste im Bereich des oberen Sprunggelenks sowie partielle Knochensequester reseziert. Hierbei kann ein ausreichend großer Anteil des Talus erhalten bleiben, um nachfolgend die tibiotalare Kompressionsmöglichkeit des Nagels zu nutzen. Nach ausgiebiger Reinigung/Präparation des OSG wird der Nageleintritt unter BV-Kontrolle in beiden Ebenen bestimmt. Hierbei wird das OSG in dorsoplantarer Neutralstellung gehalten, weist eine geringe Außenrotation von < 10° auf. Hautinzision plantar auf 3 cm Länge axial. Stumpf spreizende Präparation bis auf den plantaren Calcaneus. Einführen eines Kirschnerdrahtes an gewünschter Stelle, der dann bis in die Tibia vorgeschoben wird. Hierbei zeigt sich, dass eine Fehlstellung im OSG nicht problemlos ausgeglichen werden kann. Bei guter Platzierung des Drahts bis zum Talus (leicht lateral der mittigen Idealposition) wird zunächst bis zum Erreichen der talaren Resektionsebene aufgebohrt. Aufgrund der Sklerose gelingt dies nur in sehr kleinen Schritten unter üblicher Materialkühlung. Sodann erfolgt die Korrektur der OSG-Stellung und die Neuplatzierung des Führungsdrahts ideal auf den Tibiaschaft zu, unter Nutzung des bis zum Talus eingeführten Nagels und des Bildwandlers. Unter gleichzeitigem manuellen Halten dieser Positionierung folgt nun das schrittweise Aufbohren des distalen Tibiaschafts mit den flexiblen Bohrwellen bis auf 13 mm, bis über die Höhe der gewählten Nagellänge hinaus. Sodann wird der Nagel schrittweise vorgeschoben, fädelt Calcaneus, Talus und distale Tibia regelhaft auf, bei korrekter Einrichtung des Nagels kann radiologisch in beiden Ebenen kontrolliert die gewünschte Stellung der ossären Strukturen/ehemaligen Gelenke zueinander erreicht werden. Im Nagel befindet sich die Kompressionsschraube für die talotibiale Kompression.

Nun Verriegelung des Nagels im Talus in typischer Weise über eine laterale Stichinzision und unter BV-Kontrolle. Sodann, erneut über Stichinzisionen, nun von medial, Verriegelung des tibialen Nagelanteils mittels zweier Verriegelungsbolzen. Diese ziehen exzellent im Knochen, liegen unter BV-Kontrolle bikortikal und regelhaft. Der ehemalige OSG-Spalt wird nun mit der gewonnenen Spongiosa einschl. nutzbaren Knochens aus dem Außenknöchel reichlich gefüllt. Dann wird unter BV die Region in üblicher Weise über den Nagel komprimiert. Nun folgt die Verriegelung des Nagels im Calcaneus. Hier wird vor Einbringen der Schrauben das Subtalargelenk komprimiert. Die distale Schraube liegt direkt subkortikal. Der Nagel steht distal gering über die calcaneare Kortikalis über. Ausgiebige Spülung der Zugänge unter Sicherung der Spongiosa. Öffnen der Blutsperre und Kontrolle auf Bluttrockenheit. Fibularseits Einlage einer 10er-Redon. Schichtweiser Wund-und Narbenverschluss. Spannungsfreie Hautklammernähte. Steriler Verband. Elastokompressive Wickelung.

Procedere: Röntgen nach 2 Tagen (nach Entfernung der Drainage) sowie nach 2 + 6 Wochen. Mobilisation, Physiotherapie und Belastung entsprechend dem hauseigenen Nachbehandlungsschema »Arthrodese OSG/USG«. Analgesie und Thromboseprophylaxe nach Maßgabe der Stationsärzte. Abstrich erfragen. Weiterbehandlung in unserer Fußsprechstunde.

Dr. med. H. Siekmann (Komm. Direktor)

14.2.3 USG-Arthrodese mittels Zugschrauben

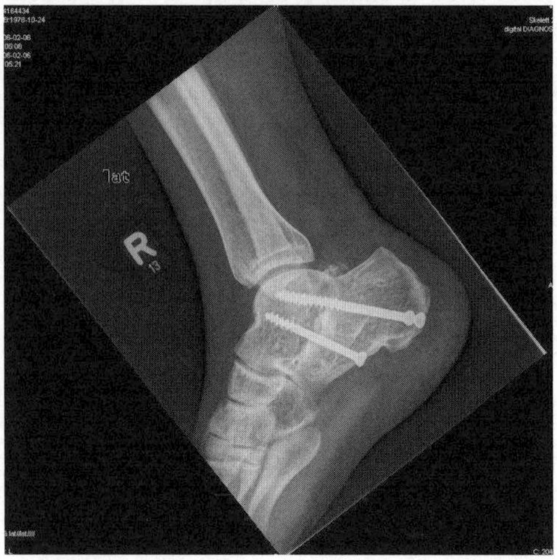

OP-Bericht, Klinik für Unfall- und Wiederherstellungschirurgie

Pat.-Nr.: 65673815
Aktuelle Klinik: Unfallchirurgie
Pat.-Name: Achilles, Jochen

Fall-Nr.: B5790059/2011
Station: 2
Geb.-Dat.: 31.03.1975
Geschlecht/Alter: m, 36 J.

OP-Datum: 15.05.2011
OP-Dauer (Schnitt/Naht): 12.20 – 13.51 Uhr
Saal: B 4

Personal:
1. Operateur: Dr. K. Schendel
2. Operateur: Dr. H. Siekmann
Assistent: C. Bauer

Anästhesist: Fr. Siekel-Wenzmann
Anästhesieschw./-pfl.: C. Geier
OP-Schwester/-Pfl.: D. Schön
OP-Springer: R. Gallmeister

Vorgeschichte/Indikation: Die Vorgeschichte des Pat. ist bekannt. Bei ausgedehnter Zerstörung des rechten Fersenbeines im Rahmen einer Fraktur (04/06) ist es trotz guter operativer Aufrichtung im langfristigen Verlauf zu einer USG-Arthrodese gekommen. Der Pat. wünscht bei anhaltenden Beschwerden die Einsteifung des USG. Dies wird in unten genannter Weise nach entsprechender Risikoaufklärung durchgeführt.

Diagnose: Posttraumatische USG-Arthrose rechts

Operation: Revision und Arthrodese des unteren Sprunggelenks (Schraubenarthrodese) mit Einlagerung von Beckenkammspongiosa (entnommen vom vorderen Beckenkamm rechts, Dr. Schendel)

Bericht: Ungestörte ITN. Linksseitlage unter entsprechender Sicherung und Polsterung. Das rechte Bein ist frei beweglich auf einem Schaumstoffwürfel gelagert. Cefuroxim 1,5 g i.v. Wiederholte Hautdesinfektion, übliches steriles Abdecken einschl. des vorderen Beckenkamms rechts. Schichtweise Eröffnung der alten geschwungenen Narbe über der rechten Ferse nach Plattenosteosynthese des Calcaneus (04/06). Schichtweise Präparation unter sukzessiver Blutstillung. Unter Präparation eines üblichen Haut-/Subkutanlappens wird das Gewebe vom lateralen Calcaneus bis zum USG hin gelöst. Unter Schonung der Peronealsehnen wird der Hautsubkutanlappen angehoben, anschl. werden 3 K-Drähte divergierend in den Talus eingebohrt und umgebogen. Nun Einsatz des Arthrodesenspreizers von ventral nach dorsal unter guter Sicht in die entspr. USG-Bereiche. Auf diese Weise können nun nahezu komplett die noch verbliebenen Knorpelreste des unteren Sprunggelenks mit Meißel, Fräse und scharfem Löffel reseziert werden, bis sich gut durchbluteter Knochen an den ehemaligen Gelenkflächen von Calcaneus und Talus zeigt.

Parallel hierzu erfolgt eine 4 cm lange diagonale Hautinzision über dem vorderen Beckenkamm rechts nach nochmaliger Desinfektion. Schichtweise Präparation bis auf den Knochen und typische Entdeckelung des vorderen Beckenkamms auf 2 cm Länge mittels der Osteotome. Nach Anheben des Knochendeckels erfolgt mit den scharfen Löffeln die unkomplizierte Gewinnung einer großen Menge kräftiger Spongiosa. Spülung. Gelasponeinlage. Kontrolle auf Bluttrockenheit. Drainage nicht notwendig. Verschluss des Deckels mit transossären Nähten. Schichtweiser Wundverschluss. Hautrückstichnähte. Steriler Verband.

Spülung des USG-Spaltes. Nun werden über 3 Stichinzisionen im Sohlenbereich 3 Großfragmentzugschrauben, den Gelenkspalt des unteren Sprunggelenks kreuzend, schrittweise- und in üblicher Weise eingebracht und wechselnd zueinander angezogen. Hierbei wird die zuvor in den Spalt eingebrachte Spongiosa kräftig komprimiert. Alle Schrauben ziehen sicher und sehr fest im Knochen an. Auch unter Sicht ist der Arthrodesenspalt kräftig komprimiert. BV-Abschluss, regelhafte Stellung der Arthrosdese bei gewünschter Implantatlage. Ausgiebige Spülung. Kontrolle auf Bluttrockenheit. 10er-Redondrainge. Schichtweiser Wundverschluss. Spannungsfreie Hautnaht. Steriler Verband. Öffnen der Drainage bei regelhaften Sog. Elastokompressive Wickelung.

Procedere: Engmaschige Wundkontrollen bis zur zeitgerechten Nahtmaterialentfernung. Mobilisation, Physiotherapie und Belastung entsprechend des hauseigenen Nachbehandlungsschemas »Arthrodese OSG/USG«. Röntgen nach 48 h (nach Drainagezug) und nach 2 + 6 Wochen. Analgesie und Thromboseprophylaxe nach Maßgabe der Stationsärzte.

Dr. med. H. Siekmann (Komm. Direktor), Dr. med. K. Schendel (FA f. Orthopädie und Unfallchirurgie)

14.2.4 Operationen nach Weil und nach Hohmann

Klinik für Unfall- und Wiederherstellungschirurgie

Pat.-Nr.: 18757811
Aktuelle Klinik: Unfallchirurgie
Pat.-Name: Blank, Fritzi

Fall-Nr.: A0980094/2010
Station: 2
Geb.-Dat.: 23.08.1966
Geschlecht/Alter: w, 44 J.

OP-Datum: 08.09.2010
OP-Dauer (Schnitt/Naht): 11.00 – 11. 45 Uhr
Saal: 5

Personal:
1. Operateur: OÄ Dr. Huschak
Assistent: Meierlein, Svante (PJ)

Anästhesist: Fr. Dr. L. Leerlauf
Anästhesieschw./-pfl.: B. Blau
OP-Schwester/-Pfl.: R. Rot
OP-Springer: S. Mahlmann

Vorgeschichte/Indikation: Bei der Pat. sind Frakturen der Ossa metatarsalia 2 bis 5 rechts knöchern ausgeheilt. Diese waren durch Kirschnerdrahtschienung behandelt worden. Ein schmerzfreies Gangbild ist seitdem nicht wieder erreicht worden. Der zweite Zeh steht in Krallenform. Die Röntgenbilder offerieren eine deutlich Plantarisierung hauptsächlich der Köpfchen 2 bis 4. Eine konservative Therapie ist nicht erfolgreich gewesen. Wie planen jetzt die Korrektur der Fehlstellung durch Verschiebeosteotomien 2 bis 4 und evtl. 5 nach Weil und die Korrektur des Krallenzehs nach Hohmann. Eine OP-Planung liegt vor. Der Eingriff ist mit der Pat. Besprochen worden. Das schriftliche Einverständnis liegt vor.

Diagnose: Fehlverheilte subkapitale Frakturen der Ossa metatarsalia 2-5 rechts mit schmerzhafter Plantarisierung, Luxation des MTP 2-Gelenks und Subluxationen der MTP-Gelenke 3-5, Krallenzehe 2 rechts

Operation: Verschiebeosteotomien der MT-Köpfchen 2-5 rechts (nach Weil), Korrektur des Krallenzehs 2 rechts (nach Hohmann)

Bericht: Ungestörte Spinalanästhesie. Rückenlage der Patientin. Vorlage einer OS-Blutsperre. Wiederholte Hautdesinfektion, übliches steriles Abdecken.

Blutsperre mit 300 mm Hg. Zugehen über einen Schnitt zwischen MT 2 und 3 distal dorsal. Präparation bis auf die Gelenkkapsel des MTP 2-Gelenks. Darstellen und Eröffnen des Gelenks. Gleiches Vorgehen für das Nachbargelenk nach lateral. Anschl. Anlegen eines zweiten Zugangs zwischen MTP-Gelenk 4 und 5 in gleicher Weise. Beide Gelenke werden adäquat präpariert.

Der 2. Zeh wird gebeugt Die Osteotomieebene wird dargestellt und der Sägeschnitt anschl. unkompliziert mit einem schmalen Sägeblatt ausgeführt. Gleiches Vorgehen an den Köpfchen 3, 4 und 5 nach Planung. Alle osteotomierten MT-Köpfchen werden manuell moderat nach proximal verschoben und mit der OP-Planung verglichen. Anschließend werden alle Osteotomien nach Einstellung mittels Repositionszange mit Minischrauben fixiert. Die 2. Zehe steht noch nicht ausreichend gerade, sodass der Entschluss zum Vorgehen nach Hohmann fällt. Das Grundgliedköpfchen 2 wird dargestellt und mit einem Luer reseziert. Nun sind ist die Zehe mühelos streckbar und gut im MTP-Gelenk einstellbar. Es erfolgt die abschl. Transfixation mit einem Kirschnerdraht.

Abschließende BV-Kontrolle, gewünschte Achseinrichtung. Spülung der Wunden und Wundverschluss durch subkutane Nähte und Donatihautnähte. Wundsäuberung. Steriler Verband. Anlage eines Verbandschuhs mit starrer Sohle.

Procedere: Wundkontrollen in typischer Weise. KG mit manueller Bewegung der MTP-Gelenke. Volle Belastung im Verbandsschuh nach Wundheilung. K-Draht nach 4 Wochen ambulant entfernen. Weiterbehandlung in unserer Fußsprechstunde.

Fr. Dr. med. M. Huschak (FÄ f. Chir., Ortho. u. Unfallchir.)

14.2.5 Distale Osteotomie des Os metatarsale I bei Hallux valgus (nach Chevron)

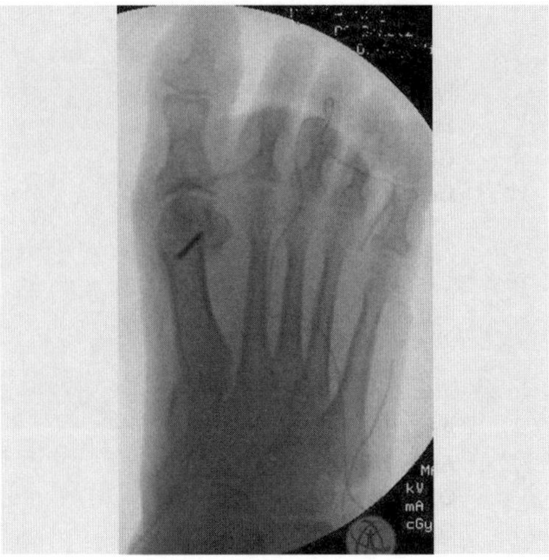

OP-Bericht, Klinik für Unfall- und Wiederherstellungschirurgie

Pat.-Nr.: 721345118
Aktuelle Klinik: Unfallchirurgie
Pat.-Name: Radost, Ruth

Fall-Nr.: A8783319/2011
Station: 1
Geb.-Dat.: 11.03.1958
Geschlecht/Alter: w, 53 J.

OP-Datum: 16.06.2011
OP-Dauer (Schnitt/Naht): 07.43 – 08.30 Uhr
Saal: B 1

Personal:
Operateur: OÄ Dr. Huschak
1. Assistent: Dr. K. Schendel

Anästhesist: Fr. Siekel-Wenzmann
Anästhesieschw./-pfl.: C. Geier
OP-Schwester/-Pfl.: R. Rot
OP-Springer: S. Mahlmann

Vorgeschichte/Indikation: Vorliegen eines schmerzhafter Hallux valgus links. Die Beschwerden werden hauptsächlich in Projektion auf den Ballen geklagt. Die Weichteile sind intakt. Der Intermetatarsalwinkel beträgt 20°, der distale metatarsale Gelenkwinkel ist vergrößert (11°). Das Großzehengrundgelenk zeigt keine radiologischen Arthrosezeichen. Die Beweglichkeit ist seitengleich und frei. Es besteht ein Schuhkonflikt. Wir planen eine distale MT 1-Osteotomie nach Chevron-Austin. Die Pat. ist über den Eingriff aufgeklärt, das schriftliche Einverständnis liegt vor.

Diagnose: Symptomatischer Hallux valgus links

Operation: Operation nach Chevron links

Bericht: Rückenlagerung, entspr. Polsterung. Ungestörte Spinalanästhesie. Cefuroxim 1,5 g i.v. Vorlage einer Blutsperre am Oberschenkel. Abwaschen und Abdecken in der hausüblichen Weise.

Nun Blutsperre mit 300 mm Hg. Zugehen über einen axialen medialen Zugang am Übergangsrand zur Fußsohle. Präparation unter sorgfältiger Blutstillung bis auf den Knochen. L-förmige Eröffnung der Grundgelenkskapsel von medial mit Ausschneidung eines schmalen Kapselstreifens distal. Die Kapselränder werden anschl. mit Fäden arretiert.

Es folgt das laterale Weichteilprocedere. Köpfchennahe axiale Inzision interdigital I/II. Schichtweise Präparation und Darstellung der Sehne des M. adductor hallucis. Trennung mit dem Messer, nachdem die laterale Kapsel eingeschnitten wurde. Scharfes Absetzen der Sehne des M. adductor hallucis vom lateralen Rand des fibularen Sesambeines. Dann Darstellung des Lig. metatarseum transversum. Durchtrennen unter Schonung des darunter laufenden Gefäß-Nervenbündels. Alle Verwachsungen lateral im Bereich der Kapsel werden scharf gelöst. Der Zeh wird manuell nach medial gedrückt. Die Sesambeine stellen sich jetzt direkt unter der Großzehe an ihrer anatomischen Position ein.

Zuwendung medial. Das ausladende MT I-Köpfchen wird mit der Säge reseziert. Die Resektionsränder werden geglättet. Setzen eines Drahts an typischer Stelle im Drehzentrum des Köpfchens von medial nach lateral. Der Draht zeigt leicht nach plantar, um das Köpfchen zu plantarisieren. Der Draht dient als Leitschiene für die beiden folgenden Sägeschnitte. Beide bilden einen Winkel von ca. 60°. Der plantare Schnitt läuft relativ weit nach proximal aus. Es wird mit einem schmalen Meißel nachgearbeitet. Das Köpfchen wird um ca. 1/3 Schaftbreite nach lateral verschoben, mittels K-Draht fixiert. Durch Druck auf die Fußsohle unter den Metatarsaleköpfchen wird eine Belastungsaufnahme unter BV angefertigt. Der Intermetatarsalwinkel scheint physiologisch, gewünschte Stellung der Osteotomie. Fixierung der Osteotomie mit einer MFI-Schraube in typischer Weise. Der Kopf der Schraube wird mit Hilfe einer Kopfraumfräse versenkt. Die Gelenkstellung im Grundgelenk erscheint klinisch und radiologisch gut, BV-Dokumentation. Die Sesambeine finden sich unter dem Gelenk. Die Zehenstellung ist gut. Mediale Formung des überstehenden Knochens mit der Säge. Kapselnähte mit ausreichender Spannung. Kontrolle auf Bluttrockenheit nach Lösen der Blutsperre. Wundverschluss durch subkutane Nähte und Donatihautnähte. Steriler Verband. Elastische Wickelung des Unterschenkels.

Procedere: Wundkontrolle und Röntgen am 1. postoperativen Tag. Verbandschuh mit starrer Sohle für 2 Wochen unter Vollbelastung. Medikamentöse Thromboembolieprophylaxe für 10 Tage. Angepasste Analgesie. Ambulante Weiterbehandlung in unserer Fußsprechstunde.

Fr. Dr. med. Huschak (FÄ f. Chir., Ortho. und spez. Unfallchir.)

14.2.6 Distale Osteotomie des Os metatarsale I bei Hallux valgus (Scarf-Osteotomie)

Klinik für Unfall- und Wiederherstellungschirurgie

Pat.-Nr.: 97491562
Aktuelle Klinik: Unfallchirurgie
Pat.-Name: Haken, Ellen

Fall-Nr.: B9566000/2011
Station: 2
Geb.-Dat.: 08.07.1957
Geschlecht/Alter: w, 54 J.

OP-Datum: 04.09.2011
OP-Dauer (Schnitt/Naht): 10.38 – 11.42 Uhr
Saal: B 6

Personal:
Operateur: OÄ Dr. Huschak
1. Assistent: A. Eisenkrämer

Anästhesist: Dr. B. Habib
Anästhesieschw./-pfl.: C. Geier
OP-Schwester/-Pfl.: I. Bär
OP-Springer: R. Fuchs

Vorgeschichte/Indikation: Bei der Pat. besteht ein Hallux valgus links. Die rechte Seite wurde vor ca. einem Jahr auswärts korrigiert. Die Vorstellung jetzt erfolgt zur operativen Korrektur der linken Seite. Es werden mäßige Beschwerden beklagt. Der ästhetische Aspekt steht deutlich im Vordergrund. Kleinzehendeformitäten bestehen nicht. Das Großzehengrundgelenk ist frei beweglich, es bietet keine Arthrosezeichen. Der Intermetatarsalwinkel beträgt 20°, der distale Gelenkflächenwinkel 15°. Es liegen keine Weichteilalterationen vor. Wir planen eine Scarf-Osteotomie und ggf. einen Akin. Eingriff und Komplikationsmöglichkeiten werden mit der Patientin besprochen. Das schriftliche Einverständnis liegt vor.

Diagnose: Hallux valgus links

Operation: Weichteilrelease, Scarf- sowie Akin-Osteotomie der proximalen Phalanx I (varisierend basisnah)

Bericht: Rückenlage, entspr. Polsterung. Cefuroxim 1,5 g intravenös. Ungestörte Spinalanästhesie. Vorlage einer Blutsperre am Oberschenkel. Abwaschen und Abdecken in der hausüblichen Weise.

Nun Blutsperre mit 300 mm Hg. Zugehen über einen axialen medialen Zugang am Übergangsrand zur Fußsohle. Präparation unter sukzessiver Blutstillung bis auf den Knochen. L-förmige Öffnung der Grundgelenkskapsel von medial unter Ausschneiden eines schmalen Streifens distal. Die Kapselränder werden mit Fäden arretiert.

Es folgt das Weichteilrelease. Zusätzlicher axialer Hautschnitt dorsal intermetarsal I-II. Schichtweise Präparation. Darstellung der M. adductor hallucis-Sehne, scharfe Durchtrennung mit dem Messer, nach Einschnitt der lateralen Kapsel. Scharfes Absetzen der Adductor hallucis-Sehne vom lateralen Rand des fibularen Sesambeines. Darstellung des Lig. metatarseum transversum , Durchtrennung unter Schonung des darunter laufenden Gefäß-Nerven-Bündels. Alle Verwachsungen lateral im Bereich der Kapsel werden scharf gelöst. Der Zeh wird manuell nach medial gedrückt. Die Sesambeine stellen sich jetzt direkt unter der Großzehe an ihrer anatomischen Position ein.

Erneutes Zuwenden medial, Setzen eines Drahts dorsomedial der Knorpelgrenze an typischer Stelle. Der Draht wird, um den MT I-Kopf zu plantarisieren, nach lateral plantar orientiert. Mit einem schmalen Sägeblatt wird entlang des liegenden Drahts der dorsale Schnitt gesetzt. Nach proximal zu wird nun mit einem breiteren Sägeblatt längs nach plantar zu gesägt, bis der angestrebte Endpunkt der Osteotomie (2 cm distal des TMT-Gelenks und mit einem Knochenrand von 3 mm nach plantar zu) erreicht ist. Dieser Schnitt erfolgt entlang eines Metalllineals. Der plantare Sägeschnitt komplettiert die Osteotomie. Proximal als auch distal muss mit einem schmalen Meißel nachgearbeitet werden, um die jeweiligen Schnitte miteinander zu verbinden. Das Kopffragment kann nun unter Medialisierung des Schafts und Zug an der Großzehe nach lateral geschoben werden, bis eine optisch ausreichend gute Korrektur erreicht ist. Fixation mit einer kleinen Repositionszange. Röntgenkontrolle, nach lateral scheint noch Platz vorhanden, sodass das Manöver wiederholt wird, bis keine Lateralverschiebung mehr gelingt. Der 1. Strahl erscheint optisch gut korrigiert. Durch Druck auf die Fußsohle unter den Metatarsaleköpfchen wird mittels BV eine Belastungsaufnahme angefertigt. Der Intermetatarsalwinkel erscheint physiologisch. Nun Fixierung der Osteotomie mit 2 MFI-Schrauben in typischer Weise. Die Schraubenköpfe werden mittels einer Kopfraumfräse versenkt. Die Gelenkstellung im Grundgelenk erscheint - auch im Röntgenbild gut. Die Sesambeine finden sich unter dem Gelenk. Die Zehenstellung weicht jedoch weiterhin deutlich nach lateral ab, sodass die Entscheidung zum Akin fällt. Verlängerung des medialen Hautschnitts nach distal. Ein Kirschnerdraht wird als Führungshilfe eingebracht. Basisnah am Schaft der Grundphalanx wird eine keilförmige Exzision des Knochens vorgenommen. Die Osteotomie erreicht den lateralen Rand nicht. Nach Schluss der Osteotomie erscheint der Zeh nun gerade. Fixation mit einer MFI-Schraube.

Mediale Formung des überstehenden Knochens mit der Säge. Ausgiebige Spülung beider Zugänge. Kapselnähte mit ausreichender Spannung. Abschlussbilder mit BV mit regelhafter Implantatlage und guter Stellung. Kontrolle auf Bluttrockenheit nach Lösen der Blutsperre. Wundverschluss durch subkutane Nähte und Donatihautnähte. Steriler Verband. Elastische Wickelung.

Procedere: Röntgen und Wundkontrolle am 1. postoperativen Tag. Verbandschuh mit starrer Sohle für 2 Wochen unter Vollbelastung. Medikamentöse Thromboemboliephrophylaxe für 10 Tage. Angepasste Analgesie.

Fr. Dr. med. Huschak (FÄ f. Chir., Orthopädie u. spez. Unfallchirurgie)

14.2.7 Verkürzungsosteotomie der Metatarsalia

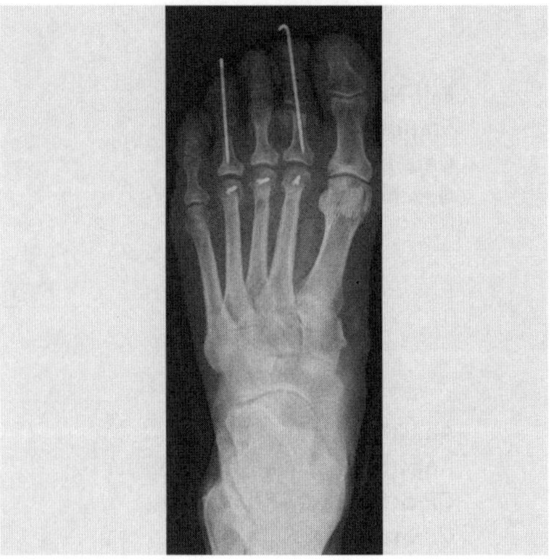

OP-Bericht, Klinik für Orthopädie

Pat.-Nr.: 788543229
Aktuelle Klinik: Unfallchirurgie
Pat.-Name: Manns, Ruth

Fall-Nr.: A2282220/2011
Station: 3
Geb.-Dat.: 21.04.1958
Geschlecht/Alter: w, 53 J.

OP-Datum: 27.08.2011
OP-Dauer (Schnitt/Naht): 07.44 – 09.02 Uhr
Saal: B 1

Personal:
Operateur: OA Dr. R. Scholz
1. Assistent: C. Schmidt

Anästhesist: Dr. K.-W. Brei
Anästhesieschw./-pfl.: B. Blau
OP-Schwester/-Pfl.: R. Rot
OP-Springer: S. Mahlmann

Vorgeschichte: Die Indikation zur operativen Vorfußkorrektur ergibt sich aus der persistierenden Metatarsalgie bei auch radiologisch nachweisbarer Störung des Metatarsalindex mit deutlicher Prominenz und beginnender Subluxationsfehlstellung der Köpfchen der Ossa metatarsalia II-IV sowie einer schmerzhaften und einen Schuhkonflikt verursachenden kontrakten Krallenzehfehlstellung der Zehen II-IV. Eine Fehlstellung am 1. Strahl liegt nicht vor.

Diagnose: Metatarsalgie und Krallenzehfehlstellung D II-IV links

Operation: Verkürzungsosteotomie nach Weil der Ossa metatarsalia II-IV links (Fragmentfixation mittels Twist-off-Schrauben), Resektionsarthroplastik der proximalen Interphalangealgelenke II und IV mit temporärer K-Draht-Transfixation

Vorgehen: Ungestörter Beinplexus. Rückenlage, entspr. Polsterung. Cefuroxim 1,5 g i.v. Vorlage der Blutsperre am linken Oberschenkel. 3x Hautdesinfektion mit Cutasept und übliches steriles Abdecken.

Blutsperre mit 300 mm Hg. Es folgt die Resektionsarthroplastik an den Interphalangealgelenken D II und III über einen medianen dorsalen Hautschnitt über dem PIP-Gelenk an D II, Längsinzision der Strecksehne und Kapselinzision sowie subperiostale Präparation des Grundgliedköpfchen, sodass sich das Gelenk problemlos darstellen lässt. Schließlich Umfahren des subkapitalen Bereichs mit Phalangen-Hebeln und Resektion des Grundgliedköpfchens mit der oszillierenden Säge. Glätten der Resektionsränder und Überprüfung des Effekts, wobei sich der Zeh jetzt achsgerecht und spannungsfrei einstellen lässt. In der Folge identisches Vorgehen am 4. Strahl und zunächst Wundabdeckung.

Nun längsgestellter interdigitaler Hautschnitt dorsal zwischen dem 2. und 3. Strahl, Präparation des Subkutangewebes und Darstellen der Strecksehnen am 2. Strahl, die mobilisiert und mit dem Langenbeck-Haken zur Seite gehalten werden können. Anschließend scharfes Zugehen auf das Zehengrundgelenk durch Kapseleröffnung, mediolaterales Kapsel-Band-Release, subperiostale Präparation des Metatarsalkopfes und Umfahren mittels Hohmann'scher Hebel sowie gute Mobilisation im Grundgelenk. Nun schräge Osteotomie von distal dorsal nach plantar proximal. Parallele Schnittführung zur Entnahme einer ca. 2 mm dicken Knochenscheibe, um eine ausreichende Verkürzung zu erzielen. Schließlich Proximalverschiebung des distalen Knochenfragments und stabile Fixation durch Einbringen einer 14 mm Twist-off-Schraube. Es stellt sich eine stabile Osteosynthese bei gutem Verkürzungseffekt dar. Es folgt das identische Vorgehen an den Strahlen 3 und 4, wobei bei D IV ein separater Hautschnitt angelegt werden muss.

Sodann erneute Einstellung der Kleinzehen und Einbringen der 1,4 mm-K-Drähte zur Transfixation des ehemaligen PIP-Gelenks, Umbiegen der Drahtenden, spannungsfreie adaptierende Naht der Strecksehnenlängsinzision in diesem Bereich und BV-Kontrolle, die einen regelrecht rekonstruierten Metatarsalindex bei korrekt liegenden Schraubenosteosynthesen und die reizfreie und korrekte K-Draht-Lage dokumentiert.

Daher jetzt Öffnung der Blutsperre und subtile Blutstillung, Einlage einer 8er Redondrainage, Subkutannaht mit Vicryl 3x0 und Hautnaht mit Prolene 3x0, steriler Verband.

Weiteres Procedere: Hochlagerung, Kryotherapie, Verbandswechsel, Drainageentfernung und Röntgenkontrolle am 1. p. o. Tag. Die Mobilisation ist im Vorfußentlastungsschuh ansonsten unter Vollbelastung möglich. Die Entfernung des Nahtmaterials ist ab dem 12. Tag möglich. Nach 4 Wochen Entfernung der Transfixationsdrähte, nach 6 Wochen Röntgenkontrolle und bei regelrechtem Befund Anfertigung einer Einlage.

OA Dr. R. Scholz (FA f. Orthopädie und Unfallchirurgie, Orthopädische Rheumatologie)

14.2.8 Basisnahe Verkürzungsosteotomie am Os metatarsale I

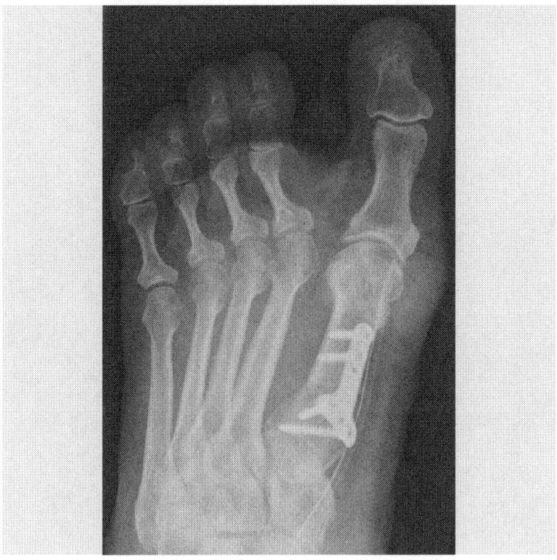

OP-Bericht, Klinik für Orthopädie

Pat.-Nr.: 788543230
Aktuelle Klinik: Unfallchirurgie
Pat.-Name: Maulwurf, Rudi

Fall-Nr.: A2282221/2011
Station: 2
Geb.-Dat.: 12.04.1954
Geschlecht/Alter: m, 57 J.

OP-Datum: 16.09.2011
OP-Dauer (Schnitt/Naht): 08.00 – 08.34 Uhr
Saal: B 1

Personal:
Operateur: OA Dr. R. Scholz
1. Assistent: C. Schmidt

Anästhesist: Dr. K.-W. Brei
Anästhesieschw./-pfl.: B. Blau
OP-Schwester/-Pfl.: S. Mahlmann
OP-Springer: R. Rot

Vorgeschichte: Die Indikation zur basisnahen Umstellungsosteotomie ergibt sich aus der deutlichen Vorfußdeformität des Patienten, wobei lediglich Beschwerden am 1. Strahl bestehen. Es liegt eine Hallux-valgus-Fehlstellung mit Metatarsus primus varus (vergrößerter Intermetatarsalwinkel D I/II) ohne relevante arthrotische Veränderungen im Grundgelenk der Großzehe bei freier Beweglichkeit und ohne relevante Schmerzen oder Instabilität im Tarsometatarsal-I-Gelenk vor. Der Pat. hat in das nachstehende operative Vorgehen schriftlich eingewilligt.

Diagnose: Hallux valgus mit Metatarsus primus varus links

Operation: Basisnahe Korrekturosteotomie am Os metatarsale I (Fragmentfixation mittels winkelstabiler Platte), distale Weichteilkorrektur am Großzehengrundgelenk durch fibulares Kapsel-Sehnen-Release, Resektion der Pseudoexostose und tibiale Kapselraffung

Vorgehen: Cefuroxim 1,5 g i.v. Ungestörte Spinalanästhesie, Rückenlage, entsprechende Polsterung. Vorlage der Blutsperre am linken Oberschenkel. Dreimalige Hautdesinfektion im Operationsgebiet mit Cutasept und übliches steriles Abdecken.

Blutsperre mit 300 mm Hg. Initiale Hautinzision zunächst distal dorsomedial über dem Großzehengrundgelenk, Durchtrennung der spärlichen Subkutis und Bildung eines distal gestielten Kapsellappens. Es folgt die Resektion der Pseudoexostose am Os metatarsale I mit der oszillierenden Säge. Glätten der Knochenkanten mit Luer und Feile. In der Folge kleine interdigitale Hautinzision zwischen D I und D II, stumpfe Präparation in die Tiefe. Fibulares Kapsel- und Sehnenrelease, sodass die Großzehe weitgehend korrekt eingestellt werden kann. Es erfolgen nun die Hautinzision über dem proximalen Anteil des Os metatarsale I, Durchtrennung der Subkutis und direktes Zugehen mit subperiostaler Darstellung der Basis des Os metatarsale I. Zunächst Markierung der geplanten Osteotomiehöhe und Osteotomierichtung durch Einbringen eines K-Drahts und folgende BV-Kontrolle. Nachdem hier die gewünschte Lage erreicht ist, Durchführung der Osteotomie mit Keilentnahme und Fragmenteinstellung für die gewünschte Korrektur sowie erneute BV-Kontrolle. Es macht sich eine geringfügige Korrektur und nochmalige BV-Kontrolle erforderlich. Anschließend stabile Fragmentfixation durch Anbringen einer winkelstabilen 4-Loch-Osteosyntheplatte (Metafix-Platte), die in üblicher Weise mit Schrauben besetzt wird. Damit lässt sich die Achse gut korrigieren. Die BV-Kontrolle zeigt die regelrechte Korrektur des Intermetatarsalwinkels D I/II. Nun wieder Einstellung der distalen Wunde, Anlage eines 1,5 mm großen Bohrlochs tibial am distalen Metatarsale I sowie transossäre Refixation des Kapsellappens, sodass die Valgusstellung des Großzehs vollständig korrigiert ist.

Abschließend Öffnen der Blutsperre, Einlage einer 8er-Redondrainage und definitive Blutstillung. Schichtweiser Wundverschluss, steriler Verband. Die postoperative Röntgenkontrolle zeigt eine regelrechte Stellung des 1. Strahls bei korrekter Lage des Osteosynthesematerials in beiden Ebenen.

Procedere: Hochlagerung, Kryotherapie. 1. Verbandswechsel, Redonzug und Röntgenkontrolle am 2. postoperativen Tag. Regelmäßige Verbandwechsel, Nahtmaterialentfernung ab dem 12. postoperativen Tag. Mobilisation mit Vorfußentlastungsschuh möglich. Dieser sollte für 6 Wochen getragen werden, anschl. Röntgenkontrolle und Entscheidung über eine Einlagenversorgung.

OA Dr. R. Scholz (FA f. Orthopädie und Unfallchirurgie, Orthopädische Rheumatologie)

III Nachbehandlungsschemata

Nachbehandlungsschemata der oberen Extremitäten

L. Irlenbusch, K. Schendel

Die im Folgenden genannten Nachbehandlungsschemata dienen als Beispiele zur Ergänzung des Operationsberichts bzw. zur Aushändigung an den Patienten oder den weiterbehandelnden Arzt. Sie erheben keinen Anspruch auf Vollständigkeit.

15.1 Rekonstruktion der Rotatorenmanschette

Zur Nachbehandlung ◘ Tab. 15.1.

15.2 Schulterstabilisierung

Zur Nachbehandlung ◘ Tab. 15.2.

15.3 Subakromiale Dekompression

Zur Nachbehandlung ◘ Tab. 15.3.

15.4 Osteosynthese des proximalen Humerus

Zur Nachbehandlung ◘ Tab. 15.4.

15.5 Anatomische Schultertotalendoprothese

Zur Nachbehandlung ◘ Tab. 15.5.

15.6 Inverse Schulterendoprothese

Zur Nachbehandlung ◘ Tab. 15.6.

◘ Tab. 15.1 Nachbehandlungsschema bei einer Rotatorenmanschettenrekonstruktion

Postoperativer Tag	Behandlung	Physiotherapie	Besonderheiten
1./2.	Kryotherapie, Schmerztherapie (initial hochdosiert, schrittweise Reduktion), Drainagenzug	Pass. BÜ: 60°-Abduktion, 60°-Flexion, 10°-Außenrotation, Isometrie, TENS	Abduktionskissen
3.–11.			
12.–14.	Fadenzug		
15.–28.			
29.–42.		Pass. BÜ: 90°-Abduktion, 90°-Flexion, 30°-Außenrotation, Übergang akt.-ass. BÜ, Isometrie, TENS, PNF	
ab 43.		Belastung und ROM frei	Ambulante Reha

◘ Tab. 15.2 Nachbehandlungsschema bei einer Schulterstabilisation

Postoperativer Tag	Behandlung	Physiotherapie	Besonderheiten
1./2	Kryotherapie, Schmerztherapie (initial hochdosiert, schrittweise Reduktion), Drainagenzug, Röntgen	Passive BÜ bis 60°-Abduktion u. Flexion, keine AR über 0°, Isometrie, TENS	Abduktionskissen
3.–11.			
12.–14.	Fadenzug		
15.–28.			
29.–42.		Passive sowie akt.-ass. BÜ bis 90°-Abduktion u. Flexion, keine Außenrotation über 0°, Isometrie, TENS	
ab 43.		Belastung und ROM frei, Kräftigung des Deltamuskels und der Kopfdepressoren	Ambulante Reha

Tab. 15.3 Nachbehandlungsschema bei subakromialer Dekompression

Postoperativer Tag	Behandlung	Physiotherapie	Besonderheiten
1./2.	Kryotherapie, Schmerztherapie (initial hochdosiert, schrittweise Reduktion), Drainagenzug	Freie, schmerzadaptierte Beweglichkeit, Isometrie, TENS, PNF	Keine Ruhigstellung
3.–11.			
12.–14.	Fadenzug		

Tab. 15.4 Nachbehandlungsschema bei proximaler Humerusfraktur, versorgt mit winkelstabiler Platte, proximalem Humerusnagel

Postoperativer Tag	Behandlung	Physiotherapie	Besonderheiten
1./2.	Schmerztherapie (initial hochdosiert, schrittweise Reduktion), Kryotherapie, Drainagenzug, Röntgenkontrolle	Schmerzadaptiert aktiv-assistive Abduktion/Anteversion bis 90°, schmerzadaptiert Motorschiene bis 90°, Isometrie, keine Gewichte >2 kg, Beübung freier Gelenke, aktiv-assistive Rotation AR/IR 0/0/90°, keine forcierte Rotation	In Ausnahmefällen Gilchristverband zur Nacht, bei simultaner Rotatorenmanschettenrekonstruktion Nachbehandlung entsprechend anpassen
3.–11.		Aktive Abduktion/Anteversion bis 90°, aktiv-assistive, schmerzadaptiert freie AR/IR, keine Rotation gegen Widerstand	
12.-14.	Fadenzug, Röntgenkontrolle		
15.–41.			
42	Röntgenkontrolle	Aktive Bewegungs- und Belastungsfreigabe, auch gegen Widerstand, kopfzentrierende Übungen	
Materialentfernung nach 18 Monaten, bei Impingementbeschwerden ggf. früher bzw. in Kombination mit subakromialer Dekompression			

Tab. 15.5 Nachbehandlungsschema bei anatomischer Schulter-TEP

Postoperativer Tag	Behandlung	Physiotherapie	Besonderheiten
1./2.	Schmerztherapie (initial hochdosiert, schrittweise Reduktion), Kryotherapie, Drainagenzug, Röntgenkontrolle	Isometrie, Beübung freier Gelenke	Abduktionskissen
3.–11.		Passive Bewegungsübungen: – Anteversion bis 90° – Abduktion bis 90° – keine Außenrotation über 0° – Innenrotation frei Motorschiene, Isometrie, Beübung freier Gelenke	
12.–14.	Fadenzug, Röntgenkontrolle		
15.–28.		Aktiv-assistive Bewegungsübungen: – Anteversion bis 90° – Abduktion bis 90° – keine Außenrotation – Innenrotation frei Motorschiene, Isometrie, Beübung freier Gelenke	

Tab. 15.5 *Fortsetzung*

Postoperativer Tag	Behandlung	Physiotherapie	Besonderheiten
29.–42.		Aktive Bewegungsübungen: - Anteversion über 90° - Abduktion über 90° - keine Außenrotation - Innenrotation frei Motorschiene, Isometrie, Beübung freier Gelenke	Abduktionskissen (schrittweise abtrainieren)
42.	Röntgenkontrolle	Aktive Bewegungs- und Belastungsfreigabe auch gegen Widerstand, kopfzentrierende Übungen	
Ambulante oder stationäre Rehabilitationsmaßnahme veranlassen			

Tab. 15.6 Nachbehandlungsschema bei inverser Schulterendoprothese

Postoperativer Tag	Behandlung	Physiotherapie	Besonderheiten
1./2.	Schmerztherapie (initial hochdosiert, schrittweise Reduktion), Kryotherapie, Drainagenzug, Röntgenkontrolle	Isometrie, Beübung freier Gelenke	Abduktionskissen
3.–11.		Aktiv-assistive Bewegungsübungen: - Anteversion bis 90° - Abduktion bis 90° - keine Außenrotation über 0° - Innenrotation frei Motorschiene, Isometrie, Beübung freier Gelenke	
12.–14.	Fadenzug, Röntgenkontrolle		
15.–42.		Aktive Bewegungsübungen: - Anteversion bis 90° - Abduktion bis 90° - keine Außenrotation - Innenrotation frei im Verlauf langsam steigern Motorschiene, Isometrie, Beübung freier Gelenke	
42.	Röntgenkontrolle	Aktive Bewegungs- und Belastungsfreigabe auch gegen Widerstand, kopfzentrierende Übungen	
Ambulante oder stationäre Rehabilitationsmaßnahme veranlassen			

Nachbehandlungsschemata der unteren Extremitäten

K. Schendel, L Irlenbusch

Die im Folgenden genannten Nachbehandlungsschemata dienen als Beispiele zur Ergänzung des Operationsberichts bzw. zur Aushändigung an den Patienten oder den weiterbehandelnden Arzt. Sie erheben keinen Anspruch auf Vollständigkeit.

16.1 Resektion von Außen- und Innenmeniskus

Zur Nachbehandlung ◘ Tab. 16.1

16.2 Chondropick-Behandlung, MACI oder OATS

Zur Nachbehandlung ◘ Tab. 16.2

16.3 Mediale Retinaculumrekonstruktion oder MPFL-Plastik

Zur Nachbehandlung ◘ Tab. 16.3

16.4 Debridement oder Synovektomie des Kniegelenks

Zur Nachbehandlung ◘ Tab. 16.4

◘ **Tab. 16.1** Nachbehandlungsschema bei Resektion von Außen- und Innenmeniskus

Postoperativer Tag	Behandlung	Physiotherapie	Besonderheiten
1./2.	Schmerztherapie (initial hochdosiert, schrittweise Reduktion), Kryotherapie, Drainagenzug	Schmerzadaptierte aktive Bewegungsübungen, Isometrie, Propriozeptions- und Koordinationstraining, Gangschulung unter schmerzadaptierter Vollbelastung	Bei konservativ therapierter Seitenbandläsion mit MOS-Genu-Orthese in 6° Varus- oder Valgusstress für 6 Wochen
12.-14.	Fadenzug		

◘ **Tab. 16.2** Nachbehandlungsschema bei Chondropick-Behandlung, MACI oder OATS

Postoperativer Tag	Behandlung	Physiotherapie	Besonderheiten
1./2.	Schmerztherapie (initial hochdosiert, schrittweise Reduktion), Kryotherapie	Listraschiene zum OP-Ende, »No touch«	Keine Drainagen bei MACI
12.-14.	Fadenzug	20 kg Teilbelastung, schmerzadaptierte aktive Bewegungsübungen, Isometrie, TENS, Propriozeptions- und Koordinationstraining, Gangschulung, Bewegungslimitierung nach Maßgabe des Operateurs	
15.–28.			
29.–41.			
42.		Komplette Bewegungs-/Belastungsfreigabe	

◘ **Tab. 16.3** Nachbehandlungsschema bei medialer Retinaculumrekonstruktion oder MPFL-Plastik

Postoperativer Tag	Behandlung	Physiotherapie	Besonderheiten
1./2.	Schmerztherapie (initial hochdosiert, schrittweise Reduktion), Kryotherapie, Drainagenzug	Listraschiene zum OP-Ende, schmerzadaptierte aktive Bewegungsübungen, Isometrie, TENS, Propriozeptions- und Koordinationstraining, Gangschulung unter schmerzadaptierter Vollbelastung, Orthese 0/0/60°	Vorsichtige Patellamobilisation ab 3. postoperativer Woche
12.-14.	Fadenzug		
15.–28.			
29–41.		Orthese 0/0/90°	
42.		Komplette Bewegungsfreigabe	

Tab. 16.4 Nachbehandlungsschema bei Debridement oder Synovektomie des Kniegelenks

Postoperativer Tag	Behandlung	Physiotherapie	Besonderheiten
1./2.	Schmerztherapie (initial hochdosiert, schrittweise Reduktion), Kryotherapie, Drainagenzug	Schmerzadaptierte aktive Bewegungsübungen, Isometrie, Propriozeptions- und Koordinationstraining, Gangschulung unter schmerzadaptierter Vollbelastung	Keine
12.-14.	Fadenzug		

IV Anhang

Literaturverzeichnis

Anderson LD, D'Alonzo RT (1974) Fractures of the odontoid process of the axis. JBJS 56-A: 1663–1674

Austin DW, Leventen EO (1968) Scientific exhibit of V-Osteotomy of the first meta-tarsal head. AAOS, Chicago

Bateman J (1972) The shoulder and neck. In: Saunders WB (Hrsg) The shoulder and neck. Saunders, Philadelphia, S 213–235

Bauer R, Kerschbaumer F, Poisel S (2001) Operative Zugangswege in Orthopädie und Traumatologie. Thieme, Stuttgart

Bigliani LU, Morris DS, April EW (1986) The morphology of the acromion and rotator cuff impingement. Orthop Trans 10: 228–233

Börm W, Meyer F (2009) Spinale Neurochirurgie – Operatives Management von Wirbelsäulenerkrankungen. Schattauer, Stuttgard

Brittberg M, Winalski CS (2003) Evaluation of cartilage injuries and repair. JBJS (Am) 85-A Suppl 2: 58–69

Brooker, AF (1973) Ectopic ossification following total hip replacement. Incidence and a method of classification. JBJS (Am) 55(8): 1629–1632

Duncan CP, Masri BA (1995) Fractures of the femur after hip replacement. Instr Course Lect 44: 293–304

Ellman H, Gartsmann GM (1993) Arthroscopic shoulder surgery and related procedures. Lea & Febiger, Philadelphia, S 8–99

Fontaine VR, Kim M, Kicny R (1954) Die chirurgische Behandlung der peripheren Durchblutungsstörungen. Helvetica Chirurgica Acta 5/6: 499–533

Ganz R, Parvizi J, Beck M et al (2003) Femoroacetabular impingement. A cause for osteoarthritis of the hip. Clin Orthop Relat Res 417: 111–119

Gardeniers JWM (1993) Report of the Committee of Staging and Nomenclature. ARCO News Letter 5(2): 79–82

Habermeyer P (2002) Schulterchirurgie, 3. Aufl. Urban & Fischer, München

Hamada K, Fukuda H, Mikasa M, Kobayashi Y (1990) Roentgenographic findings in massive rotator cuff tears. A long-term observation. Clin Orthop 254: 92–96

Hohmann G (1922) Über ein Verfahren zur Behandlung des Spreizfußes. Zbl Chir 49: 1933–1935

Jerosch J, Heisel J (2009) Operative Therapie von Fuß und Sprunggelenk. Deutscher Ärzte-Verlag, Köln

Johansson JE, McBroom R, Barrington TW, Hunter GA (1981) Fracture of the ipsilateral femur in patients with total hip replacement. JBJS (Am) 63: 1435–1442

King HA, Moe JH, Bradford DS, Winter RB (1983) The selection of fusion levels in thoracic idiopathic scoliosis. JBJS (Am) 65(9):1302–1313

Larsen A, Dale K, Eek M (1977) Radiographic evaluation of rheumatoid arthritis and related conditions by standard reference films. Acta Radiol Diagn 18: 481–491

Magerl F, Aebi M, Gertzbein SD et al (1994) A comprehensive classification of thoracic and lumbar injuries. Eur Spine J 3: 184–201

Merle M, Rehart S (2009) Chirurgie der Hand. Thieme, Stuttgart

Meyerding HW (1952) Spondylolisthesis. Surg Gynecol Obstet 54: 370–377

Nebelung W, Wiedemann E (2002) Schulterarthroskopie. Springer, Berlin

Neu J, Petersen D, Schellmann WD (2001) Arzthaftung, Arztfehler – Orthopädie und Unfallchirurgie. Steinkopff, Darmstadt

Outerbridge RE (1961) The ethiology of chondromalacia patellae. JBJS 43

Palmer AK (1989) Triangular fibrocartilage complex lesions: a classification. J Hand Surg A 14: 594–606

Paley D (2002) Principles of deformity correction. Springer, Berlin

Pechlaner S, Hussl H, Kerschbaumer F (1998) Operationsatlas Handchirurgie. Thieme, Stuttgart

Petersen W, Zantop T (2009) Das vordere Kreuzband: Grundlagen und aktuelle Praxis der operativen Therapie. Deutscher Ärzte-Verlag, Köln

Richter KH, Leitz H (2005) Aktuelle Hinweise zur Erstellung von OP-Berichten. BDC Online, zugegriffen am 19. 5. 2012

Richtlinien des Gemeinsamen Bundesausschusses über Kriterien zur Qualitätsbeurteilung arthroskopischer Operationen (2009) Bundesanzeiger 2010: 832

Rudigier J (2006) Kurzgefasste Handchirurgie, 5. Aufl. Thieme, Stuttgart

Rüedi T, Murphy W (2003) AO Prinzipien des Frakturmanagements. Thieme, Stuttgart

Schnettler R, Steinau HU (2004) Septische Knochenchirurgie. Thieme, Stuttgart

Snyder SJ (1993) Evaluation and treatment of the rotator cuff. Orthop Clin North Am: 24(1)

Siekmann H, Irlenbusch L (2011) Operationsberichte Unfallchirurgie. Springer, Berlin

Strobel M (1998) Arthroskopische Chirurgie. Springer, Berlin

Tönnis D (1979) Eine neue Form der Hüftpfannenschwenkung durch Dreifachosteotomie zur Ermöglichung späterer Hüftprothesenversorgung. Orthopädische Praxis Band 12: 1003–1005

Tscherne H, Blauth M (1998) Unfallchirurgie, Wirbelsäule. Springer, Berlin

Weil LS (1994) Weil head-neck oblique osteotomy-technique and fixation. Paper read at »Techniques of osteotomies on the forefoot«. Bordeaux, October 20–22, 1994

Windolf J (2006) Exemplarischer Operationsbericht – OP-Technik. Unfallchirurg 109: 671–672

Wirth CJ, Mutschler W (2008) Praxis der Orthopädie und Unfallchirurgie, 2. Aufl. Thieme, Stuttgart

Checkliste

Patientenaufkleber

Checkliste
– präoperativ –

Diagnose: ______________________________

geplante OP: ______________________ r / l / bds.

Indikationsstellung: ______________________

Operateur/Assistenz: ______________________

geplanter OP-Termin: ______________________

bekannte Allergien: ______________________

Gerinnungshemmer (ASS / Plavix / Marcumar): ja / nein

Tri- / Tetrazyklische Antidepressiva: ja / nein

Metformin: ja / nein

	angemeldet/angeordnet	erledigt	
OP im Computer			
Anästhesie			
chirurg. Aufklärung			
präoperative Konsile			Vorhanden?
Rö – Thorax			
Rö – spezifisch			
Sonographie			
CT			
MRT			
Blutgruppenbestimmung			
Blutkonserven – Anzahl			
Implantate überprüft			

geplante Übernahme: ja / nein Station: T1 / T2 / ITS1 / ITS2 / N-IMC / sonstige

Bett vorhanden: ja / nein

Bemerkungen: ______________________________

____

____

____

______________________ ______________________

Arzt Schwester

Risikoaufklärung

Patientenaufkleber

UKH
Universitätsklinikum
Halle (Saale)

Risikoaufklärung/ Zustimmungserklärung des Patienten/ gesetzlichen Betreuers/Sorgeberechtigten

Vor Erteilung Ihrer Genehmigung zu den nachfolgend genannten geplanten operativen/diagnostischen Eingriffen

Diagnose: ______________________________

____

geplante Therapie: ______________________________

____

werden Sie darauf hingewiesen, dass der Heilerfolg nicht mit Sicherheit vorausgesetzt werden kann und dass es allgemeine und eingriffsspezifische Risiken gibt. Es können daher, wenn auch in seltenen Fällen, insbesondere die nachfolgend genannten Komplikationen auftreten:

1. Nachblutungen und Blutergüsse
2. Wundheilungsstörungen, oberflächliche und tiefe Wundeiterungen und Wundinfektionen
3. Metallunverträglichkeiten
4. Materiallockerung und Materialausbruch (der eingebrachten Implantate), Falschgelenksbildung (Pseudarthrose)
5. Nachoperation (en), ggf. auch spätere Metallentfernung
6. Gefäßthrombosen und Lungenembolien/Gefäßverschlüsse mit Lebensbedrohung/Gefäßverletzungen
7. Nervenirritationen und Nervenverletzungen mit zeitweisen oder dauerhaften Gefühlsstörungen und Muskellähmungen, hier ggf. speziell der folgenden Nerven:

   ____

   ____

8. Dauerhafte Funktionseinbußen bis zum völligen Gebrauchsverlust der Extremität
9. Bei Entnahme von Spongiosa (Knochen) am Beckenkamm gelten hier die gleichen Risiken einschließlich einer Verletzung lokaler Nerven mit Gefühlsstörungen am Oberschenkel
10. Wechsel des operativen Vorgehens und der gewählten Operationsmaterialien, wenn sich hierzu bei der Operation situativ die Notwendigkeit ergibt
11. Speziell bei Eingriffen an der Wirbelsäule besteht das Risiko von Verletzungen am Körperstammgefäß (Aorta), der Milz, der Lunge und des Rückenmarks bis hin zur partiellen/totalen Querschnittslähmung
12. Gabe von Blutprodukten mit Möglichkeit lebensbedrohlicher Infektionen (Hepatitis, HIV u. a.)
13. Überempfindlichkeiten/allergische Reaktionen auf die Verabreichung von Medikamenten
14. Weitere Risiken

   ____

   ____

Zustimmungserklärung

Ich wurde in einem eingehenden Gespräch über die Art der Erkrankung/Verletzung und die zu erwartenden Folgen, der bei mir vorgesehenen ärztlichen Maßnahme unterrichtet. Über Umfang, Durchführung und Zweck des beabsichtigten Eingriffs, seine Vor- und Nachteile, auch im Vergleich zu anderen ggf. vorhandenen konservativen (nicht operativen) Behandlungsmethoden und typischen Gefahren wurde ich informiert. Auf mögliche körperliche, seelische und berufliche Folgen in der Zeit nach dem Eingriff wurde ich hingewiesen.

Meine Fragen wurden beantwortet. Mir ist bekannt, dass ich mich mit weiteren Fragen an die behandelnden Ärzte wenden kann und berechtigt bin, meine Einwilligung zu widerrufen. Über das Verhalten vor und nach dem Eingriff wurde ich belehrt. Auf eine weitergehende Aufklärung habe ich verzichtet.

Ich/Wir bin/sind mit den geplanten operativen/diagnostischen Eingriffen bei mir bzw. meinem Kind/unserem Kind/der betreuten Person einverstanden, auch dann, wenn sich unter Umständen während der Operation eine Erweiterung oder Änderung der geplanten Heilmaßnahmen als notwendig erweisen sollte.

Im Falle einer notwendigen Operation bei meinem Kind handle ich im Einklang mit den anderen Sorgeberechtigten und werde diese/diesen über diese Umstände informieren. Ich versichere mit meiner Unterschrift, dass ich das Sorgerecht über das Kind habe.

Ich versichere, dass ich in der Krankenakte alle mir bekannten Leiden und Beschwerden genannt habe. Ich habe die gemachten Erklärungen verstanden und habe keine weiteren Fragen.

Ich wünsche eine weitere Aufklärung über

____

____

____

Weitere Auskunft über meine Krankheit/Operation kann erteilt werden an

____

____

____

Im Falle einer prothetischen Versorgung bin ich zwecks der Erhebung meiner Daten zur Qualitätssicherung und zum Aufbau eines Prothesenregisters einverstanden.

Schemazeichnung der Operation

Ort, Datum, Uhrzeit	Dauer des Aufklärungsgesprächs	Arzt/Stempel	Patient/Betreuer

10 wesentliche Grundregeln im Operationssaal

1. Alles, was im OP grün ist, gilt erst mal als steril!
2. Schon bei Verdacht auf Kontamination gilt ein Instrument als unsteril!
3. Die Lagerung ist Aufgabe des Operateurs!
4. Abbau von Fixateuren und Curretage der Pineintritte vor definitiver Osteosynthese über einem separaten sterilen Tuch, anschließendes Verwerfen von Tuch und genutzten Instrumenten, gefolgt von einem Handschuhwechsel!
5. Verschorfte Wunden werden vor Desinfektion gereinigt, genähte Wunden werden bei Revisionseingriffen spindelförmig umschnitten und mit Nahtmaterial verworfen, alte Wunden und Narben sowie Pineintritte werden mit sterilem Pflaster separat abgedeckt!
6. In beiden Händen Instrumente (wir essen auch mit Messer und Gabel)!
7. Rücken an Rücken oder Bauch an Bauch!
8. Desinfiziert wird vom aseptischen zum septischen Bereich, Keimhöhlen (Leiste, Achsel usw.) werden zuletzt desinfiziert!
9. Hände gehören nicht auf die Patientenhaut, die Reposition erfolgt mit Instrumenten!
10. Zurückhaltender Einsatz von Wundhaken!

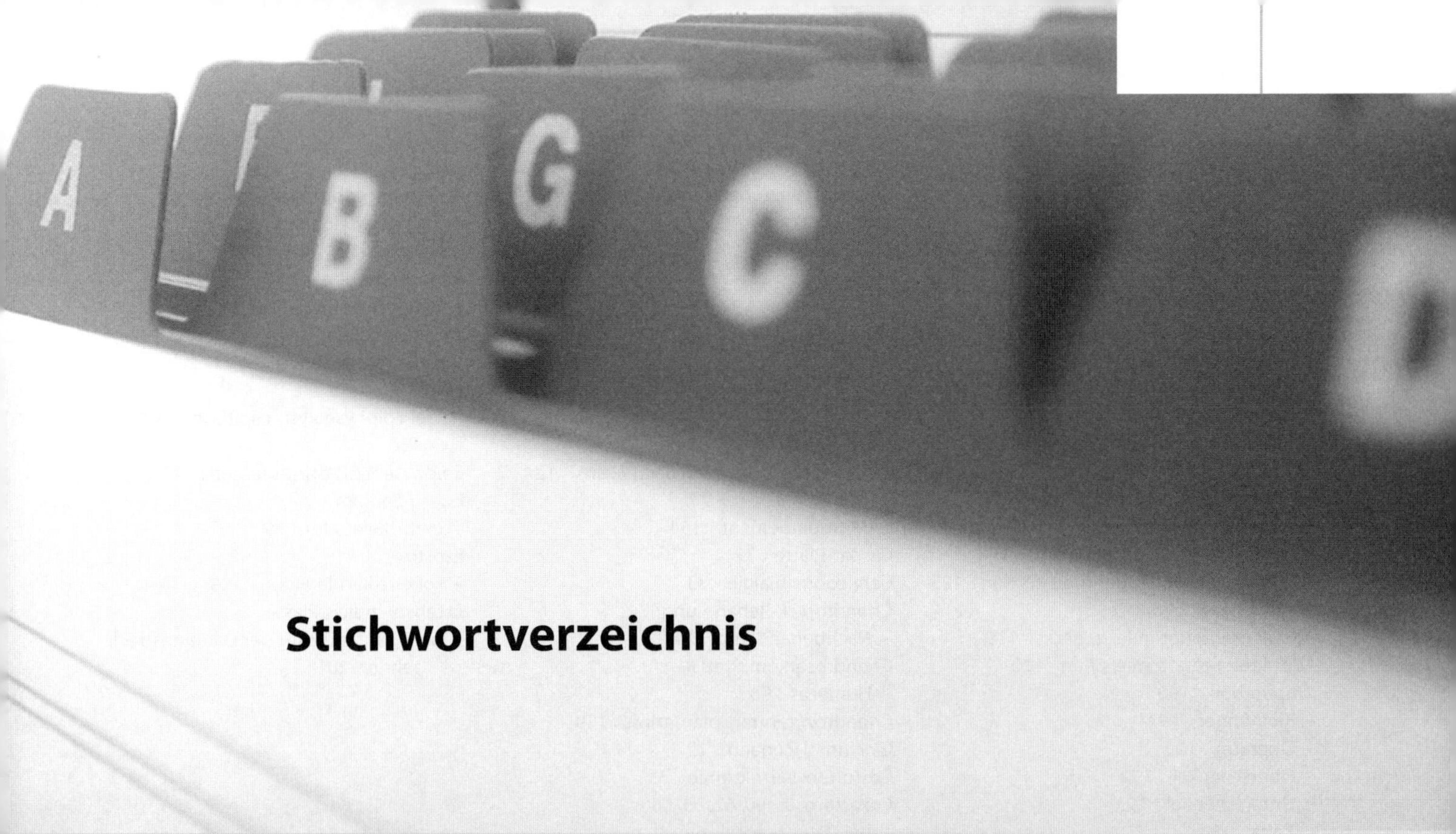

Stichwortverzeichnis

A

B

C

D

E

F

G

H

I

K

S

T

U

V

W

Z

Printing: Ten Brink, Meppel, The Netherlands
Binding: Stürtz, Würzburg, Germany